MICROLOGUS' LIBRARY

13

Blood in History and Blood Histories

Edited by

Mariacarla Gadebusch Bondio

FIRENZE
SISMEL - EDIZIONI DEL GALLUZZO ~ 2005

Micrologus' Library

Direttore Scientifico: Agostino Paravicini Bagliani

ORDERS AND SUBSCRIPTIONS
SISMEL · EDIZIONI DEL GALLUZZO
p.o. box 90 I-50029 Tavarnuzze - Impruneta (Firenze)
phone +39.055.237.45.37 fax +39.055.237.34.54
galluzzo@sismel.it · order@sismel.it
www.sismel.it · www.sismel.info

ISBN 88-8450-162-8
© 2005 - SISMEL · Edizioni del Galluzzo

Grafica: Giorgio Grillo
Preparazione editoriale: Clelia Arcelli, Tobias Fischer, Manuela Schlünß

CONTENTS

9   Mariacarla Gadebusch Bondio, *Introduction*

19   Alberto Jori, *Blut und Leben bei Aristoteles*

39   Gotthard Strohmaier, *Blut und Blutbewegung im arabischen Galenismus*

49   Ortrun Riha, *Die mittelalterliche Blutschau*

69   Hartmut Bettin, *Der therapeutische Gebrauch von Blut im mittelalterlichen Abendland*

91   Thomas Ricklin, *Die blutige Commedia des Dante Alighieri*

119 Gil Anidjar, *Lines of Blood:* Limpieza de Sangre *as Political Theology*

137 Mariacarla Gadebusch Bondio, *Officinae sanguinis. Theorien zur Hämopoese in der Renaissance*

169 Roberto Poma, *Les Vertus Magnétiques du Sang dans la Tradition Médicale Paracelsienne*

193 Isabella van Elferen, *Let Tears of Blood run down your Cheeks. Floods of Blood, Tears and Love in German baroque devotional Literature and Music*

215 Thomas Schauerte, *Walldürn. Anmerkungen zur barocken Wallfahrtskirche zum Hl. Blut und ihrer Ausstattung*

241 Dominique de Courcelles, *Sang des femmes, sang de Dieu dans le christianisme: la mystique du sang à Port-Royal au XVIIe siècle*

255 Anja Lauper, *Das Blut der Vampire*

CONTENTS

273 Karin Stukenbrock, *Chlorotische Mädchen und blutarme Knaben: Geschlechtszuschreibungen in Anämiekonzepten des frühen 20. Jahrhunderts*

289 Stefan Schulz, *Zwischen Parabiose, Reizen und Organtransplantationen. Die Wiederentdeckung der Bluttransfusion im deutschsprachigen Raum Anfang des 20. Jahrhunderts*

311 Myriam Spörri, *Giftiges Blut: Menstruation und Menotoxin in den 1920er Jahren*

331 Gerhard Baader, *Blutgruppenforschung im Nationalsozialismus*

347 Alessandro Barberi, *'Blut und Boden'. Diskursanalytische Anmerkungen zu einem Motiv im Umkreis der Judenfrage*

367 Index of names (persons, places), by Mariacarla Gadebusch Bondio

379 Resumees

BLOOD IN HISTORY
AND BLOOD HISTORIES

Mariacarla Gadebusch Bondio

INTRODUCTION

> *La vie consiste en sang. Sang est le siege de l'ame. Pourtant un seul labeur poine ce monde, c'est forger sang continuellement. En ceste forge sont tous membres en office propre: et est leur hierarchie telle que sans cesse l'un de l'autre emprunte, l'un à l'autre preste, l'un à l'autre est debteur.*
> Rabelais, *Pantagruel*, III, 4.[1]

An inexhaustible flood of theories, imaginaries, beliefs, and practices has been stimulated and vivified by blood. The peculiar versatility of the subject and its invariably strong symbolic force makes it a fleeting topic indeed for historians interested in understanding at least some of its aspects[2]. The fascination evoked by blood takes root in its constitutive emotional, social, cultural, and scientific dimensions; especially the coexistence of these different interacting factors has convinced the editor of this volume that the only appropriate way to grasp and follow the complex imagery connected with blood is through a radical interdisciplinary approach. Apart from this basic methodological condition, the awareness that a topic whose nature is so ephemeral anyway – because so loaded with diverse implications – led to the decision to renounce every chronological or thematic specification in order to broaden the spectrum for possible contributions.

---

1. F. Rabelais, *Pantagruel*, in: *Oevres complètes*, ed. M. Huchon avec la collaboration de F. Moreau, Paris (Gallimard), liv. 3, IV, 365.
2. One of the first attempts to offer an exhaustive history of blood was produced by the German Society of Haematology: *Einführung in die Geschichte der Hämatologie*, ed. K.-G. v. Boroviczény, H. Schipperges, and E. Seidler, Stuttgart 1974; the following publications show the growing interdisciplinary interest in the subject of blood during the last 10 years: P. Camporesi, *Il sugo della vita. Simbolismo e magia del sangue*, Bologna 1997; *Le sang au moyen âge* (Actes du quatrième colloque international de Montpellier, Université Paul-Valery, 27-29 novembre 1997) Cahiers du C.R.I.S.M.A., 4 (1999); see also the exhibition catalogue: *Blut. Kunst, Macht, Politik, Pathologie* (11.11.2001-27.1.2002), Frankfurt am Main 2001; for more popular literature see: G. Schury, *Lebensflut. Eine Kulturgeschichte des Blutes*, Leipzig 2001; J.-L. Binet, *Le sang et les hommes*, Paris (Gallimard) 2001.

This intentional disciplinary and historical broadness forms the innovative character of the project, which, without pretending to be an exhaustive analysis of «Blood in History», offers 17 original contributions on fundamental aspects dealing with the cultural significance of blood. The variety of sources that the authors have chosen and investigated in search of answers to their specific questions reflects the variety of disciplines they represent.

Before I characterize the contents of this volume, I must pay my debt first to the authors by explaining the origin of this project and then to three sixteenth-century physicians (G. Mercuriale, T. Minadoi, and G. Falloppio) for having forced me to unravel the skein of a discussion they held in which blood played a very central role. We owe the idea of the symposium 'Blood in History' – which constitutes the background of this publication – to these ancient interlocutors, and this fact makes its genesis, although personal and arbitrary in nature, still worth mentioning. The question at hand is a short and tricky Galenic passage (*De temperamentis*, II, 4: Kühn I, 607-8), which the erudite humanistic physicians interpret in different ways in order to explain the causes of the *crassitudo* (corpulence) and the *obesitas* (obesity) they want to combat. The location of the origin of the *crassitudo* (adipose tissue) in oily and airy blood (*oleosus atque aereus*) is accepted by all the authors, who believed that thick and earthy blood (*crassus atque terrestris*) would transform into flesh[3]. The problem arises in connection with the question of the *causa agens*: the predisposing oily and airy features of blood needed an activating cause in order to transform into fat. At this point, their opinions diverge radically: the followers of Galen (Falloppio and Minadoi) make humidity and cold responsible for building fat, while Mercuriale criticizes the ancient authority represented by Galen, declaring warmth as the *causa agens*. Of course, the Renaissance physicians draw not only Galen but also other authorities such as Aristotle and Avicenna into the discussion. The strategies developed by the loyal Galenist Minadoi in defending his master's theory branched out into philological disquisitions concerning the translation of the terms cold (*frigidum*) and dense (*compactum*). Assuring the reader that his translation was based on reliable Greek codices, Minadoi concludes that the Galenic term 'cold' cannot be translated as «absolutely cold» (*nam quod frigidum locum vocat*

---

3. See G. Mercuriale, *De decoratione* [...], Venice 1587, 22.

INTRODUCTION

Galenus, neque absolute frigidum interpretandum est) [4]. Thus, Minadoi puts the Galenic point of view into perspective, creating a possible compromise between the warm cause argued by Mercuriale and Galen's 'not-absolutely-cold' one.

According to Galen, women are more inclined to obesity than men because of their cold-humid nature, which is the source of the formation of fat in their blood. Mercuriale contradicts Galen with an astonishingly simple observation: the pig is one of the fattest animals, and – as Aristotle also noticed – it has a warm disposition. In the end, Mercuriale succeeds in explaining the reason for the confusion in this discussion by making the distinction between external and internal causes in the process of fat formation. This can be perceived as an important methodological step toward the more pragmatic approach of observing all the phenomena involved. He argues that fat women in general lead sedentary lives, avoid movement, und have an unrestrained tendency to nibble. More than a constitutional predisposition based on blood features, all these factors normally lead to the formation of fat [5]. The theory of women's predisposition toward obesity shows the persistence of the dichotomized categories that dominated the Galenic physiology. These categories classify every physical and pathological process, including the features of blood, as either positive or negative.

The tension between experience and authority, common in Humanism, characterizes the discussion briefly sketched here and the answers elaborated by the authors. Their willingness either to believe in their own experiences or to look for other kinds of proofs to confirm authoritative thinking reflects exactly this tension. For the modern reader, it is surprising that many of the examples adduced by Renaissance physicians in this polemical context were clearly taken from everyday life observations (typology of fat people, comparison

---

4. T. Minadoi, *De turpitudinibus* [...], Padova 1600, 126v.
5. «Galenus 2 de temper. dicebat, mulieres fieri oboesiores viris: propterea quod frigidiores sunt. sed ego puto alias etiam convenientes rationes, et causas. Primum humiditatem nimiam, et abundantiam sanguinis, cuius indicium est, quod singulo mense insignem excernunt sanguinis copiam. secundo mulieres sunt maxima ex parte sedentariae. dicebat autem Aristoteles 5. sect. proble. 14. sedile pinguedinem inducere. immo nisi Galenus pro frigore intellexisset calorem remissum iurarem ipsum esse hallucinatum, quia inter omnia animalia nullum est, quod magis pinguefiat, quam sus: attamen scribit Aristoteles 10 sect. probl. 23. sues calidissimos esse, et propterea hyberno tempore non emittere pilum». G. Mercuriale, *De decoratione* [...], Frankfurt 1587, 26.

between animals, gender differences in the predisposition toward obesity, etc.), but in fact their precursors had already observed the same phenomena. Humoral pathology was a long-standing interpretative system for ancient and early-modern physicians. However, the systematic of a methodological approach able to distinguish, for example, between external and internal causes gave way to less rigid and orthodox interpretations.

The implications of this apparently irrelevant diatribe show the framework of values offered by humoral pathology. A very simple, almost fatalistic system can be recognized in the question about the origins of fat, a system in which, on the one hand, the «good» warm-dry disposition, substantially the male-one, is marked by well-balanced blood and is capable of transforming into flesh, and, on the other hand, the bad female (or feminine-inclined) disposition, with its cold-humid nature, which tends to produce comparatively more fat. Thanks to the consideration of external causes (movement, diet, habits), the traditional typologies dictated by humoral pathology are put into perspective. The connection between medical theories and value judgements is neither rare nor peculiar in the Early Modern Age. In the end, the impression left by the reconstruction of such a debate is that as soon as medical discourses turn their attention to blood, stratifications of images, values, and transpositions invade the texts, which then become extraordinary fruitful.

Thus far I have outlined the relationship between blood and Renaissance obesity that constitute the frame in which the idea of the symposium emerged[6].

The following contributions are listed chronologically. Taking the Aristotelian concept of blood as a homogeneous part of the body produced in the heart as a starting point, Alberto Jori illustrates its functions in the body system, which Aristotle conceived as a 'cooking' machine. Aristotle's concept of physiology contains the analysis of blood functions in connection with nutrition, growth, and a sensitivity for the body parts through which blood flows. Moreover, Aristotle differentiates between a male and female gender of blood and combines these categories with those of potentiality and action, which are then taken to explain the combative relationship between sperm and blood. The Aristotelian fund of knowledge was in flux

---

6. For more on this topic, see: M. Gadebusch Bondio, *Medizinische Ästhetik. Kosmetik und plastische Chirurgie zwischen Antike und Früher Neuzeit*, München 2005.

throughout the Latin Middle Ages: at first in the guise of the Galenic interpretation and later in the form of Arabic translations and adaptations to Islamic culture. In his article, Gotthard Strohmaier outlines the formation of this Arabic reception by investigating the theories of blood movement and initial attempts to interpret the movement of blood in the body as a circulation. Focusing on the Western Middle Ages, Ortrun Riha examines medieval haematoscopy with its complex semiotic system. The impressive and sometimes terminologically confusing variety of colors, smells, degree of clotting (coagulation) or degree of blood thickness builds a logical system for interpretation which is closely connected with the dominant humoral pathology. Riha demonstrates with the example of Ortolf of Baierland's catalogue of blood variants (thirteenth-century) how the practice of bloodletting was adjusted to the different shapes of blood. The significance of blood in the Middle Ages can be verified by its existence as an essential and manifold constituent of medicaments (Hartmut Bettin). However, as a remedy, blood is not just blood: various effects have been ascribed to animal blood, children's blood, male and female blood, as the tradition of prescription books based on Dioscurides's body of knowledge confirms.

Between the end of the Middle Ages and the advent of Humanism, Dante's *Divina Commedia* leads us to those literary dimensions of blood which are suffused with poetic and theoretical meanings. Dante does not just mention blood in passing. His bloody images and metaphors are based on coherent theories. In a rereading of Dante's subterranean, celestial journey, Thomas Ricklin shows how blood in the poem goes through an extreme process of refinement; originally in raw form (*sangue crudo*), it becomes ennobled (*sangue nobile*) through the course of the text.

The *estatutos de limpieza de sangre,* a product of fifteenth-century Spain (Gil Anidjar), represent the concretization of the idea of the purity of blood. The enigmatic origin of this form of social exclusion is still difficult to explain. A few hypotheses can be made, however, if historical events are put in a wider European dimension and analyzed from the theologico-political perspective. That Christians saw themselves as a community of blood becomes central in this context. In addition, Anidjar analyzes the bloodless political concept of the 'body politic', developed in political writings, which reveals its connections with the theological community of blood, despite the apparent contradiction.

More interested in understanding the origin, the function, and the immanent force of the red juice in the human body than in recognizing its bluish purity, physicians developed differing blood theories in the Early Modern Age. The debate concerning the formation of blood involving several well-known humanistic physicians and anatomists (Mariacarla Gadebusch Bondio) indicates the significant connection between anatomy and physiology. A neglected chapter in historiography is the question concerning the function of veins in relation to the production of blood. Galen had already hypothesized that veins should be considered as more than just transporting channels. His metaphor of the liver as a public oven, where good citizens – the veins – bring the careful prepared bread dough (the row *chylus*) for baking, illustrates his thesis. Rereading the Galenic passages, Renaissance physicians, and anatomists in particular, find some of the ancient author's thoughts vague and conceptually unclear. Comparing theories on the function of veins that were elaborated in the sixteenth and seventeenth centuries, the very polemical character of the discussion becomes evident, particularly since veins seem to seriously threaten the primacy of the liver as the organ of blood formation, a primacy that had reigned since Galen.

The medical concepts of blood emerging from the sixteenth and seventeenth centuries reflect the interacting rational and occult tendencies that characterized medicine during the Renaissance. Focusing on the French context of Paracelsism, Roberto Poma explores the magnetic properties of blood. His central reference is the obscure as well as the original tract of the physician Nicolas de Locques, who obviously had been inspired by the teaching of Paracelsus. Poma's analysis of both the contents and the language of the tracts reveals the emergence of a 'mystic anatomy of blood' in which material and spiritual properties are closely connected and fundamentally concealed from the human gaze. However, blood's mysterious qualities leave multiple traces over time. Using the polyvalent notion of 'mummy', de Locques demonstrates how these traces can be identified, himself becoming one of the most representative experts in that «medicina mumialis» whose central element is blood as the *liquor vitae*.

The two contributions about baroque devotional literature and music (Isabella van Elferen) and the baroque Walldürn church, a significant pilgrimage destination because of the blood relics it preserves (Thomas Schauerte), allow us to move from the Asclepiad temple to the muses' Parnassus. The prominence of Christ's blood in

INTRODUCTION

Christian theology manifests itself in German devotional literature and music. Here descriptions of Jesus's bleeding resemble those of believers' tears. The blood of Christ permeates into the flagellation and crucifixion scenes that take place in Johann Sebastian Bach's *St. Matthew* and *St. John Passion,* scenes followed by arias imbued with tears of pain shed by believers. The mystical love of humankind for Jesus (*unio mystica*) finds its textual and musical expression in the flow of the two organic liquids.

The stages of the *passio Christi* (the way of the Cross) that pilgrims relive, perceiving it as the condition in which they can best reach union with Christ, underline the physical dimensions of Christ's pain whose strongest symbolic element is blood. The architecture, the iconography, and the interior design of the new baroque building of the Walldürn church are closely connected with the blood relics kept there, for many centuries now one of the most popular attractions for German believers.

Inside the walls of a monastery, the blood of Christ becomes the source of a deeply intimate religious experience. Dominique de Courcelles analyzes the mysticism of blood in seventeenth-century France. Here, the biography of Mère Angélique de sainte Madeleine Arnauld, the abbess who reformed the monastery of Port-Royal, becomes an exemplary witness of the devotion to Jesus's wounds and blood. The cult arising from the passion of Christ, to which the sisters of the monastery were devoted, transformed Port-Royal into one of the central places for celebrating the Christian sacrifice. On the other hand, the theoretical and theological dimensions of the blood cult found their advocates in personalities such as Pascal and the physician Jean Hamon.

In other European countries, especially along the eastern frontier of the Hapsburg territory, the eighteenth century appears in the robe of a vampire. Anja Lauper reconstructs five mysterious vampire 'epidemics' that took place in 1756, which were investigated and then reported by the regiment surgeon Georg Tallar. In his medical discourse, Tallar develops a specific physiology of vampirism based on the examination of vampire blood and its circulation. These exceptional reports appear in the context of a growing nationalized medicine that was striving to extend its control via public health initiatives while rationalizing worrisome border phenomena between life and death such as vampirism.

The rediscovery of blood transfusion in German-speaking countries at the beginning of the twentieth-century century marks the decline of the saline transfusion that enjoyed remarkable success in the second half of the nineteenth century. Based on the analysis of articles published by physicians between 1905 and 1914, Stefan Schulz reconstructs the theoretical and practical aspects of the debate and traces out not only the scientific but also the social coordinates of the rediscovery of blood transfusion. Central to the argumentations in favour of blood transfusion are the three concepts of the experimental method of *parabiosis,* the regulation of blood formation, and organ transplantation. Yet, when examined in more detail, the results of blood transfusions collected by specialists of internal medicine and surgeons differ fundamentally. Another peculiar feature of German research was that it remained almost uninfluenced by US-American studies on blood transfusion and blood groups.

From the lifesaving transfusion to the conviction that menstrual blood can be dangerous, for instance, capable of manifesting its negative influence by wilting flowers, we come to Myriam Spörri's contribution. The idea of the poisonous character of menstrual blood is not simply a relict of antiquated superstitions. In the 1920s, a discussion emerged in the German medical world based on the question of whether menstrual blood contains the poisonous substance called 'menotoxin'. The research of Béla Schick constituted the scientific basis for the thesis that menstrual blood was poisonous. Spörri investigates the context in which this theory was conceived and in which Arnold Sack developed his counter theory. Moreover, she characterizes the crisis of medicine in the 1920s, when humoral pathology went through its 'renaissance' and blood's immanent ambivalence became visible in medicine again.

In the light of the two pathologies *anaemia* and *chlorosis* – both forms of blood deficiency – Karin Stukenbrock points out the historical conditional nature of concepts and definitions of diseases. In Germany during the 1920s, physicians perceived the two above-mentioned pathologies as dangerous, spreading diseases. Nevertheless, when it comes to questions of gender, theory and practice often vary significantly. Whereas in the nineteenth century, pathologies based on lack of blood were conceived as typical female illnesses, attributed mostly to bourgeois girls, at the beginning of the twentieth century, physicians who were engaged in systematic statistical research gradually blurred the sex attribution, at least in their medical practice.

The volume ends with the articles of Alessandro Barberi and

Gerhard Baader which analyze the relationship between blood and race from two different perspectives, one discourse-analytical and the other medico-historical. Taking Foucault's *History of Sexuality* as a theoretical and methodological reference, Barberi focuses on the three following areas of discourse: theology, history, and economics. The author emphasizes the existing conceptual connections between 'blood and soil' in these three spheres in his investigation of the works of H.L. Strack, H.S. Chamberlain, T. Herzl, and A. Hitler. With a provocative approach to the Jewish Question, Barberi explores the phenomenon, deliberately avoiding its connection to the Holocaust. Finally, he demonstrates that the long tradition of «blood and soil» thinking contains inherently racial constructions, thereby shedding new light on the roots of the Jewish Question.

From the beginning of the twentieth century to the outbreak of World War II, the scientific milieu of the German Society for Blood Group Research (Deutsche Gesellschaft für Blutgruppenforschung) surrounding the race anthropologist Otto Reche was characterized by a strong race-biological orientation which manifested itself in attempts to demonstrate a relation between blood groups and 'races'. Gerhard Baader first investigates the reasons for the secondary role that blood typing research played up until 1933 for determining racial affiliation. He then analyzes the role of serologists and race hygienists during the Nazis dictatorship after Jewish scientists were excluded. Whereas during the period of Jewish dominance in clinical serology, research was directed at questions of surgical practice, race biologists, such as Werner Fischer who was involved in blood-group experiments in the concentration camp Sachsenhausen, focused their research on racial issues.

In summary, the contributions present an array of different problems, perspectives, and approaches, which, despite their diversity, are far from mutually exclusive. Rather, they constitute a net, interwoven tightly in a few parts and loosely in others, but still forming an adhesive whole. This volume reflects the intellectual exchange that took place in Greifswald, in October 2003, during the international symposium 'Blood in History & Blood Histories', which was generously supported by the Deutsche Forschung Gemeinschaft (DFG). For their engagement, creativity and scientific rigors, I am deeply obliged to all the participants and to all those who, though not taking part in the conference, nevertheless wanted to contribute their articles to this volume, continuing a form of figurative dialogue in written form.

Thanks to Agostino Paravicini Bagliani, who kindly offered me the opportunity to publish this book in the Micrologus Library, the articles could be written in the language of the authors' choice. I also wish to thank the Faculty of Medicine at the Ernst-Moritz-Arndt University of Greifswald for its financial support of the printing costs.

Alberto Jori

BLUT UND LEBEN BEI ARISTOTELES

> Frau Professorin Dr. Eve-Marie Engels
> als bescheidenes Zeichen
> der Hochachtung und Dankbarkeit gewidmet

Einleitung[*]

Im Kontext der Gebiete, mit denen Aristoteles sich beschäftigte, kommt den Phänomenen des Lebens eine zentrale Rolle zu. Die Biologie stellt nämlich einen der Schwerpunkte seines ganzen Denkens dar[1]. Auch in diesem Bereich lässt sich beobachten, wie die methodologische Reflexion, die konkrete Forschung und die Theoriebildung von Aristoteles Hand in Hand vorangetrieben werden und sich gegenseitig befruchten. Umso bedeutsamer erscheint daher ein, zumindest scheinbarer, Widerspruch zwischen der methodologischen Reflexion und den erarbeiteten Theorien, der im Zentrum der aristotelischen Biologie zu finden ist.

---

[*] Vor allem möchte ich mich bei der Veranstalterin des Internationalen Symposions «Blood in History & Blood Histories», Privatdozentin Dr. Mariacarla Gadebusch Bondio, für die freundliche Einladung und ihre große Gastfreundlichkeit bedanken. Außerdem möchte ich auch Herrn Prof. Dr. Thomas Ricklin und Herrn Prof. Dr. Gotthard Strohmaier für ihre wertvollen Anregungen danken. Und schließlich gilt mein besonderer Dank auch Anna Latz (Tübingen), die den vorliegenden Beitrag mit der gewohnten Sorgfalt ins Deutsche übersetzt hat.

1. «Niemand vor Darwin hat einen so großen Beitrag zum Verständnis der lebenden Welt geleistet wie Aristoteles […]. Fast jedes Teilgebiet der Geschichte der Biologie muss mit Aristoteles anfangen» (E. Mayr, *Die Entwicklung der biologischen Gedankenwelt*, Berlin 1984, 73). Wie Theodor Leiber feststellt: «Aristoteles' wissenschaftshistorische Initiierungsleistungen in der klassifizierenden und deskriptiven Zoologie, in der vergleichenden Anatomie der Tiere, in der Histologie, in den Lehren von Zeugung, Wachstum und Vererbung und in der natürlichen Psychologie sind – abgesehen von einzelnen Kritikpunkten – als grundlegende Entwicklungsanfänge biologischer Forschungen weitgehend anerkannt und umfangreich dokumentiert. Zuweilen wird Aristoteles deswegen auch als Begründer der wissenschaftlichen Biologie bezeichnet» (T. Leiber, *Vom mechanistischen Weltbild zur Selbstorganisation des Lebens*, Freiburg/Br., München 2000, 97).

Im ersten Buch der Abhandlung *De partibus animalium*, wo er die Klassifizierung der Arten diskutiert, kritisiert Aristoteles die dichotomische Methode, auf die sich Platon und die Akademiker stützten: Es handelt sich um die Methode der Gliederung, die auf dem Vorhandensein oder dem Fehlen eines einzelnen Merkmals beruht (z.B.: Tier mit Beinen und Tier ohne Beine)[2]. Laut Aristoteles werden durch eine solche Methode auf willkürliche Weise die in der Natur zu beobachtenden Gattungen, deren Mitglieder viel mehr als ein Merkmal gemeinsam haben, auseinandergerissen[3]. Außerdem verhindert seiner Meinung nach bei diesem dichotomischen Vorgehen eines der beiden Unterscheidungsmerkmale auf jeder Stufe, weil es negativ ist, weitere Differenzierungen, da es keine Arten des Nicht-Seins geben kann[4]. Und trotzdem beruht die aristotelische Gliederung der Gattungen und Arten der Tiere doch auf einer Dichotomie, bei der einer der beiden ganz übergeordneten Klassen, die auf diese Weise abgegrenzt werden, ein negatives Merkmal zugewiesen wird. Die umfassendste Einteilung, die Aristoteles im Reich der Tiere vornimmt, ist nämlich die zwischen den *blutführenden* (*énaimoi*) und den *blutlosen* (*ánaimoi*) Tieren[5]: eine Unterscheidung, die in etwa der unsrigen zwischen den Wirbeltieren und den Wirbellosen entspricht und die im übrigen einen der bedeutendsten Beiträge des Philosophen zur Zoologie darstellt.

An dieser Stelle ist nicht wichtig, ob die betreffende Unterscheidung ursprünglich von Aristoteles oder, wie manche aufgrund einer aristotelischen Textstelle meinen, von Demokrit formuliert wurde[6]. Was uns hier interessiert, ist die Tatsache, dass Aristoteles in ihr den Angelpunkt seines ganzen Klassifizierungssystems sehen wollte, selbst wenn er damit ein Stück weit gegen die eigenen methodologischen Regeln verstieß[7].

2. *De part. anim.* I 2, 642 b 5 ff. Zu Aristoteles' Kritik an der dichotomischen Methode siehe I. Düring, *Aristotle's De partibus animalium*, Göteborg 1943, 109-14 und G. E. R. Lloyd, «The development of Aristotle's theory of classification of animals», *Phronesis*, 6 (1961), 59-81.
3. *De part. anim.* I 2, 642 b 10-20.
4. *Ibid.*, I 2, 642 b 21-24.
5. *Hist. anim.* I 6, 490 b 7-15; siehe auch *De part. anim.* IV 10-13. Düring bezeichnet Aristoteles' Gliederung als 'genial' (I. Düring, *Aristoteles – Darstellung und Interpretation seines Denkens*, Heidelberg 1966, 526).
6. Die Textstelle ist jene, in welcher Aristoteles feststellt, dass Demokrit sagte, alle Tiere hätten dieselben inneren Organe, sie seien aber in den blutlosen Tieren wegen ihrer Kleinheit nicht zu sehen: *De part. anim.* III 4, 665 a 28-33 = 68 A 148 D.-K. (Vgl. Lucr. IV 116 ff.). Diese Aussage wird von Düring erörtert in *Aristoteles*, 526-27.
7. *Ibid.*, 526.

Die scala naturae *und die Rolle der inneren Wärme*

Für den Stagiriten ist also das Vorhandensein oder das Fehlen des Blutes in einem Lebewesen von entscheidender Bedeutung. Doch wie kam er dazu, dem Faktor Blut ein derart großes Gewicht beizumessen? Um diese Frage zu beantworten, muss man bedenken, dass Aristoteles der erste war, der die Vorstellung von einer *scala naturae* formuliert hat, d.h. einer Hierarchie der Lebewesen, die sich in verschiedenen Stufen ausprägt und schießlich in der 'normativen' Spezies, dem Menschen, ihren Gipfel erreicht[8]. Um die innere Struktur einer solchen Hierarchie zu umreißen, benützt unser Philosoph verschiedene Kriterien, deren wichtigste die folgenden sind: 1) Zunächst haben wir die verschiedenen Stufen des Seelenlebens; es reicht von den Lebewesen der niedrigsten Stufe, die nur vegetative Funktionen kennen, über jene, die mit Wahrnehmung und Bewegung begabt sind, schließlich zu den höheren Wesen, denen das Denkvermögen verliehen ist. (Dieser besondere Vorzug ist den Menschen vorbehalten). 2) Dann gibt es das Kriterium der Körperwärme: grundsätzlich nimmt ein Lebewesen eine um so höhere Position unter den Lebensformen ein, je wärmer es ist. 3) Für Aristoteles zählt außerdem die Komplexität des Organismus und der Grad der wechselseitigen Abhängigkeit seiner Teile. 4) Schließlich berücksichtigt er auch den Entwicklungsgrad des Nachwuchses in dem Augenblick der Trennung vom elterlichen Körper[9].

Unter all diesen Gesichtspunkten spielt jedoch einer eine herausragende Rolle, und zwar der zweite, der sich auf die innere Lebenswärme bezieht: je wärmer eine Spezies ist, desto höher steht sie auf der biologischen Stufenleiter[10]. Auf diesem Prinzip beruhen dann wieder die weiteren Gesichtspunkte. So hängt z.B. der Reifegrad des Nachwuchses, wenn er den elterlichen Körper verlässt[11], vom Wärmegrad der Eltern ab. So befinden sich an der Spitze der tierischen Spezies (a) die Lebendgebärenden, welche die vollkommensten Tiere sind: sie haben den wärmsten Körper, und deshalb bringen sie

---

8. W. D. Ross, *Aristotle*, London 1956⁵, 114-17. Zur normativen Rolle, die im aristotelischen System – auch in gnoseologischer Hinsicht – der Spezies Mensch zukommt, *Hist. anim.* I 6, 491 a 19-23.
9. A. Jori, *Aristotele*, Milano 2003, 184-85.
10. Düring, *Aristoteles*, 529.
11. *De gen. anim.* II 1, 732 a 25 ff.

lebende Junge hervor, die im Augenblick der Geburt schon voll entwickelt sind. Auf sie folgen (b) die kälteren Vögel und Reptilien, die 'vollendete' Eier legen, d.h. Eier, die nicht mehr wachsen, nachdem sie gelegt worden sind. (c) Auf der dritten Stufe finden wir die Fische, die Krustentiere und die Mollusken, die 'unfertige' Eier legen [12], und so weiter.

Zur Zeit des Aristoteles hatte die Theorie, die in der angeborenen Wärme das Prinzip des Lebens sah, ja das dem Menschen innewohnende göttliche Element, schon eine lange Tradition, die möglicherweise auf Heraklit zurückging [13]. Nun betrachteten die Befürworter dieser Theorie das Blut als den Sitz der Lebenswärme und zugleich als den Träger der Intelligenz [14]. Auf diese Tradition bezieht sich Aristoteles, und gerade in diesem Zusammenhang misst er dem Blut eine außerordentliche Bedeutung bei, die auch im Hinblick auf die Klassifikation ganz beachtliche Konsequenzen hat. Blut (wobei das rote Blut gemeint ist) besitzen nämlich die Tiere mit der intensivsten Körperwärme, die daher die höheren Stufen der *scala naturae* einnehmen. Diese gliedern sich ihrerseits wiederum in absteigender Reihenfolge in die lebendgebärenden Vierbeiner, die Wale, die Vögel, die eierlegenden Vierbeiner und die Fische [15]. Das Vorhandensein des Blutes, das mit einer stärkeren Eigenwärme einhergeht, stellt also an sich das Zeichen einer höheren biologischen Position dar.

Wesen und Ursprung des Blutes

Was aber ist, genauer betrachtet, das Blut? Aristoteles ordnet es der Kategorie der gleichartigen Teile [*homoiomerê*] zu, d.h. den Geweben,

---

12. *Ibid.*, I 10-11, 718 b 32-719 a 2.
13. Düring, *Aristoteles*, 537; siehe auch F. Solmsen, «The vital heat, the inborn pneuma and the aether», *Journal of Hellenic Studies*, 77 (1957), 119-23 und A. Jori, *Medicina e medici nell'antica Grecia. Saggio sul Perì téchnes ippocratico*, Bologna, Napoli 1996, 32 f., Anm. 11.
14. Zu Empedokles vgl. 31 B 105 D.-K.: «[...] *haîma gàr anthrópois perikárdión esti nóema*»; dazu siehe E. Lesky, *Die Zeugungs- und Vererbungslehren der Antike und ihr Nachwirken*, Akademie der Wissenschaften und der Literatur in Mainz [Abhandlungen der Geistes- und Sozialwissenschaftlichen Klasse] 1950, 1255-62. Die Theorie der Verknüpfung von Blut, Lebenswärme und Intelligenz wird auch im *Corpus Hippocraticum* bezeugt: *De corde* 10, IX 88 L.: «*gnóme he toû anthrópou péphyken en tê laiê koilíe kaì árchei tês álles psychês*», sowie *De morbis* I 30,VI 200 L.: «*tò haîma tò en tô anthrópo pleîston xymbálletai méros synésios. énioi dè légousi tò pân*».
15. *Hist. anim.* I 6; *De part. anim.* IV, 10-13.

deren einzelne Teile, wie beim Fleisch und den Knochen, untereinander und im Ganzen ähnlich sind[16]. Natürlich ist das Blut ein flüssiger gleichartiger Teil, genau wie die Milch. Die gleichartigen Teile leiten sich von der zweiten der drei Formen der Zusammensetzung [*synthesis* oder *systasis*] ab, welche Aristoteles in der Abhandlung *De partibus animalium* erläutert[17]; aus der ersten Form hingegen ergeben sich die Elemente, während sich aus der dritten die ungleichartigen Teile, d.h. die Organe entwickeln[18]. Das Blut bildet sich im Herzen, der wärmsten Stelle des Körpers. Das Herz ist nämlich der Sitz der inneren Wärme, der Voraussetzung des Lebens[19]. In einer Sprache, die den gewissermaßen heiligen Wert dieses Organs als Zentrum der Lebensprozesse erkennen lässt, sagt Aristoteles: «[Das Herz ist notwendig], weil es eine Quelle der Wärme geben muss. Es ist nämlich notwendig, dass es etwas wie einen Herd gibt, in dem das, was die Natur entflammt, vorhanden ist, und dass dies wohl gehütet sein muss, wie eine Hochburg des Körpers»[20].

Um zu erklären, wie die im Herzen gespeicherte Lebenswärme das Blut erzeugt, bedient sich Aristoteles des Begriffs 'Kochen'. Er benützt das Wort *pépsis*, das aus der Alltagssprache stammt, zur Bezeichnung all der natürlichen Vorgänge, die sich der Wirkung der Wärme verdanken. Wenn nämlich die Wärme einen Stoff ergreift, bewirkt sie eine 'Kochung' dieses Stoffes, so dass er vollständig umgewandelt wird[21]. Auch das Blut entsteht aus einem derartigen Prozess: es stellt eine Art Destillat dar, das durch das Kochen der aufgenommenen Nahrung gewonnen wird.

---

16. *Hist. anim.* III 2-22: Aristoteles erläutert, dass «das Blut von den homogenen Teilen bei den blutführenden Tieren derjenige ist, welchen sie vor allem gemeinsam haben» (*ibid.* III 2, 511 b 1-2); vgl. auch *De part. anim.*, II 4-9.
17. *De part. anim.* II 1, 646 a 12-24.
18. Von den Produkten der ersten *synthesis* oder *systasis* spricht Aristoteles *ibid.* II 2-3, besonders in 649 a 36 ff.; von den Produkten der dritten *ibid.*, II, 10-IV, 14.
19. *Ibid.* III 4, 666 a 3. Die axiologischen Koordinaten bei Aristoteles, nach denen die Rechte der Linken gegenüber als überlegen betrachtet wird, führen ihn u.a. zu der Aussage, dass die rechte Seite bei den Tieren wärmer als die linke sei, beim Menschen sei die linke Seite kälter als bei den übrigen Tieren; darum sei das Herz beim Menschen etwas nach links verschoben, um die Abkühlung der linken Seite auszugleichen: *ibid.* III 4, 666 b 6-10.
20. *Ibid.* III 7, 670 a 24-26.
21. Dieses Grundprinzip seiner Chemie erläutert Aristoteles vor allem in *Meteorologica* IV (vgl. I. Düring, *Aristotle's Chemical Treatise. Meteorologica, Book IV*, Göteborg 1944, 35-6).

ALBERTO JORI

Die Rolle des Herzens

Vom Herzen aus verteilt das Blut sich dann durch die Adern im ganzen Körper, um seine Teile zu ernähren und wachsen zu lassen. Aristoteles kritisiert seine Vorgänger, die behaupteten, dass die Adern aus dem Gehirn entsprängen: Er ist der erste, der die Blutgefäße vom Herzen ausgehen lässt[22] und der dies zum Merkmal der blutführenden Tiere bzw. der Wirbeltiere macht[23]. Und um zu demonstrieren, dass das Herz wirklich die *arché*, der Ausgangspunkt des Blutkreislaufs ist, führt er verschiedene Argumente an, die mit den für die Erzeugung des Blutes notwendigen Bedingungen zu tun haben. Das Blut müsse dort gebildet werden, wo sich eine sehr intensive Wärme finde, und von wo aus sie nicht schnell verloren gehen könne. Außerdem müsse die Quelle des Blutes rein sein, möglichst zentral und zugleich an einer geschützen Stelle gelegen. Nun entspreche das Herz gerade diesen Voraussetzungen perfekt. Tatsächlich sei der Mittelpunkt des Körpers, wo es sich befindet, zugleich sein wärmster Ort; außerdem seien die Wände des Herzens dick und kompakt und ermöglichten es ihm so, die innere Wärme zu erhalten[24].

Das Herz sei also das Behältnis des Blutes, das dieses durch seine Bewegung in die Adern treibe. (Eigentlich betrachtet Aristoteles das Herz gewissermaßen als einen Teil der beiden großen Adern, die er als «die große Ader» [rechts] und die Aorta [links] bezeichnet)[25]. Aber gerade als Quelle des Bluts ist das Herz auch das ursprüngliche Organ, der wahre und eigentliche Ausgangspunkt der Entwicklung des Embryos, denn der Teil des Körpers, der als erster entsteht, muss das «Prinzip des Wachstums» [*auxéseos archén*][26] in sich enthalten, insofern, als das Wachstum die primäre Funktion des Lebens darstellt. Und gerade dieser Teil ist das Herz. Aristoteles erklärt dies mit einer eindrucksvollen Metapher: «Sobald nämlich der Keim von den beiden Eltern abgeschieden ist, muss er für sich selbst haushalten wie ein Sohn, der sich aus dem Vaterhaus ausgesiedelt hat. Daher muss es einen Anfangspunkt geben, von dem aus später für die Tiere der Aufbau ihres Körpers entsteht. [...] Denn alles wächst, was existiert. Nun ist die

22. *Hist. anim.* III 3, 513 a 15-27.
23. *De part. anim.* III 4, 665 b 9-17.
24. Ibid. III 4, 665 b 34-666 a 3.
25. Ibid. III 4, 666 b 25-28; dazu siehe Düring, *Aristoteles*, 539.
26. *De gen. anim.* II 1, 735 a 16.

Nahrung des Tieres in seinem letzten Stadium das Blut oder seine Entsprechung. Und die Blutgefäße stellen den Behälter von diesem dar. Folglich ist das Herz auch der Ausgangspunkt derselben»[27].

Das Herz beschränkt sich jedoch nicht darauf, das Blut zu produzieren und es dann im Körper zu verteilen, und das Blut seinerseits trägt nicht nur zur Ernährung und zum Wachstum des Organismus bei. Ausgehend von der Feststellung, dass die am besten durchbluteten Organe die besten Vermittler der Sinneswahrnehmungen sind, weist Aristoteles dem Herzen, das ja von allen über das meiste Blut verfügt, auch die Funktion des zentralen Wahrnehmungsorgans zu[28]. Er sagt zwar nie, dass das Blut zum Herzen zurückkehre, aber dennoch betrachtet er das Blut als einen Träger der Vermittlung von Sinneswahrnehmungen. Zugleich schließt er, im Gegensatz zu einer Tradition, die auf Alkmaion zurückging und sich bei den Ärzten durchgesetzt hatte[29], jede direkte Verbindung des Gehirns mit den Sinnen, und im weiteren Sinne mit den geistigen Tätigkeiten, aus. Um den eigenen 'Kardiozentrismus' zu untermauern und zugleich die Theorie zu widerlegen, die im Gehirn den Sitz der seelischen Funktionen sieht, verweist Aristoteles auf eine Reihe von 'Tatsachen': er weist besonders darauf hin, dass es keine anatomische Verbindung zwischen dem Gehirn und den Sinnesorganen gebe[30]; vielmehr sei das Herz selbst das für Gefühl und Geschmack zuständige Organ[31]; die Ohren ihrerseits, die Augen und die Nasenflügel seien durch besondere Kanäle mit den Blutgefäßen, und durch diese mit dem Herzen verbunden[32].

Der Reinheitsgrad des Blutes

Doch wenden wir uns nun wieder dem Blut zu. Bisher haben sich zwei grundlegende Funktionen des Blutes ergeben, die im Rahmen des gesamten Haushalts eines Lebewesens gesehen werden müssen[33].

---

27. *Ibid.* II 4, 740 a 5-23.
28. *De part. anim.* III 4, 666 a 11-18.
29. Zur Rolle des Gehirns bei Alkmaion vgl. Theophr., *De sens.* 25 f. = 24 A 5 D.-K. und Aët. IV 17, 1 = 24 A 8 D.-K. Zum *Corpus Hippocraticum* vgl. *De morbo sacro* 14, VI 386-88 L.
30. *De part. anim.* II 7, 652 b 2-4.
31. *Ibid.* II 10, 656 a 29-30.
32. *Ibid.* II 10, 656 b 16-19.
33. Gegen Ende des I. Buches von *De partibus animalium* weist Aristoteles darauf hin, dass der Naturforscher daran interessiert ist, das Lebewesen in seinem

ALBERTO JORI

Sowohl in seiner ernährenden und wachstumsfördernden Funktion wie in seiner Rolle als Vermittler der Sinneswahrnehmungen ist das Blut bei Aristoteles das Symbol und zugleich der Garant der konkreten und dynamischen Einheit, die der lebende Körper darstellt. Durch seine vom Herzen ausgehende Verteilung im ganzen Körper sichert es den sich stets erneuernden Zusammenhalt der verschiedenen Teile des Körpers, der auf diese Weise eine Totalität bildet. Zugleich bewirkt das Blut, indem es den Transport der wahrgenommenen Daten zum Herzen als dem zentralen Wahrnehmungsorgan besorgt, dass alle Empfindungen mit dem verknüpft werden, was wir heute den Kern der persönlichen Identität bzw. das Zentrum des Bewusstseins seiner selbst nennen würden[34].

In Übereinstimmung sowohl mit der Orientierung auf das Qualitative, die für Aristoteles typisch ist, als auch mit seiner hierarchischen Sicht alles Lebendigen[35], ist das Blut der verschiedenen Spezies für ihn mehr oder weniger 'rein': sein Reinheitsgrad ist abhängig von der Intensität der Körperwärme, die es erzeugt hat. Nun zeigt sich das qualitative Gefälle zwischen den verschiedenen blutführenden Tierarten auch in ihrer anatomischen Struktur. Nach Aristoteles sind nämlich die Tiere, die Lungen besitzen, wärmer als diejenigen ohne Lungen, weil diese die Aufgabe haben, den Überschuss an Körperwärme auszugleichen[36]. Eine solche Kühlung leistet auch das Gehirn, das den kältesten Teil des Körpers darstellt[37]. Demzufolge deutet der Philosoph die Tatsache, dass der Mensch unter allen Lebewesen das größte Gehirn hat, als eine Folge des Umstands, dass die menschliche Körpertemperatur die höchste ist[38]. Beim Menschen ist es laut Aristoteles außerdem so, dass es der Frau mit ihrer gegenüber dem

---

gesamten Zusammenhang zu untersuchen, und nicht seine einzelnen Teile, die losgelöst vom Ganzen, zu dem sie gehören, gar nicht existieren: «Ebenso muss man denken, dass man, wenn man von irgendeinem der Teile oder der Geräte [eines Lebewesens] spricht, nicht den Stoff im Auge hat und nicht seinetwegen die Untersuchung anstellt, sondern um der ganzen Gestalt willen; wie auch beim Haus handelt es sich nicht um Ziegel, Lehm und Holz. So hat es auch der Naturforscher mit dem Gefüge und der Ganzheit eines Wesens zu tun, nicht aber mit den körperlichen Teilen, die abgetrennt von dem Wesen selbst, zu dem sie gehören, nicht existieren» (ibid. I 5, 645 a 30-36).
34. *De iuv. et sen.* 3, 469 a 10-12. Dazu siehe Aristotle, *Parva Naturalia*. A revised text with introduction and commentary by Sir D. Ross, Oxford 1955, 6-18.
35. Düring, *Aristoteles*, 519.
36. *De resp.* 15, 478 a 11-25.
37. *De part. anim.* II 7, 652 a 27-29.
38. *Ibid.* II 7, 653 a 27-30.

Manne geringeren Körperwärme weniger vollständig als diesem gelingt, die Nahrung durch das Kochen in Blut umzuwandeln[39].

Deutlich zeigt sich die axiologische Anlage der aristotelischen Biologie ebenso wie ihre teleologische Ausrichtung auch da, wo der Philosoph die nährende Funktion des Bluts untersucht. Er ist der Meinung, dass die Gewebe und die Organe, die unmittelbar mit der Sinneswahrnehmung zu tun haben, die edelsten Teile des Körpers seien [*tà timiótata kaì meteilephóta tês kyriotátes arkês*][40]. Daraus leitet er ab, dass sie mit dem versorgt werden, was er als die reine und erste Nahrung [*ek tês pepemménes kaì katharotátes kaì prótes trophês*][41] bezeichnet, d.h. mit dem Blut bzw. mit dessen reinstem Teil. Dagegen erhalten die weniger edlen Teile des Körpers, wie z.B. die Knochen, als Nahrung nur das, was übrig bleibt[42]. Um diese Vorstellung zu erläutern, bedient sich Aristoteles einer Metapher, die aus der Hauswirtschaft genommen ist: «Wie ein guter Haushalter pflegt die Natur nichts wegzuwerfen, woraus sich noch etwas Brauchbares machen lässt. Im Haushalt ist von der zur Verfügung stehenden Nahrung der beste Teil für die Freien bestimmt, der schlechtere und das Überbleibende für die Diener, das Schlechteste aber gibt man den Haustieren. Wie dies für das Wachstum die äußere Vernunft anordnet, so macht es in den werdenden Wesen selber die Natur: aus dem reinsten Stoff bildet sie das Fleisch und die körperlichen Strukturen der übrigen Sinnesorgane, aus den Resten aber Knochen, Sehnen und Haare, ferner noch Nägel, Hufe und alles dergleichen»[43].

Ursprung des Samens

Die ernährende Fähigkeit ist eng verknüpft mit der der Fortpflanzung, die für Aristoteles eine noch größere Bedeutung besitzt, insofern, als die Lebewesen der sublunaren Welt, die in jedem Falle einer raschen Vernichtung anheimfallen, nur in dem Maße am Ewigen und Göttlichen teilnehmen können, in dem sie dazu beitragen, die Fortdauer ihrer Spezies zu gewährleisten[44]. Aus *De generatione animalium*

39. *De gen. anim.* I 19, 726 b 30-34 und II 4, 738 a 13-14.
40. *Ibid.* II 6, 744 b 12-13.
41. *Ibid.* II 6, 744 b 13-14.
42. *Ibid.* II 6, 744 b 14-16.
43. *Ibid.* II 6, 744 b 16-26.
44. *De an.* II 4, 415 a 26-b 7: «Denn dies ist die naturgemäßeste Leistung für die Lebewesen, soweit sie vollkommen und keine Verstümmelungen sind oder von

geht deutlich hervor, dass das Blut auch für die Zeugung eine entscheidende Rolle spielt. In dieser Abhandlung wendet sich Aristoteles einem alten Problem zu, nämlich der Frage nach dem Wesen und dem Ursprung des Samens[45]. Einige wie z.B. Alkmaion und manche Ärzte vertraten die Auffassung, dass er im Gehirn erzeugt würde[46]: eine Theorie, die von Platon im *Tímaios* übernommen wird[47]. Andere hingegen, wie Anaxagoras und vor allem die Atomisten, dachten – wobei sie freilich von ganz unterschiedlichen philosophischen Voraussetzungen ausgingen – dass der Samen aus allen Teilen des Körpers hervorgehe[48]. Um das Problem zu lösen, bedient sich Aristoteles des Ausschließungsverfahrens, indem er versucht, den Samen in das Gefüge seines allgemeinen Schemas der Körperteile einzuordnen. Der Samen, sagt er, muss entweder (1) ein natürlicher Teil des Körpers sein [*méros .. tôn katà physin*], oder (2) einer seiner widernatürlichen Teile [*tôn parà physin*], oder (3) ein Überbleibsel bzw. ein überschüssiges Produkt [*períttoma*], oder (4) eine krankhafte Ausscheidung [*syntegma*], oder schließlich (5) ein Nahrungsmittel [*trophé*]. Seiner Meinung nach gibt es keinen Zweifel daran, dass er in die dritte Kategorie der überschüssigen Produkte [*perittómata*] gehört[49]. An dieser Stelle ergibt sich wiederum eine Alternative. Der Samen muss entweder *(i)* das Umwandlungsprodukt aus dem Überschuss eines nützlichen Nahrungsstoffes sein oder *(ii)* der eines unnützen; anders gesagt, muss er entweder von den Nahrungsstoffen herrühren, die die gesunden Gewebe bilden, oder von denen, die keine solche Funktion haben. Die Tatsache, dass junge und gesunde Tiere über reichlich

---

selbst entstehen: nämlich ein anderes hervorzubringen wie sie selbst, das Tier ein Tier, die Pflanze eine Pflanze, damit sie, soweit sie es vermögen, am Ewigen und am Göttlichen teilhaben. Denn danach strebt alles und um dessentwillen handelt alles, was seiner Natur gemäß handelt. [...] Da es nun unfähig ist, am Ewigen und am Göttlichen in einer kontinuierlichen Weise Anteil zu haben, weil kein Vergängliches als es selbst und als eines an Zahl zu dauern vermag, so nimmt es eben teil, soweit ein jedes teilzunehmen vermag, das eine mehr das andere weniger. Und es dauert nicht als es selbst, sondern wie es selbst, nicht der Zahl, wohl aber der Art nach eines» (Übersetzung von O. Gigon in Aristoteles, *Vom Himmel. Von der Seele. Von der Dichtkunst*, hg. v. O. Gigon, Zürich 1950). Deshalb ist der vollständige Name der primären bzw. Grund-Fähigkeit der Seele: «ernährende und zeugende Fähigkeit» (*dynamis [...] threptikè kaì gennetikê*): *De an.* II 4, 416 a 19.
  45. *De gen. anim.* I 17-18, 721 a 26 ff.
  46. Zu Alkmaion vgl. 24 A 13 D.-K., allgemein siehe Lesky, *Die Zeugungs- und Vererbungslehren*, 1233-42.
  47. *Tim.* 73 b, 77 d, 91 a; siehe Lesky, *Die Zeugungs- und Vererbungslehren*, 1242-44.
  48. Besonders klar ist das Zeugnis, das sich auf Demokrit bezieht: 68 A 141 D.-K.; siehe Lesky, *Die Zeugungs- und Vererbungslehren*, 1294 ff.
  49. *De gen. anim.* I 18, 724 b 23-725 a 3.

Samen verfügen, zeigt, dass die erste Annahme die richtige ist[50]. Nun ist die nützliche Nahrung in ihrer letzten Form diejenige, welche unmittelbar zur Produktion der Gewebe führt, und bei den blutführenden Tieren ist dies das Blut. Also geht der Samen aus dem Blut hervor, (jedenfalls bei den blutführenden Tieren; bei jenen, denen das Blut fehlt, kommt er von einer analogen, aber kühleren Flüssigkeit), und er entsteht in einem Prozess der 'Kochung': wir können in diesem Falle geradezu von einer 'potenzierten Kochung' sprechen, da ja, wie wir wissen, bereits das Blut selbst einem solchen Vorgang entstammt. Was hier geschieht, ist im wesentlichen Folgendes: Bei einem Tier dient der größte Teil des Blutes der Hervorbringung der Gewebe, während der Teil, der hierfür nicht benötigt wird und demnach sozusagen überflüssig ist, sich in Samen umwandelt[51]. Aristoteles stützt diese These mit einer Reihe empirischer Daten: «Wenn auch nur ein sehr kleiner Teil Samen ausgeschieden wird, tritt eine deutliche Erschlaffung ein, weil der Körper des aus der Nahrung sich bildenden letzten Stoffes beraubt wird. (...) Ferner ist der Samen weder im ersten Jugendalter noch im Greisenalter noch in schweren Krankheitsfällen vorhanden. Während eines Gebrechens findet das wegen der Schwäche statt; im Alter, weil die Natur eine ausreichende Menge von Nahrung nicht 'kocht', und die Jungen benutzen die Nahrung für das Wachstum. (...) Ferner scheinen die fetten Leute, Frauen wie Männer, weniger fruchtbar zu sein als die Leute, die nicht fett sind, weil die Wirkung der 'Kochung' in den üppigen Leuten ist, dass der Überschuss an Nahrung Fett wird»[52].

Warum gleichen die Kinder den Eltern?

Die Theorie der Entstehung des Samens aus dem Blut ermöglicht Aristoteles die Auflösung der komplexen Probleme im Zusammenhang mit der Fortpflanzung und der Vererbung von Eigenschaften, mit denen sich vor ihm viele griechische Denker und Ärzte auseinandergesetzt hatten. Vor allem kann er nun die Ähnlichkeit zwischen Eltern und Kindern erklären. Diese Ähnlichkeit hatte als Argument zur Unterstützung der Theorie der 'Pangenesis' gedient, die auf

---

50. *Ibid.* I 18, 725 a 4 ff.
51. *Ibid.* I 19, 726 b 9-11.
52. *Ibid.* I 18, 725 b 6-726 a 6.

Anaxagoras und Demokrit zurückgeht und die besagt, dass der Samen vom ganzen Körper erzeugt wird, da der Nachwuchs den Eltern in allen Teilen gleicht[53]. Gegen dieses Argument bringt Aristoteles jedoch verschiedene Einwände vor. Insbesondere stellt er fest, dass der Nachwuchs einige Ähnlichkeiten mit den Eltern aufweist, die sich nicht mit der Weitergabe durch etwas Materielles zu erklären sind; dies betrifft z.B. die Übereinstimmung im Gang und in der Stimme[54]. Außerdem gleichen die Kinder manchmal gar nicht den Eltern, sondern vielmehr den Großeltern oder noch weiter entfernten Vorfahren, von denen sie keinerlei materiellen Anteil unmittelbar übernommen haben[55].

Wie löst sich nun dieses Problem? Laut Aristoteles gleicht der Nachwuchs deswegen den Eltern, weil das überschüssige Blut, aus dem der Samen entstanden ist, das gleiche ist wie die Gesamtheit des Bluts, die ihrerseits alle Körperteile hervorbringt bzw. potentiell all diese Teile ist[56]. Eigentlich spiegelt und wiederholt sich die 'kreative' Potenz des Blutes – eine Potentialität, die sich in der Erzeugung, Ernährung und dem Wachsenlassen der verschiedenen Teile des Körpers verwirklicht – in 'exponentieller' Form in der 'kreativen' Potenz des Samens, die in der Hervorbringung eines neuen Organismus Wirklichkeit wird. So erklärt sich die Ähnlichkeit dessen, was aus der Aktualisierung der Potentialitäten der beiden Säfte entsteht. Der Philosoph erklärt dies so: «Der Samen, der dazu bestimmt ist, die Hand, das Gesicht oder das ganze Tier hervorzubringen, ist auf unbestimmte Weise [*adiorístos*] die Hand, das Gesicht oder das ganze Tier, und was alle diese Dinge in Wirklichkeit [*enérgheía*] sind, ist er der Möglichkeit nach [*dynámei*]»[57]. Mit Hilfe der Begriffe Potentialität und Aktualität bzw. Möglichkeit und Wirklichkeit kann Aristoteles zugleich die Auffassung widerlegen, die sich aus der Theorie der 'Pangenesis' von Anaxagoras und Demokrit ergibt und nach der im Samen, wenn auch in winzigem Format, schon alle Teile des künftigen Individuums vorgeformt enthalten sind[58].

Der Samen ist zwar etwas Materielles, aber dennoch wird er

53. *Ibid.* I 17, 721 b 6-722 a 1.
54. *Ibid.* I 18, 722 a 3-7.
55. *Ibid.* I 18, 722 a 7-9.
56. *Ibid.* I 19, 726 b 11-15.
57. *Ibid.* I 19, 726 b 15-18.
58. *Ibid.* II 1, 733 b 23 ff. Der Gedanke der Präformation findet sich erstmals bei Anaxagoras, vgl. 59 b 10 D.-K.; zu Demokrit vgl. 68 B 32 D.-K. (dazu siehe Lesky, *Die Zeugungs- und Vererbungslehren*, 1296-97).

gelenkt durch eine gestaltgebende Form, die immateriell ist[59]. Aristoteles stellt die Frage: «Wenn es wahr ist, dass das Hinzukommende sich umwandeln kann, warum soll man dann nicht auch sagen, der Samen sei von Anfang an so geartet, dass Blut und Fleisch aus ihm gebildet werden können, anstatt zu behaupten, er selbst sei Blut und Fleisch?»[60]. Der Samen ist also, obwohl er seinen Ursprung im Blut hat, *in Wirklichkeit* weder Blut noch Fleisch: er ist Blut *der Möglichkeit nach*, und genauso alle anderen Teile des Körpers. Diese sind die äußere Hülle, die er sich selbst schafft. Aus diesem Grunde braucht der Samen «nicht aus allen Teilen des Körpers hervorgehen, sondern nur aus dem kreativen: mit anderen Worten, aus dem Hervorbringer [*apò toû téktonos*], und nicht aus dem Stoff, den dieser bearbeitet»[61]. Diese Analogie zwischen der Zeugung, wie sie in der Natur stattfindet, und der handwerklichen Produktion – eine Analogie, durch welche die ursächliche Rolle der immateriellen Form hervorgehoben wird – unterstreicht den rein instrumentalen Charakter des Samens. Wir könnten sogar sagen, dass dieser einen Teil seiner eigenen Stofflichkeit einbüßt, insofern, als er direkt auf eine immaterielle Ursache zurückgeführt wird[62]. Gleich werden wir auch noch einen anderen Aspekt dieser 'Sublimierung' des Samens erkennen.

Das Menstruationsblut

Die Theorie der Ableitung des Samens aus dem Blut ermöglicht es Aristoteles, auch noch ein anderes Problem aufzulösen, und zwar die Frage, welchen Beitrag die Frau bei der Befruchtung leistet. Alkmaion vertrat diesbezüglich die Meinung, dass auch die Frau Samen produziere, und durch die Vermittlung Demokrits setzte sich diese Auffassung unter den Ärzten durch[63]. Aristoteles packt das Problem so an, dass er zunächst nach der Natur des Menstruationsbluts fragt; er ist nämlich der Meinung, dass die Antwort auf diese Frage den Schlüssel für die Lösung des ganzen Problems liefern müsse: «Hierauf ist noch

---

59. Düring, *Aristoteles*, 543.
60. *De gen. anim.* I 18, 723 a 14-17.
61. *Ibid.* I 18, 723 b 28-30.
62. Man vergleiche auch die weitere Analogie zwischen der natürlichen Fortpflanzung und der technischen Produktion *ibid.* I 22, 730 b 9-22.
63. Zu Demokrit vgl. 68 A 142 D.-K. vgl. Lesky, *Die Zeugungs- und Vererbungslehren*, 1248-49 und 1356 sowie Düring, *Aristoteles*, 547.

festzustellen [...], wie es mit dem Menstrualblut steht [...]. Daraus wird auch geklärt werden, ob das weibliche Lebewesen wie das männliche Lebewesen Samen ergießt und folglich, ob der Embryo aus einer Mischung aus zwei Samen entsteht, oder ob von dem weiblichen Lebewesen kein Samen abgesondert wird. Und wenn dies so ist, wäre zu fragen, ob es nichts anderes zur Zeugung beisteuert, sondern nur den Ort hergibt, oder ob es etwas beiträgt, und zwar wie und auf welche Weise»[64]. Nachdem er verschiedene Möglichkeiten erwogen hat, kommt er zu dem Ergebnis, dass das Menstruationsblut in gewisser Weise dem männlichen Samen entspricht: Es ist demnach das überschüssige Blut, aber die Frau verfügt im Gegensatz zum Manne nicht über die hinreichende innere Wärme für die 'Kochung' und ist daher nicht in der Lage, es in Samen umzuwandeln[65]. (Im übrigen ist auch die Produktion des Blutes bei der Frau unvollkommen, wie wir bereits gesehen haben). Offensichtlich steht Aristoteles hier ganz unter dem Einfluss archaischen Denkvorstellungen, die das weibliche Geschlecht auf eine niedrige Stufe verweisen; insbesondere scheint er von der pythagoräischen Lehre der *systoichía* beeinflusst, nach der bei bestimmten Begriffspaaren eine Komponente axiologisch höher steht: dazu gehört auch das Begriffspaar männlich-weiblich, bei dem der erste Teil für 'positiver' gehalten wurde als der zweite[66].

So leistet für Aristoteles also auch die Frau ihren Beitrag zur Zeugung, aber sie tut das auf eine ganz andere Art als der Mann. Bei der Fortpflanzung stellt nämlich das männliche Element die Form und den Anfang der Bewegung dar, das weibliche jedoch den Stoff[67]. Um das Zusammenwirken und die Kooperation der beiden Faktoren zu verdeutlichen, sagt der Philosoph auch, dass das männliche Element auf das weibliche in der gleichen Art einwirke, wie das Lab die Milch zum Gerinnen bringt[68].

Der männliche Samen und das weibliche Blut ergänzen sich also: das eine Element kann nicht ohne das andere wirken. Doch ist die unterschiedliche Bewertung der beiden offensichtlich. Gerade aus diesem Zusammenhang leitet Aristoteles schließlich auch den Geschlechtsunterschied ab und zeigt, dass dieser vollkommen naturgemäß ist. Er sagt nämlich Folgendes: «Da nun die erste bewegende

---

64. *De gen. anim.* I 19, 726 a 28-b 1.
65. *Ibid.* I 19, 726 b 30-727 a 30.
66. *Metaph.* A 5, 986 a 22-26.
67. *De gen. anim.* I 20, 729 a 9-11.
68. *Ibid.* I 20, 729 a 11-14.

Ursache, zu der der Begriff und die Form [der Spezies] gehören, besser und göttlicher als der Stoff dem Wesen nach ist, ist es dann auch besser, dass das Höhere von dem Niederen getrennt ist. Deshalb ist überall, wo und wie weit es möglich ist, Männliches vom Weiblichen getrennt. Denn ranghöher und göttlicher ist das Prinzip der Bewegung, das als männlich in allen werdenden Wesen liegt, während der Stoff das Weibliche ist»[69].

Teleologie und Mechanismus

So stellt also der männliche Elternteil die Ursache der Entwicklung des Embryos dar. Zwar hat er gar keinen Kontakt mit dem Embryo, aber dennoch gibt er den Anstoß zu der Bewegung des Samens, die dieser an das Blut – den von der Frau beigesteuerten stofflichen Anteil – weitergibt. Dieser Teil gibt die Bewegung seinerseits wieder an einen anderen weiter, und dies setzt sich in einer Art Kettenreaktion immer weiter fort[70]. Die Form, die im Vater schon vollständig verwirklicht ist, muss auch im Nachwuchs Wirklichkeit werden: Sie ist also zugleich das Ziel, von dem her sich der ganze Vorgang erklärt[71], denn «Das Werden dient dem Sein, und nicht das Sein dem Werden»[72]. Es irren also diejenigen, welche die Entwicklung des Embryos nur durch mechanische Ursachen erklären wollen[73]. Vielmehr muss der ganze Vorgang gesehen werden als Zusammentreffen von Finalität und mechanischen Abläufen, zwischen der Form, die wirklich werden muss, und den stofflichen Bedingungen, derer sie für ihre Verwirklichung bedarf. So betrachtet ist die Entsprechung zwischen den Samen und den Spezies, die wir mit einem Begriff aus der Mengenlehre als eine eineindeutige Abbildung bezeichnen könnten, eine entschiedene Bestätigung der Regelhaftigkeit der Natur, d.h. ihrer Zweckgerichtetheit. Denn «wo immer ein Ziel deutlich zu erkennen ist, auf welches die Bewegung gerichtet ist, wenn kein Hindernis dazwischen tritt, sagen wir, dass die Bewegung im Hinblick auf dieses Ziel stattfindet. Es ist folglich evident, das etwas Derartiges

---

69. *Ibid.* II 1, 732 a 3–9.
70. *Ibid.* II 1, 734 b 8–10 und 13–19.
71. Zum Primat der Zweckursache in der Biologie *De part. anim.* I 1, 639 b 13–21.
72. *Ibid.* I 1, 640 a 18–19.
73. In diesen Rahmen gehört die Kritik Aristoteles' an Empedokles: *ibid.* I 1, 640 a 19 ff. und *De gen. et corr.* II 6, 333 b 12 ff.

existiert: Es handelt sich eben um das, was wir 'Natur' nennen. Aus einem gegebenen Samen entsteht nämlich nicht irgendein zufälliges Lebewesen, sondern es entwickelt sich ein ganz bestimmtes Wesen aus einem ganz bestimmten Samen [tóde ek toûde], und es geschieht auch nicht, dass ein beliebiger Samen aus einem beliebigen Körper entspringt. Also ist der Samen der Ursprung und der Erzeuger dessen, was aus ihm hervorgeht»[74].

Das pneûma

Ausgehend von der Fähigkeit, das Leben zu erhalten und weiterzugeben, die dem Blut und dem Sperma zu eigen ist, kann Aristoteles eine weitere Eigenschaft der beiden Säfte erklären. Es geht hier um einen Aspekt, durch den beide, aber vor allem der letztere, auf die Stufe des Göttlichen gehoben werden. Zunächst fragt sich der Philosoph, aus welchem Stoff die Seele gebildet sei. Nun müssen wir uns daran erinnern, dass für ihn 'Seele' praktisch das Gleiche bedeutet wie 'Leben', insofern, als allen Lebewesen, die Pflanzen eingeschlossen, *psyché* verliehen ist[75]. Die Antwort auf die Frage ist, dass die Seele, weil sie allem Körperlichen übergeordnet ist, nicht aus den vier sublunaren Elementen bestehen kann und deshalb mit einem andern, göttlicheren Körper in Beziehung stehen muss[76]. In physischer Hinsicht ist sie mit der Lebenswärme verbunden und daher mit dem *pneûma*, also mit dem, was wir den «Odem des Lebens» oder den Lebenshauch nennen könnten[77]. So erklärt es der Philosoph: «[Die sogenannte Wärme] ist nicht Feuer oder eine dem Feuer ähnliche Kraft, sondern das im Samen und in seiner schaumartigen Flüssigkeit eingeschlossene *pneûma* und die Natur, die im *pneûma* enthalten ist, die dem Element der Sterne entspricht»[78]. Der Vermittler zwischen der Seele, die Form ist, und dem Stoff, also das Element, das dem Körper Leben gibt, ist letztendlich das *pneûma*; es verleiht dem Samen und dem Blut ihre schaumige Beschaffenheit und ist dem Äther ähnlich, d.h. dem Stoff der Himmel. (Dies trifft jedoch nur für die vegetative und die sensitive Seele zu, da die Denkseele, der *noûs*, «von

---

74. De part. anim. I 1, 641 b 23-29.
75. De an. II 1, 412 a 19-21.
76. De gen. anim. II 3, 736 b 29-31.
77. Ibid. I 6, 718 a 3; I 20, 728 a 10; II 6, 741 b 37 u.s.w.; siehe Lesky, *Die Zeugungs- und Vererbungslehren*, 1362.
78. De gen. anim. II 3, 736 b 34-737 a 1.

außen kommt und allein göttlich ist»)[79]. Auf diese Weise kommt Aristoteles schließlich dazu, das Sperma zu 'sublimieren' und über das Sperma auch seine Quelle, das Blut, denn beide werden durch einen göttlichen Stoff gebildet und belebt, das *pneûma*, das den sublunaren Elementen unendlich überlegen ist.

Das Geschlecht der Nachkommen

Auch bei der Auseinandersetzung mit der ebenfalls schon von zahlreichen Ärzten und Denkern gestellten Frage[80], wovon das Geschlecht des Nachwuchses abhängt, geht Aristoteles von den Begriffen aus, die wir bereits erörtert haben[81]. Hier zeigt sich jedoch ein neuer Aspekt der Beziehung zwischen Sperma und Blut: Bei der Zeugung wirken die beiden Faktoren nicht nur zusammen, sondern auch gegeneinander. Im Moment der Empfängnis ergibt sich nämlich zwischen dem männlichen und dem weiblichen Part eine Art 'Kraftprobe', ein *agón*[82]. Und gerade im Zusammenhang mit diesem 'Ur-Ereignis' übt Aristoteles Kritik an den Denkern, die ihm vorausgegangen sind. Jene hielten die männlichen und weiblichen Geschlechtsorgane für die Ursache des kindlichen Geschlechts, während es sich seiner Meinung nach umgekehrt verhält: diese Organe sind das Ergebnis eines davor liegenden Unterschieds. Ein männliches Kind entsteht nämlich dann, wenn ein Embryo dank einer stärkeren inneren Wärme in der Lage ist, das überschüssige Blut in Samen umzuwandeln, während ein Mädchen geboren wird, wenn die Wärme des Embryos geringer ist und das überschüssige Blut deshalb Blut bleiben muss[83]. Doch auch der Wärmegrad des Embryos ist nichts Primäres, sondern wiederum die Folge eines früheren Prozesses, denn der Embryo ist wärmer oder kälter, je nach dem, ob der Samen des Vaters über die ausreichende Wärme verfügte, um das Blut, d.h. die von der Mutter beigesteuerte Materie, zu bezwingen [*krateîn*], oder auch nicht[84].

79. Ibid. II 3, 736 b 27-28.
80. Lesky, *Die Zeugungs- und Vererbungslehren*, 1305 ff.
81. *De gen. anim.* IV 1-2.
82. Erna Lesky setzt zu Recht den Schwerpunkt auf den Einfluss, den das 'agonale Denken', das die griechische Kultur in all ihren Aspekten charakterisiert, auf diese Theorie des Aristoteles ausgeübt hat (*Die Zeugungs- und Vererbungslehren*, 1249); siehe auch Düring, *Aristoteles*, 545.
83. *De gen. anim.* IV, 1, besonders 765 b 6 ff.
84. *Ibid.* IV 3, 768 a 2-22. Der Begriff *krateîn*, der dem agonalen Charakter der griechischen Kultur und des griechischen Denkens genau entspricht (Anm. 82

So fällt die Entscheidung über das Geschlecht der Nachkommenschaft bei der Paarung, in jenem allerersten Moment der Geschichte des zukünftigen Lebewesens, in dem sich ein Kräftemessen zwischen Sperma und Blut abspielt. Dieser folgenschwere Antagonismus hat, auch wenn die 'Kontrahenten' bestimmte stoffliche Faktoren sind, einen 'energetischen' und sogar, man möchte fast sagen, 'spirituellen' Charakter, denn er erscheint als das (im etymologischen Sinne des Verbs *dráo*) dramatische Streben nach einem Gleichgewichtspunkt zwischen zwei entgegengesetzten Kräften, der männlichen und der weiblichen. Von daher leuchtet es ein, dass die Gestalt des Embryos einen abgeleiteten und instrumentellen Charakter hat. Die Geschlechtsorgane entwickeln sich aufgrund der Bedürfnisse des im Werden befindlichen Körpers – er braucht bestimmte Organe, falls er fähig ist, Samen hervorzubringen, und andere, wenn er statt dessen über viel überschüssiges Blut verfügt, das er nicht in Samen umwandeln kann.

Das weibliche Lebewesen ist also durch eine strukturelle Schwäche charakterisiert: im Grunde sieht Aristoteles eine Art unvollkommenes männliches Lebewesen in ihr, während dieses der wahre Repräsentant der Spezies ist. Er sagt hierzu: «Denn auch der Nachkomme, der seinen Eltern nicht gleicht, ist bereits gewissermaßen eine Missbildung, weil die Natur bei solchen Wesen gewissermaßen aus der Art herausgetreten ist. Den Anfang dazu bildet es schon, wenn ein weibliches Lebewesen statt eines männlichen geboren wird. Aber dies ist eine Naturnotwendigkeit, weil die Art der geschlechtlich unterschiedenen Lebewesen erhalten werden muss»[85]. Zwar ist die Existenz von Lebewesen, die das Blut nicht in Sperma umzuwandeln fähig sind und deswegen zur Fortpflanzung nur den stofflichen Anteil beitragen

---

supra), spielt eine wichtige Rolle auch in Aristoteles' Theorie von der Umwandlung der Elemente: F. Solmsen, *Aristotle's System of the Physical World*, Ithaca (NY) 1960, 361-62.

85. *De gen. anim.* IV 3, 767 b 5-9. Laut Aristoteles ist das weibliche Lebewesen *hósper árren* [...] *peperoménon* (*ibid.* II 3, 737 a 28) bzw. «wie ein missgebildetes männliches Lebewesen». Dieses Prinzip wird in gewisser Weise von Thomas von Aquin wieder aufgenommen (neu interpretiert im Sinne der christlichen Lehre von der Vorsehung), nach dem im Wesentlichen «das Mädchen gegen die Absicht (*praeter intentionem*) der irdischen Zeugungsfaktoren (Vater, Sperma), infolge hinderlicher Zufälle, die eine volle Auswirkung dieser irdischen Faktoren gehemmt haben, entstanden [ist]. Weil aber der himmlischen Zeugungsfaktoren (Gott, Himmelsgeister, Himmelskörper) auch die Ursachen für jene widrigen Umstände sind, so ist die Erzeugung eines Mädchens nur gegen die Absicht der irdischen, nicht aber gegen die der himmlischen Zeugungsfaktoren» (A. Mitterer, «Mann und Weib nach dem biologischen Weltbild des heiligen Thomas und dem der Gegenwart», *Zeitschrift für katholische Theologie*, 57 [1933], 517).

können, eine 'Degenerationserscheinung', aber sie ist doch auch eine Naturnotwendigkeit. Dies klingt paradox, wie Düring feststellt, wenn man bedenkt, dass einer der Grundpfeiler des aristotelischen Denkens das Prinzip der Unvergänglichkeit der Spezies ist. Und diese wird durch die Zeugung gewährleistet, welche beim größten Teil der Lebewesen nur dank der Verschiedenheit von männlichen und weiblichen Wesen möglich ist [86].

Schlussfolgerungen

Das Blut ist also ein homogener Körperteil, der bei den wärmeren Lebewesen durch die 'Kochung' der Nahrung produziert wird. Es entsteht im Herzen und verteilt sich dann im ganzen Körper, wobei es nicht nur dessen verschiedene Teile ernähren und wachsen lassen, sondern auch die Sinneswahrnehmungen weiterleiten muss. Außerdem bildet das Blut bei den männlichen Lebewesen die Ausgangsbasis, aus der durch eine weitere 'Kochung' der Samen gewonnen wird, während bei den weiblichen Lebewesen eine solche Umwandlung nicht stattfindet. Bei der Fortpflanzung wirkt der Samen als Träger der Form und als Ursprung der Bewegung mit dem weiblichen Blut als Stoff und Potentialität zusammen. Doch sind sie gleichzeitig Antagonisten: der Ausgang des *agón* zwischen dem Samen und dem Blut entscheidet über das Geschlecht der Nachkommen.

Aristoteles' Gedanken über das Blut und sein Derivat, den männlichen Samen, betreffen also auf wesentliche Weise die Frage der Verschiedenheit der Geschlechter, und daneben verstärken sie die Wahrnehmung der Komplexität und der vielschichtigen Differenzierung der belebten Welt. Die selbstgenügsame, sich selbst reproduzierende Einheitlichkeit und die Art von 'ontologischer Abgeschlossenheit' der Pflanzen (die sich seiner Meinung nach ungeschlechtlich fortpflanzen) [87] findet sich in gewissem Umfang noch bei den niederen Tieren, bei denen spontane Fortpflanzung vorkommen kann [88]. Auf den höheren Stufen der Tierwelt gibt es für sie jedoch keinen Platz mehr. Hier besteht eine klare und definitive Trennung zwischen Form- bzw. Wirkungsursache einerseits und Stoffursache andrerseits, und das

---

86. Düring, *Aristoteles*, 553; siehe auch Lesky, *Die Zeugungs- und Vererbungslehren*, 1373-74.
87. *De gen. anim.* I 1, 715 b 18 ff.
88. *Ibid.* III 11, 762 a 18 ff.

heißt, zwischen dem männlichen und dem weiblichen Geschlecht[89]. Entsprechend gibt es bei den blutführenden Tieren, also auf der obersten Stufe der *scala naturae*, auch den Unterschied zwischen dem Blut, das in Samen umgewandelt wird, und dem Blut, das Blut bleibt. So differenzieren sich, je höher man auf der Stufenleiter des Lebens emporsteigt, die verschiedenen Faktoren immer stärker, und zugleich wächst ihre gegenseitige Abhängigkeit. Die Mittel werden immer komplexer, und die Zweckorientierung, die sich auf immer höhere Ziele richtet – bis hin zur höchsten Gattung, dem Menschen – verbindet sich immer stärker mit den mechanischen Vorgängen der stofflichen Bedingungen. So symbolisieren Blut und Samen schließlich die Art und Weise, wie Akt und Potenz, Form und Materie, Seele und Körper, also die Schlüsselelemente des aristotelischen Denkens, auf dem Gebiet der Biologie zu einer dynamischen Harmonie zusammenfinden, welche die Unveränderlichkeit der lebendigen Welt im Fluss der Zeit erhält.

---

89. Aristoteles sagt nämlich, dass «die Tiere als entzweigeschnittene Pflanzen erscheinen» (*ibid*. I 23, 731 a 21-22), eben weil die Tiere nur durch die geschlechtliche Vereinigung – vorübergehend – jene Vereinigung der Stoffursache mit der Form- und Wirkursache erlangen können, die bei den Pflanzen dauerhaft besteht.

Gotthard Strohmaier

BLUT UND BLUTBEWEGUNG IM
ARABISCHEN GALENISMUS

Während Galen von Pergamon (129-216 n. Chr.) in Rom keine Schule begründen konnte, bilden die Ärzte im Islam wie in Byzanz eine einzige galenische Sekte. Das Verdienst, den Pergamener des zweiten nachchristlichen Jahrhunderts als größte medizinische Autorität auf den Schild gehoben zu haben, gebührt den Iatrosophisten der alexandrinischen Schule, die ihn wegen seiner weitgefächerten Interessen für andere Disziplinen wie die Philosophie, die Geographie und die Astronomie schätzten[1]. Man vergleiche die Äußerungen eines durchschnittlichen medizinischen Autors, des Kairiners ʿAlī ibn Riḍwān (998-1068). In seiner Schrift «Über den Weg zur Glückseligkeit durch den ärztlichen Beruf» erzählt er die Geschichte der Asklepiaden und des Hippokrates und fährt dann fort: «So wurde die Medizin von einem zum anderen immer weiter überliefert, bis sie auf Galen kam, der nicht von Asklepios abstammte. Galen verwarf die schädlichen Lehrsätze, erklärte die falschen und schlechten Meinungen für nichtig und revidierte die ärztliche Kunst in den von ihm verfaßten Kommentaren zu den Büchern des Hippokrates und in seinen eigenen Büchern. Auch brandmarkte er in seinen Erklärungen zu den Büchern des Hippokrates die diesem von bösartigen Menschen untergeschobenen verfälschten Lehrmeinungen ... Wenn sich das so verhält, dann liegt kein bestimmter Nutzen in anderen Büchern als denen des Hippokrates und Galen, abgesehen von solchen, die er

---

1. G. Strohmaier, «Hellenistische Wissenschaft im neugefundenen Galenkommentar zur hippokratischen Schrift 'Über die Umwelt'», in *Galen und das hellenistische Erbe*, J. Kollesch u. D. Nickel (ed.), Stuttgart 1993 [Verhandlungen des IV. Internationalen Galen-Symposiums ... Berlin 18.-20. Sept. 1989], 157-64 (Nachdruck in G. Strohmaier, *Von Demokrit bis Dante. Die Bewahrung antiken Erbes in der arabischen Kultur*, Hildesheim, Zürich, New York 1996 [Olms Studien 43], 99-106).

ausdrücklich anführt, wie dem Buch des Dioskurides über die 'einfachen Heilmittel'»[2].

Wie sehr die von Galen vertretene Humoralpathologie zum Gemeingut der ganzen arabisch-islamischen Kultur des Mittelalters wurde, ersieht man aus Äußerungen Muḥammad al-Ġazālīs (1058-1111), des Erneuerers der sunnitischen Orthodoxie, der sonst gegenüber dem griechischen Erbe eine sehr reservierte, um nicht zu sagen feindselige Haltung eingenommen hat. In seiner «Wiederbelebung der religiösen Wissenschaften» erörtert er die Frage, inwieweit sich der Fromme bei Krankheit einem Arzt anvertrauen soll, bejaht sie mit Einschränkungen und sagt unter anderem, daß man gegen warme Krankheiten kalte Heilmittel einnehmen oder einen Aderlaß oder den Schröpfkopf anwenden dürfe[3].

Galen war mit heftiger Polemik gegen die in Rom erfolgreichen Erasistrateer ein eifriger Verfechter des Aderlasses gewesen[4], was seine Auswirkungen auf die arabische Medizin und durch ihre Vermittlung auch auf das Abendland hatte. Sie waren nicht immer heilsam. Giorgio Vasari gibt den Ärzten die Schuld am frühen Tod Raffaels (1483-1520), weil sie ihn bei einem heftigen Fieber zur Ader ließen, während er eher einer Stärkung bedurft hätte[5]. Der Aderlaß und das Schröpfen fungierte als Entzug eines der vier Körpersäfte, um bei einer Überfüllung das gesunde Gleichgewicht wiederherzustellen. Da die Blutbewegung noch nicht als Kreislauf erkannt war, erschien es nicht als gleichgültig, an welchem Körperteil die Lanzette angesetzt werden sollte, entweder an dem leidenden Körperteil selbst, um es dort direkt abfließen zu lassen, oder an einem entfernter liegenden, um das Blut zu provozieren, sich dorthin zu wenden. Das verzweigte Röhrensystem, das bei der Anatomie am toten Lebewesen zutage trat, konnte man naheliegenderweise in einer Analogie mit den Bewässerungskanälen in einem Garten[6] oder mit den Wasserleitungen in einer

---

2. *Über den Weg zur Glückseligkeit durch den ärztlichen Beruf*, übers. v. A. Dietrich (ed.), Göttingen 1982 [Abhandlungen der Akademie der Wissenschaften in Göttingen, philologisch-historische Klasse, 3. Folge, Nr. 129], 26f.
3. *Iḥyāʾulūm ad-dīn*, IV, Beirut o.J., 303, übers. v. H.Wehr, in *Islamische Ethik*, H. Bauer (ed.), IV, Halle/Saale 1940, 91 u. 93.
4. P. Brain, *Galen on bloodletting: A study of the origins, development and validity of his opinions, with a translation of the three works*, Cambridge 1986, 122-57.
5. G.Vasari, *Le vite de' piú eccelenti architetti, pittori, et scultori italiani, da Cimabue insino a' tempi nostri*, II, Turin 1991, 639.
6. Brain, *Galen on bloodletting*, 154f.; vgl. auch Galen, *Über die Verschiedenheit der homoiomeren Körperteile*, in arabischer Übersetzung zum ersten Mal übers. v. G. Strohmaier (ed.), Berlin 1970 [Corpus Medicorum Graecorum, Supplementum Orientale III], 60f. u. Komm. zur Stelle.

Stadt auffassen. Galen preist die Gerechtigkeit der Natur, die zu den wichtigen Körperteilen dickere Adern führt als zu den weniger wichtigen, so wie in einer Stadt die öffentlichen Bäder oder die Tempel mehr Wasser zugeteilt bekommen als die Straßenbrunnen oder die privaten Haushalte[7]. Ein Rücklauf erschien, wenn man einmal in dieser Analogie gefangen war, weder möglich noch sinnvoll.

Das Blut wandert nach Galens Auffassung von der Leber, wo es gebildet wird, langsam durch die Venen zu den Körperteilen, um sie zu ernähren. Welchen Zweck hat dann aber das zweite Adernsystem der Arterien? Erasistratos von Keos (um 300-240 v.Chr.) war der Auffassung, daß in ihnen das gasförmige Pneuma pulsiert, und der Übertritt des Blutes von den Venen in die Arterien geschehe nur bei Verletzungen und bei bestimmten Krankheiten[8]. Nun sind die Arterien beim toten Lebewesen in der Regel blutleer, aber Galen konnte mit seinen vivisektorischen Experimenten nachweisen, daß die Arterien ebenso Blut enthalten, und er sah die Funktion darin, daß dieses arterielle Blut die im linken Herzventrikel erzeugte Wärme transportiert. Hierzu gebrauchte er das Bild der von einem Zentralfeuer ausgehenden Luftkanäle in einer römischen Hypokaustenheizung[9]. Manchmal scheint er aber auch an das Pneuma zu denken, das sich zusammen mit dem arteriellen Blut im Körper ausbreitet, und diese Vorstellung taucht in der Folgezeit auch immer wieder auf.

Galen hat in seiner Praxis Arterien und Venen an allen möglichen Stellen geschnitten, auch hinter den Ohren, obwohl Hippokrates die Auffassung vertrat, daß dadurch die Zeugungsfähigkeit unterbunden würde. Galen hat dies in seinem Kommentar zur hippokratischen Schrift «Über die Umwelt» widerlegt, indem er gegen seinen Lehrer Pelops darauf bestand, daß der Samen nicht im Gehirn gebildet wird und nicht in den Venen hinter den Ohren abgeleitet wird. Er sagt da mit einer sonst ungewöhnlichen Kritik an Hippokrates: «Ich kenne die Venen hinter den Ohren. Daß aber, wie das Hippokrates behauptet, einem Mann kein Kind geboren wird, wenn er an einer von ihnen zur Ader gelassen wird, so habe ich kein Wissen davon und keine Gewißheit über das, was davon erzählt wird. ... Denn Hippokrates

---

7. *De usu partium* XVI 1: II 376f. Helmreich = IV 265f. Kühn (Galen, *On the usefulness of the parts of the body*, II, übersetzt v. M. T. May, Ithaca, New York 1968, 682).

8. R. E. Siegel, *Galen's System of Physiology and Medicine*, Basel, New York 1968, 93 u. 159.

9. Brain, *Galen on bloodletting*, 127.

hat nicht deutlich gemacht, an welchem Ort sich der Samen sammelt. Er hat ein Buch speziell über den Samen verfaßt, wo er sagt: 'Wenn jemand an den Venen hinter den Ohren einen Aderlaß macht, wird ihm kein Kind geboren.' Einige von den Anhängern des Hippokrates ... sagen, daß von den Teilen des ganzen Körpers etwas schmilzt und flüssig wird und in den Venen zum Gehirn wandert, damit es an diesem Ort eine gehörige Reifung erfährt und ihm eine psychische Kraft zuteil wird. Sie sagen, daß es danach vom Gehirn herabkommt und von den Venen der Ohren zum Rückgrat wandert und vom Rückgrat zum Bauch und dann zu den Hoden gelangt. ... An vielen Stellen werden die Arterien, die hinter den Ohren sind, Venen genannt, so nennt auch vielleicht Hippokrates die Arterien hinter den Ohren Venen, denn dies wäre am angemessensten. ... Wenn aber Hippokrates die Arterien als Venen bezeichnet hat, so haben wir unzählig viele Venen geschnitten und wir haben viele Ärzte gesehen, die sie wegen lang bestehender Kopfschmerzen und chronischer Augenschmerzen geschnitten haben, und das hat trotz der Behauptung des Hippokrates und seiner Anhänger keinem von denen, die wir zur Ader gelassen haben, an seiner Nachkommenschaft geschadet»[10]. Galen tadelt aber in einer Schrift «Über die schwer heilbaren Krankheiten», die nur in arabischen Zitaten erhalten ist, einen Scharlatan, der in Rom sein Unwesen trieb, daß er an anderen Stellen als den Gelenken die Leute zur Ader ließ, was offenbar als gefährlicher angesehen wurde und darum den Fachleuten überlassen sein sollte[11].

Wie wichtig der Aderlaß in der spätantiken Praxis wurde, sieht man daraus, daß für die einzelnen dazu herangezogenen Venen spezielle Namen auftauchen, die in der klassischen Literatur noch fehlen, so die *basilikē* an der Außenseite des Vorderarms und die *kephalikē* in der Armbeuge, weil hier der Aderlaß gegen Kopfschmerz helfen sollte[12]. Die Araber haben dann die Aderlaßterminologie noch um

---

10. Faksimileausgabe der Handschrift Kairo, Dār al-Kutub, Ṭalʿat, ṭibb 550 von F. Sezgin, *Galen's Commentary on the Hippocratic Treatise On Airs, Waters, Places* (Περὶ ἀέρων, ὑδάτων, τόπων) *in Arabic Translation*, Frankfurt am Main 2001 [Publications of the Institute for the History of Arabic-Islamic Science. Series C: Facsimile Editions 65], 130-34 (= foll. 92ᵛ16-94ᵛ17); eine textkritische Ausgabe wird von mir für das *Supplementum Orientale* des *Corpus Medicorum Graecorum* vorbereitet.

11. Übersetzung bei G. Strohmaier, «Der Arzt in der römischen Gesellschaft. Neues aus der arabischen Galenüberlieferung», in *Acta Conventus XI Eirene*, Warschau 1971, 70f. (Nachdruck in *Von Demokrit bis Dante*, 84f.).

12. G. Strohmaier, «Constantine's pseudo-Classical terminology and its survival», in *Constantine the African and ʿAlī ibn al-ʿAbbās al-Maǧūsī. The Pantegni and Related Texts*, Ch. Burnett u. D. Jacquart (ed.), Leiden, New York, Köln 1994, 94; H.-J.

weitere Termini bereichert[13]. Gehalten hat sich davon bis in die heutige Nomenklatur die Vena saphena, die große innere Beinvene, so wurde sie von Constantinus Africanus nach dem original arabischen *aṣ-ṣāfin* mit genau dieser Bedeutung transkribiert[14]. Ihre Bewahrung verdankt die Bezeichnung sicher dem Umstand, daß man sie fälschlich mit griechisch *saphēs* oder *saphēnēs* ('deutlich') in Verbindung brachte. Dies hat sie im Unterschied zu den vielen anderen im Mittelalter eingedrungenen Arabismen vor dem puristischen Eifer der humanistisch gesonnenen Ärzte der Renaissance gerettet.

Wie verbreitet die Praxis des Aderlasses dank der Autorität Galens im islamischen Kulturkreis wurde, sieht man daraus, daß sie selbst als Genreszene im Kunsthandwerk auftaucht. Das Museum Islamischer Kunst in Berlin besitzt eine fragmentierte bemalte Keramikschale aus Persien, die in einer fein beobachteten Weise einen Arzt zeigt, der eine Frau in der Ellenbeuge zur Ader läßt (Abb. 1). Die Frau wendet den Kopf in einer leicht verkrampften, aber nicht unelegant en Haltung ab, während eine Dienerin eine Schale darunterhält[15]. Karikiert wird die Vorliebe der Ärzte für den Aderlaß in einer Anekdote in den «Lustigen Geschichten» des syrischen Bischofs Barhebräus (1225/26–1286). Da kommt aus einem Badehaus ein nackter Mann heraus, um einem Kleiderdieb nachzurennen, aber ein Arzt stellt sich ihm in den Weg und sagt: «Warte, ich mache dir einen Aderlaß. Das hilft gegen die Aufregung»[16].

Die auf reiner Empirie und Einbildung beruhende Praxis verlangte aber doch nach Begründungen, warum der Aderlaß an einer bestimmten Stelle gerade gegen eine bestimmte Krankheit an einer anderen Stelle helfen sollte. In dem satirisch gefärbten «Gastmahl der Ärzte» des nestorianischen Arztes Ibn Buṭlān (gest. 1066) gibt es eine Diskussion darüber, welche Aderlaßvenen durch Erfahrung und welche durch göttliche Offenbarung bekannt wurden, und ein arroganter

---

Oesterle, «Vena basilica – Vena cephalica. Die Genese einer unverstandenen Terminologie», *Sudhoffs Archiv*, 64 (1980), 385-390.

13. Avicenna, *Al-Urǧūza fī ṭ-ṭibb (Poème de la médecine)*, übers. v. H. Jahier u. A. Noureddine (ed.), Paris 1956, Verse 1255-72.

14. G. Strohmaier, «Arabisches in der anatomischen Nomenklatur der Gegenwart», *Wissenschaftliche Zeitschrift der Universität Halle-Wittenberg, mathematisch-naturwissenschaftliche Reihe*, 18 (1969), 580 (Nachdruck in *Von Demokrit bis Dante*, 404); Strohmaier, «Constantine's», 98.

15. Farbige Abbildung bei G. Strohmaier, «La tradizione Galenica», in *Storia della scienza*, S. Petruccioli (ed.), III: La civiltà Islamica, Rom 2002, 718.

16. E. A. Wallis Budge (ed.), *The Laughable Stories*, London 1897, Nr. 356.

junger Arzt behauptet dazu, daß das sogar die Mäuse des Krankenhauses wüßten[17]. Galen hatte solchen Vorstellungen selber Vorschub geleistet. In *De curandi ratione per venae sectionem* erzählt er, daß ihm in Träumen bedeutet wurde, sich gegen einen chronischen Schmerz in der Lebergegend eine Arterie zwischen Daumen und Zeigefinger der rechten Hand zu schneiden, und einem Asklepiosverehrer in Pergamon sei ein Gleiches zuteil geworden[18]. Der genannte Ibn Riḍwān hatte sogar das Glück, daß ihm Galen persönlich im Traum erschien, um ihm ein Mittel gegen chronischen Kopfschmerz mitzuteilen, das er in seiner *Methodus medendi* zu erwähnen vergessen hatte. Es bestand darin, einen Schröpfkopf auf den Hinterkopf zu setzen[19].

Die im europäischen Mittelalter und darüber hinaus verbreitete populäre astrologische Medizin verband sich mit der Praxis des Aderlasses in der Weise, daß die Körperteile in einer einfachen Reihe *a capite ad calcem* den Tierkreiszeichen vom Widder bis zu den Fischen zugeordnet wurden, was in unzähligen bildlichen Darstellungen vorgeführt wurde[20]. Die schönste Illustration befindet sich im Stundenbuch des Duc de Berry[21]. Man sollte diesen Vorstellungen zufolge eine Stelle nicht behandeln, wenn der Mond in dem zugehörigen Zeichen steht. Weder Galen noch die anderen Autoritäten der griechischen und der arabischen Medizin haben das unterstützt. Die astrologische Zuordnung der Körperteile findet sich jedoch im sogenannten «Picatrix», dem berüchtigten Handbuch der Magie, das unter Alfonso dem Weisen in Spanien übersetzt wurde[22]. Manfred Ullmann verweist auf einen gewissen ʿAdnān al-ʿAinzarbī (gest. 1153), Leibarzt eines Fatimidenkalifen in Kairo, der in einem «Sendschreiben darüber, was der Arzt von der Astronomie (*ʿilm al-falak*) braucht» folgendes

---

17. F. Klein-Franke (ed.), *The Physician's Dinner Party*, Wiesbaden 1985, 44; *Das Ärztebankett*, übers. v. F. Klein-Franke, Stuttgart 1984, 98.

18. Galen, *De curandi ratione per venae sectionem*, 23: XI 314f. Kühn; Übersetzung bei Brain, *Galen on bloodletting*, 98.

19. Ibn abī Uṣaibiʿa, *ʿUyūn al-anbāʾ fī ṭabaqāt al-aṭibbāʾ*, A. Müller (ed.), I, Kairo 1882 [Nachdr. Westmead, Farnborough, Hants. 1972], 10; Übersetzung der Stelle bei M. W. Dols u. A. S. Gamal, *Medieval Islamic Medicine. Ibn Riḍwān's Treatise «On the Prevention of Bodily Ills in Egypt»*, Berkeley, Los Angeles, London 1984, 66.

20. H. A. Strauß, *Der astrologische Gedanke in der deutschen Vergangenheit*, München, Berlin 1926, Abb. 78f., 81 u. 83.

21. R. Cazelles u. J. Rathofer, *Das Stundenbuch des Duc de Berry. Les très riches heures*, Luzern 1988, 62f.

22. Pseudo-Maǧrīṭī, *Das Ziel des Weisen*, H. Ritter (ed.), Leipzig, Berlin 1933 [Studien der Bibliothek Warburg 12], 157-60; *«Picatrix». Das Ziel des Weisen von Pseudo-Maǧrīṭī*, übers. v. H. Ritter u. M. Plessner, London 1962 [Studies of the Warburg Institute 27], 164-66.

ausführt: «Ungünstig ist das Schröpfen am Halse, wenn der Mond im Stier steht, das Schröpfen am Rücken, wenn der Mond im Löwen steht, [...] und ganz allgemein, wenn der Mond im Zeichen jenes Gliedes steht, an dem das Schröpfen vorgenommen werden soll»[23].

Das Pulsieren in den Arterien und im Herzen war für die antike Medizinschule der Pneumatiker die Aktivität des gasförmigen Pneumas, von dem die Existenz und das Wohlbefinden des lebendigen Körpers abhing. Entsprechend wichtig war für die Diagnose das Pulsfühlen[24]. Galen hat es, obwohl selber kein Pneumatiker, zu einem komplizierten System ausgebaut, falls er es nicht so von Pneumatikern oder anderen übernommen hat. Er unterscheidet eine erstaunliche Fülle von Pulsarten, so unter anderen einen mäuseschwänzigen, einen wellenförmigen, einen wurmähnlichen, einen ameisenähnlichen, einen krampfhaften Puls usw[25]. Man wird an die Kurven eines Elektrokardiogramms erinnert. In arabischen Handbüchern nimmt die Sphygmologie einen entsprechend breiten Raum ein, und ʿAlī ibn al-ʿAbbās al-Maǧūsī nennt den Puls sogar «einen Boten, der nicht lügt»[26]. Der kritische Arzt Rhazes (gest. 925 oder 932) jedoch bekennt in seiner Schrift «Zweifel an Galen», daß er sich außerstande sieht, den Puls ebenso zu fühlen, und hält einen Schüler, der das von sich behauptet, für einen Aufschneider[27].

Die alte Vorstellung, daß sich im linken Herzventrikel und also auch in den Arterien nur Pneuma befindet, taucht bei dem Damaszener Theologen und Mediziner Ibn an-Nafīs (1210-1288) wieder auf, der andererseits durch die erstmalig klare Postulierung des kleinen Kreislaufs durch die Lunge eine verdiente Berühmtheit erlangt hat[28]. Er vertritt gegen Galen und gegen Avicenna, den er ansonsten sehr schätzt und wiederholt kommentiert hat, die Auffassung, daß die Herzscheidewand so kompakt ist, daß sie keine Passage des Blutes von

---

23. M. Ullmann, *Die Medizin im Islam*, Leiden, Köln 1970, 255.
24. M. Wellmann, *Die pneumatische Schule bis auf Archigenes in ihrer Entwicklung dargestellt*, Berlin 1895, 137-42.
25. K. Sudhoff, *Geschichte der Medizin*, Berlin 1922, S. 119.
26. ʿAlī ibn al-ʿAbbās al-Maǧūsī, *Kāmil aṣ-ṣināʿat aṭ-ṭibbīya*, Būlāq, I, 1877, 254,20.
27. M. Mohaghegh (ed.), *Aš-šukūk ʿalā Ǧālīnūs*, Teheran 1993, 83,2-84,7.
28. M. Meyerhof, «Ibn An-Nafis (XIIIth cent.) and his theory of the lesser circulation», *Isis*, 23 (1935), 100-20 [Nachdruck in M. Meyerhof, *Studies in Medieval Arabic Medicine. Theory and Practice*, P. Johnstone (ed.), London 1984, Variorum VI]; A. Z. Iskandar, «Ibn al-Nafis», in *Dictionary of Scientific Biography*, Ch. C. Gillispie (ed.), IX, New York 1980, 602-06.

der rechten in die linke Kammer zuläßt²⁹. Avicenna hatte auch in seinen anatomischen Ausführungen, die manchmal eine reine und von keiner Empirie getrübte Spekulation darstellen³⁰, erstens gegen Galen und in Anlehnung an Aristoteles behauptet, daß das Herz aus drei Kammern besteht und nicht aus zwei³¹. Mit Galen stimmt er hingegen darin überein, daß das Herz kein Muskel sei³². Dann redet Avicenna von einem Verbindungsgang, den es zwischen der rechten und der linken Kammer geben soll³³. Das ist unmöglich, wendet Ibn an-Nafīs ein, denn dann würde sich das Blut mit dem Pneuma in der linken Kammer vermischen und es verderben³⁴.

Wie ist er zu dieser anatomisch richtigen, wenngleich physiologisch falschen Auffassung gekommen? Es gibt darüber bereits eine ausgedehnte Literatur mit diametral entgegengesetzten Standpunkten, die hier nur kurz skizziert sei. Rudolph E. Siegel weist als Galenkenner darauf hin, daß Galen zwei Wege von der rechten in die linke Kammer annimmt, erstens durch unsichtbare Poren in der Herzscheidewand und zweitens daneben auch durch die Lunge. Ibn an-Nafīs hätte dann nur zu Galen zurückgelenkt, ihn soweit modifizierend, daß nur der Weg über die Lunge übriggelassen war³⁵. Eigene anatomische Untersuchungen zu machen hätte er dann nicht nötig gehabt. Max Meyerhof verweist darauf, daß Ibn an-Nafīs selber betont hat, daß ihn sein religiöses Gewissen davon abhält, sich an menschlichen Leichen zu vergreifen³⁶. Salmane Catahier hält dies für eine reine Schutzbehauptung, ohne jedoch auf den galenischen Tatbestand einzugehen³⁷. Ibn an-Nafīs ist sonst als strenggläubiger Muslim bekannt, der sich gegen den Rat von Freunden auch bei schwerer Krankheit den Wein

---

29. Wortlaut der Stelle bei A. Z. Iskandar, *A Catalogue of Arabic Manuscripts on Medicine and Science in the Wellcome Historical Medical Library*, London 1967, 41f.
30. G. Strohmaier, *Avicenna*, München 1999, 118-20.
31. *Al-Qānūn fī ṭ-ṭibb*, Būlāq, II, o. J., 261,15f.
32. *Al-Qānūn* II, 262,9; vgl. Galen, *Über die Verschiedenheit*, 52,16 u. 74,4-8 u. Kommentar z. St.
33. *Al-Qānūn*, II, 261,17.
34. Meyerhof, «Ibn An-Nafīs», 112f.
35. Siegel, *Galen's System*, 48-56, 65f. u. 84; doch vgl. die Kritik von C. R. S. Harris, der darauf hinweist, daß das vom rechten Ventrikel kommende Blut hauptsächlich der Ernährung der Lunge dienen sollte, vgl. C. R. S. Harris, *The Heart and the Vascular System in Ancient Greek Medicine. From Alcmeon to Galen*, Oxford 1973, 317-22.
36. Meyerhof, «Ibn An-Nafīs», 115.
37. S. Catahier, *Histoire de la découverte de la petite circulation sanguine*, o. O. 1989, 69-77.

versagt hat[38]. Außerdem konnte er sich ja auch bei jedem Metzger auf dem Basar kundig machen, und Galen hatte ja suggeriert, daß man die Ergebnisse der Tieranatomie unbedenklich auf den Menschen übertragen kann. Die gegenwärtige Situation ist leider die, daß die medizinhistorische Forschung in den arabischen Ländern zwar in erfreulicher Weise zunimmt, aber es fehlt der methodisch unabdingbare Zugang zu den griechischen Quellen, und die nunmehr mit Übersetzungen versehene Editionstätigkeit des *Corpus Medicorum Graecorum* ist leider zu langsam.

Mit der Lösung der Frage nach der Selbständigkeit des Ibn an-Nafīs hängt auch eine andere zusammen, die schon lange die Gemüter bewegt hat. Michael Servet, der spanische Mediziner und unitarische Theologe, der im Jahre 1553 auf Anstiften Calvins auf dem Scheiterhaufen endete, erwähnt in seiner *Christianismi restitutio* eher beiläufig, aber doch mit seiner Theologie verbunden, die Passage des Blutes von der rechten in die linke Herzkammer über die Lunge[39]. Ist er darin von Ibn an-Nafīs abhängig? Es lassen sich in der Tat Verbindungen wahrscheinlich machen[40]. Aber wenn man nur durch gründliches Galenstudium auf denselben Gedanken kommen konnte, entfällt die Notwendigkeit, eine arabische Beeinflussung annehmen zu müssen[41].

---

38. Meyerhof, «Ibn An-Nafīs», 107; M. Meyerhof u. J. Schacht, *The Theologus Autodidactus of Ibn al-Nafīs*, Oxford 1968, 10–16.
39. R. H. Bainton, *Michael Servet*, Gütersloh 1960 [Schriften des Vereins für Reformationsgeschichte 178], 77–84.
40. F. Lucchetta, *Il medico e filosofo bellunese Andrea Alpago († 1522), traduttore di Avicenna. Profilo biografico*, Padua 1964, 59–66 u. 94; M. Buchs, «Histoire d'une découverte: Ibn al-Nafīs et la circulation pulmonaire», *Medicina nei secoli*, 7 (1995), 95-108.
41. Siegel, *Galen's System*, 66–68.

Ortrun Riha

DIE MITTELALTERLICHE BLUTSCHAU

Auf den ersten Blick sieht die Forschungssituation zur mittelalterlichen Blutschau günstig aus: Seit 1986 liegt eine Monographie vor[1], deren Verfasser akribisch nicht nur entsprechende Belege aus vorliegenden Editionen zusammengetragen hat[2], sondern diese auch durch eigene Recherchen in Handschriften und Frühdrucken ergänzt. Darüber hinaus wurden seitens der Fachprosa-Forschung ständig weitere Funde publiziert[3]. Auf diese Weise ist vielfältiges Textmaterial bekannt geworden, dessen Entstehungs- und Überlieferungszeit in die rund drei Jahrhunderte vom Hohen Mittelalter bis an die Schwelle der Neuzeit einzuordnen ist. Die Blutschau reiht sich somit bruchlos in die sonstigen semiotischen Verfahren der mittelalterlichen Medizin ein[4]. Insbesondere zu den Harntraktaten[5]

---

1. F. Lenhardt, *Blutschau: Untersuchungen zur Entwicklung der Hämatoskopie*, Pattensen 1986.
2. K. Sudhoff, «Ein deutscher diagnostischer Leitfaden zur Aderlaßblutschau», *Archiv für Geschichte der Medizin*, 10 (1917), 318f.; Id., «Ein deutsch Aderlaßschau-Vorschrift», *ibid.*, 12 (1920), 192; G. Keil, «Acht Parallelen zu den Blutschau-Texten des Bremer Arzneibuchs», *Niederdeutsche Mitteilungen*, 25 (1969), 117-135; Id., «Zur mittelniederdeutschen Blutschau», *ibid.*, 26 (1970), 125-128. Zu den älteren Textausgaben aus der Sudhoff-Schule siehe unten.
3. F. Lenhardt, «Zur Blutschau Heinrich Laufenbergs», *Würzburger medizinhistorische Mitteilungen*, 4 (1986), 9-21; B. Fehringer, G. Keil, 'Die Schwangeren-Blutschau': Eine gynäkologische Bearbeitung des 'A-Katalogs' aus der deutschen Rezeption der *Physica* Hildegards von Bingen (Berlin, mgf 817)», in *Ein teutsch puech machen: Untersuchungen zur landessprachlichen Vermittlung medizinischen Wissens*, Wiesbaden 1993, 158-65; J. G. Mayer, «Zur Überlieferung des 'Blutschaukatalogs A'», *ibid.*, 166-71; Id., «Die Blutschau in der spätmittelalterlichen deutschen Diagnostik: Nachträge zu Friedrich Lenhardt aus der handschriftlichen Überlieferung des Arzneibuchs Ortolfs von Baierland», *Sudhoffs Archiv*, 72 (1988), 225-33.
4. G. Baader, G. Keil, «Mittelalterliche Diagnostik», in *Medizinische Diagnostik in Geschichte und Gegenwart*, München 1978, 121-44.
5. H. Christoffel, «Grundzüge der Uroskopie», *Gesnerus*, 10 (1953), 89-122; G. Keil, *Der 'Kurze Harntraktat' des Breslauer Codex Salernitanus und seine Sippe*, Ansbach 1969; Id., *Die urognostische Praxis in vor- und frühsalernitanischer Zeit*, med.

ergeben sich inhaltliche und strukturelle Verbindungen, da bei der Beurteilung beider Körperflüssigkeiten vergleichbare Kriterien (Farbe, Konsistenz, Schaum, Sediment, Schwebestoffe) zur Anwendung kommen. Angesichts der unklaren Provenienz der Hämatoskopie, die in der antiken Medizin nicht belegt ist[6], liegt sogar die Vermutung nahe, dass die Texte in Analogie zur Uroskopie entstanden und dann unter Berücksichtigung der Besonderheiten des Blutes – vor allem der Gerinnung – eigene Wege gingen. Keinesfalls soll hier jedoch der irreführenden Eindruck von Werkcharakter erweckt werden, der für die Textsplitter, die von der Blutschau handeln, unzutreffend ist, auch wenn einige Titel im Umlauf sind ('Dreierschema', 'Blutschau-Katalog A' und 'B'). Die wenigen Sätze zur Hämatoskopie sind keine eigenen Traktate, sondern nicht selten ihrerseits zusammengesetzt[7] und ansonsten lediglich Bausteine von durchaus umfangreichen Aderlasstraktaten bzw. 'Aderlassbüchlein'[8], die bei spätmittelalterlichen Kompilatoren bisweilen versatzstückartig in andere Zusammenhänge geraten können, z. B. in die Nachbarschaft

---

Habil.schr., Freiburg i. Br. 1970; J. Bleker, «Die Kunst des Harnsehens – ein vornehm und nötig Gliedmaß der schönen Artzeney», *Hippokrates*, 41 (1970), 385-95; P. Kliegel, *Die Harnverse des Gilles de Corbeil*, med. Diss., Bonn 1972.

6. Die sog. *Phlebotomia Hippocratis* gehört zum pseudoepigraphischen Schrifttum, insofern ist es ungeschickt, sie unter der Überschrift 'Reste antiker Hämatoskopie' abzuhandeln, wie es Lenhardt, *Blutschau*, 141, tut. Der Verfasser will im Übrigen auch nur einen winzigen Bruchteil des Textes in antiker Tradition verorten (Seite 143); er spricht häufig von antiken Wurzeln der Blutschau, ohne sie jedoch zu konkretisieren (z. B. auch Seite 83). Textausgabe: R. Czarnecki, *Ein Aderlaßtraktat angeblich des Roger von Salerno samt einem lateinischen und einem griechischen Texte zur* Phlebotomia Hippocratis, med. Diss., Leipzig 1919.

7. So bereits viele bei Lenhardt, *Blutschau*, erwähnte Beispiele, z. B. 141-44.

8. Die oben erwähnten älteren Editionen bieten die Hämatoskopie im Textverbund, anstatt, wie es Lenhardt tut, zu isolieren: A. Morgenstern, *Das Aderlaßgedicht des Johannes von Aquila und seine Stellung in der Aderlaßlehre des Mittelalters*, med. Diss., Leipzig 1917; R. Buerschaper, *Ein bisher unbekannter Aderlaßtraktat des Salernitaner Arztes Maurus* De Flebotomia, med. Diss., Leipzig 1919; H. Erchenbrecher, *Der Salernitaner Arzt Archimatthaeus und ein unbekannter Aderlaßtraktat unter seinem Namen*, med. Diss., Leipzig 1919; K. Günther, *Johannes de Sancto Amando und ein Aderlaßtraktat unter seinem Namen*, med. Diss., Leipzig 1921; H. Frenkel, *Ein Speculum Fleubothomiae (Text und Kommentar), angeblich eines Erfurter Arztes, nach Wiesbadener, Münchener und Wiener Handschriften*, med. Diss., Leipzig 1922; H. Seyfert, *Die Flebotomia Richardi Anglici*, med. Diss., Leipzig 1924. Vgl. auch G. Eis u. W. Schmitt, *Das Asanger Aderlaß- und Rezeptbüchlein (1516-1531)*, Stuttgart 1967; H. Habernickel, *Der Aderlaßabschnitt des Codex Palatinus Germanicus 558*, phil. Diss., Nimwegen 1976. Auch bei Ortolf von Baierland bilden die drei Sätze zur Blutschau lediglich das mittlere Drittel des dreiteiligen 'Aderlass-Kapitels' 73: J. Follan, *Das Arzneibuch Ortolfs von Baierland nach der ältesten Handschrift (14. Jhdt.)*. (Stadtarchiv Köln, W 4° 24*), Stuttgart 1963, 115-17.

von Harnschautexten[9], ja sogar zur Lepradiagnostik oder Mantik, wo sie dann als Sonderformen in Erscheinung treten[10]. Der Schwerpunkt der bisherigen Untersuchungen lag auf mühsamen Rekonstruktionsversuchen von Überlieferungstraditionen, die nicht nur teilweise auf unsicheren Annahmen beruhen[11], sondern auch für das Textverständnis nur wenig ergiebig sind und kaum Aufschluss über medizinische Konzepte geben. Darin wirkt der Einfluss Sudhoffs fort, der seine zahlreichen Doktoranden mit heute noch wertvollen Texteditionen betraute (auch ich benutze sie in diesem Beitrag), der jedoch nach dem Vorbild der klassischen Philologie von falschen Voraussetzungen ausging; die Vorstellung von Autor und Werk lässt sich bei mittelalterlichen medizinischen Fachtexten nur selten verifizieren, und damit steht die Heilkunde keineswegs allein, denn auch andere ('gebrauchsorientierte'?) Textsorten (Gebete, Zaubersprüche bzw. Segen, Kochbücher usw.) zeigen solch proteusartige Gestaltmodifikationen. Angesichts der inzwischen beschriebenen Materialfülle stößt der überlieferungsgeschichtliche Ansatz heute an seine Grenzen. Im Folgenden werden uns deshalb stattdessen die inhaltlichen Gemeinsamkeiten bei den Aussagen zur Blutschau interessieren, und zwar unter der Fragestellung: Ist es überhaupt möglich, eine Rationale in der diagnostischen Methode zu erkennen, auf deren Basis wiederum Lesarten, Ergänzungen, spätere Entwicklungen usw. beurteilt werden können? Viele Parallelen könnten sich dann durch ein gemeinsames theoretisches Grundprinzip erklären lassen, ohne dass man die Textgeschichte bemühen und nach direkten Vorlagen suchen müsste. Dass die Frage nach der inhaltlichen Bedeutung bisher umgangen wurde, ist durchaus verständlich, denn sobald man eine Paraphrase der abgedruckten Texte versucht (und erst recht bei einer Übersetzung oder einem Kommentar zum Inhalt), wird deutlich, dass es viele unüberwindliche Barrieren gibt, die uns an einem Verständnis hindern. Damit eng verbunden und ebenso unklar ist die Frage

9. O. Riha, *Wissensorganisation in medizinischen Sammelhandschriften*, Wiesbaden 1992, 118-21.
10. K. Sudhoff, «Aussatzproben», *Archiv für Geschichte der Medizin*, 3 (1910), 80; Id., «Blutproben zur Erkennung der Lepra», *ibid.*, 6 (1913), 159; Id., «Neue Aussatzproben aus dem Anfang des 14. Jahrhunderts», *ibid.*, 8 (1915), 71s.; A. Paweletz, *Lepradiagnostik im Mittelalter und Anweisungen zur Lepraschau*, med. Diss., Leipzig 1915.
11. Verfassernamen, wie z. B. ein Meister Maurus angeblich aus Salerno (Lenhardt, *Blutschau*, 11-13), sind nicht ohne Weiteres glaubhaft. Vor allem lassen sich daraus keine Datierungen, zeitliche Prioritäten oder 'Abhängigkeiten' ableiten. Auch die einfache Gleichung kurz = alt müsste erst bewiesen werden.

nach dem Stellenwert der Maßnahme innerhalb der mittelalterlichen Medizin. Die nicht ganz seltenen Zeichnungen in Handschriften, die bis in die Neuzeit hinein Aderlass, Blutschau und 'Blutproben' darstellen[12], dürfen sicher nicht einfach als Abbild der Alltagsrealität interpretiert werden; sie illustrieren zunächst einmal Texte, ob sie auch Dokumente der Praxis sind, wissen wir vielfach nicht[13]. Bislang wurde allerdings vorausgesetzt, dass zumindest die sog. 'salernitanischen' Texte anwendungsorientiert und 'empirisch' ausgelegt waren[14]. Unter diesen Perspektiven wird die zeitgenössische Kritik an der Blutschau noch einmal zu überprüfen sein.

Das 'Dreierschema'

Als besonders 'alt', ja fast als Kern der gesamten Gattung, gilt wegen seiner Kürze das sog.'Dreierschema'[15]. Der dreiteilige Satz, der Aussehen und Beschaffenheit des Blutes erwähnt («Item si sanguis exierit niger, tollatur usque ad rubicundum, si spissus, usque ad tenuitatem, si aquosus, usque ad grossitiem»), ist im Kontext allgemeiner Anweisungen in zahlreichen Aderlasstraktaten enthalten, meistens – neben anderen Kautelen – bei der Frage nach der erforderlichen bzw. zuträglichen Lassmenge (*mensura*). Der älteste Nachweis ist die seit dem 10. Jahrhundert überlieferte *Phlebotomia Hippocratis*[16], wobei dieser Titel jedoch in der Überlieferung nicht konsistent ist. Ein weiterer Beleg wird in einem ähnlichen Kontext dem sagenhaften Maurus zugeschrieben, der Mitte 12. Jahrhunderts in Salerno gewirkt haben soll[17], aber auch in vielen anderen Kompilationen lässt er sich bis in die Buchdruckzeit hinein verfolgen.

12. F. Lenhardt, «Zur Ikonographie der Blutschau», *Medizinhistorisches Journal*, 17 (1982), 63-77; O. Riha, «Der Aderlaß in der mittelalterlichen Medizin», *Medizin, Gesellschaft und Geschichte*, 8 (1989), 93-118; H. M. Gross, «Illustrationen in medizinischen Sammelhandschriften», in *Ein teutsch puech machen*, 172-348.
13. Von «symbolischer Praxis» spricht R. Jütte, «Norm und Praxis in der 'medikalen Kultur' des Mittelalters und der Frühen Neuzeit am Beispiel des Aderlasses», in *Norm und Praxis im Alltag des Mittelalters und der Frühen Neuzeit*, Wien 1997, 95-106. Auch der – an dieser Stelle noch unübliche – Begriff der «Institution» wäre zu erproben: J. Bak, «Symbol – Zeichen – Institution: Versuch einer Systematisierung», in *Institutionen und Geschichte. Theoretische Aspekte und mittelalterliche Befunde*, Köln 1992, 115-32.
14. Lenhardt, *Blutschau*, z. B. 9, 22ss., 151; zum Niedergang der Blutschau und zu kritischen Stimmen 151-53.
15. Lenhardt, *Blutschau*, 83-109.
16. Czarnecki, *Roger*, 24; Lenhardt, *Blutschau*, 84.
17. Buerschaper, *Maurus*, 11.

DIE MITTELALTERLICHE BLUTSCHAU

Der eindeutige Bezug zur Lassmenge unterstellt keine semiotische Bedeutung des Lassbluts, deshalb handelt es sich streng genommen um keine Blutschau. Immerhin aber zeichnen sich auf engstem Raum zwei wichtige Beurteilungskriterien ab; geachtet wird auf Farbe (schwarz-rot) und Viskosität (dick-dünn bzw. wässrig). Nachvollziehbar und präzise klingen die Angaben aber nur beim ersten Lesen. Schon beim Adjektiv *niger* wird der moderne Leser dazu neigen, es nicht wörtlich zu verstehen, sondern nur den Gegensatz dunkel-hell anzunehmen. Anderseits steht die Farbe Schwarz immer – auch in der Uroskopie, aus der die Analogie stammen dürfte – für etwas Gefährliches und Ungünstiges; bei Rot liegt die Sache nicht so einfach, auch wenn es (zumindest in einigen Nuancen) tendenziell positiv besetzt ist[18]. Immerhin darf Rot aber – anders als beim Harn – als die 'natürliche' Farbe des Blutes gelten. Über das vordergründig Sichtbare hinaus wird also suggeriert, dass in manchen Fällen sich zuerst die schädlichen Blutbestandteile entleeren und dass ein Farbumschlag ihre Beseitigung und damit das Ende des therapeutischen Eingriffs anzeigt. In anderen Traktaten wird dieser konzeptionelle Hintergrund auch explizit ausformuliert werden. Es ist also ernst zu nehmen, dass konkrete Farben und nicht nur abstrakte Abtönungen genannt werden, denn auf diese Weise kommt eine Symbolhaltigkeit ins Spiel, die der bloße Hell-Dunkel-Kontrast nicht besitzt.

Solchermaßen vorbereitet lassen sich vielleicht die größeren Verständnisschwierigkeiten bei Viskosität bzw. Konsistenz klären. Als 'dick' (*spissus*) dürfte zähflüssiges, sich langsam und zögerlich ergießendes Blut bezeichnet werden. Das kann verschiedene Gründe haben (am häufigsten Austrocknung im wörtlichen wie im humoralpathologischen Sinn) und an der 'empirischen' Verankerung besteht kein Zweifel. Dass jedoch auch hier ein Umschlagen erwartet wird, zeigt, dass keine 'systemische' Erkrankung gemeint sein kann, sondern wiederum eine Beimischung von mengenmäßig begrenzter *materia peccans*. Diese muss, wie der dritte Satzteil zeigt, nicht unbedingt 'trocken' bzw. 'fest' sein, sondern kann auch als irreguläre 'Feuchtigkeit' auch zur Verflüssigung (Verdünnung) des Blutes führen, das nach ihrer Entleerung wieder seine angemessene Konsistenz annimmt. Ob

---

18. Zu den Harnfarben in lateinischer und volkssprachiger Tradition: O. Riha, *Ortolf von Baierland und seine lateinischen Quellen*, Wiesbaden 1992, 64-101. Allerdings ist «blutroter» Harn ein Krankheitszeichen. Beispiele für Rot und Schwarz in der Blutschau s. u. Eine transkulturelle Einführung in die Farbsymbolik bei I. Riedel, *Farben in Religion, Gesellschaft, Kunst und Psychotherapie*, Stuttgart 1999.

diese *grossities* etwas Normales oder – wie in anderen Blutschau-Texten – etwas Pathologisches ist, lässt sich jeweils nur aus dem Kontext klären.

Diese drei spärlichen Angaben spiegeln also insofern 'Erfahrung', als verschiedene Färbungen und unterschiedliches Fließverhalten bzw. Dick- und Dünnflüssigkeit beim Aderlassblut sichtbar sind. In einigen Fällen lässt sich zudem sogar eine Veränderung beobachten (die Verlangsamung des Blutflusses allemal); weshalb sollte auch die jeweils zweite Satzhälfte nicht stimmen, wenn die erste sich als nachvollziehbar erwiesen hatte und das Gesamtkonzept in sich logisch ist? Es ist eine Banalität, dass Beobachtungen nie unvoreingekommen, sondern immer theoriegeleitet sind und dass die Erwartungshaltung die Wahrnehmung beeinflusst. Entsprechend fällt schon die beschreibende Wortwahl aus und diese wiederum transportiert steuerndes Vorwissen an die Rezipienten, die gleichermaßen von der Richtigkeit der zugrundeliegenden Theorie überzeugt sind. Die Leser werden also die Beobachtungen teilen und 'korrekt' interpretieren können. (Nur!) In diesem Sinn sind die Aussagen nicht nur plausibel, sondern auch 'praxisrelevant' bzw. 'praxisorientiert' und 'empirisch'; diese Wörter bedeuten jedoch etwas Anderes als heute und müssen deshalb, um Missverständnisse zu vermeiden, in Anführungszeichen gesetzt werden. Wer eventuell Schwierigkeiten hatte, die in Aussicht genommenen Veränderungen zu sehen und darauf adäquat zu reagieren, suchte zunächst wohl den Fehler bei sich und behalf sich anderweit. Es handelt sich ja nicht um die einzigen Zeichen, die eine Beendigung des Lassvorgangs gebieten; es bot sich stets der Rückgriff auf eines der anderen, nicht am Aussehen des Blutes orientierten Abbruchkriterien (von vornherein geplante Beschränkung der Menge wegen Alter und Zustand des Patienten, außerdem Ohnmacht, Blässe, Komplikationen usw.) an, die in den Texten benachbart zu finden und sicher kumulativ einzusetzen sind. Die Stärke der mittelalterlichen Medizin liegt in der Fülle ihrer Erklärungsmöglichkeiten, was aus moderner Sicht gleichzeitig ihre Schwäche ist und sie als 'Naturwissenschaft' erledigt: Sie ist nicht falsifizierbar.

Wir haben uns so lange bei dem kleinen Splitter aufgehalten, weil sich dort *in nuce* die Probleme zeigen, die uns auch bei den längeren Blutschau-Abschnitten begegnen werden. Das Erklärungsmodell der voreingenommenen Betrachtung wird allerdings seine Grenzen finden, sobald die Anforderungen komplexer werden.

Die sog. 'Blutschau des Maurus'

Als typisch für die salernitanische Tradition[19] gilt die relativ umfangreiche Hämatoskopie, die in einem Aderlasstraktat unter dem Namen des Maurus überliefert ist und dort etwa ein Viertel des Textes ausmacht[20]. Sie erscheint jedoch auch – mit nur geringen Variationen, die uns hier nicht interessieren müssen – in einer Reihe anderer Aderlasstexte, deren Prioritäten bzw. gegenseitige Abhängigkeit nicht gesichert sind[21], insofern handelt es sich um einen möglicherweise irreführenden Nottitel. Außerdem wurde diese Hämatoskopie im Spätmittelalter noch durch Zusätze erweitert und etwas umstrukturiert, ohne dass jedoch das Grundgerüst wesentlich verändert wäre[22]. Auch Bernhard von Gordon (gest. 1318) kannte und bearbeitete diese Tradition, indem er sie neben seine eigenen Blutschaukataloge stellte[23]. Wegen der hohen Verbreitungsdichte in diversen Kontexten und der Persistenz über das gesamte Mittelalter hinweg können diese Aussagen zur Blutschau somit als repräsentativ gelten. Da der Text trotz des einen oder anderen Verständnisproblems einer bestechenden inneren Logik folgt, überrascht seine Beliebtheit nicht. Hinter allen Fehlern, die sich im handschriftlichen Überlieferungsprozess eingeschlichen haben, zeichnet sich das zugrunde liegende Konzept wie folgt ab:

Zunächst wird – wie im 'Dreierschema' – der Eindruck während des Fließens beurteilt (*qualis sit*): Zu dickes Blut (*nimis spissus*) fließt nur tröpfchenweise (*guttatim*). Das weist auf einen Verlust natürlicher Feuchtigkeit bzw. auf Austrocknung hin (*humiditas corporis consumpta*), die auf zu große Hitze zurückzuführen ist. Ist dagegen das Blut zu flüssig bzw. zu wässrig (*nimis fluidus* bzw. *aquosus*) oder zu dünn (*subtilis*), hat man es mit einem Überschuss an Feuchtigkeit (*humiditas multa*) sowie mit rohen, unverdauten Säften zu tun (*humores crudi, indigestio*).

---

19. Lenhardt, *Blutschau*, behandelt sie unter der Überschrift 'Salerner Hämatoskopie' (11-23).
20. Buerschaper, *Maurus*, 23-27. Der dort abgedruckte Text ist ziemlich fehlerhaft und weist auch sinnentstellende Lücken auf.
21. Unter dem Namen Roger Frugardis: Czarnecki, *Roger*, 12-15; als Werk eines Archimatthaeus: Erchenbrecher, *Archimatthaeus*, 18-25; Zuschreibung an Richardus Anglicus: Seyfert, Flebotomia *Richardi Anglici*, 23-26; als Bearbeitung der *Phlebotomia Hippocratis*: Morgenstern, *Johannes von Aquila*, 64-73.
22. Zuschreibung an Johann von St. Amand: Günther, *Johannes de Sancto Amando*, 21s.; Frenkel, '*Speculum*'; 19-22. Diese beiden Fassungen sind wiederum untereinander etwas näher verwandt: Lenhardt, *Blutschau*, 23-28.
23. Lenhardt, *Blutschau*, 29-46.

Dafür wird ein Probe empfohlen: Ein frisches Tröpfchen gerinnt in diesem Fall kaum (*vix coagulatur*) bzw. zerfließt (*vix cohaeret*) auf dem Fingernagel. Nachdem das Stichwort 'Hitze' bereits ins Spiel kam, folgt ein Absatz zu den Primärqualitäten heiß und kalt, die einen Überschuss heißer bzw. kalter Säfte anzeigen, in extremer Ausprägung negativ zu bewerten sind (*malum est*) und mit bestimmten Farben korrelieren: *Caliditas* erkennt man an zu intensiver Rötung (*nimia rubedo*), an Grün (*viriditas*) oder Schwarz (*nigredo*), dagegen zeigt Weiß (*albedo*) sowie das bekannte Feuchtigkeitszeichen (*humiditas*) Kälte an. Eine mittlere Beschaffenheit ist dagegen immer günstig (*mediocritas laudanda*). Auf Viskosität und Fließverhalten hebt wohl auch das Kriterium *unctuosus* (fettig, schmierig) ab, das wieder durch Proben zu erkennen ist (beim Verreiben auf der Handfläche verfließt das Blut allzu leicht oder es klebt am reibenden Finger, da divergiert die Überlieferung); eine Interpretation ist jedoch schwierig, denn das kommt bei ganz Gesunden (*bene sanis*) vor, besonders wenn sie dick sind (*in pinguibus*), es kann jedoch auch ein Zeichen einer Säfteverderbnis und einer Neigung zum Aussatz sein, auch bereits Lepröse weisen dieses Symptom auf (*corruptio humoris, leprosi, ad lepram dispositi*). Der Geruch (*odor*) dagegen ist ein besserer Indikator: Wenn man die Finger oder ein Tuch ins Blut taucht und dann an die Nase hält, erkennt man verdorbene Säfte (*humores corrupti*) am Gestank (*foedens*). Auch der Geschmack lässt sich prüfen: Süß (*dulcis*) ist das natürliche bzw. gesunde Aroma des Blutes, während die Schwarze Galle erwartungsgemäß scharf (*acumen, amaritudo*) schmeckt und die Gelbe Galle bitter (*ponticitas*) ist; herrscht der Schleim vor, so hat das Blut keinen Geschmack. Schaum kann durch schäumendes Fließen bei kräftigem Hervorsprudeln entstehen (*ex impetu cadendi*); ist dies jedoch nicht der Fall und das Blut trotzdem schaumig (*spumosus*), so ist die Materie giftig (*venenosus*) und unverdaut (*indigestus*).

Das nächste Beobachtungsgebiet ist der Gerinnungsvorgang. Die einleitend angekündigte Beurteilung der Gerinnungsgeschwindigkeit (*quando primo coaguletur*) wird allerdings nur halbherzig abgehandelt, da sie sich offenbar als zu schwierig erwies: Mangels Stoppuhr müsste man jeweils einen Gesunden als Vergleich zur Hand haben und dann spielen auch noch verschiedene Außeneinflüsse eine Rolle (Hitze und Kälte, Luftzug usw.). Dass aber sowohl eine Beschleunigung (*cito*) als auch eine Verlangsamung (*tarde*) grundsätzlich von Übel sind, ist nicht anders zu erwarten.

Leichter fällt die Beurteilung des etwas länger stehenden Blutes.

DIE MITTELALTERLICHE BLUTSCHAU

Wenn sich über dem Blutkuchen in kurzer Zeit eine große Menge Serum absetzt (*supernatat cito humiditas nec nimis magna*), so zeigt das eine gesteigerte Feuchtigkeit im Körper an (*magna humiditas*); bei geringer Serummenge ist der Körper dagegen ausgedörrt (*siccitas*). Die Farbe dieser *aquositas* muss grundsätzlich der des Harns entsprechen, sonst ist es ein schlechtes Zeichen. Die Erklärung liegt in der Physiologie des Menschen: Beide Körperflüssigkeiten sind Produkte der dritten Verdauungsstufe (*superfluitas terciae digestionis*).

Außer dem Serum wird nach Abschluss des Gerinnungsvorgangs der Blutkuchen selbst begutachtet (*qualis sit post coagulationem*): Die Oberfläche muss eben (*plana*), rot (*ruffa*) und glänzend (*claritate articipans*) sein; ist sie uneben (*inaequalis*) und passt sie sich nicht der Halteposition des Gefäßes an (*non fuerit ex modo tenendi vas et inclinandi*), ist die Situation ungünstig, da das ein Hinweis auf Verdickung bzw. Eindickung von Organen oder Körperregionen (*grossities partium*) ist. Hässliche Farben, wie z. B. blaugrau bzw. bleigrau (*lividus*), aschgrau (*cinereus*) oder graubraun (wenn man den lateinischen Ausdruck *quasi sepo mixtus cum cinere* so deuten darf), weisen auf innere Verderbnis (*corruptio*) hin. Auch ein changierender Eindruck ist von Übel (*si uno modo tentus praetendit unum colorem, alio modo tentus diversum a priore*). Die Festigkeit des Koagels nach Abgießen der oben stehenden Flüssigkeit kann ebenfalls geprüft werden: Wenn es leicht mit einem Hölzchen zertrennbar ist (*facile scinditur*), ist der Körper zu trocken bzw. ausgedörrt (*nimis aridus*)[24], wie man bei Buchweizenbrot (*in pane miliaceo*) und anderen leicht bröselnden Dingen (*in aliis facile frangentibus*) sehen kann. Eine zu fest zusammenhaftende und zähe Konsistenz (*nimis*[25] *tenax*) zeigt schleimig-klebrige Säfte (*viscosos humores*) an, die entweder durch Hitze oder durch Kälte hervorgerufen sein können.

Ein weiterer Aspekt, der klar erkennbar in Analogie zur Harnschau formuliert wurde[26], ist die Ausbildung von Farbschichten, wobei nicht immer klar wird, ob vom flüssigen oder vom geronnenen Blut (nach Durchschneiden des Blutkuchens) die Rede ist, obwohl letzteres nach

---

24. [Ps.-]Roger schreibt dagegen *crudus*, was aus dem Kontext heraus als 'Fehler' erkennbar wird.
25. 'Maurus' schreibt fälschlich *minus*.
26. Vgl. zur Uroskopie insbesondere die Harnmonographie des Isaac Judaeus (mit ausführlichen physiologischen Hinweisen): J. Peine, *Die Harnschrift des Isaac Judaeus*, med. Diss., Leipzig 1919; sowie das Hexameter-Gedicht von Aegidius Corboliensis: Kliegel, *Die Harnverse*. Aus beiden Quellen schöpfte Ortolf von Baierland (Kap. 31-54), vgl. dazu Anm. 18.

der inneren Textlogik wahrscheinlicher sein dürfte: Als *laudabilis* wird eine Kruste (bzw. ein dick werdendes Häutchen, *spissitudo*) an der Oberfläche bezeichnet, die von hellroter Farbe (*ruffus multa claritate participans*) sein sollte. Wenn dieser Befund mehr als normal ausgeprägt ist, dann herrscht die Gelbe Galle vor. Die mittlere Schicht ist normalerweise rot mit einem Stich ins Schwarze (*rubeus parum declinans in nigredinem*), und je weiter es nach unten geht, desto schwärzer wird die Farbe. Wenn jedoch in der Mitte ein anderer Ton auffällt – und hier werden die bereits bekannten missfarbenen Graustufen (bleifarben, aschgrau und talgig) wiederholt –, dann ist das, wie nicht anders zu erwarten, ein schlechtes Zeichen (*malum*). Die ganz unten angesiedelte pechschwarze Schicht (*niger*), entspricht dem Anteil an Schwarzer Galle, da diese von allen Körpersäften am schwersten ist.

Farbenkataloge

Der soeben beschriebene 'Kernbestand' mittelalterlicher Hämatoskopie kann in den verschiedenen Kompilationen im Laufe der Überlieferungsgeschichte durch eine Reihe weiterer Bausteine ergänzt werden. Als beliebt erweisen sich Farbenkataloge, die – wieder in Anlehnung an die Harnschau – einen systematisierenden Bezug zu den Körpersäften herstellen und damit die im 'Kern' bereits eröffneten Möglichkeiten ausbauen. Es bleibt allerdings auch hier oft unklar, in welchem Zustand das Blut bei der Farbbegutachtung ist, ob frisch entnommen, zähflüssig nach kürzerem Stehen oder schon geronnen. Bemerkenswerterweise wurden die Farbtöne ohne Rücksicht auf die 'Erfahrung' direkt von der Uroskopie übernommen, was bei der Farbe Weiß am stärksten auffällt, die man lediglich dann 'retten' kann, wenn man als Lösung das sich über dem Blutkuchen absetzende Serum akzeptiert. Bei [Ps.-]Johann von St. Amand sowie im eng verwandten 'Speculum'[27] ist die weiße Farbe (*albus*) beispielsweise ein Hinweis auf überflüssiges Phlegma; dieses bewirkt normalerweise als *flegma naturale* eine wässrige Konsistenz (*aquosus*). Wenn das weiße Blut aber zäh ist (*viscuosus*), muss man von inneren Verbrennungsvorgängen (*flegma adustum*) ausgehen; diese werden – sofern unvollständig (*incompleta adustio*) – auch durch ein Abgleiten der Weißfärbung ins Gelbgrüne (*viridis*) angezeigt. Die 'natürliche' Farbe des Blutes ist

---

27. Vgl. dazu Lenhardt, *Blutschau*, 23-28.

Dunkelrot (*rubeus tendens ad obscuritatem quandam*), ein Blaustich (*purpureus*) deutet dagegen einen Überschuss an Gelber Galle an. Das bekanntermaßen ungünstige Blaugrau (*lividus*) steht für das Überwiegen der Schwarzen Galle, ja sogar für ein Absterben der Lebensgeister, wenn man den rätselhaften Ausdruck *mortificatio spirituum* so großzügig übersetzen darf[28].

Bernhard von Gordon, dessen Hämatoskopie größtenteils in der 'Maurus'-Tradition steht und nur etwas wortreicher formuliert ist, bietet sogar zwei Farbenkataloge an, in denen das aufgefangene, noch nicht geronnene Blut beurteilt wird[29]. Parallelen zur eben beschriebenen Variante sind im ersten davon unübersehbar, ohne jedoch eine direkte Abhängigkeit zu beweisen: Dass verschiedene Rottöne (*rufus, subrufus, rubeus, subrubeus*) der (positive) Normalbefund sind, versteht sich von selbst. Eine Intensivierung dieser Farbe (*rubicundus, valde rubeus*) ist ein Zeichen übergroßer Hitze (*nimia caliditas*), was als Abstraktum der heiß-trockenen Gelben Galle entspricht. Verbrennen und Absterben (*adustio et mortificatio*) werden durch Grün, Blaugrau und Schwarz (*viridis, lividus, niger*) angezeigt, die ausgeprägte Aschfarbe (*cineritius*) weist ebenfalls – wie könnte es anders sein? – auf einen praktisch abgeschlossenen Verbrennungsvorgang (*adustio quasi terminata*) hin. An den 'Maurus'-Kern, wo das Irisieren als Warnzeichen galt, erinnert die negative Bewertung der Farbmischung (*diversi colores*), denn die verschiedenen Farben zeigen an, dass man mit einer problematischen Vielzahl krankmachender Säfte (*diversitas humorum*) konfrontiert ist. Da Bernhard jedoch nicht bevorzugt Säfte, sondern körperinterne Vorgänge kontrastierend gegenüberstellt, ist seine Interpretation der Aufhellungen anders als bisher gesehen: Deren verschiedene Typen (*remissus in colore, vergens in pallorem aut ad subalbedinem*) deuten auf Verdauungs- bzw. Verwertungsstörungen hin (*cruditas et indigestio*), am schlimmsten (*ultima indigestio et cruditas*) ist das milchige Aussehen (*color sicut lac*). Die schon bekannten Missfarben (*subcineritius, subalbidus, color sebi*, neu: *color fungi*) sind wieder ganz negativ bewertet und stehen außer für *indigestio* noch für Fäulnis und Verderben (*putredo, corruptio*).

---

28. Die aus der Antike stammende Pneuma-Lehre passt schlecht zur etablierten Humoralpathologie, scheint aber trotz ihres Nischendaseins doch ab und zu durch. Grundlegend dazu M. Putscher, *Pneuma, Spiritus, Geist: Vorstellungen vom Lebensantrieb in ihren geschichtlichen Wandlungen*, Wiesbaden 1973, zum Mittelalter 38-69.
29. Lenhardt, *Blutschau*, 35-39.

Bernhards zweiter Farbkatalog verfährt schematischer und auf den ersten Blick einfacher, ohne deswegen jedoch bei genauerer Betrachtung 'empirisch' nachvollziehbarer zu sein. Er verbindet konkrete Säfte, abstrakte Qualitäten und pathologische Abläufe und stellt diese zu den beiden Farbpaaren rot-weiß bzw. weiß-schwarz (gerade das problematische Weiß erscheint doppelt!), die durch zwei mehrdeutige Adjektive (*clarus-purus*) differenziert werden: Leuchtendes Rot (*rubeus clarus*) bedeutet übermäßige *colera*, mattes Rot (*rubeus non clarus*) hängt mit dem Blut zusammen; ob das jedoch einfach die natürliche Farbe ist oder einen Überschuss anzeigt, bleibt offen. Strahlendes Weiß (*albus clarus*) gehört zum *flegma*, mattes Weiß (*albus non clarus*) zur *melancholia*. Reines Weiß (*albus purus*) bedeutet *humiditas*, eine Abtönung (*albus non purus*) zusätzlich noch Kälte (*frigiditas et humiditas*). Kälte allein wird durch schwärzliche Verfärbung (*niger non purus*) angezeigt. Reines Schwarz (*niger purus*) schließlich steht für innere Verbrennungsvorgänge (*adustio*).

Solche Kataloge verselbständigen sich bisweilen; so kursieren die Notnamen eines 'Katalog A' und eines 'Katalog B', die mit vielfältigen Modifikationen in unterschiedlichen Kompilationen, Textsammlungen und Sammelhandschriften zu finden sind[30]. Die simple Struktur (Befund – Deutung) hat diesem Darstellungstyp den Weg bis über die Epochenschwelle hinaus geebnet. Auffällig ist die Tendenz, ein Defizit auszugleichen, das die bisher besprochenen Texte aufweisen: In diesen Katalogen werden erstmals erkrankte Organe (Herz, Milz, Lunge) bzw. befallene Körperregionen (Brust) konkretisiert. Sogar einzelne Krankheitsnamen (*gicht-paralysis, wassersucht-hydrops*) tauchen auf. Dafür wird gänzlich auf Erklärungen oder Herleitungen verzichtet, so dass diese Kataloge zwar eine lokalistische Ergänzung zur globalen Betrachtung des Körpers anbieten, aber auf intrinsische Plausibilität verzichten, was sie wiederum fehleranfällig und gleichzeitig korrekturresistent macht. Schauen wir uns als Beispiel nur einen einzigen Paragraphen an, der von einer Lebererkrankung handelt, diese jedoch mit ganz unterschiedlichen Farben in Verbindung bringt[31]: In

30. Ibid., 122-133.
31. Ibid., 124. Lenhardt nennt die drei von ihm abgedruckten Paralleltexte trotz ihrer Widersprüchlichkeiten die 'ungestörtesten Quellen': 123, Anm. 8. Seine Überlegungen zur Genese der Abweichungen (*coeruleus – ceruleus – [cereus] – cerusinus*): 124, Anm. 12. Der lateinische Text sowie die deutsche Wiegendruck-Bearbeitung von 1482 sind zitiert nach Keil, «Acht Parallelen», 119 und 121f. Außerdem hat Lenhardt noch einen deutschen Text aus der Heidelberger Handschrift Cpg 291, fol. 53r, herangezogen.

der 'Collectio Salernitana' ist *dolor in iecore de fervore* mit der Farbe Blau (*ceruleus*) assoziiert. Dagegen schreibt die spätmittelalterliche Sammelhandschrift Cpg 291 an der entsprechenden Stelle *gel vnd plaich* (hatte also wahrscheinlich in einer früheren Vorlage 'wächsern', *cereus*) und aus der Inkunabelzeit stammt die Variante *weichselfar*, die irgendwann einmal aus *cerusinus*-kirschfarben entstanden sein dürfte. Man darf vermuten, dass aus *weichselfar* auch einmal *wechselfar* werden kann, denn, wie wir gesehen haben, ist der negativ konnotierte changierende Eindruck in der Hämatoskopie ja nichts Unbekanntes.

Blut-'Proben'

Die Übergänge zwischen 'wissenschaftlicher' Begutachtung des Blutes und mantischen Proben sind fließend, sobald das Blut nicht einfach nur angeschaut, sondern weiteren Manipulationen unterworfen wird. Eine 'Waschprobe' ist schon im Zusammenhang mit der 'Maurus'-Blutschau überliefert, wenn auch dort mit so vielen Fehlern und so verkürzt, dass ersichtlich wird, dass der Schreiber keine rechte Vorstellung vom Ablauf hatte. Der Vergleich mit Parallelüberlieferungen lässt folgendes Verfahren erkennen: Unter fließendem Wasser wird ein mit Aderlassblut benetztes Leinentüchlein kräftig gewaschen und dann mehrmals ausgewrungen. Danach ist nach hellen, fleischartigen Rückständen zu suchen (*quasi caro alba*). Wenn diese so trocken sind, dass sie beim Reiben zwischen den Fingern knistern (*stridere*), zeigen sie eine interne *adustio* sowie eine Disposition zum Aussatz an, ansonsten sind sie harmlos, selbst bei großer Menge, und sind insbesondere bei Fettleibigkeit zu erwarten. Anders bei dunkler Färbung. Wenn diese sich nach nochmaligem Waschen aufhellt, überwiegt das Positive das Schlechte, doch wenn die Stückchen schwarz bleiben, zeigen sie eine ungünstige Dominanz der Schwarzen Galle an.

Eine Sonderform dieses Verfahrens ist die Waschprobe im Rahmen der Lepradiagnostik[32], deren Sonderentwicklung wegen der schon vorgeprägten ätiologischen Nähe dieser Krankheit zu innerem Ausbrennen und *melancholia* gut nachvollziehbar ist und sicher nahe lag. Das Blut des Leprösen ist so 'trocken', dass in einem darin geschwenkten Tüchlein körnige Rückstände verbleiben. Der berühmte und oft

---

32. Vgl. oben Anm. 10 und Lenhardt, *Blutschau*, 146-149, sowie G. Keil u. F. Lenhardt, «Lepraschau-Texte», in *Die deutsche Literatur des Mittelalters: Verfasserlexikon*, V, Berlin, New York 1985², 723-26.

reproduzierte Holzschnitt aus Hans Gersdorfs 'Feldbuch der Wundarznei'[33] mit dem Titel 'Besehung der vszsetzigen' verdeutlicht in Wort und Bild die Rolle der Leprablutschau. Eine Hilfsperson führt am linken Bildrand die Probe in einer Schüssel durch und ein Vierzeiler fasst die geprüften Symptome zusammen und nennt das Blut gleich an erster Stelle: «Bluot, harn, knoll, drueßen, glyder fül / Des athems gstanck und zeychen vil, / Fürwar, red ich, die zeygen an, / Das dißer sey ein Malczig man».

Eine Abtrennung verschiedener Blutbestandteile *per opera alchemiae*, speziell durch 'Destillation', fällt wegen ihres 'interessanten' und geheimnisvollen Charakters aus dem üblichen Rahmen[34]. Solche immer wieder abgeschriebenen Textbausteine zeigen, wie wenig sinnvoll, ja irreführend Stichwörter, wie 'Alltagsrelevanz' oder 'Praxisbezug', im Mittelalter sein können, weil bei scheinbaren 'Gebrauchstexten' mit ganz anderen Motivationen der Schreiber bzw. Kompilatoren zu rechnen ist. Beobachtet werden sollten bei dem aufwendigen Verfahren die drei Fraktionen, die dem kochenden Blut entweichen, erst der für den Schleim stehende weiße Schaum, dann das Blutäquivalent und zum Schluss der Anteil der Gelben Galle, um so Aufschluss über deren Anteil im Körper zu gewinnen.

Die Blutschau kann auch eine mantische Genesungsprobe enthalten und wegen der Einfachheit der Prozedur sowie der großen Bedeutung der Prognose wird speziell davon wohl auch nicht selten Gebrauch gemacht worden sein[35]. Es reicht beispielsweise bereits aus, einen Blutstropfen auf Wasser zu träufeln: Wenn er unversehrt (*integra*) erhalten bleibt, stirbt der Patient in diesem Jahr nicht, wenn sich das Blut jedoch sofort auflöst und mit dem Wasser vermischt, muss man um den Kranken fürchten.

Ausschließlich prognostisch ausgelegt ist übrigens auch die Blutschau bei Hildegard von Bingen (1098-1179)[36]. Das einschlägige Kapitel 'De cruoris differentia' aus dem II. Buch von 'Causae et curae' enthält drei säftebezogene Todeswarnungen, die aus einem bedrohlichen

33. Straßburg 1540, 168.
34. H. J. Romswinkel, *'De sanguine humano destillato': Medizinisch-alchemistische Texte des 14. Jahrhunderts über destilliertes Menschenblut*, med. Diss., Bonn 1974.
35. J. Telle, «Funde zur empirisch-mantischen Prognostik in der medizinischen Fachprosa des späten Mittelalters», *Sudhoffs Archiv*, 52 (1968), 130-41.
36. Kurz gestreift bei Lenhardt, *Blutschau*, 144. Zit. Ausgabe: P. Kaiser, *Hildegardis Causae et curae*, Leipzig 1903, 124f. Deutsche Übersetzung: M. Pawlik, *Hildegard von Bingen, Heilwissen: Von den Ursachen und der Behandlung von Krankheiten*, Freiburg, Basel, Wien 1990, 159.

Aussehen des geronnenen Blutes abgeleitet werden. Fatal sind trübe Verfärbung (*turbidus color*), die ein Absterben der Säfte durch Kälte anzeigt (*humores in frigiditate ad mortem moti sunt*), schwarze Streifen oder Flecken (*nigri stramum, nigrae maculae*), die den Untergang der Schwarzen Galle androhen (*melancholia ad mortem mota est*), sowie ein wachsartiger Rand (*in ambitu circuitus cerosus*), der eine Todesneigung der Gelben Galle signalisiert (*fel ad mortem motum est*). Wenn nur zwei dieser drei Zeichen zusammenkommen, besteht eine gewisse Hoffnung, obwohl die Krankheit lebensbedrohend ist, wenn alle drei gleichzeitig auftreten, kann nur noch Gott helfen.

Vereinfachungen

Bei Blutschautexten ist nicht nur ein Anschwellen durch Anlagerung weiterer, inhaltlich verwandter Elemente, sondern auch eine Reduktion zu beobachten, deren Kennzeichen der Verzicht auf physiologische Erklärungen sowie die Konzentration auf wenige Kriterien sind. Die erstgenannte Eigenschaft haben diese Varianten mit den 'Katalogen' gemeinsam, sie unterscheiden sich jedoch von diesen durch den Versuch der Plausibilisierung ihrer Aussagen. In der Überlieferung bleiben dann auch diese Textbeispiele in sich konstant. Die beiden hier genannten Belege stammen aus wundärztlich orientierten Lehrbüchern und stehen dort im allgemeinen Kontext des Aderlassens, ohne eigene Kapitel zu bilden. Man hat sogar den Eindruck, als würde das Thema überhaupt nur der Vollständigkeit wegen angesprochen. Aufschlussreich für eine solche Distanz zur Methode ist Guy de Chauliac (gest. 1368), der in seiner 'Chirurgia magna' nicht auf eine ausführliche Darstellung des Aderlassens verzichten will (VII, 1, 1) und in diesem Zusammenhang auch auf *iudicium et inspeccio sanguinis* eingeht[37]. Mit gewohnter Exaktheit benennt er seine direkten Quellen, Bernhard von Gordon und Heinrich von Mondeville (um 1260-nach 1325), und er weiß auch, dass Heinrichs Darlegungen von Bernhard übernommen wurden. Bevor er jedoch diese Hämatoskopie in vereinfachender Bearbeitung referiert, relativiert er deren Bedeutung, indem er die vielen Details und Kriterien der Methode als Hirngespinste (*filatariae*) bezeichnet, die er gern den feinen internistisch

---

37. M. R. McVaugh (ed.), *Guigonis de Caulhiaco Inventarium sive Chirurgia magna*, I: Text, Leiden, New York, Köln 1997, 399, II: Kommentar, *ibid*, 336f.

tätigen Ärzten überlässt (*quas dominis phisicis dimitto*). Für einen Chirurgen sei es ausreichend, dem zur Ader gelassenen Patienten eine Freude zu machen (*letificare*), indem man ihm versichert, wie gut ihm der Eingriff getan habe: Wenn das extrahierte Blut als 'gut' (*bonus*) einzustufen ist, bedeute es, dass das verbliebene noch besser sei, wenn es aber 'schlecht' (*malus*) erscheint, sei es gut, dass es entfernt wurde[38].

Wie ein positiver Befund auszusehen hat, versteht sich fast von selbst (*in substantia non nimis grossus neque subtilis sed frangibilis, competenter temperatus, rubeus, purus, in odore et sapore amicabilis*) und ebenso klar ist, dass sich 'schlechtes' Blut durch entsprechende Abweichungen auszeichnet (*Sanguis malus est qui deviat ab isto*). Die Farb-, Viskositäts-, Geruchs- und Geschmackskriterien im Detail sind dann wieder ganz ähnlich denen, die wir bereits kennen gelernt haben. Sogar die Lepra-Waschprobe taucht auf.

Für den deutschen Sprachraum war die Blutschau bei Ortolf von Baierland (Ende 13. Jh.) von größter Bedeutung[39], wo sie im dreiteiligen Aderlass-Kapitel (73) das Mittelstück bildet und ihrerseits sicher nicht zufällig aus drei Sätzen besteht. Die Prüfkriterien sind nichts Besonderes, sondern entsprechen den schon bekannten, aber bemerkenswert ist, dass unter ihnen der positive Befund nicht wie sonst am Anfang, sondern in der Mitte angesiedelt ist, so dass er gleichsam das Zentrum markiert. Im Text der Handschrift HB XI 11 der Württembergischen Landesbibliothek Stuttgart (Bl. 51r) lautet der Abschnitt folgendermaßen (Interpunktion von mir):

> Du salt mercken, ob daz plut, als es ein weyl gesteet, rot vnd trücken ist vnd daz nit vil wassers darüff swebet, daz bedewtet ein heysze vnd ein dürre natur desz menschen, vnd dem sal man nit vil lassen, wann es hat wenig plutes. Jst daz plut rot, so es ein weyl gesteet, vnd daz da weder zu vil nach zu wenig wassers ist oben vnd nit vil schawmsz hat, daz bedewtet ein gute natur vnd eynen gesunden menschen. Jst aber daz plut swarcz oder gestalt als vnslit oder plaw oder grün, daz ist alles pösz vnd bedewtet den ritten vnd künftigen siechtum, vnd den sol man dick lassen drincken von carioffel vnd von gamandria, wann daz reiniget daz plut.

Auffallend ist, dass die beiden pathologischen Befunde mit einer Handlungsanweisung verbunden sind, wie wir es bisher noch nicht

---

38. Lenhardt, *Blutschau*, 58, versteht diesen Satz so, dass Guy in Abweichung von sonstigen Autoren unterstelle, es trete immer zuerst das schlechte Blut aus.

39. Vgl. dazu Anm. 8 sowie C. Boot, «An aderlaszen ligt grosz gesuntheit: Zur Repräsentanz von Ortolfs Phlebotomie in deutschsprachigen Aderlaßtraktaten», in *Ein teutsch puech machen*, 112-57.

gesehen haben. Die Eigenständigkeit eines solch unmittelbaren Brückenschlags von der Semiotik zur Therapie ist sensationell und auch das zeitgenössische Publikum wusste offenbar solche Hinweise zu schätzen, wie die große Verbreitung von Ortolfs Schrift zeigt. Auch hier muss ich jedoch vor übertriebenem Optimismus im Hinblick auf erkennbare 'Praxis' warnen: Mit *gamandria* wird zwar höchstwahrscheinlich der in Süd- und Mitteldeutschland verbreitete Echte Gamander (Teucrium chamaedrys) oder zumindest ein verwandter Lippenblütler gemeint sein, aber ob die spätmittelalterlichen Benutzer von *carioffel* zu Basilikum (lat. *gariofilatum*, Ocimum basilicum) oder zu Gewürznelken (Caryophyllus aromaticus) griffen, wird ein Geheimnis bleiben.

Der kreative Umgang mit der Textgattung konnte deren Abstieg jedoch nicht verhindern. Das 'standesmäßige Abgleiten'[40] des Aderlasses in die Hände (relativ) ungebildeter Handwerkschirurgen mag eine Rolle gespielt haben, denn eine derart differenzierte universitäre Methode passt vielleicht nicht in ein solches Umfeld. Allerdings zeigt die hohe Dichte landessprachiger Belege, dass die Blutschau keineswegs exklusives universitäres Wissen war. Wahrscheinlich gehörte die Diagnostik ganz einfach nicht zu den Aufgaben der Akteure, die lediglich Aufträge auszuführen und (gerade beim Aderlass oft auf Prävention gerichtete) Patientenwünsche zu erfüllen hatten. Den scheinbar 'modernen' Einwand der mangelnden Objektivierbarkeit der Befunde und der Vielstimmigkeit der Interpretationsvorschläge finden wir bereits bei Heinrich von Mondeville[41]: Weder sei eine intersubjektive Einigung über die Einstufung von Farbtönen (*rufussubrufus*) noch eine eindeutige Schlussfolgerung (*sanguis albus* kann *adustus, indigestus, crudus* oder *flegmaticus* sein) gegeben. Doch bleibt zweierlei rätselhaft: Es fehlt das Argument, dass Blut nicht weiß, blau, grün usw. 'ist', und die Kautelen gelten natürlich genauso für die Harnschau, die aber kein Problem hatte, bis weit in die Neuzeit zu überleben. Die Blutschau wurde also nicht in erster Linie durch den Sieg der 'Empirie' über die 'Theorie' obsolet.

---

40. Lenhardt, *Blutschau*, 151.
41. J. L. Pagel (ed.), *Die Chirurgie des Heinrich von Mondeville*, Berlin 1892, 381.

So what?

Wir haben 'nur' Diskurse betrachtet. Unter diesem Vorzeichen sind bildliche Darstellungen als Illustrationen zu Texten, nicht als Quelle *sui generis* eingestuft. Dabei war ein kreativer Umgang mit der Tradition zu vermerken sowie die Hang zu versatzstückartiger Addition von Textelementen, die nicht oder kaum aufeinander abgestimmt wurden. Verschiedene Varianten existieren nebeneinander, nicht nacheinander, und der Eingang in die Volkssprache ist nicht unbedingt mit einer Simplifizierung verbunden. Nicht immer waren die Begriffe leicht zu übersetzen (um nichts zu präjudizieren, sind deshalb die lateinischen Ausdrücke mit abgedruckt), wahrscheinlich war Mehrdeutigkeit manchmal sogar beabsichtigt bzw. wurde – als Stärke, nicht als Schwäche – billigend in Kauf genommen[42]. Inhaltliche Ähnlichkeiten mögen auf gemeinsamen Wurzeln beruhen, sie erklären sich jedoch auch durch die theoriegeleitete 'physische Logik' des humoralpathologischen Körpermodells[43]. Genau diese bestechende 'physische Logik' scheint mir in erster Linie die jahrhundertelange Persistenz der Textgattung zu begründen.

Die Diskursanalyse mit dem Instrumentarium der Philologie zeitigt Ergebnisse eines bestimmten Typs; die Zeiten sind jedoch vorbei, diese unmittelbar als Ausweis von 'Alltagspraxis' zu deuten. Sie vermitteln Eindrücke von einem anderen Typ 'Realität', der von unserem Begriff von 'Erfahrung' verschieden ist und illustrieren das in der heutigen Geschichtswissenschaft immer wieder thematisierte Diskontinuitätsproblem[44]. Die Verschmelzung von Sinneseindruck und Symbolik der Farben veranschaulicht die Grenzen der Kommunikation[45]. Angesichts der keinesfalls abgeschlossenen Debatten um das Wesen von 'Wissen', um das Verhältnis von Wissen und Erfahrung[46] bzw. von

---

42. Zur Problematik der Versprachlichung (wenn auch ohne Berücksichtigung unserer mittelalterlichen medizinischen Texte): L. Roper, «Jenseits des linguistic turn», *Historische Anthropologie*, 7 (1999), 452-66.
43. Diesen Ausdruck prägte R. French, *Canonical medicine: Gentile da Foligno and scholasticism*, Leiden, Boston, Köln 2001, 111-19 und 124-30.
44. Dazu z. B. M. Heilmann u. T. Wägenbaur, «Literaturwissenschaft als (Des)Orientierungswissenschaft. Ein optimistischer Prospekt», in: *Macht Text Geschichte: Lektüren am Rande der Akademie*, Würzburg 1997, 7-16, hier bes. 14f.
45. Dazu J. Loenhoff, «Körper, Sinne und Text: Kommunikationstheoretische Anmerkungen zum Verhältnis von Körper und Schrift», in *Literalität und Körperlichkeit*, Tübingen 1997, 275-88; J. le Rider, *Farben und Wörter. Geschichte der Farbe von Lessing bis Wittgenstein*, Köln, Wien, Weimar 1997, hier bes. 281-304.
46. B. J. Scott, «The evidence of experience», *Critical Inquiry*, 3 (1991), 773-97.

Theorie und Empirie sowie um unterschiedlich radikale Variationen des Konstruktivismus ist das Mittelalter daher eine durchaus lehrreiche Epoche. Es zeigt die Macht des Diskurses über die sinnliche Wahrnehmung[47], ohne dass man behaupten könnte, das Mittelalter sei eine Zeit gewesen, die die Sinne vernachlässigt hätte, und es zeigt, mit welchen Schwierigkeiten bei einer Totalität des Diskurses 'Körpergeschichte' zu kämpfen hat.

---

47. Mit Blick auf die Moderne P. Sarasin, «Mapping the body: Körpergeschichte zwischen Konstruktivismus, Politik und Erfahrung», *Historische Anthropologie*, 7 (1999), 437-51. Die Umsetzung von höfischer Literatur in unmittelbare szenisch-sinnliche Darstellung versetzte im Spätmittelalter der Gattung den Todesstoß: W. Haug, «Die Verwandlungen des Körpers zwischen 'Aufführung' und 'Schrift'», in *Aufführung und Schrift in Mittelalter und Früher Neuzeit*, Stuttgart, Weimar 1996, 190-204.

Hartmut Bettin

DER THERAPEUTISCHE GEBRAUCH VON BLUT IM MITTELALTERLICHEN ABENDLAND

Blut gehört zu den ältesten Heilmitteln. Ob Menschenblut oder das Blut von Tieren, ob innerlich oder äußerlich angewendet, ob in reiner Form verabreicht, als Destillat oder als Bestandteil zusammengesetzter Arzneimittel, sollte Blut bereits in vormittelalterlicher Zeit den vielfältigsten Heilzwecken dienen[1]. Unter gelegentlichem Rückblick auf die wahrscheinlichen antiken Ursprünge fokussieren sich die nachstehenden Betrachtungen auch angesichts der günstigeren Quellenlage auf den Blutgebrauch in der Heilkunde des Hoch- und vor allem des Spätmittelalters. Im Mittelpunkt stehen verschiedene spätmittelalterliche so genannte Arzneibücher und Rezeptarien, die sowohl als ein Spiegel des gelehrten, als auch des volkstümlichen medizinischen Wissens ihrer Zeit gelten können[2]. Da die Heterogenität

1. Siehe hierzu u. a. H. Schelenz, *Geschichte der Pharmazie*, Hildesheim 1965, 71, 86, 89, 124, 126, 129, 145, 148, 164, 331, 817; M. Schrenk, «Blutkulte und Blutsymbolik», in *Einführung in die Geschichte der Hämatologie*, ed. im Auftrag der Deutschen Gesellschaft für Hämatologie von K. G. v. Boroviczeny, unter Mitarbeit v. H. Autenrieth, Stuttgart 1974, 1-17; H. Schipperges, *Blut in Altertum und Mittelalter*, ibid. 17-30; W. Schneider, *Lexikon zur Arzneimittelgeschichte*, I, Tierische Drogen, Frankfurt am M. 1968, 60.
2. Der *Thesaurus pauperum* des Petrus Hispanus wurde, da er auf der akademisch-gelehrten Literatur seiner Zeit basierte, insbesondere seit dem 14. Jahrhundert unter den Schulmedizinern sehr geschätzt; J. Telle, *Petrus Hispanus in der altdeutschen Medizinliteratur. Untersuchungen und Texte unter besonderer Berücksichtigung des Thesaurus pauperum*, Diss. Heidelberg 1972, 28. Das Gothaer mittelniederdeutsche Arzneibuch des 14. Jahrhunderts vereint die akademisch-gelehrte *Practica Bartholomaei* mit der aufgrund ihres gewichtigen *Thesaurus*-Anteils nicht minder gelehrten «Düdesche(n) Arstedie»; siehe S. Norrbom, *Das Gothaer mittelniederdeutsche Arzneibuch und seine Sippe*, Hamburg 1921, 44; s. hierzu auch Telle, *Petrus Hispanus*, 112. Das Bremer mittelniederdeutsche Arzneibuch wird, worauf einzelne Rezepte von Barbierchirurgen und Apothekern hindeuten, von Heilkundigen ohne akademische Bildung genutzt worden sein. Das 'Nürnberger Arzneibuch', das 'Schatz'-*Florilegium* im 'Speyerer Arzneibuch' sowie damit verwandte Handschriften fanden wohl auch unter medizinischen Laien Verwendung; Telle, *Petrus Hispanus*, 61, 97.

dieser Schriften kaum gezielte Rückschlüsse auf die lateinischen *fontes* einzelner bluthaltiger Arzneimittel zulässt, können im Hinblick auf den Blutgebrauch in der Arzneimitteltherapie des Mittelalters nur grobe Traditionslinien aufgezeigt werden. Bluthaltige Arzneimittel sind in den Arzneibüchern trotz deren vielfach verwandter Herkunft durchaus in unterschiedlicher Anzahl und Anwendung anzutreffen[3].

Bereits Sprachwechsel und literarische Umformung führten im Zuge der Überlieferung zu inhaltlichen Veränderungen von Rezepten, die über Modifikationen von Kompositions- und Applikationsvorschriften bis hin zum Verlust der ursprünglichen Indikationsangabe reichen konnten.

Obgleich auch Wunderheilungen durch Blutreliquien im weiteren Sinne dem Gebrauch des Blutes zu Heilzwecken zuzurechnen sind, konzentrieren sich die folgenden Darstellungen auf das Blut im Arzneischatz des Mittelalters, ohne dessen Prägung durch den christlichen Glauben sowie Aberglauben, Magie und Astrologie übersehen zu wollen. Dem um 1300 aufkommenden Verfahren der Blutdestillation, das gerade auch von Ärzten wie Arnald de Villanova (1240-1311) aufgegriffen wurde[4], liegen zwar ganz wesentlich alchemistische Bestrebungen zugrunde, dennoch soll hier ausschließlich auf die medizinisch-therapeutische Anwendung von Blutdestillaten eingegangen werden.

Dem Blut wurden von alters her bestimmte Grundeigenschaften nachgesagt, die es für Heilzwecke prädestinierten. Tief verwurzelt war der Glaube an seine verjüngende und Leben spendende Kraft. Medea fordert in Ovids (43 v.-18 n. Chr.) Metamorphosen die Töchter des greisen Pelias auf: «Zückt das Schwert; lasst das alte Blut heraus, dass ich die leeren Adern mit Jünglingsblut auffülle»[5]!

In ähnlicher Weise versuchte man auch im Mittelalter, das Blut, gewissermaßen als ein *agens vitalis* einzusetzen. Der französische

---

3. Das Arzneibuch des Johan van Segen, für das u. a. Einflüsse der *Practica Bartholmaei*, der 'Düdeschen Arstedie' und des 'Arzneibuchs des Ortolf von Baierland' nachgewiesen worden sind, verzeichnet beispielsweise keine bluthaltigen Arzneimittel; vgl. H. Alstermark, *Das Arzneibuch des Johan van Segen*, Stockholm 1977 [Stockholmer germanistische Forschungen, XXII].
4. Zur alchemistischen Verwendung des Blutdestillats siehe H. J. Romswinkel, *'De sanguine humano destillato', Medizinisch-alchemistische Texte des 14. Jahrhunderts über destilliertes Menschenblut*, Diss. Bonn 1974, 25-31; L. Thorndike, *A history of magic and experimental science*, 8 Bde., New York 1923-1958, III (1934), 78-84.
5. «stringite ait gladios veteremque haurite crurorem, ut repleam vacuas iuvenali sanguine venas!»; Ovid, *Metamorphosen*, VII, Vers 333.

König Ludwig XI. (1423-1483) soll Kinderblut zur Heilung genommen haben[6], und aus dem Tierreich weiß Konrad von Megenberg zu berichten, dass der Pelikan, nachdem er seine Jungen im Zorn getötet hat, «slet syn brust oder sin siten mit dem snabel biß das rosenfarbes blut dar vsser fliesset Vnd besprenget die kindel do mit vn also machet er sie wider lebendig»[7]. Von den Ungarn schreibt die Chronik des Abtes Regino von Prüm (840-915): «Sie trinken Blut, verschlingen als Heilmittel die in Stücke zerteilten Herzen derer, die sie zu Gefangenen gemacht»[8]. Gerade für das Mittelalter basierte ein Teil der angenommenen Schutz- und Heilwirkung des Blutes auf seiner Bedeutung als Symbol und Medium einer heiligenden und heilenden Kraft. Im Alten Testament ist zu lesen: «denn des Leibes Leben ist im Blut und ich habe es euch zum Altar gegeben – denn das Blut ist die Versöhnung für das Leben»[9]. Christus medicus heilt mit seinem Blut. Gegen Nasenbluten, heißt es im Nürnberger Arzneibuch aus der zweiten Hälfte des 15. Jahrhunderts[10], einer rudimentären Lehnübersetzung des *Thesaurus pauperum* (Mitte 13. Jh.) des Petrus Hispanus (Johannes XXI. nach 1210-1277), in Anknüpfung an das Kreuzigungsmotiv und die letzten Worte Christi (Johannes 19,30), «Nym auch dein selber plut vnd laß dir schreibenn an dy stiren: 'Consumatum est'»[11]. In die Übersetzungen des *Thesaurus pauperum* sind mit dem Benediktbeurer Rezeptar, der *Practica Bartholomaei*, dem «Deutschen Salernitanischen Arzneibuch» und dem «Arzneibuch Ortolfs von Baierland» wichtige Arzneischriften des 13. und 14. Jahrhunderts eingeflossen. Die Vorschriften im Nürnberger Arzneibuch, die den therapeutischen Gebrauch von Blut beinhalten, gehen indes fast ausschließlich auf Petrus Hispanus zurück. In seinem scholastischen Eklektizismus stützt sich Petrus speziell bei den bluthaltigen Arzneiformen

---

6. V. Anshelm, *Berner-Chronik von Anfang der Stadt Bern bis 1526*, 6 Bde., Bern 1825-1833, I (1825), 320. Zu weiteren Beispielen s. H. Bächthold-Stäubli (ed.), *Handwörterbuch des deutschen Aberglaubens*, 10 Bde., Berlin [u.a.] 1927-1942, I (1927), Sp. 1435-37.
7. K. v. Megenberg, *Buch der Natur*, UB Heidelberg: Handschrift aus der Werkstatt von Diebold Lauber (1441-1451), Sign. Cod. Pal. Germ. 300, Buch III.B, 153v.
8. O. v. Hovorka, A. Kronfeld, *Vergleichende Volksmedizin. Eine Darstellung volksmedizinischer Sitten und Gebräuche, Anschauungen und Heilfaktoren, des Aberglaubens und der Zaubermedizin*, I, Stuttgart 1908, 80.
9. *Altes Testament* (AT), 3. Buch Mose, Buch der Leviter, Kap. 17, Vers 11.
10. Telle, *Petrus Hispanus*, 350, Nr. 454.
11. Telle spricht in diesem Zusammenhang von einer Blutstillung, der der Gedanke des *similia similibus* zugrunde liegt und von einer mit Blut geschriebenen Bannformel geheiligten Charakters; Telle, *Petrus Hispanus*, 188.

neben Dioskurides auf Sixtus, Kyrannus, Constantinus, Galenus, Gilbertus und den Experimentator[12].

Menschliches Blut

Das 'Blutbad' und vor allem der Bluttrunk scheinen im Mittelalter recht verbreitet gewesen zu sein, und das obwohl dem zahlreiche Verbote entgegengestanden haben[13]. In Bußbüchern sind gegen den offenbar verbreiteten Blutgenuss im Liebeszauber, den es bereits bei den Ägyptern gegeben hat, Beichtvorschriften mit hohen Strafen vorgesehen. Burchard von Worms vermerkte:

Fecisti quod quaedam mulieres facere solent? Tollunt menstrum suum sanguinem, et immiscent cibo vel potui, et dant viris suis ad manducandum, vel ad bibendum, ut plus diligantur ab eis. Si fecisti, quinque annos per legitimas ferias poeniteas[14].

Obwohl gerade die Verwendung des Menstruationsblutes mit Strafen belegt wurde, da es als unrein galt[15], fand es, wie das Menschenblut überhaupt, vielfach medizinische Verwendung. Nach Dioskurides (um 40 bis 90), dessen *Materia medica* in der lateinischen Übersetzung aus dem 6. Jahrhundert im Mittelalter als Grundlagenwerk der Arzneikunde mitunter beinahe dogmatisch aufgegriffen wurde, sollte das Menstrualblut die Empfängnis der Frauen verhindern, wenn sie sich ringsherum damit bestreichen, oder wenn sie darüber hin schreiten. Eingerieben wäre es gegen Podagraschmerzen und

---

12. L. de Pina (ed.), «*Thesaurus pauperum* atribuido Pedro Hispano», in *Studium Generale 1-5*, Porto 1954-1958; s. a. Telle, *Petrus Hispanus*, 63-72; J. Deus, *Der Experimentator – eine anonyme lateinische Naturenzyklopädie des frühen 13. Jahrhunderts*, Diss. Hamburg 1998.

13. Im alten Testament wird der Blutgenuss an mehreren Stellen untersagt; AT, 3. Buch Mose, Buch der Leviter, Kap. 17, Vers 10, 12-14. Im Koran heißt es: «Ihr Gläubigen, eßt von den guten Dingen, mit denen Wir euch versorgten und seid Allah dankbar, wenn Er es ist, dem allein ihr dient. Was Er euch verboten hat, ist Krepiertes und Blut und Schweinefleisch und das, was einem anderen als Allah geopfert wurde [...]. Aber wenn jemand durch Notwendigkeit gezwungen ist, nicht aus Verlangen oder Übertretung, dann ist keine Sünde auf ihm, Allah ist vergebend, barmherzig.»; Koran, Sure 2, Vers 172-73.

14. B. v. Worms, *Corrector et medicus* (Decretum liber XIX), in *PL*, 140, 974. Weitere Beispiele aus Bußbüchern finden sich bei H. J. Schmitz, *Die Bußbücher und die Bußdisciplin der Kirche*, Mainz 1883, 530, 536, 617 f., 668, 683, 691, 748; s. a. Strack, *Das Blut im Glauben und Aberglauben*, 28 f.

15. AT 3. Buch Mose, Buch der Leviter, Kap. 15, 19-30.

roseartigen Ausschlag wirksam[16]. In verschiedenen spätmittelalterlichen Arzneibüchern finden sich neben der 'Fußsucht'[17] weitere Einsatzbereiche, wie gegen Blasenstein[18] und Menstruationsblutungen[19]. Während Hildegard von Bingen Menstrualblut bei einer bestimmten Form des Aussatzes für wirksam hielt[20], empfahl der Astrologe am Hof Friedrichs II. Michael Scot (1175-1232) gegen den Aussatz unter anderem das Blut eines zweijährigen Kindes, das dem heißen Wasserbade zugemischt werden sollte[21]. Eigenblut, das, wenn auch mit überwiegend magischem Hintergrund gegen Nasenbluten anzuwenden sei, wird beispielsweise im 1382 verfassten Bremer Arzneibuch des Arnold Doneldey erwähnt[22]. Die in einem spätmittelalterlichen medizinisch-alchemistischen Text *De sanguine humano destillato* aus dem 14. Jahrhundert angeführten Heilwirkungen zeigen besonders deutlich den Einfluss humoralpathologischer Vorstellungen auf den arzneilichen Blutgebrauch[23].

16. Dioskurides, *De materia medica*, Digitalisierter Text der unter dem Titel «Des Pedanios Dioskurides aus Anazarbos Arzneimittellehre in fünf Büchern» erschienenen Übersetzung von J. Berendes, Stuttgart 1902 (http://www.tiscalinet.ch/materiamedica/Volltext/Buch5.htm), Buch 2, Kap. 97 (Blut).
17. «wer dy fußsucht hab [...] der sich salbet mit dem plüt menstrualis, das ist gut»; s. Telle, *Petrus Hispanus*, 326, Nr. 238.
18. «Wedder den sten. [...] Nym dat blot dat van den wyuen kumpt, wan se ere stunde hebben, vnde lat dat drogen vnde menghe dat myt wyne vnde gif em dat drinken»; Norrbom, *Das Gothaer mittelniederdeutsche Arzneibuch*, 117-18, Kap. XCVIII.
19. «Darwedder nym padelkerssen vnde wegebreden vnde stot dyt sulve sede yt an enen gropen myt etick, vnde do dar des blodes wat to dat du van dy latest, wenne dyne stunde is, vnde lat dyt tosamende seden, vnde legge dat krude vppe dyne schemede alzo du dat hetest dogen machst. Yo du dyt vakener deist, yo yt beter ys»; Norrbom, *Das Gothaer mittelniederdeutsche Arzneibuch*, 128, Kap. CXXIII sowie «To deme menstruum. So dat menstruum to unmechtich is, so nym brune kersen unde male de unde werme in eynen haven unde nym dat menstruum unde do dat darto unde leghe dat oppe den navel, so vorsteyt dat menstruum»; F. Willeke, *Das Arzneibuch des Arnoldus Doneldey*, Münster 1912, 39, Nr. 243.
20. H. v. Bingen, *Causae et curae*, ed. v. P. Kaiser, Unveränderter Nachdruck d. Ausg. v. 1903, Basel 1980 [Bibliotheca scriptorum graecorum et romanorum teubneriana], Buch IV, 212 f; s. hierzu auch J. Cadden, *Meanings of sex difference in the Middle Ages*, Cambridge 1993, 72 u. 80.
21. M. Scot, «Phisionomia», in A. Magnus, *De secretis mulierum* [...]. *Adjectum est ob materiae similitudinem Michaelis Scoti, de secretis naturae opusculum*, Amsterdam 1740, 241, Kap. 14; vgl. auch Thorndike, *A history of magic*, II (1923), 331-32.
22. «Deme de nese to vele blödet. Deme scrif myt synes sulves blöde vor sin hovet .o. unde an de rechteren wanghen .pe. unde an de luchteren wanghen .le. unde an dat kin .v., dat sprek tosamene: opeleu [ein Zauberwort]»; Willeke, *Das Arzneibuch des Arnoldus Doneldey*, 4, Nr. 38; s. a. Anm. 11.
23. Zum Kölner Kurztraktat *De sanguine destillato virtutes duodecim* s. Romswinkel, *De sanguine*, 131. Die Handschrift befindet sich im Stadtarchiv Köln: Kodex Wallraf Quart 279.

Entsprechend seiner feuchtwarmen Qualität sollten das Blut sowie sein Destillat vor allem gegen Krankheiten wirksam sein, die durch den Überschuss der trocken-heißen *cholera* entstanden waren[24]. Das Blut musste dabei, wegen der noch unverdorbenen Mischungsqualität, von einem Jüngling gewonnen und mittels eines Brennhutes destilliert werden. Die in dem angeführten Traktat vorgesehenen Heilanwendungen umfassen summarisch fast alle Krankheiten, die vereinzelt auch in anderen mittelalterlichen Quellen in Verbindung mit bluthaltigen Arzneimitteln auftauchen. Destilliertes Menschenblut sollte gegen Hectica, Frenesie, Hauptkrankheiten, Mutterkornbrand, Lähmungen, Ausschläge, Augenkrankheiten aller Art, Flecken im Gesicht, Phtysis (Tuberkulose), Podagra (Fußgicht) und Lepra wirken. Auch zur Empfängnisverhütung hielt man es für brauchbar[25]. Offensichtlich maßen Henry de Mondeville (1260–1320) und Guy de Chauliac (ca. 1300-1368) dem destillierten Menschenblut neurologische Wirksamkeit bei, da sie es gegen arthritische- und Nervenleiden empfahlen. Bei dem Hinweis «et aqua sanguinis humani septies distillata est ad hoc ab alchemistis et ab Hēr. laudata» im Kapitel *de arthritide*[26] seiner *Chirurgia magna* stützt sich Guy de Chauliac auf Mondeville, der sich seinerseits wiederum auf einen *Libellus secretorum* des Bischofs Theodoricus de Cervia (1205-1298) beruft, indem er vermerkt: «Similiter dicit Thedericus, episcopus Lerviensis, in libello secretorum suorum, quod nervi contracti, si fricando humectentur cum aqua sanguinis humani septies distillati curabantur [...]»[27].

Tierisches Blut

Hippokrates ging davon aus, dass das im Menschen befindliche Blut den größten Teil des Bewusstseins (des Verstandes) liefert[28]. Dass

24. «Aqua eo modo sanat omnem febrem, que prouenerit ex cholera, siue sit febris continua vel quecumque alia sit, si detur pacienti»; *ibid.*, 49.
25. Ibid.
26. G. de Chauliac, *Chirurgia magna*, Paris 1585, 250 (Tract.VI, Doctr. I, Cap. I.).
27. H. de Mondeville, *Die Chirurgie des Heinrich von Mondeville (Hermondaville)*, ed. v. J. L. Pagel, Berlin, 1892, 555; s. a. L. H. Strack, *Das Blut im Glauben und Aberglauben der Menschheit*, München 1900, 32.
28. Bei Hippokrates, Περὶ νούσων τὸ πρῶτον (Über die Krankheiten, erstes Buch), Kap. 30, heißt es: «τὸ αἷμα, τὸ ἐν τῷ ἀνθρώπω πλεῖστον ξυμβάλλεται μέρος συνέσιος»; E. Littré, *Oeuvres complètes d'Hippocrate*, 10 Bde., Amsterdam 1961-1989 (réimpression de l'édition de Paris, 1839-1861),VI (1979), 200; siehe auch T. Beck, *Hippokrates Erkenntnisse*, Jena 1907, 184 f.

DER THERAPEUTISCHE GEBRAUCH

das Blut als Träger des Bewusstseins, der Seelenkraft[29], der Wesensmerkmale eines Individuums galt, spielte jedoch vor allem auch bei der Verwendung tierischen Blutes eine entscheidende Rolle[30]. Vom Blut gewisser Tiere erhoffte man sich ganz spezielle Heilwirkungen. Manches liegt in Mythologie und Religion begründet. Im Alten Testament wird die Entsühnung mit dem Blut des Stieres und des Bockes gefordert[31]. Gerade vom Blut des Bockes wird im Folgenden noch ausführlicher die Rede sein. Die Katze, die gern, besonders wenn sie schwarz war, mit Dämonen in Zusammenhang gebracht wurde, galt den Germanen noch als heilig und ihr Blut als besonders wirksames Fiebermittel[32]. Möglicherweise hat sich dieser alte Germanenglaube bis ins christliche Mittelalter erhalten. In dem in der niederdeutschen Bartholomäustradition stehenden so genannten Gothaer mittelniederdeutschen Arzneibuch aus der Mitte des 14. Jahrhunderts sollte Katzenblut «wedder dat helsche vur» also den Mutterkornbrand wirksam sein, wobei sich die Grundqualitäten der Krankheiten Fieber und Mutterkornbrand (Ignis sacer, Ergotismus, Antoniusfeuer), nämlich hitzig und trocken, ähneln[33]. Der Ergotismus stellte offenbar durch seine starke Verbreitung im 14. Jahrhundert für nahezu jeden Heilkundigen eine große Herausforderung dar, wie die verschiedentlich in den Arzneibüchern aufgeführten Rezepte von namentlich erwähnten, jedoch kaum bekannten Urhebern, vermuten lassen[34].

29. Bächthold-Stäubli, *Handwörterbuch des deutschen Aberglaubens*, I (1927), Sp.1435.
30. Der obersteirische Jäger trinkt das Blut des frisch aufgebrochenen Wildes, um sich eine feste Brust zu erhalten; Hovorka, Kronfeld, *Vergleichende Volksmedizin*, II (1909), 29. Ochsenblut mit Wein und Honig gemischt ist ein altgermanischer Krafttrank; Hovorka, Kronfeld, *Vergleichende Volksmedizin*, I (1908), 79.
31. Im 3. Buch Mose, dem Buch Levitikus, Kap. 16,Vers 18, 19 heißt es: «So soll er Sühne schaffen für sich und sein Haus und die ganze Gemeinde Israel. Und er soll hinausgehen zum Altar, der vor dem Herrn steht, und ihn entsühnen soll vom Blut des Stieres und vom Blut des Bockes nehmen und es ringsum an die Hörner des Altars streichen und soll mit seinem Finger vom Blut darauf sprengen siebenmal und ihn reinigen und heiligen von den Verunreinigungen der Israeliten».
32. Schipperges, *Blut in Altertum und Mittelalter*, 27.
33. «Wedder dat helsche vur. [...] Nym vnde wrif [reibe] enen keze wol myt honnighe vnde legge dat darvp myt enen kolblade, bestrik ok dat sere myt kattenblode, dat lesschet ok dat vur»;Telle, *Petrus Hispanus*, 104, Nr. 66.
34. Im Bremer mittelniederdeutschen Arzneibuch des Arnoldus Doneldey finden sich Rezepte gegen den Ergotismus von Johannes Bartscherer; Willeke, *Das Arzneibuch des Arnoldus Doneldey*, 179, Nr. 23 und von einem Hinricus Krumesse, bei dem es sich gar um einen Apotheker handeln könnte, wenn dieser tatsächlich mit dem Stralsunder Apotheker Hinricus Krumesse identisch ist, der 1382/88 im Stralsunder Schuldbuch erwähnt wird; s. Stadtarchiv Stralsund: Schuldbuch von 1376-1511, 11, 16 und 24. Zwischen 1410 und 1415 wird ein Apotheker

Nähert man sich der Frage, warum gerade das Blut bestimmter Tiere für wirksam gehalten wurde, stößt man unwillkürlich auf die Schriften Hildegards von Bingen (1098-1179). Bei Hildegard mit ihrer ausgeprägten Vorliebe für mehrdeutige Symbolik spielen Tiere immer wieder eine wichtige Rolle. Zu ihren um die Mitte des 12. Jahrhunderts entstandenen naturkundlichen und medizinischen Schriften, die Kompilationen aus volkskundlichen Erfahrungen, antiker Überlieferung und benediktinischer Tradition sind, gehört auch die «Naturkunde». Darin geht sie auf verschiedene Tiere und deren Eigenschaften ein, aus denen sie dann gelegentlich auch einen heilkundigen Verwendungszweck des Blutes ableitet. Das Blut des Pferdes, eines ihrer Lieblingstiere, soll demnach mit Bockstalk zu einer Salbe vermengt, sehr wirksam gegen Aussatz helfen[35]. Bedeutsam erschien ihr dabei, dass das Pferd von guter, warmer Natur und seine Nahrung rein sei[36]. So verbanden sich bei Hildegard humoralpathologische Aspekte mit dem Reinheitsgedanken, der den Aussätzigen zugleich als den Unreinen begriff. In Buch XIII des 'Experimentators' werden die Tiere ebenfalls durch verschiedene Blutqualitäten unterschieden, so sollten Tiere mit reinerem Blut wacheren Sinnes sein und umso vollkommener je mehr Blut und Wärme sie besäßen[37]. Solche Tiere wurden einer besonderen Elementarqualität des Blutes im Gefüge humoralpathologischer Vorstellungen, nämlich 'warm', am besten gerecht. In Hildegards 'Naturkunde' bekommt die Blutanwendung ferner einen dämonologischen Hintergrund. Der Wolf, aus ihrer Sicht ansonsten kaum für Heilzwecke geeignet, hat etwas von der Natur der bösen Geister, wird begleitet von Geistern, was sein Blut, mit den Blättern des Gichtbaumes zu einer Salbe verarbeitet, gegen Gicht wirken lässt[38]. Dämonen erschienen nach mittelalterlichem Glauben häufig in der Gestalt von schwarzen Tieren, während weiße Tiere als Symbol für göttliche Reinheit und weiße heilende Magie stehen konnten,

---

Heinrich Crummesse dann im Kolberger Stadtbuch genannt; P. Tepp, *Untersuchungen zur Sozial- und Wirtschaftsgeschichte der Hanse- und Salzstadt Kolberg im Spätmittelalter, Strukturwandel und soziale Mobilität*, Diss. Hamburg 1980, 567; s. Stadtarchiv Stralsund: Schuldbuch von 1376-1511, 11, 16 und 24, s. a. H. Bettin, *Die Gesundheitspflege in den norddeutschen Hansestädten von ihrer Gründung bis in die Frühe Neuzeit*, Diss. Greifswald 1994, 115 sowie H. Bettin, «Die Apotheke als medizinale und wirtschaftliche Einrichtung in norddeutschen Hansestädten des späten Mittelalters», in *Hansische Geschichtsblätter*, Köln, Weimar, Wien 1998, 96-97.
35. H. v. Bingen, *Naturkunde*, übersetzt v. P. Rietke, Salzburg 1959, 127.
36. Bingen, *Naturkunde*, 127.
37. Deus, *Der Experimentator*, 18f.
38. Bingen, *Naturkunde*, 130f.

deren Blut von der Verunreinigung durch Krankheit zu befreien vermochte. Nach dem auf dem *Thesaurus pauperum* des Petrus Hispanus basierenden 'Schatz'-Florilegium im 'Speyerer Arzneibuch' sollte das Blut eines weißen fleckenlosen Lammes gegen Epilepsie wirksam sein[39]. Hierin könnte sich rudimentär eine Vorschrift aus dem gegen Ende des 8. Jahrhunderts verfassten Lorscher Arzneibuch erhalten haben[40], die vorsah gegen die Fallsucht 30 oder 42 Tage[41] lang Lammblut auf nüchternen Magen zu trinken[42]. Es blieb allerdings offen, auf welche Art diese tägliche Blutration zu gewinnen war. Das im Lorscher Arzneibuch weiterhin von einem anschließenden 50tägigen Bußfasten vor und nach der 'Blutdiät' die Rede ist, weist auf die enge Verknüpfung von Krankheit und Sünde im Frühmittelalter hin, während ein Gleiches im Spätmittelalter im Zusammenhang mit dem therapeutischen Einsatz von Blut kaum mehr deutlich wird[43]. Eine weniger medizinische, sondern überwiegend magische Bedeutung kam dem Blut eines weißen Hundes im Nürnberger Arzneibuch zu, demnach es an die Wände eines Hauses zu streichen sei, um den Zauber von diesem Haus zu nehmen[44].

Die Anwendungsgebiete der im Nürnberger Arzneibuch überlieferten Mittel aus dem Blut verschiedener Tiere[45], gegen unerwünschten

---

39. «Eins wizen lambes blvt, dc kein vlecken habe, getrvnken oder gessen, hilfet»; siehe Telle, *Petrus Hispanus*, 388, 'Schatz'-Florilegium im 'Speyerer Arzneibuch', Kap. 5 (= *Thesaurus pauperum*-Kap VII, De epilentia), Nr. 20.
40. Inhaltliche Anklänge von Rezepten an Texte frühmittelalterlicher Rezeptare sind bei Petrus Hispanus des öfteren festzustellen; Telle, *Petrus Hispanus*, 27.
41. Für die Wahl gerade dieser Zeiträume wird zum Belang gewesen sein, dass die Mondphasen von Vollmond zu Vollmond = einen «synodischen Monat» = 29 Tage und zwölf Stunden und 33 Minuten ergeben, also rund 30 Tage und die Fastenzeit 42 Tage vor Gründonnerstag beginnt.
42. G. Keil (ed.), *Das Lorscher Arzneibuch*, Übersetzung der handschriftlichen Manuskripte Med. 1 der Staatsbibliothek Bamberg v. U. Stoll u. R. Keil unter Mitwirkung von A. Ohlmeyer, Stuttgart 1989, 77-78, Nr. 225.
43. «Wer dies einnehmen will, soll [vorher] 50 Tage kein Brot, kein Salz und kein Wasser zu sich nehmen [...] Nach diesen [30-42 Tagen] soll er 50 Tage lang [...] keinen Wein trinken, kein Fleisch essen, keinen Essig zu sich nehmen; er soll nur Bier und milden Honigwein trinken; dann wird er befreit», Keil, *Das Lorscher Arzneibuch*, 77-78, § 225.
44. Telle, *Petrus Hispanus*, 336, Nr. 367.
45. Gegen Haarwuchs: «Wer woll, das im nicht har wasch, der prech das har auß vnd streich fledermeuß blut oder junger kroten blut oder des hundes milch dahin, so weschet es nicht», Telle, *Petrus Hispanus*, 310, Nr. 37; Gegen gerötete Augen: «Dem die augenn rot sein, der streich tawbenplut daran, im wirt paß», *ibid.* 311, Nr. 58; Gegen Nasenbluten: «Wer das plut prinnet zu puluer vnd es in die nasen tud, so versted sie vnd heilet auch dy wunden», *ibid.* 316, Nr. 101; Gegen stark blutende Wunden: «thu rintderplut darein, so verstet sy», *ibid.* 334, Nr. 346. Ein Mittel für den Haarwuchs erscheint im 'Schatz'-Florilegium im 'Speyerer

Haarwuchs, für die Augen und gegen Blutungen erinnern an altägyptische Bräuche[46]. Auch in den in der Bartholomäustradition stehenden Arzneibüchern des 14. und 15. Jahrhunderts, wie beispielsweise dem Bremer mittelniederdeutschen Arzneibuch des Arnold Doneldey oder dem Gothaer mittelniederdeutschen Arzneibuch, wird dem Blut eine blutstillende[47] sowie eine Haarwuchs hemmende oder auch fördernde Wirkung zugesprochen[48].

Arzneibuch'. Hier heißt es in Übersetzung des «Thesaurus pauperum» u. a.: «Daz dir vil hares wachse [...] 4. Zertrib peterlin mit swinin blvte vnde erwelle dc mit wine vnde sihe es denne durh ein tvch vf ein kaltes wazzer vnde vetzet vf dem wazzer, dc nim vnde mvsche es mit eime eier tutter in wine gebeizet vnde salbe da mit die stat, da nit hares enist, es wachset sa zehant», Telle, *Petrus Hispanus*, 388-89.
46. Siehe W. Westendorf (ed.), *Lexikon der Ägyptologie*, I, 840-42. Im *Thesaurus pauperum* findet sich auch ein Beispiel für den magischen Transfer von Krankheiten. Zur Beseitigung einer Augenfistel soll demnach das Blut aus dem Hahnenkamm, das mit pulversierter Schlangenhaut vermengt wird, an die Füße des Patienten angelegt werden, um die Fistel dorthin zu ziehen; s. Thorndike, *A history of magic*, II, 498-99.
47. Im Arzneibuch des Arnoldus Doneldey wird gegen Zahnfleischbluten beim Kinde Blut aus dem Hahnenkamm empfohlen, mit dem das Zahnfleisch zu bestreichen sei. Es heißt: «Van den birle. Wultu dat den iunghen kinderen nummer mer de tenen enswaren, so nym eynes hanen kam unde snyt de dat blöde, unde bestric deme kinde den birl in den munde»; Willeke, *Das Arzneibuch des Arnoldus Doneldey*, 4, Nr. 36, und im Gothaer mittelniederdeutschen Arzneibuch: «Js eyn adere gelaten edder eyne wunde ghehouwen, edder blodet eneme de nese vnde enwil nicht entstan, so steck ene kow dat se blode, vnde berne dat blot to puluere vnde strouwe des wat in de nusterken vnde in de wunden edder in de aderen. Dyt sulue deit ok brant horn [...] Jtem nym ruden myt der wortelen vnde berne dat to puluere vnde nym ok des suluen mynschen blot vnde berne dat to puluere in eneme schapen vp deme vure, vnde in deme schapen schal nicht syn wen dat blot, vnde berne ok koehorne to puluere vnde do dar atrymentum to vnde do darto puluer gebrant van koeblode. Berne ok to puluere enen vylt vnde stot ok wyrok, menghe dyt altomale tosamende vnde puste em des wat daryn.» Das Kapitel schließt mit einem Spruch aus der Blutsegentradition, wonach sich durch Analogiezauber das Wunder des Jordanstillstandes wiederholen soll: «Myn vrouwe sunte Maria de sloch ene roden in de hillghen Jordanen. De Jordane entstund: also de Jordane entstund, so entsta du blot nu vnde jummermere jn den namen des vaders vnde des sones vnde des hilgen geistes amen»; Norrbom, *Das Gothaer mittelniederdeutsche Arzneibuch*, 86-87, Kap. XXVIII.
48. «Wultu haer enwech bringhen, dat yt nicht wedder enwasse, so nym eyn krude dat heth duuenvoet, vnde berne dat to asschen vnde make dar loghe aff vnde dwage dar dat houet mede, so entvallen dy de haer. Jtem en andert. Nym ekenloeff vnde de myddelsten borken van der eken vnde make dar loghe aff vnde dwaghe dar dat houet mede, vnde wen yt droghe ys, so besmere yt myt blode van ener vleddermus edder myt hundesmelke [Hundefett], darna make eyn bat, men nym ersten enen gronen loefvorsch vnde berne den to puluere vnde strouwe em dat vp dat houet in dem bade; wan em dat houet gedwagen ys, so entvallet em dat haer. Jtem eyn ander. Nym vnde dode ene vleddermus vnde nym ere blot myt byllensade vnde emeteneyere [Ameiseneier] vnde swart mansaet allike vele, stot dit tosamende vnde wringk dat sap vth vnde smere dar dat houet mede», *ibid.*, Norrbom,

Steinleiden

Bemerkenswerterweise führt Hildegard von Bingen in der 'Naturkunde' unter den Reptilien[49] den trockene, fremdartige Hitze verkörpernden Drachen auf, dessen Blut gegen Steinleiden helfen sollte. In ihrer Vorschrift heißt es, dass man Drachenblut u. a. in reinem klaren Wasser eine kappe Stunde liegen lassen müsse, so dass das Wasser von seiner Wärme annähme. Dieses Wasser sei dann 9 Tage lang zu trinken. Wasser fungierte hier also als Träger und Verdünnungsstoff für die steinbrechende Kraft des Drachenblutes und Hildegard mahnt daher am Ende noch, das man es niemals unverdünnt trinken solle, weil man davon sofort sterben würde. Merkwürdig ist, dass sie tatsächlich das Blut der Drachen mit ihrem entzündenden Atem meinte. Dies erscheint vor allem auch deshalb verwunderlich, weil Hildegard die *Materia medica* des Dioskurides gekannt haben muss. Dioskurides aber schrieb belehrend über das sich hinter dem Begriff Drachenblut verbergende Kinnabariharz: «Es gibt aber noch eine stark tiefdunkle Farbe, [...] deshalb glauben Einige, es sei Drachenblut»[50].

Die Traditionslinie der Anwendung von Bocksblut gegen Steinleiden lässt sich verhältnismäßig gut nach verfolgen[51]. Laut Isidorus (gest. 634) sei der Diamant nicht mit Feuer oder Eisen zu bearbeiten und nur durch Bocksblut zu erweichen. Diese Auffassung soll ihren

Das Gothaer mittelniederdeutsche Arzneibuch, 81, Kap. XVI und an anderer Stelle: «Weme de hare vthvallen edder de worme ethen, de neme lynsaet vnde berne dat to puluere vnde stot cypollen vnde wringk dat saep vth vnde menghe de twee dingk tosamende myt olye vnde smere dat houet darmede, so beholden sick de hare. Jtem eyn andert. Buckeshorne gebrant vnde myt olye gemenget vnde dat houet darmede gesmeret, dar wassen ok de haer I af. Jtem eyn andert. Nym petercillien vnde wrif de myt swynesblode vnde sede dit an blanken wyne vnde wringk yt denne dor enen dok in kolt water vnde sammele dat vette bauen van deme watere, so nym denne enen dodder van eneme sadenen eye, mastix, komen, honnich vnde puluer van den beneken de dat honnich dreghen, vnde menghe dat altomale myt deme vetten vnde smere dar dat houet mede, so entholden sick de hare»; *ibid.*, 81-82, Kap. XVII.
49. Bingen, *Naturkunde*, 138.
50. Dioskurides, *De materia medica*. Digitalisierter Text der unter dem Titel «Des Pedanios Dioskurides aus Anazarbos Arzneimittellehre in fünf Büchern» erschienenen Übersetzung von J. Berendes, Stuttgart 1902 (http://www.tiscali-net.ch/materiamedica/Volltext/Buch5.htm), Buch 5, Kap. 109.
51. Zu den nachfolgenden Beispielen bei Isidorus, Alexander Trallianus, Avicenna, Arnald de Villanova und Bernard de Gordon; siehe O. Tschirch, *Handbuch der Pharmakognosie*, I, Leipzig 1932², 849.

Ursprung in der üblichen Härtung der Instrumente der Steinschneider mit Bocksblut gehabt haben, woraus der medizinische Gebrauch des Bocksblutes mit seiner auflösenden Wirkung bei Blasen- und Harnstein abgeleitet wurde. Alexander Trallianus (525-605) hat die Bereitung des Bocksblutes aufgezeichnet. Er bevorzugt einen 4 Jahre alten Bock und fordert eine bestimmte Ernährung des Tieres, das zur Zeit der Traubenreife geschlachtet werden müsse und dessen Blut an der Sonne zu trocknen sei. Avicenna (um 980-1037) mischte seinem *electuarium de cineribus* Bocksblut bei. Arnald de Villanova (1235-1312) riet später, den Bock in den Hundstagen zu schlachten und vorher einen Monat mit Efeu- und Steinbrechblättern zu ernähren. Nach Bernard de Gordon (gest. 1320) wiederum müsse der Bock mit Fenchel, Petersilie, Bibernell, Getreide, rotem und weißem Steinbrech und Steinhirse oder ähnlichen diuretisch wirkenden Pflanzen und Pflanzendrogen ernährt werden. Bis ins Spätmittelalter bleibt das Bocksblut in steintreibenden Mitteln vorherrschend. Im Arzneibuch Ortolfs von Baierland (1280), das etwa um 1400 seine größte Verbreitung fand, wird Bocksblut ebenso empfohlen [52] wie im Arzneibuch des Arnold Doneldey. In letzterem heißt es:

«Van deme stene. [...] Du scalt nemen eynen buk, de over iar alt si unde scalt en ver weken myt mynten voden unde myt anderme crude, de dar van heter nature sin. Darna sla den buk unde samme sin blot in eyn reyne copperen vat unde droghe dat in der sunnen unde wrivet to pulvere in deme sulven mande unde menghe dat to porsensap; desses scaltu drinken eynen lepel vul, dat brict den sten untwey unde werpt en ut myt der pissen» [53].

In einem weiteren Kapitel dieses Arzneibuches sollen neben Ziegenblut 'blodighe hasenhut', zu Pulver gebrannt und mit Petersilie, Liebstöckel, Safran und Wein vermengt, unter Rücksichtnahme auf die Mondphasen in bestimmten Dosen einzunehmen sein, aber auch als Badezusatz gegen den Blasenstein wirken [54]. Wenngleich Bocks-,

---

52. «Dit is ouch eyn puluer vor den Steyn. Nym Gariofolorum, golande [Galgan], cycadarum, grani solis, seminis petrocilini, seminis lenistici, saxifrage, sangwinis hirci sicci, lapidis sponge iclikes twey quentyn, stoz ez vnde do alz vel (weichsel chern) da to: gef ez eme dez morgens vnde dez auendez eyn half lot». Diese Vorschrift geht offenbar nicht auf Gilbertus Anglicus zurück; vgl. J. Follan, (ed.), *Das Arzneibuch des Ortolf von Baierland*, Stuttgart 1963, 153, Nr. 127.
53. Willeke, *Das Arzneibuch des Arnoldus Doneldey*, 21, Nr. 139.
54. «Van deme steyne, de deme koninghe Tiderike den steyn in dem live tobrak. Du scalt nemen blot van eyner seghen, wenne de mane vul brict, in eyn glesen vat unde scalt dat halden neghen daghe in der sunnen in dem sulven

Ziegen-, bzw. Geißenblut hauptsächlich gegen den Stein angewandt wurde, reduzierte sich sein Gebrauch keineswegs allein darauf. So sollte es warm getrunken ebenfalls gegen Wassersucht wirken [55].

In dem um 1400 entstandenen mittelniederdeutschen 'Utrechter Arzneibuch' wird auch Hasenblut urologisch gegen den Harnstein eingesetzt [56]. Hier ist vermerkt:

«De den sten enbinnen heuet, de neme dat blot des hasen vnde de hut, de an der siden is; also scalmen se bernen; mit warmen watere scal he dat drincken nuchteren» [57].

Bereits die mittelhochdeutschen Rezeptarien des Benediktbeuerer Receptars aus der Mitte des 13. Jahrhunderts enthielten in ganz ähnlicher Weise ein Mittel aus Hasenhaut und Hasenblut gegen den Stein:

«fvr den stein Ob du wellest daz der offe stein der dem menschen weshet gar verswinde bi im an snide si nim hasenvel also vrischez so ez abegeschunden si vn darzv den sweiz [Blut] der in den ist vnd prenne das allez ze pulver in einem haven vñ nim danne des puluers in ein ander vaz mit warmen wine vñ trinch daz da vō swindet der stein» [58].

Der Gebrauch von Wolfsblut gegen den Stein, der auf Petrus Hispanus, also ebenfalls auf das 13. Jahrhundert zurückgeht, scheint hingegen nicht so verbreitet gewesen zu sein [59]. Konrad von Megenberg

mande; wanne aver dat blot droghe si, so nym eyne versche blodighe hasenhut unde berne de to pulvere, wenne de mane bricht. Dar scal he to don criten eyen lepel vul, petercilien unde leverstockessamen twey lepel vul, saffranes ver lepel vul, seghenblodes tweyne myt der hasenhut, dit scaltu myt warmen wine drinken; in deme watere bade, dat is gut ieghen den sten»; Willeke, *Das Arzneibuch des Arnoldus Doneldey*, 21, Nr. 140.
55. Telle, *Petrus Hispanus*, 331, Nr. 310.
56. Hildegard von Bingen war noch der Ansicht, dass außer der Galle (gegen Aussatz) nicht viel vom Hasen als Heilmittel tauge; Bingen, *Naturkunde*, 130.
57. Weiter heißt es hier: «Wltu dat bevinden, nim eyen sten vnde des puluers en lepel vul; in warm water scotu dat don, so togeyt de sten»; A. Lindgren, *Das Utrechter Arzneibuch* [Ms. 1355, 16, Bibliotheek der Rijksuniversiteit Utrecht], Stockholm 1977 [Stockholmer germanistische Forschungen, XXI], 74, Nr. 156 sowie: «Nim buckesblot vnde droghe dat in der sunnen, want it hart werde. So nim vnde tempere it mit witten wine vnde gif it warm eme drincken des morgenes vro vnde des auendes, so mūt de sten tobreken; dat is vorsocht. So de sten tobrecht, so scal he petercilien nutechen, so ne wasset de sten nicht mer»; *ibid.*, Nr. 157.
58. Bayerisches Hauptstaatsarchiv: Benediktinbeuern Kl. Ltr. Nr. 32; Abschrift: H. Fischer, «Mittelhochdeutsche Receptare aus bayerischen Klöstern und ihre Heilpflanzen», (1926), in G. Baader, G. Keil (ed.), *Medizin im mittelalterlichen Abendland*, Darmstadt 1982, 83-94.
59. Telle, *Petrus Hispanus*, 324, Nr. 211.

hält es allerdings, auf Aristoteles gestützt, für gut gegen «das krimmen in dem libe»[60].

Auf die Verwendung von Menschenblut bei der Steinbehandlung wurde bereits an anderer Stelle verwiesen[61].

Epilepsie

Noch verbreiteter als bei der Behandlung von Steinleiden war der Gebrauch des Blutes zur Heilung der Epilepsie bzw. Fallsucht.

Häufig und gern wird in diesem Zusammenhang Plinius zitiert, der seine Abscheu darüber äußerte, dass die an Fallsucht Leidenden das Blut der Fechter (sprich Gladiatoren) trinken[62], um sich an der Heilkraft, die aus den Wunden quillt, zu laben. Ortolf von Baierland scheint diesem Glauben in gewisser Weise noch verhaftet gewesen zu sein. Er empfiehlt in Anknüpfung an Gilbertus Anglicus (13. Jh.) gegen Epilepsie Eigenblut mit Ei vermengt zu verabreichen[63]. Hildegard von Bingen fügte ihrer in *Causae et curae* erwähnten Komposition eines Epilepsiemittels aus Teilen verschiedener Tiere getrocknetes Maulwurfsblut hinzu[64]. Die Anwendung destillierten Menschenblutes bei Epilepsie wurde bereits an anderer Stelle erwähnt.

Ein weiteres Bild, nämlich das der durch die römischen Arenen streunenden Hunde, die das vergossene Blut auflecken, lebte möglicherweise noch in einem Rezept aus dem Gothaer Arzneibuch fort, indem man dem Epileptiker 'wenn er gefallen ist' zu Pulver gebrannte

---

60. «Aristoteles sprichet Das des wolffes blut vn ouch sin mist gut sy fur das krimmen in dem libe»; Megenberg, Buch III.A, Bl. 104r.

61. «Wedder den sten. [...] Nym dat blot dat van den wyuen kumpt»; Norrbom, *Das Gothaer mittelniederdeutsche Arzneibuch*, 117-18, Kap. XCVIII (wie Anm. 18).

62. «sanguinem quoque gladiatorum bibunt, ut viventibus poculis, comitiales [morbi], quod spectare facientes in eadem harena feras quoque horror est.»; Plinius, *Naturgeschichte*, Liber XXVIII, 2 §4. Der Glaube, daß das Blut Hingerichteter Fallsucht heile, hat sich bis ins 19. Jahrhundert erhalten. Noch bei Hinrichtungen, die 1824 und 1844 stattfanden, wurde das Blut von den an Epilepsie Leidenden getrunken. Hovorka, Kronfeld, *Vergleichende Volksmedizin*, I (1908), 86; siehe hierzu auch Strack, *Das Blut im Glauben und Aberglauben*, 43-44.

63. «Van deme vallenden Wehen, Epylencia»: «Es spricht Gi(l)bertus, wen dat mensche dez ersten vellet, so sal man eme laten von welchyn lede man wil, vnde sal eme (des plutez) vyr quentyn myt eyme weychen eye to supene geuen: daz helfet sere»; Follan, *Das Arzneibuch des Ortolf von Baierland*, 123, § 87; s. a. O. Riha, *Ortolf von Baierland und seine lateinischen Quellen. Hochschulmedizin in der Volkssprache*, Wiesbaden 1992 [Wissenschaftsliteratur im Mittelalter, X], 168.

64. H. v. Bingen, *Causae et curae*, Leipzig 1903, 206-7.

Hundegalle, Leber, Lunge und Herz zu essen geben sollte sowie alle Tage Hundeblut dazu[65].

Das Nürnberger Arzneibuch riet schließlich, das Blut eines Geiers mehrere Tage gegen die Fallsucht zu trinken[66].

Die 'heilige Krankheit' nahm zwar eine Sonderstellung bei der arzneilichen Verwendung von Blut ein, doch erstreckte sich die heilende und entsühnende[67] Kraft des Blutes beispielsweise ebenso auf die Frenesie. Die Frenesie gehörte nach mittelalterlichem Verständnis wie die Epilepsie zu den Geisteskrankheiten, die volkstümlich unter Wahnsinn oder Besessenheit vereinnahmt oder in den volkssprachlichen Quellen mit 'Unsynnicheit' oder mit 'von sinnen gekommen' umschrieben wurden. Eine Behandlungsvorschrift im Nürnberger Arzneibuch lautet: «Ob ein Mensch kumpt vonn den synnen, so nym plutes hundlein vnd sneyd es auff vnd bind es dem tobenden menschen auff sein hawbt, doch sol man in vor bescheren[68]. Oder ein swartz hun ist auch gut [...]»[69].

In einem Holzschnitt aus der sehr populären zwischen 1263 und 1273 entstandenen *Legenda Aurea* des Jacobus de Voragine (um 1230-1298), der zeigt, wie St. Remigius (von Reims 533) einen (besessenen) Blinden heilt (Abb. 1)[70], ist der kahl geschorene Schädel eines Besessenen zu erkennen. In der Ikonographie wird dies oft dahingehend gedeutet, dass man ein beliebtes Versteck der Dämonen beseitigen wollte.

Das im Nürnberger Arzneibuch erwähnte schwarze Huhn deutet zweifellos auf einen dämonischen Hintergrund hin. Indes könnte

---

65. «Wedder dat vallende. Wen he geuallen ys, so dode enen hunt snelliken vnde gif em des hundes gallen snelliken drinken warm, vnde des hundes herte, leueren vnde lunghen vnde allent dat darto ys, dat berne to puluere vnde gif em des alle dage ethen, vnde des hundes blot laet droghen vnde nutte des ok alle daghe vnde bynt em pyonenkorne in enen dok vnde henghe den vmme den hals»; Norrbom, *Das Gothaer mittelniederdeutsche Arzneibuch*, 148, Kap. CLXVII.
66. «Item nim aines girres leber mit blůt vnd allen vnd trinck darab dry tag, das ist och gůt»; Telle, *Petrus Hispanus*, 331, Nr. 300.
67. Der Begriff der Entsühnung ist für das Verständnis der Heilanwendung des Blutes bei Epilepsie von zentraler Bedeutung. Bei Hippokrates, Περὶ ἱερῆς νόσου (*Über die heilige Krankheit*), Kap. 1 alias Kap. 4, heißt es: «καθαίρουσι γὰρ τοὺς ἐχομένους τῇ νούσῳ αἵματί» («Sie entsühnen die von Fallsucht Betroffenen mit Blut»); Littré, *Oeuvres complètes d'Hippocrate*, VI (1979), 362; siehe auch Beck, *Hippokrates Erkenntnisse*, 206 f.
68. Telle, *Petrus Hispanus*, 349, Nr. 442.
69. *Ibid.*, Nr. 443.
70. St. Remigius heilt einen (besessenen) Blinden. Jacopo da Voragine. Legenda Aurea. Winterteil. Augsburg-Günther Zainer 25. Okt. 1471, Paris, Bibl. Nat. Réserve, H 266, fol. 14v.

dieser Holzschnitt angesichts der vorgenannten Behandlungsvorschrift, die in ähnlicher Form (jedoch überwiegend ohne Blutverwendung) auch in anderen Arzneibüchern zu finden ist, zugleich als ein bildlicher Hinweis auf die medizinische Behandlung von Besessenen gedeutet werden, die quellenmäßig sonst kaum zu belegen ist.

Der Einluß der Materia medica des Dioskurides auf die Blutpräsenz im spätmittelalterlichen Arzneischatz

Anklänge an die bereits eingangs als grundlegendes Werk für den Arzneimittelgebrauch im Mittelalter charakterisierte Dioskuridische *Materia medica* zeigen sich insbesondere im Nürnberger Arzneibuch. Taubenblut, bei Dioskurides als Mittel gegen Augenwunden zu finden[71], erscheint dort gegen gerötete Augen[72] und auch das den Haarwuchs hemmende Froschblut bei Dioskurides könnte in modifizierter Form als Krötenblut von Petrus Hispanus aufgegriffen worden sein[73]. Dioskurides erklärte weiterhin, dass das Blut des Hauswiesels[74] äußerlich angewandt sowie das der Landschildkröte getrunken bei Epilepsie heilkräftig wirke[75]. Der Glaube an die Heilkraft des Schildkrötenblutes, wenn auch mit veränderter Indikation, blieb offenbar lange erhalten. Als Kolumbus im Juni 1498 auf den Azoren landete, erfuhr er, dass portugiesische Aussätzige auf einer der Inseln Heilung suchten. Er notierte in sein Tagebuch: «Es gab nämlich hier eine Fülle von Schildkröten, die so groß waren wie ein Schlachtschild. Indem die Kranken das Fleisch dieser Schildkröten aßen und sich öfter in ihrem Blut wuschen, fanden sie Genesung»[76]. Die ganze Vielfalt der in der *Materia medica* anzutreffenden Anwendungen des Blutes verschiedenster Tiere hat sich indessen nicht erhalten. Hirsch und Wiesel sowie Gans und Ente, deren Blut einstmals wichtiger Bestandteil in giftwidrigen *Antidota* gewesen war, spielen am Ausgang des Mittelalters offenbar keine Rolle mehr. Dafür wird der Arzneischatz des Spät-

---

71. Dioskurides, *De materia medica*, Buch 2, Kap. 97.
72. «Dem die augenn rot sein, der streich tawbenplut daran, im wirt paß»;Telle, *Petrus Hispanus*, 311, Nr. 58.
73. Telle, *Petrus Hispanus*, 310, Nr. 37 (wie in Anm. 45).
74. Dioskurides, *De materia medica*, Buch 2, Kap. 27.
75. *Ibid.*, Kap. 97.
76. *Christoph Columbus - Dokumente seines Lebens und seiner Reisen, 1493-1506*, II, Leipzig 1991, 138.

mittelalters nunmehr um Arzneimittel die das Blut von Wolf, Maus[77], Fledermaus, Geier und Katze enthalten, bereichert. Als eine Rarität im spätmittelalterlichen Blutgebrauch kann 'schnegenplut', das nach dem Nürnberger Arzneibuch gegen 'slaffsucht' an 'dy tinnen' zu streichen sei, gelten[78]. Während die Traditionslinien verschiedener Bereiche der arzneilichen Verwendung von Blut vielfach weit zurückreichen, scheint sich sein giftwidriger Gebrauch im Mittelalter verloren zu haben. Tierisches Blut galt ursprünglich in den berühmtesten heilkräftigen Komposita als wesentlicher Bestandteil. Der berühmte Theriak bzw. das Antidotum Mithridaticum, eine Latwerge, wurde bei Plinius mit dem Blut der durch den Genuss von Giftpflanzen als giftfest angesehenen pontischen Enten bereitet[79]. Bereits im Lorscher Arzneibuch sind derartige Theriakkompositionen kaum mehr zu finden. Selbst das von Dioskurides empfohlene bluthaltige Mittel gegen den Biss giftiger Tiere und den Genuss des Krötengiftes fand in den spätmittelalterlichen Arzneibüchern keine Beachtung mehr[80].

Betrachtungen zur Galenik und zur pharmakologischen Wirksamkeit bluthaltiger Arzneimittel

Im Altertum wie auch im Mittelalter erschien Blut zu Heilzwecken häufig in reiner Form, gelegentlich in bestimmter Präparation als Destillat (auch mehrfach destilliert), doch häufiger zu Pulver zerrieben, nachdem man es, wie bereits im *Liber servitores* des Abul Qasim (936-1013) beschrieben[81], an der Sonne oder im Ofen getrocknet hatte[82]. Gerade im Spätmittelalter fand sich Blut vielfach in Verbindung

---

77. Mäuseblut sollte hier gegen Warzen wirken; Keil, *Das Lorscher Arzneibuch*, 201, Nr. 68.
78. Telle, *Petrus Hispanus*, 330, Nr. 294.
79. Plinius, *Die Naturgeschichte des Cajus Plinius Secundus*, ins Dt. übers. u. mit Anm. vers. von G. C. Wittstein, IV, (XX-XXVII. Buch): *Arzneimittel von den Pflanzen*, Leipzig 1881, Plinius 25, 3; s. a. Schelenz, *Geschichte der Pharmazie*, 86, Anm. 4. Ziegenblut mischte man der bekannten heilkräftigen lemnischen Erde bei, die Dioskurides bei Vergiftungen und Dysenterie (Ruhr) empfahl; Dioskurides, *De materia medica*, Buch 5, Kap. 113.
80. Dioskurides empfiehlt einen Trank aus dem Blut der Meerschildkröte, mit Wein, Hasenlab und römischem Kümmel; Dioskurides, *De materia medica*, Buch 2, Kap. 97.
81. Siehe Tschirch, *Handbuch der Pharmakognosie*, I, 448-49.
82. «Nim buckesblot vnde droghe dat in der sunnen, want it hart werde [...]»; Lindgren, *Das Utrechter Arzneibuch*, 74, Nr. 157 (wie Anm. 57).

mit verschiedenen anderen, insbesondere pflanzlichen Drogen überwiegend in Salben und in Pflastern. Hinsichtlich der Mengenanteile in den bluthaltigen Komposita blieb vieles im Ermessen des Bereiters. Nur gelegentlich kommen genaue Angaben wie 'vyr quentyn'[83], 'half lot'[84] oder 'ij lib.'[85], häufiger ungefähre Maße wie 'lepel vul'[86] vor. Bei der Verwendung des Mestruationsblutes einer Frau oder des Blutes eines kleineren Tieres verstand man offensichtlich die natürliche Grenze der zu erhaltenden Blutmenge als Maß. Blut wurde den Mischungen frisch oder in Pulverform zugesetzt. Das getrocknete und zu Pulver zerriebene oder gebrannte Blut wurde in warmem Wasser oder Wein aufgelöst, wobei auch die Einnahmezeiten wie beispielsweise «des morgenes [...] vnde des auendes» gelegentlich angegeben sind[87]. Sowohl bei der Einnahme als auch bei der Entnahme und Trocknung des Blutes erschienen die Mondphasen mitunter von Bedeutung[88]. Zumeist ist in den Arzneibüchern von weißem Wein die Rede, in dem das getrocknete Blut aufzulösen sei. Der Zusatz von Wein, von verschiedenen tierischen Fetten und Sämereien mit hohem Fettgehalt, wie Mohn- und Leinsaat mag hier eine günstigere Auflösung der Blutproteine bewirkt haben. Fette dienten insbesondere aber auch als wichtiger Konsistenz bildender Hilfsstoff bei der

---

83. «[...] vnde sal eme (des plutez) vyr quentyn myt eyme weychen eye to supene geuen»; Follan, *Das Arzneibuch des Ortolf von Baierland*, 123, § 87 (wie Anm. 63).

84. *Ibid.*, 153, Nr. 127.

85. Ein Rezept für eine Salbe gegen Lepra und Krätze im «Hochdeutschen Bartholomäus» lautet: «Unguentum optimum ad lepram et ad scabiem. Recipe sangwis porci ij. lib. et manum plenam de savina recenti et decoque ad consumtionem tercie partis»; Wardale, Follan, *Der Hochdeutsche Bartholomäus*, Text III (Brit. Mus. Add. Ms 17527), 67, Nr. 274. Zu den Zusammenhängen zwischen hochdeutschem und niederdeutschem Bartholomäus s. *ibid.* Einleitung VII.

86. «[...] desses scaltu drinken eynen lepel vul, dat brict den sten untwey unde werpt en ut myt der pissen.»; Willeke, *Das Arzneibuch des Arnoldus Doneldey*, 21, Nr. 139 (wie Anm. 53); «... wanne aver dat blot droghe si, so nym eyne versche blodighe hasenhut unde berne de to pulvere, wenne de mane brict. Dar scal he to don criten eyen lepel vul, petercilien unde leverstockessamen twey lepel vul, saffranes ver lepel vul, seghenblodes tweyne myt der hasenhut»,; Willeke, *Das Arzneibuch des Arnoldus Doneldey*, 21, Nr. 140 (wie Anm. 54); «De den sten enbinnen heuet, de neme dat blot des hasen vnde de hut, de an der siden is; also scalmen se bernen; mit warmen watere scal he dat drincken nuchteren. Wltu dat bevinden, nim eyen sten vnde des pulueres en lepel vul; in warm water scotu dat don, so togeyt de sten.»; Lindgren, *Das Utrechter Arzneibuch*, 74, Nr. 156 (wie Anm. 57).

87. «[...] gif it warm eme drincken des morgenes vro vnde des auendes»; Lindgren, *Das Utrechter Arzneibuch*, 74, Nr. 157 (wie Anm. 57).

88. «Du scalt nemen blot van eyner seghen, wenne de mane vul brict, in eyn glesen vat vnde scalt dat halden neghen daghe in der sunnen in dem sulven mande.» Willeke, *Das Arzneibuch des Arnoldus Doneldey*, 21, Nr. 140 (wie Anm. 54); Keil, *Das Lorscher Arzneibuch*, 77-78, Nr. 225 (wie Anm. 41 und 42).

Salbenherstellung. Um den Blutgeschmack zu überdecken, setzte man den bluthaltigen Arzneimitteln Süßungs- und Würzstoffe, wie Honig, Mastix, Galgan und Kreuzkümmel zu. Über die Funktion des schwärzenden *Atrymentum* (vermutlich: atramentum) sowie tierischer Zutaten wie Bockshorn, Ameiseneier, zerpulverte Bienen kann indes nur spekuliert werden. In einigen Fällen ist nicht sicher zu sagen, ob die Zugabe von Blut lediglich aus herstellungstechnischen Gesichtspunkten erwogen wurde oder eher von magischer Bedeutung war[89]. Vielfach dürften jedoch gerade in Verbindung mit verschiedenen nachweislich wirksamen Pflanzen und pflanzlichen Drogen in bluthaltigen Komposita durchaus Heilwirkungen beobachtet worden sein. So wird im Utrechter Arzneibuch nach der steinbrechenden Therapie mit Bocksblut, gewissermaßen zur Nachsorge, Petersilie empfohlen[90], um die Neubildung von Harnstein zu vermeiden und nach dem Bremer mittelniederdeutschen Arzneibuch mischte man dem Ziegenblut harntreibende Pflanzen und Pflanzendrogen wie Petersilie, Liebstöckelsamen und Safran bei[91].

Aufgrund der auffälligen Präsenz des Bocksblutes gegen den Harnstein im Mittelalter und angesichts des Hinweises bei Arnald de Villanova den Bock zur Traubenreife zu schlachten[92], ist man versucht anzunehmen, dass die harnsteinlösende Wirkung im Zusammenhang mit steroiden Hormonen stehen könnte. Jedoch zeigen neuere Studien an Ratten, dass Testosteron die Harnsteinbildung eher fördert als hemmt[93], so dass weniger Erfahrungswissen, als vielmehr der Glaube an die Wirksamkeit des Blutes 'van heter nature' entscheidend für das Jahrhunderte überdauernde Festhalten am Bocksblut gewesen sein dürfte[94].

---

89. Der hochdeutsche Bartholomäus enthält beispielsweise ein Rezept, in dem Blut ersatzweise für Butter verwendet werden konnte. Es heißt hier: «swer geswollen ist, nym wermut und swarcen nahtschaten und schellewrcz, dirre drier wrcze nym gelich und sud sie mit butteren oder mit swinbluet und lege sie dar uber»; W. L. Wardale, J. Follan (ed.), *Der Hochdeutsche Bartholomäus*, [Dundee] 1993, Text II (Brit. Mus. Ms. Arundel 164), 20-21, Nr. 107.
90. «So de sten tobrecht, so scal he petercilien nutechen, so ne wasset de sten nicht mer»; Lindgren, *Das Utrechter Arzneibuch*, 74, Nr. 157 (wie Anm. 57).
91. Willeke, *Das Arzneibuch des Arnoldus Doneldey*, 21, Nr. 140 (wie Anm. 54).
92. Tschirch, *Handbuch der Pharmakognosie*, I, 849 (wie Anm. 51).
93. Y. H. Lee, W. C. Huang, J. K. Huang, S. S. Chang, «Testosterone enhances whereas estrogen inhibits calcium oxalate stone formation in ethylene glycol treated rats», *The Journal of urology*, 156 (2 Pt 1) (1996), 502-505; T. Yagisawa, F. Ito, Y. Osaka, H. Amano, C. Kobayashi, H. Toma, «The influence of sex hormones on renal osteopontin expression and urinary constituents in experimental urolithiasis», *The Journal of urology*, 166 (3) (2001), 1078-82.
94. «Van deme stene. [...] Du scalt nemen eynen buk, de over iar alt si unde scalt en ver weken myt mynten voden unde myt anderme crude, de dar van heter nature sin»; Willeke, *Das Arzneibuch des Arnoldus Doneldey*, 21, Nr. 139.

Dem Einsatz von gepulvertem Geflügel- und Rinderblut zur Blutstillung[95] mögen Beobachtungen und Überlegungen zu Grunde liegen, die das Vorhandensein dahingehend wirksamer Bestandteile (Fibrinogen, Thrombin) antizipierten. Nicht zuletzt werden in diesem Zusammenhang auch antibiotische Eigenschaften des Blutes von Belang gewesen sein[96].

Zusammenfassung

Das Mittelalter kann gewissermaßen als die letzte Blütezeit der arzneilichen Verwendung von Blut angesehen werden, da aufbauend auf der Fülle des Überlieferten, angereichert mit eigenen Kompositionen eine später kaum mehr erreichte Anzahl bluthaltiger Arzneimittel zur Verfügung stand. Auch die Vielfalt der im Arzneischatz des Mittelalters vorkommenden Blutsorten ist groß. Während mancher Blutsorte eine spezielle Heilwirkung zukam, tauchen andere mit unterschiedlichen Heilanzeigen auf. Das Spektrum der Krankheiten gegen die verschiedene Blutsorten heilkräftig wirken sollten, ist relativ deutlich umrissen. Dem Blut als Arzneimittel, kam mit seiner feuchtwarmen Elementarqualität ein bestimmter Platz im humoralpathologischen System zu. Kinder- und Jünglingsblut, im Blutdestillat verstärkt, erschien wirksam gegen viele Krankheiten, die durch den *cholera*-Überschuss gekennzeichnet waren. Da jedoch wichtige Eigenschaften seines Trägers als eine Art *agens* darin vorhanden seien sollten, bezog es einen Teil seiner angenommenen heilsamen Potenz auch aus seiner Reinheit und der ihm innewohnenden jugendlichen Lebenskraft. Hierbei spielte das mittelalterliche Krankheitsverständnis, das Krankheit, bisweilen als Sündenstrafe und Verunreinigung begriff, eine Rolle.

95. «Van den birle. Wultu dat den iunghen kinderen nummer mer de tenen ensweren, so nym eynes hanen kam unde snyt de dat blőde, unde bestric deme kinde den birl in den munde»; Willeke, *Das Arzneibuch des Arnoldus Doneldey*, 4, Nr. 36; «Js eyn adere gelaten edder eyne wunde ghehouwen, edder blodet eneme de nese vnde enwil nicht entstan, so steck ene kow dat se blode, vnde berne dat blot to puluere vnde strouwe des wat in de nusterken vnde in de wunden edder in de aderen»; Norrbom, *Das Gothaer mittelniederdeutsche Arzneibuch*, 86-87, Kap. XXVIII; Siehe auch Anm. 47.
96. Gedankt sei abschließend der Ägyptologin und Pharmaziehistorikerin Dr. Tanja Pommerening sowie dem Biochemiker Dr. Dietmar Bettin für ihre fachliche Unterstützung.

DER THERAPEUTISCHE GEBRAUCH

Beim Tierblut waren nicht nur die aus dem Aberglauben heraus tradierten typischen Eigenschaften der jeweiligen Tiere und ihre mythisch-religiöse Bedeutung, sondern gelegentlich auch dessen vermeintlich aus spezieller Nahrung erwachsende Qualität von belang. Die Kraft der Nahrungspflanzen sollte sich hierbei im Blut akkumulieren und konzentrieren. Heilkräftige Wirkungen dürften insbesondere bei bluthaltigen Komposita beobachtet worden sein, da diese vielfach wirksame Pflanzen und Pflanzendrogen enthielten. Allerdings erscheint das Blut im Arzneischatz des Mittelalters oft nur als eine, gelegentlich sogar nebensächliche und durch bestimmte pflanzliche oder tierische Drogen ersetzbare Zutat. Zudem wurde für bestimmte Krankheiten eine Reihe von Alternativrezepten ohne Blut angeboten. Blut verkörperte im Arzneimittelgebrauch des Mittelalters nicht nur eine einfache Droge, sondern war als Heilmittel mit einer sehr komplexen Konnotation besetzt, deren religiös-mystische und magisch-dämonische Komponente, die humoralpathologische Dimension gelegentlich zu überlagern scheint. Elemente mittelalterlicher Blutmystik, wonach das Blut als Symbol transzendentaler Heilkräfte erscheint, sind ebenso wie magische 'Blutrituale' in den spätmittelalterlichen Arzneibüchern unübersehbar. Die deutliche Präsenz des Blutes im Arzneischatz des Mittelalters lässt sich insofern nur bedingt mit empirischer Heilerfahrung erklären, sondern nur im Kontext mit Kult und Mythos, Magie und Dämonenglaube sowie humoralpathologischen Denkweisen.

Thomas Ricklin

DIE BLUTIGE *COMMEDIA* DES DANTE ALIGHIERI

1. Das Blut gehört nicht zu den bevorzugten Lesecodes der modernen Spezialistinnen und Spezialisten der *Divina Commedia*. Alessandro Niccoli, der in der ausschließlich dem großen Florentiner gewidmeten sechsbändigen *Enciclopedia Dantesca* namentlich für die Einträge *sangue* (Blut), *sanguigno* (blutig), *sanguinare* (bluten), *sanguinitade* (Blutsverwandtschaft) und *sanguinoso* (durchblutet) firmiert, zeigt im Verlauf der fünf durchaus kunstgerecht redigierten blutigen *Enciclopedia*-Einträge keinen einzigen Titel Sekundärliteratur an[1]. Die allgemeine Blutleere der spezialisierten Dantekritik hat allerdings wenig damit zu tun, dass es in Dantes Jenseits an Blut fehlen würde. Schon angesichts des kruden Blutstroms, der durch die Hölle fließt, und seiner paradiesischen Spiegelung im vitalen Blut Christi und seiner Märtyrer wird deutlich, dass das Fehlen entsprechender Studien darauf zurückzuführen ist, dass auch die Dantisten unter der weit verbreiteten Schwäche leiden, Blut sehen zu können. Diese Blutphobie hat zur Folge, dass sich das von Dante imaginierte Jenseits unter dem analytischen Blick der Spezialisten schließlich so aseptisch ausnimmt wie die anatomischen Baupläne, die Leonardo da Vinci bekanntlich deswegen zeichnenderweise zu entwerfen verstand, weil er beim anatomischen Sezieren seine ganze Sorgfalt darauf verwendete, die freigelegten Weichteile nicht mit Blut zu beflecken[2].

---

1. Vgl. *Enciclopedia Dantesca*, a cura dell'Istituto della Enciclopedia Italiana, Rom 1984, V, 3-6. Die Bemerkung gilt selbstverständlich auch für den ebenda, 6 sich findenden und nicht namentlich gezeichneten Eintrag zu lateinisch *sanguis* (Blut). Siehe jetzt allerdings die Bemerkungen von S. Gentili, «Due definizioni di 'cuore' nel *Convivio* di Dante: 'secreto dentro', 'parte dell'anima e del corpo», *Il cuore / The Heart* (Micrologus XI) 2003, 415-48, bes. 420-28.
2. Siehe Leonardo da Vinci, *Eine Biographie in Zeugnissen, Selbstzeugnissen, Dokumenten und Bildern*, hrsg. und kommentiert von M. Schneider, München 2002, 228, wo die Stelle aus dem Codex Windsor (19070v) in deutscher Übersetzung publiziert ist.

Dante kennt diese Sorgfalt nicht. Er zögert nicht, sein Jenseits in Blut zu tauchen. Schon nach den ersten Schritten unter der Führung Vergils, noch ehe sie an den Acharon gelangen, trifft er im dritten *canto* des *Inferno* auf die aus Hölle, Fegefeuer und Himmel auf ewig ausgeschlossenen, von Mücken und Wespen malträtierten Lauen: «Elle rigavan lor di sangue il volto, / che, mischiato di lagrime, a' lor piedi / da fastidiosi vermi era ricolto»[3]. Ihr unmittelbares strukturelles Gegenstück hat diese erste Erwähnung des Blutes in der *Divina Commedia* im drittletzten *canto* des *Paradiso*. Hier, anlässlich seiner letzten Verwendung im *poema sacro* erscheint das Blut als Inbegriff jenes Opfers, dank dessen der Erlöser sich mit seiner heiligen Kämpferschar vermählt hat[4]. Das Heil der *Divina Commedia* ist also von vornherein blutgetränkt. Gemäss der kirchlichen Tradition hat Christus die Menschheit mit seinem Blut erlöst und in einer alles andere als dogmatisch abgesicherten Entsprechung lässt der Autor der *Divina Commedia* all jene selbst bluten, die vor der Ankunft Christi «während ihres körperlichen Lebens nichts Edles getan haben, aufgrund dessen man sagen könnte, dass sie gelebt haben, noch kann man nach ihrem körperlichen Tod sagen, dass sie durch ihren Ruhm leben, wie die großherzigen und tugendhaften Männer, die im Gegenteil in der Welt tugendhaft gelebt haben und die nach dem Tod in der Herrlichkeit leben, wie Dante selbst», wie es der Dante-Kommentator Benvenuto d'Imola († um 1387) formuliert[5]. Die grundlegend heilsökonomische

---

3. *If* III, 67-69: «Sie ließen Blut auf den Gesichtern rieseln, Mit Tränen untermischt, bis zu den zu den Füssen, Wo es getrunken ward von eklen Würmern». Ich zitiere für den deutschen Text jeweils die kommentierte Übersetzung von Hermann Gmelin, Dante Alighieri, *Die Göttliche Komödie*, italienisch und deutsch, München 1988 (aber zuerst Stuttgart 1949-1957), während ich den Text der *Commedia* nach der Ausgabe *La Commedia secondo l'antica vulgate*, a cura di G. Petrocchi, 4 Bde., Florenz 1994² anführe. Die Gesänge werden abgekürzt mit *If* (Inferno), *Pg* (Purgatorio), *Pd* (Paradiso).

4. Vgl. *Pd* XXXI, 1-3: «In forma dunque di candida rosa / mi si mostrava la milizia santa / che nel suo sangue Cristo fece sposa [...]», «So ist im Bilde einer weißen Rose Mir jene heilige Kämpferschar erschienen, Die Christus sich mit seinem Blut verlobte».

5. *Comentum super Dantis Aldigherij Comoediam*, ed. J. Ph. Lacaita, 5 Bde., Florenz 1887, I, 121: «Dicit ergo: *questi sciagurati che mai non fuor vivi*, quia neque in vita corporali fecerunt aliquid dignum, per quod possint dici vixisse, neque post mortem corporalem possunt dici vivere per famam, sicut viri magnanimi, virtuosi, qui per contrarium vixerunt virtuose in mundo, et post mortem vivunt gloriose, sicut ipse Dantes». Medizinhistorisch interessant ist auch Benvenutos Deutung der Strafe dieser Lauen, vgl. ebenda 121f.: «Propriissime hoc fingit Dantes, quia propter inordinatam vitam eorum isti miseri incurrunt scabiem, lepram, et alia turpissima genera morborum, quibus jacent miserabiliter in hospitalibus, et sepe in stratis

Funktion des Blutes kann indes nicht darüber hinwegtäuschen, dass
das im Jenseits fließende Blut das unauslöschbare Signum der raum-
zeitlichen Welt trägt. Ganz und gar irdisch ist das Blut nicht nur in
dem Moment, wo es Dante ob der Erinnerung an die Höllenbiester
in den Adern gefriert[6], ganz von dieser Welt ist auch «la riviera del
sangue in la qual bolle / qual che per v̈iolenza in altrui noccia»[7].

2. Der kochende Blutstrom, der sich durch die Hölle wälzt und in
dem jene büßen, die sich gewalttätig an anderen vergangen haben,
womit in erster Linie die Tyrannen gemeint sind, ist ein besonders
markantes fluviales Element der Jenseitstopographie. Um sich seinen
Gestaden zu nähern, müssen die beiden Jenseitswanderer sich erst am
kretischen Minotaurus vorbeistehlen (*If* XII, 1-27). Für einen Leser
bzw. Kommentator vom Schlage Giovanni Boccaccios ist bereits der
minoische Stiermensch das Emblem eines guten Teils dessen, was
Dante in den Gesängen *If* XII-XIV noch beschreiben wird:

> Ich sage also, dass es zuerst zu betrachten gilt, in welcher Form dieses Tier
> gezeugt wurde, auf dass wir erkennen können, wie in den Menschen die
> Bestialität entsteht. Wie die Fabel berichtet, wurde dieser [Minotaurus] von
> einem Menschen und einer Bestie gezeugt, d.h. heißt von Pasiphae und
> einem Stier. Unter Pasiphae müssen wir hier unsere Seele verstehen, Tochter
> der Sonne, d.h. von Gott Vater, der die wahre Sonne ist. Diese [Seele] wird
> von Venus angegriffen, d.h. vom Verlangen des leiblichen Begehrens und der
> Reizbarkeit, insofern Venus gemäss den Astrologen von feuchter und warmer
> Komplexion ist und sie aufgrund ihrer Feuchtigkeit den fleischlichen und las-
> ziven Dingen zuneigt und sie aufgrund ihrer Wärme die Hitze der Reizbar-
> keit stimuliert. So sehr diese beiden Verlangen unsere Seele angreifen und

---

et fossatis, et nullus visitat eos, nisi genus muscarum et vesparum; haec enim animalia generantur ex putrefactione et superfluitate, ideo bene cruciant istos mise-
ros. Unde subdit: illi, scilicet musconi et vespae, *rigavan*, idest balneabant, *il volto lor
di sangue*, quia scilicet lacerabant faciem eorum usque ad sanguinis effusionem, *che*,
idest qui sanguis, *meschiato di lagrime*, quia plorant in ista pena, *era ricolto da fastidiosi vermi*, nam sepe deveniunt ad tantam miseriam quod eorum marcida membra
emittunt vermes; unde et muscae naturaliter generant vermes in capitibus et
membris eorum. Et nota, lector, quod quamvis ista materia sit fastidiosa, tamen est
utile ipsam declarasse ad exemplum et terrorem aliorum, ut caveant tam misera-
bilem sectam captivorum».
6. Vgl. *If* XXIV, 82-84: «e vidivi entro terribile stipa / di serpenti, e di sì diversa
mena / che la memoria il sangue ancor mi scipa», «Dort unten war ein schreckli-
ches Gedränge von Schlangen, ein so wüstes Durcheinander, Heut noch gerinnt
mein Blut, wenn ich dran denke».
7. *If* XII, 46-48: «Der Strom von Blut, in dem sie alle kochen, Die mit Gewalt
an andern sich vergangen».

belästigen mögen, vermögen sie diese, solange sie sich an das Urteil der Vernunft hält, zu nichts Unedlem zu bewegen. So aber die Seele, ohne sich um den Rat der Vernunft zu kümmern, dazu neigt, einem dieser Verlangen zu entsprechen oder auch beiden, fällt sie ins Laster der Maßlosigkeit, und schon hat sie das Gift der Venus empfangen, denn sie verliert sich in den natürlichen Lastern. Und indem sie von diesen nicht Abstand nimmt, lässt sie sich in den meisten Fällen zur Liebe zum Stier verleiten, d.h. zu den bestialischen Verlangen, die sich außerhalb der Grenzen der natürlichen Verlangen befinden [...] und so begibt sie sich in die Gewalt dieses Stieres, aus dem der Minotaurus entsteht, d.h. das im Menschen erzeugte Laster der irren Bestialität, insofern er den hässlichen Samen der Verlangen und der Bestie empfangen hat [...]. Aufgrund dessen, was der Fabel und dem Buchstaben zu entnehmen ist, verfügt diese Bestie über drei Verhaltensweisen, denn sie war entsprechend der Ausführungen der Dichter überaus grausam und darüber hinaus verschlang sie Menschenkörper und schließlich war sie außergewöhnlich wild. Diese drei Verhaltensweisen bedeuten drei Formen der Bestialität. [...] Die bestialische Verhaltensweise [des Verschlingens von Menschenfleisch] bezieht sich überaus treffend auf die Gewalt, welche die mächtigen Männer an der Integrität und am Blut der Nächsten begehen [...]. Die Verhaltensweise [der Grausamkeit] entspricht auf wunderbare Weise jenen, die in ihren eigenen Dingen und gegen ihre eigene Person Gewalt anwenden [...]. Von der dritten Verhaltensweise habe ich gesagt, dass sie in der tierischen Raserei besteht und diese dritte Verhaltensweise entspricht der Schuld der dritten Gruppe der Gewalttätigen vollkommen, die, insofern ihnen dies möglich ist, Gott und seinen Dingen unrecht tun [...].[8]

---

8. *Esposizioni sopra la Comedia*, a cura di G. Padoan (Tutte le opere di Giovanni Boccaccio VI), Mailand 1965, XII, ii, 4-12: «Dico adunque primieramente essere da riguardare in che forma fosse questo animale generato, acciò che per questo noi possiam conoscere come negli uomini la bestialità si crei. Fu adunque, sì come nella favola si raconta, generato costui d'uomo e di bestia, cioè di Pasifè e d'un toro. Dobbiamo adunque qui intendere per Persifè l'anima nostra, figliuola del Sole, cioè di Dio Padre, il quale è vero sole. Costei è infestata da Venere, cioè dall'appetito concupiscibile e dallo irascibile, in quanto Venere, secondo dicono gli astrologi, è di complessione umida e calda, e però per la sua umidità è inchinevole alle cose carnali e lascive, e per la sua caldeza ha ad eccitare il fervore dell'ira. Questi due appetiti, quantunque l'anima nostra infestino e molestino, mentre essa segue il giudicio della ragione, non la posson muovere a cosa alcuna men che onesta: ma come essa, non curando il consiglio della ragione, s'inchina a compiacere ad alcuno di questi appetiti, o ad amenduni, ella cade nel vizio della incontinenzia e già pare avere ricevuto il veneno di Venere in sé, per ciò che transvà ne' vizi naturali; da' quali, non correggendosi, le più delle volte si suole lasciare sospignere nell'amor del toro, cioè negli appetiti bestiali, li quali son fuori de' temini degli appetiti [...] e così si sottomette a questo toro, del quale nasce il Minotauro, cioè il vizio della matta bestialità generato nell'uomo, in quanto ha ricevuto il malvagio seme degli appetiti, e della bestia [...]. I costumi di questa bestia, per quello che nella favola e nella littera si comprenda, son tre, per ciò che, secondo i

DIE BLUTIGE *COMMEDIA* DES DANTE ALIGHIERI

Dieses lange Zitat aus Boccaccios nur bis zu *If* XVII, 17 gediehenen *Exposizioni sopra la Comedia* hat hier insofern seine Berechtigung, als es nicht nur die drei Gattungen der Gewalttätigen, die in den Gesängen *If* XII-XIV vorgeführt werden, in den Minotaurus hineinliest. Es weist zugleich darauf hin, dass die drei gewalttätigen Verhaltensweisen ihren Ursprung in einer fehlgeleiteten Zeugung haben. Dasselbe Thema scheint in Boccaccios Kommentar im Umfeld des Blutflusses noch ein zweites Mal auf. In den Erläuterungen bezüglich der Kentauren, denen die Aufgabe zukommt mit Pfeil und Bogen darüber zu wachen, dass die Tyrannen ihrer Verfehlung entsprechend tief im Blutstrom darben[9], erklärt Boccaccio weitschweifig wie die Pferdemänner entstanden sind. Die Kentauren sind diesen Darlegungen zufolge Abkömmlinge des Ixion. Dieser hatte der Juno «beiwohnen» wollen, aber die bedrängte Göttin hatte sich in eine Wolke verwandelt. Als Frucht von Ixions Vereinigung mit der Wolke, die ihrerseits das unstabile Königtum bedeutet, sind die Kentauren laut Boccaccio das Produkt einer ohne jeden Grund durch einen Privatmann installierten Königsherrschaft, d.h. der Tyrannis, die sich in Form der Kentauren der überheblichen, unausgeglichenen und zu jeder Grausamkeit bereiten Söldner bedient[10].

Mit seinen Ausführungen zum Minotaurus und zu den Kentauren

poeti scrivono, esso fu crudelissimo e, oltre a ciò, fu divoratore di corpi umani e, appresso, fu maravigliosamente furioso: per li quali tre costumi sono da intendere tre spezie di bestialità. [...] Il quale bestiale costume ottimamente si riferisce alla violenzia, la quale i potenti uomini fanno nelle sustanzie e nel sangue del prossimo [...]. L'altro costume [...] mirabilmente si conforma con coloro che usano violenza nelle proprie cose e nelle loro persone [...]. Il terzo costume di questa bestia dissi che fu l'esser fieramente furioso: e questo terzo costume s'apropria ottimamente alla colpa della terza spezie di violenti, li quali, in quanto possono, fanno ingiuria Deo e alle sue cose [...]».

9. *If* XII, 73-75: «Dintorno al fosso vanno a mille a mille, / saettando qual anima si svelle / del sangue più che sua colpa sortille»., «Am Graben lang ziehn sie zu abertausend Und treffen jede Seele, die vom Blute Mehr, als die Schuld es zulässt, aufgestiegen».

10. *Esposizioni*, XII, ii, 27f.: «[...] e allora Isione richiede Giunone di giacer seco, quando, non procedente alcuna ragione, il privato uomo ogni sua forza dispone per essere d'alcuno regno signore. Ma che avviene a questo cotale? E aposto allora la nuvola, avente la similitudine di Giunone: del congiugnimento de' quali incontanente nascono i Centauri, li quali furono uomini d'arme, di superbo animo e senza alcuna temperanza e inchinevoli ad ogni male; sì come noi veggiamo essere i masnadieri e' soldati e gli altri ministri delle scellerate cose, alle forze e alla fede de' quali incontanente ricorre colui il quale tirannescamente occupa alcun paese». Siehe dazu auch Boccaccio, *Genealogia deorum gentilium*, IX, xxvii, a cura di V. Zaccaria (Tutte le opere di Giovanni Boccaccio VII-VIII), Mailand 1998.

geht Boccaccio weit über Dantes Text hinaus. Doch führt er mit den beiden entsprechenden Fehlzeugungen nur jene Risiken ans Blut heran, die Dante im Folgenden mit viel wissenschaftlichem Aufwand ins Positive wenden wird. Boccaccios Intensivierung der negativen Besetzung der imaginären Landschaft, durch die sich der Blutstrom wälzt, trifft sich zudem darin mit Dante, als auch dieser, ehe er zur blutigen Katharsis anhebt, das Blut zum Inbegriff des Fehlgegangenen stilisiert. Denn der Blutfluss, in dem die Tyrannen in *If* XII darben, hat seinen Ursprung in einem höchst bedeutsamen Gebilde, dessen Dante und sein Führer in *If* XIV ansichtig werden, nachdem sie die roten Gestade bereits weit hinter sich gelassen haben. Mitten in der Sandwüste, in der in Form der Gotteslästerer und Sodomiten die dritte Form der Gewalttätigen abgestraft wird, stoßen die beiden Jenseitswanderer auf ein kleines Bächlein, dessen Rot Dante selbst im nachhinein noch erschaudern lässt[11]. Der kundige Reiseführer Vergil stellt sogleich klar, dass sein Schützling während des bisherigen Jenseitsaufenthalts noch nichts gesehen hat, was derart bemerkenswert wäre, wie dieser «Wasserlauf»[12].

Das Gewässer, auf das sogleich zurückzukommen sein wird, ist also auch bemerkenswerter als das unmittelbar zuvor durchschrittene Gefilde der Selbstmörder, wo Dante eben erst Dinge gesehen hat, die ihn, als er sie vormals in der *Aeneis* beschrieben fand, an Vergils Worten zweifeln ließen, wie ihm sein Führer in Erinnerung ruft[13]. Offenkundig spielt Dante auf die *Aeneis* III, 19-46 an, wo Aeneas berichtet, wie er in der Verbannung seine erste Stadt gründet und dann zum Opfer schreitet:

> Opfer rüstete ich für Venus, die Mutter, und alle / göttlichen Schirmer begonnenen Werks; einen schimmernden Stier auch / wollte ich schlachten dem hohen Beherrscher der Himmelsbewohner. / Zufällig lag in der Nähe ein Hügel, oben entwuchs ihm / Kornelkirsch- und Myrtengebüsch, dicht

---

11. *If* XIV, 76-78: «Tacendo divenimmo là 've spiccia / fuor de la selva un picciol fiumicello, / lo cui rossore ancor mi raccapriccia»., «Wir kamen schweigend dorthin, wo ein kleines Bächlein gesprungen kommt aus jenem Walde, So rot dass es mich jetzt noch davor schaudert».
12. *If* XIV, 85-89: «Tra tutte l'altro ch'i' t'ho dimostrato, / [...] cosa non fu da li tuoi occhi scorta / notabile com' è 'l presente rio [...]»., «Von allen Dingen, die ich dir gewiesen [...] Hat nichts sich deinen Augen dargeboten Was mehr zu merken wär als dieses Bächlein [...]».
13. *If* XIII, 20f.: «Però riguarda ben; sì vederai cose che torrien fede al mio sermone»., «Drum blick genau umher, und du wirst sehen Dinge, die meinem Wort misstrauen liessen».

starrend mit Schäften. / Dorthin ging ich und wollte vom Boden grünendes Strauchwerk / reißen, um so den Altar mit laubigen Zweigen zu kränzen. / Da aber sehe ich – Wunder zu sagen – ein grauenvoll Zeichen. / Denn als das erste Gesträuch mit gebrochenen Wurzeln dem Boden / ausgerupft wird, entquellen im Tropfen schwarzen Blutes / und besudeln verwesend die Erde; frostiger Schauder / schüttelt die Glieder mir, eisig stockt mir das Blut vor Entsetzen. / Wieder geh' ich daran, eines anderen biegsame Gerte / auszureißen und so das Geheimnis genau zu erforschen. / Schwarz quillt wieder das Blut aus der Rinde des anderen Strauches. / Vieles erwägend, erhob ich mein Flehn zu den ländlichen Nymphen / und zum Vater Gradivus, dem Herrn der getischen Fluren, / recht zum Heil die Erscheinung zu wenden, das Omen zu mildern. / Als ich jedoch das dritte Gesträuch mit größerer Kraft noch / greife und gegen den Sand mit beiden Knien mich stemme, / – sage ich's nun oder schweig ich? – da dringt ein tränenerregend / Jammern hervor aus dem Hügel, ans Ohr tönt deutlich die Stimme: / «Was zerreißt du, Aeneas, mich Armen? Lass ruhn mich im Grabe, / lass deine frommen Hände vom Frevel: nicht bin ich fremd dir. / Troja ist meine Heimat; auch quillt dies Blut nicht vom Holze. / Flieh, ach flieh dieses grausame Land, dies Gestade der Habsucht! / Denn Polydorus bin ich; eine eiserne Saat von Geschossen / deckte mich hier, den Durchbohrten, und wuchs zu spitzigen Speeren»[14].

Laubwerk, das blutet, so es gebrochen wird, ist es, das Dante in *If* XIII durchwandert, denn in der Form von Sträuchern büßen jene, die gegen sich selbst Gewalt angewandt haben. Frühe Dantekommentatoren wie Andrea Lancia und Giovanni Boccaccio haben Dantes Begegnung mit den zu Sträuchern verwandelten Selbstmördern, ohne sich um die von Dante offen angezeigte Intertextualität mit Vergils *Aeneis* zu kümmern, dahingehend gedeutet, dass die Verwandlung jener, die Hand an sich selbst gelegt haben, in Pflanzen allegorisch den Umstand wiedergebe, dass seine sensitive und intellektuelle Seele verliere, wer Suizid begehe und ihm nur seine vegetative Seele bleibe[15]. Tatsächlich wird Dante im *Purgatorio* die Lehre des Aristoteles darlegen, wonach die Seele des Menschen aus drei aufeinander aufbauenden Seelen besteht[16]. Nur zeigt die in allen Details geschilderte Szene[17], die zuerst ein Gebüsch aufschreien lässt, nachdem Dante ihm ein Zweiglein abgebrochen hat, und dieser Strauch sich dann als Pier della Vigna zu erkennen gibt, der äußerst präzis über

---

14. Übersetzung nach Vergil, *Aeneis*, lat.-dt. von J. Götte, Zürich 1988.
15. *L'Ottimo commento della Divina Commedia*, 3 Bde, Pisa 1827, I, 241f. und Boccaccio, *Esposizioni*, XIII, ii, 3.
16. Dazu siehe unten bei Anm. 43.
17. Siehe *If* XIII, 31-108.

sein Schicksal Auskunft zu geben weiß, dass diese zu Laubwerk verwandelten Selbstmörder, leben und fühlen und vernünftig sind. Wenn ihnen etwas fehlt, dann ist es der menschliche Körper und ein solcher wird sie, wie Pier della Vigna auf Dantes entsprechende Frage ausdrücklich feststellt, nie mehr bekleiden[18].

Was der Seele nach gelungenem Suizid im Jenseits fehlt, ist nur die ihr ursprünglich eigene Kraft, den speziellen Jenseitskörper vorzuspiegeln, dessen Wesen sich Dante in *Pg* XXV, 91-96 erklären lassen wird[19]. Wenn die Selbstmörder aber auch in ihrer neuen pflanzlichen Gestalt noch bluten (*If* XIII, 44) und darauf bestehen, dass sie aus «sangue bruno» (*If* XIII, 34) hervorgegangen sind, dann bedeutet dies nur, dass das Blut Etwas bezeichnet, das den Körper überdauert, Etwas, was nicht zwingend an den animalischen Körper gebunden ist, in dem es normalerweise pulsiert. Trägt man schließlich auch noch der Szene der *Aeneis* Rechung, die Dante selbst ins Assoziationsfeld dieses *canto* rückt, dann blitzt schon hier die Möglichkeit auf, dass vom animalischen Körper getrenntes Blut als Medium der Vergangenheit fungiert, ist es doch ein gemeucheltes Familienmitglied des Aeneas, das ihn mit seinem Blut davor warnt, sich an den verfluchten Gestaden niederzulassen.

3. Das Blut als Repräsentation der Verbundenheit über die Zeit hinweg, mag im Wald der Selbstmörder nur anklingen, im *rio*, dessen Natur der folgende *canto* erläutert, fließt es ganz offenkundig im Zeichen der Zeit. Wie Dantes Führer Vergil umgehend erläutert, entspring das Wasser, das dann zu jenem Blutstrom wird, den die beiden Jenseitswanderer in *If* XII überquert haben, der kolossalen Figur eines Alten, der mitten im Meer auf Kreta im Berge steht und dessen Haupt aus Gold, dessen Rumpf und Arme aus Silber, aus Kupfer die Lenden, die Beine aber aus Eisen gebildet sind, während sein rechter Standfuß aus Lehm besteht. Vom Goldhaupt abgesehen, geht durch die ganze Figur

---

18. *If* XIII, 103-105: «Come l'altre verrem per nostre spoglie, / ma non però ch'alcuna sen rivesta, / ché non è giusto aver ciò ch'om si toglie», «Wie andre werden wir die Leiber suchen, Doch keiner darf sich wieder in sie kleiden, Denn was man selbst sich nahm, darf man nicht haben».
19. Dazu siehe unten bei Anm. 41.

d'una fessura che lagrime goccia,	Ein Riss, aus welchem Tränen niederrinnen,
le quali, accolte, fóran quella grotta.	Die dann vereint aus jener Höhle brechen.
Lor corso in questa valle si diroccia:	Ihr Lauf kommt nun in dieses Tal gesickert,
fanno Acheronte, Stige e Flegetonta;	Um Acheron, Styx, Phlegethon zu bilden;
poi sen van giù per questa stretta doccia	Dann fliessen sie durch diesen engen Graben
infin, là ove più non si dismonta [...]²⁰	Dorthin hinab, wo nichts mehr abwärts steigt.

Es sind offenkundig die Tränen der gigantischen Statue, die Nebukadnezar im Traum gesehen hat und die Daniel im Sinne einer imperialen Verfallsgeschichte deutet (*Daniel* 2, 33-45), die sich in Gestalt der vier Unterweltflüsse durch die Hölle wälzen und auch den Blutstrom nähren. Doch der Bezüge sind noch mehr. Nicht nur, dass die vier Metalle, aus denen die Statue gebildet ist, in den *Metamorphosen* Ovids[21] für die Abfolge der vier Epochen der Menschheit stehen und der bei Dante im Berg Ida auf Kreta lokalisierte Koloss sich genau dort befindet, wo laut Vergil auch die Wiege unseres Geschlechts, *gentis nostrae cunabula* liegt[22]. Die Statue ist zugleicht auch die Projektion eines jener malträtierten Lauen aus *If* III ins Übermächtige, deren Bluttränen zu ihren Füssen von «eklen Würmern» getrunken werden[23]. Anders als im Fall der Lauen, deren Blutungen von äußerer Gewalteinwirkung herrühren, quellen die den Blutstrom nährenden Tränen ohne jede Fremdeinwirkung aus dem Riss, der durch den Koloss geht. In der Deutung Boccaccios heißt das nichts anderes, als

dass wir verstehen müssen, dass die ruchlosen und ungerechten Handlungen der Menschen aller Länder und Königreiche Ursache der Tränen waren und sind, die aus den besagten Rissen herausbrechen, d.h. aus den Schmerzen und Qualen, welche den Verdammten für die begangenen Übeltaten von der göttlichen Gerechtigkeit in der Hölle auferlegt werden; wobei er im folgenden darstellt, dass diese Tränen, also die tödlichen Übeltaten, von der gegenwärtigen Welt in das traurige Tal der Hölle hinabfließen zusammen mit den Menschen, die diese Übeltaten begangen haben [...]²⁴.

20. *If* XIV, 113-118.
21. Siehe Ovid, *Metamorphoseos*, I, 89-131.
22. *Aeneis*, III, 105.
23. Siehe oben bei Anm. 3.
24. *Esposizioni*, XIV, ii, 41f.: «E così dobbiam comprendere che le malvage operazioni e inique degli uomini, di qualunque paese o regione, sono state cagione e

Ganz offensichtlich versteht Boccaccio, der diese Deutung im Rahmen seiner von der Stadt finanzierten öffentlichen Vorlesungen zu *Divina Commedia* in den Jahren 1373-1374 in Florenz vorgetragen hat[25], den Koloss im Berge Ida auf Kreta als Sinnbild vergangener und gegenwärtiger Schuld der gesamten Menschheit. Bei dieser Schuld handelt es sich allerdings weniger um die von den Theologen propagierte Folge des Sündenfalls, zumal Adam laut Boccaccio in der Epoche des goldenen Kopfes der Statue «zu Beginn seines Geschöpftseins eine gewisse Zeitspanne überaus gut verwendet hat»[26], vielmehr ist diese Schuld der Ausdruck einer zusehends Negativität akkumulierenden Menschheitsgeschichte. Seine eigene Zeit setzt der Kommentator mit der Epoche des tönernen rechten Fußes der Riesenstatue gleich, womit er zum Ausdruck bringt, «dass eine Zeit gekommen ist, deren Wesen mehr als das jeder vorangehend beschriebenen Zeit niederträchtig ist»[27]. Mit dieser Deutung von Dantes Koloss liest Boccaccio nicht nur seinen Florentiner Mitbürgern und Mitbürgerinnen die Leviten, denn schon zuvor hatte er ausdrücklich festgehalten, die Insel Kreta bedeute jenen Teil der Welt, der allen Nationen gemeinsam sei[28], ja, dass ihr Name *Creta* gleichbedeutend sei mit *terra* (Erde)[29] und dass der Berg Ida, wo die Statue des großen Alten sich erhebt, die gesamte berggewordene Menschheit repräsentiere[30].

Auch wenn wir nicht wissen können, ob Dante mit sämtlichen

sono delle lagrime le quali caggiono delle dette rotture, cioè de' dolori e delle afflizioni, le quali per le commesse colpe dalla divina giustizia ricevono i dannati in inferno; mostrandone appresso queste cotali lagrime, cioè mortali colpe, dal presente mondo discendere nella misera valle dello 'nferno, con coloro insieme li quali commesse l'hanno [...]».

25. V. Branca, *Giovanni Boccaccio, Profilo biografico*, Florenz 1977, 180-85.
26. *Esposizioni*, XIV, ii, 26: «[...] e per ciò che Adamo nel principio della sua creazione ottimamente uno spazio di tempo adoperò [...]».
27. *Ibid*., XIV, ii, 34: «Ultimamente, dice il piè destro di questa statua essere di terra cotta, volendone primieramente per questo mostrare esser tempo venuto, la cui qualità è oltre ad ogni altra di sopra discritta vile [...]».
28. *Ibid*., XIV, ii, 7: «Dice adunque primieramente questa statua essere locata nell'isola di Creti. [...] estimò essere convenevole cosa quella dover fingere in quella parte del mondo la quale a tutte le nazioni fosse comune [...]».
29. *Ibid*., XIV, ii, 16: «[...] il nome dell'isola, il quale esso appella Creta, con ciò sia cosa che "creta" nulla altra cosa suoni che "terra" [...]».
30. *Ibid*., XIV, ii, 17f.: «[...] là dove dice che in una montagna chiamata Ida sta diritta la statua d'un gran veglio; per la quale, secondo il mio giudicio, l'autore vuol sentire la moltitudine della umana generazione, quella figurando ad un monte, il quale è moltitudine di terra acumulata o dalla natura delle cose o dall'artificio degli uomini, e chiamasi questo monte Ida, cioè formoso, in quanto, per rispetto dell'altre creature mortali, l'umana generazione è cosa bellissima e formosa [...]».

Details der Erläuterungen seines großen Kommentators einverstanden gewesen wäre[31], so ist doch mindestens klar, dass er den Blutfluss als einen Ort konzipiert hat, in dem mit Dionysios von Syrakus († 367 v. u. Z.), Alexander dem Grossen († 323 v. u. Z.), Azzolino von Rom († 1259) und Obizzo II. von Este († 1293) vier namentlich bekannte Tyrannen der Antike und der eigenen Zeit büssen[32], so dass auch er ganz unterschiedliche Epochen im Blutstrom zusammenfließen lässt. Zudem bedient sich Dante bei der Schilderung des Kolosses einer Reihe von Stereotypen, die traditionell bei Beschreibungen der historischen Epochenfolgen Verwendung finden[33]. Der sich durch die Unterwelt wälzende Blutstrom ist somit mit Boccaccio als der Ausdruck jener ununterbrochenen politischen Gewalt zu verstehen, die die Menschheitsgeschichte durch alle Epochen hindurch begleitet. So traditionell indes das Bild der Abfolge der Zeitalter auch sein mag, Dante hat dessen anthropomorphe Ausgestaltung als Koloss insofern umgestaltet und weiterentwickelt, als er sich nicht damit begnügt, die degenerierende Folge der Generationen in die Gestalt eines überdimensionierten Menschen zu kleiden. In der *Divina Commedia* ist die negative Dimension der Geschichte der Menschheit nicht nur durch den Körper des Kolosses versinnbildlicht, sondern auch in dessen Sekretion, in seinen Tränen, die dann zu dem kruden Blut werden, das erst den Fluss nährt, in dem die Gewalttätigen leiden.

4. Die Metapher vom Blutstrom der Geschichte versteht sich ganz unmittelbar. Es genügt, das Blut all der Menschen zusammenfließen zu lassen, deren Leiber im Laufe der Jahrhunderte verstümmelt, verletzt und malträtiert worden sind, um ihn anschwellen zu lassen. Mindestens von kübelweise vergossenem Menschenblut weiß denn auch Dante zu berichten[34]. Aber das *Inferno* kennt noch ein weiteres Motiv, das die Genese der Metapher vom Blut als Medium der Geschichte verstehen hilft. In *If* XXIX begegnet Dante einem Vetter

---

31. Zu Dantes eigener exegetischer Praxis seiner *poema* gegenüber siehe sein *Schreiben an Cangrande della Scala*, lat.-dt., übersetzt, eingeleitet und kommentiert von Th. Ricklin (Dante Alighieri, Philosophische Werke, I), Hamburg 1993.
32. *If* XII, 106-112.
33. B. Genuée, *Histoire et culture historique dans l'occident médiéval*, Paris 1980, 148-54 und K. Pomian, in *Enciclopedia Einaudi*, Turin 1980, s.v. *periodizzazione*, X, 603-50, besonders 606-10.
34. *Pd* IX, 55f.: «Troppo sarebbe larga la bigoncia / che ricevesse il sangue ferrarese [...]»., «Es müsste allzugroß der Eimer werden, Um alles Ferraresenblut zu fassen [...]».

seines Vaters. Der Dichter der *Divina Commedia* anerkennt diesen Geri del Bello als «spirto del mio sangue»[35], als Geist von seinem eigenen Blut, und umgehend wird er Geris Zorns gewahr, dessen gewaltsames Ende noch keine Rache gefunden hat durch die beleidigten Mitglieder seiner Sippe. Geri fordert offen Blutrache und Dante fühlt sich ihm gegenüber, nachdem er dieses Verlangen wahrgenommen hat, *più pio*, frömmer gesinnt[36].

Ein Dante, der angesichts des von einem Familienmitglied ausgedrückten Wunsches nach Blutrache von *pietas* durchglüht wird, ist vielleicht nicht der Dante der Handbücher. Dafür ist er der Dante der *Divina Commedia* und er ist auch der Dante, dessen Bruder Francesco im Jahre 1342 im Namen der Alighieri und ausdrücklich auch im Namen der Dantesöhne Pietro und Iacopo jenes Dokument unterzeichnet hat, das der Fehde zwischen den Alighieri und den Sacchetti, deren erstes Opfer eben Geri del Bello gewesen war, ein Ende setzte[37]. Und vielleicht ist der Autor Dante, der die Begegnung mit seinem nicht gesühnten Familienmitglied schildert, sogar dafür verantwortlich, dass Geris Blut schließlich doch noch gerächt worden ist. Dantes Sohn Pietro jedenfalls weiß in seinem *Commentarium* zum *Inferno* zur Stelle zu berichten, dass damals als der Autor diese Szene schrieb,

> für Geri del Bello aus der Nachkommenschaft der Alighieri und aus dem Haus und der Bekanntschaft des Autors und der seinerzeit durch einen gewissen Brodario aus der Familie der Sacchetti umgebracht worden war, [...] noch keine Rache genommen worden war; dass aber darauf die Enkel des besagten Geri zu seiner Rache einen der besagten Sacchettis umgebracht haben[38].

Pietro Alighieri hält die zeitliche Abfolge der Ereignisse genau fest: seinerzeit ist Geri umgebracht worden, *olim*; zu der Zeit als Dante schrieb, *tempore quo*; war Geri noch nicht gerächt, *nondum*; aber danach, *sed postea* [...] Dieses *sed postea* hat es in sich. Denn wie Pietro die Abfolge der Ereignisse mittels des «danach» strukturiert, ist ein

---

35. *If* XXIX, 20.
36. *If* XXIX, 36.
37. *Enciclopedia Dantesca*, I, 139f. s.v. *Alighieri, Francesco*.
38. *Il Commentarium di Pietro Alighieri nelle redazioni Ashburnhamiana e Ottoboniana*, trascrizione a cura di R. della Vedova e M. T. Silvotti, Florenz 1978, 391: «Continuando se auctor in hoc principio tangit, ut dicit textus, de isto Gerio del Bello, de Alagherijs consorte, et de domo et agnatione huius autoris et occiso olim per quendam Brodarium de Sacchettis de Florentia, de quo, tempore quo auctor hec scripsit, nondum facta erat vindicta de eo; sed postea nepotes dicti Geri in eius ultionem quendam de dictis Sacchettis occiderunt».

DIE BLUTIGE *COMMEDIA* DES DANTE ALIGHIERI

Zusammenhang zwischen Dantes Bericht über die noch nicht vollzogene Rache für den Tod Geris und der schließlich durch die Enkel vollzogenen Rache nicht ausgeschlossen [39]. Zwar lässt sich nicht mit Bestimmtheit sagen, dass die Enkel zum Vollzug der Rache geschritten sind, um sich vom Literatur gewordenen Makel der unterbliebenen *ultio* (rächende Bestrafung) zu reinigen. Aber sowohl Dantes Schilderung der Begegnung mit Geri del Bello als auch Pietro Alighieris Kommentar zur Stelle bringen deutlich zum Ausdruck, dass Blut mehr ist als der Lebenssaft eines Individuums. Das Blut, das in den Adern des Individuums rinnt, verbindet dieses Individuum mit seinen *consortes*, mit seinen Verwandten, mit jenen, die sein Schicksal teilen. Vor diesem Hintergrund wird aber auch eine neue Möglichkeit der Genese von Dantes Bild vom Blutstrom der Geschichte erkennbar. Denn offensichtlich geht Dante, wenn er vom Blut spricht, grundsätzlich davon aus, dass derselbe rote Stoff, der einen bestimmten Körper belebt, auch in anderen Körpern fließt. Anders als der Körper des kretischen Kolosses darf dessen Blut folglich von vornherein als eine Substanz gelten, die das Signum des Kollektivs trägt, denn das Blut eines individuellen Körpers steht immer schon für ein Kollektiv. So gesehen fließt im infernalischen Blutstrom der Geschichte wahrscheinlich weniger das Blut einzelner Individuen zusammen, vielmehr besteht Dantes Innovation darin, die einzelnen Körper in jenes kollektive Blut zu tauchen, das normalerweise unsichtbar in ihnen rinnt. Die Körper, die in diesem Leben der Ort der Separierung des kontinuierlichen Fluidums sind, werden damit zu Körpern, die im Jenseits in einem sanguinen Fluidum treiben, dessen Kontinuität nunmehr augenfällig ist.

5. Während das Blut im *Inferno* in erster Linie als metaphorischer Stoff fließt, dessen Bedeutung sich auch aus elementaren kulturellen Verbindlichkeiten speist, kommt es im *Purgatorio* zu einer gewichtigen Neuausrichtung der Rede vom Blut. Anlass zu dieser Neuausrichtung, die das Blut schließlich in einem ganz anderen Licht erscheinen lässt, ist Dantes Bedürfnis, das er mit vielen Zeitgenossen teilt, zu verstehen, «come si può far magro / là dove l'uopo di nodrir non

---

[39] Das gilt auch für die zweite Version seines *Commentarium*, vgl. ebenda: «[...] dicto de umbra istius Gerj del Bello de domo ipsius auctoris, scilicet de Alagherijs, qui Gerius olim mortuus fuit per illos de Sacchetis de Florencia, de cuius morte hoc tempore quo loquitur auctor nundum vindicta facta fuerat, licet inde per non multos annos facta fuerit [...]».

tocca?»[40]. Weniger poetisch formuliert: Wie können Seelen in Hölle und Fegerfeuer körperliche Strafen erleiden, wo sie doch über keinen Körper mehr verfügen? Die Antwort, die Dante auf diese Frage gibt, ist durchaus traditionell, legt er doch dar, dass die Seele ihre gestaltgebende Kraft darauf verwendet, der sie umgebenden Luft ihre (ursprüngliche Körper-)Form einzuprägen[41], es sei denn es handle sich um die Seele eines Selbstmörders. Dieser gleichsam vorgespiegelte Körper verhält sich im Jenseits dann ganz so, wie der irdische Körper im Diesseits. Doch ehe Dante diese Antwort auf seine Frage formuliert, erläutert er auch noch alle Details des komplexen Prozesses, der jeweils auf der Erde abläuft, wenn ein Mensch wird. Genauer gesagt, lässt sich Dante diesen Prozess erklären und zwar nicht von Vergil sondern von Statius, der seit *Pg* XXI mit der Zweiergruppe durch das *Purgatorio* steigt. Da Statius sich Dante zufolge aufgrund seiner Vergil-Lektüre zum Christentum bekehrt hat, indes ohne dies öffentlich zu bekennen[42], dürfen seine entsprechenden Darlegungen grundsätzlich als orthodox gelten oder mindestens als der christlichen Lehre nicht widerstreitend. Statius legt Dante jetzt also die Geheimnisse der biologischen Fortpflanzung dar:

Sangue perfetto, che mai non si beve	Vollkommenes Blut, das von den durstigen Adern
da l'assetate vene, e si rimane	Niemals getrunken wird und wie die Speise,
quasi alimento che di mensa leve,	Die man vom Tisch getragen, übrig bleibet,
prende nel core a tutte membra umane	Erhält im Herz für alle Menschenglieder
virtute informativa, come quello	Gestaltungskraft, und wieder sie zu schaffen,
ch'a farsi quelle per le vene vane.	Fließt es als solches durch die Adern weiter.
Ancor digesto, scende ov' è più bello	Nochmals verdaut, kommt es zu der Stelle,

---

40. *Pg* XXV, 20f.: «[...] «Wie kann man denn mager werden Dort, wo nach Nahrung kein Bedürfnis bleibet?»
41. *Pg* XXV, 91-96: «E come l'aere, quand'è ben pïorno, / per l'altrui raggio che 'n sé si riflette, / di diversi color diventa addorno; / così l'aere vicin quivi si mette / in quella forma che in lui suggella / virtüalmente l'alma che ristette [...]», «Und wie die Luft, wenn sie recht regenschwanger / Vom Strahl der Sonne, der sich in ihr spiegelt / Sich zeigt im Schmucke der verschiedenen Farben, / So bildet sich die Luft, die sich ihr nahet, / Zu jenen Formen, deren Bild ihr präget / Mit ihrer Kraft die Seele, die geblieben».
42. *Pg* XXII, 72-93. Sie dazu auch E. Paratore in *ED*,V, s.v. Stazio, Publio Papinio.

DIE BLUTIGE *COMMEDIA* DES DANTE ALIGHIERI

tacer che dire; e quindi poscia geme	Von der man schweigt, um dann von dort zu tropfen
sovr' altrui sangue in natural vasello.	Zu fremdem Blut in ein natürlich Becken.
Ivi s'accoglie l'uno e l'altro insieme,	Dort sammelt sich das eine mit dem andern,
l'un disposto a patire, e l'altro a fare	Eines zu dulden, eins zu schaffen gierig,
per lo perfetto loco onde si preme;	Weil es aus dem vollkommenen Ort gequollen.
e, giunto lui, comincia ad operare	Wenn sie vereint, beginnt es auch zu wirken,
coagulando prima, e poi avviva	Verdichtet sich zuerst, dann gibt es Leben
ciò che per sua matera fé constare.	Dem, was aus seinem Stoff sich gebildet.
Anima fatta la virtute attiva	Die Kraft, die wirkt, wird dann zu einer Seele,
qual d'una pianta, in tanto differente,	Der Pflanzenseele gleich, von ihr verschieden,
che questa è in via e quella è già a riva,	Weil sie noch unterwegs und jene fertig.
tanto ovra poi, che già si move e sente,	Dann wird sie so, dass sie sich regt und fühlet
come spungo marino; e indi imprende	So wie ein Meerschwamm, und dann wird sie fähig,
ad organar le posse ond' è semente.	Den Samen ihrer Kräfte auszuformen.
Or si spiega, figliuolo, or si distende	Nun kann, mein Sohn, sich jene Kraft entfalten,
la virtù ch'è dal cor del generante,	Die aus dem Herzen des Erzeugers strömte,
dove natura a tutte membra intende.	Wo alle Glieder von Natur bereitet.
Ma come d'animal divegna fante,	Doch wie sie dann vom Tiere wird zum Kinde,
non vedi tu ancora […]	Siehst du noch nicht […]
e sappi che, sì tosto come al feto	Und wisse, dass, sobald die Frucht des Leibes
l'articular del cerebro è perfetto,	Die Form des Hirns vollkommen ausgebildet,
lo motor primo a lui si volge lieto	Da neigt voll Freude sich der erste Reger
sovra tant' arte di natura, e spira	Auf dieses Kunstwerk der Natur und hauchet
spirito novo, di vertù repleto,	In sie den neuen Geist mit seinen Kräften,
che ciò che trova attivo quivi, tira	Der alles, was er wirkend findet, anzieht
in sua sustanzia, e fassi un'alma sola, che vive e sente e sé in sé rigira[43].	Zu seinem Wesen, und wird eine Seele, die lebt und fühlt und in sich selber kreiset.

---

43. *Pg* XXV, 37-75.

Was Dante hier von Statius erklärt bekommt, ist gut aristotelische Zeugungslehre, wie der Stagirit sie vor allem in *De generatione animalium* eher skizziert als wirklich entfaltet. Knapp paraphrasiert besagen die entsprechenden aristotelischen Ausführungen, dass der animalische Same ein sanguines Verkochungsprodukt ist, dem die Fähigkeit innewohnt, gemeinsam mit dem weiblichen Blut ein Wesen hervorzubringen, das zuerst über eine pflanzliche Struktur und dann auch über eine sensitive Struktur verfügt. In aristotelisch-scholastischer Diktion bildet sich also zuerst eine *anima vegetabilis* aus, die im weiteren Verlauf des 'embryonalen' Wachstums dann in eine *anima sensibilis* hinein aufgehoben wird. In Statius' Erläuterung in *Pg* XXV findet sich die erste Etappe dieses Prozesses in den Versen 46-52 beschrieben. In Vers 55 ist die anschließende Bildung der *anima sensibilis* evoziert, wobei die unmittelbar folgenden Verse 56-60 deutlich machen, dass die Ausformung der entsprechenden Organe mit dem Werden dieser seelischen Strukturen parallel verläuft. Bis hierher, genauer bis zur Ausbildung des Gehirns (vv 68f.) handelt es sich bei diesem Werden um einen durch und durch 'natürlichen' Prozess, der vom Samen ausgelöst worden ist.

Nach Auffassung des Aristoteles, – und die mittelalterlichen Autoren sind ihm hier aus verständlichen Gründen ebenfalls gefolgt –, wohnt dem Samen indes nur die Fähigkeit inne, jene Strukturen des Lebewesens hervorzubringen, die nicht ohne dieses Lebewesen existieren können. Entsprechend kann es nicht der Same sein, der das Werden des Intellekts auslöst, denn dieser existiert auch außerhalb des Lebewesens. Der Intellekt kann folglich nicht aus dem ursprünglichen Vermögen des Samens hervorgegangen sein und muss von außen kommen. Aristoteles ist in diesem Punkt überaus explizit: «Nur der Intellekt kommt von außen und nur er ist göttlich, denn die körperliche Tätigkeit hat nichts gemein mit seiner Tätigkeit»[44]. Bei Dante ist dieses Von-außen-kommen des Intellekts bzw. der *anima rationalis* in den Versen 68-72 beschrieben, wo der erste Beweger dem bis zum Tier entwickelten Wesen den *spirito novo* einhaucht. Und damit niemand auf die Idee kommt, es gäbe jetzt drei Seelen im Menschen, lässt Dante zu guter Letzt die Erklärung folgen, dass dieser *spirito novo* alle anderen aktiven Strukturen in sich aufnimmt, so dass schließlich eine Seele ist, *un'alma sola*, die qua *anima vegetabilis* lebt, qua *anima sensibilis* wahrnimmt und qua *anima rationalis* denkt (v 75).

---

44. *De generatione animalium* II, 3, 736b.

Angesichts der Sekundärliteratur, die sich mittlerweile um diese Ausführungen abgelagert hat[45], fällt es nicht ganz einfach, hier dicht am Text zu bleiben. Wir wollen es trotzdem tun und uns mit Hilfe eines etwas jüngeren Zeitgenossen Dantes vor allem an die Rolle des Blutes halten. Im sogenannten *Ottimo Commento*, der wahrscheinlich in den Jahren 1333-1340 von Andrea Lancia verfasst worden ist, heißt es zum *sangue perfetto* aus *Pg* XXV, 37:

> Hier muss man wissen, dass gemäss dem Philosophen [Aristoteles], an den sich der Autor hier anlehnt, das Blut seine vollkommene Erzeugung im Herz erfährt. Und dieses Blut wird nicht nur zu dem Zweck erzeugt, dass es als Stoff der Ernährung diene sondern auch als Stoff der Zeugung. Und deshalb erzeugte die Natur, nachdem genug Blut für die Ernährung des Menschen geschaffen ist, mehr Blut, so dass es für die Zeugung übrig bleibt. Deshalb sagt er *vollkommenes Blut* der Qualität nach, das dem nur der Ernährung dienenden Blut überlegen ist. Und deshalb vergleicht der Autor es mit Nahrung, die von Tisch übrigbleibt und die trotzdem gut ist. Dieses Blut empfängt im Herz des Mannes, wie auch im Herz der Frau, eine im Falle der Frau passive und im Falle des Mannes aktive Veranlagung, dank der es Stoff aller Glieder ist. Und dies kommt daher, dass dieses Blut seine Veranlagung hauptsächlich im Herz empfängt, denn im Herz befindet sich die Seele hauptsächlich. Wie die Seele dank ihres Vermögens den gesamten Körper enthält, ganz wie der Fürst die Stadt in sich enthält, so enthält das Herz mit seinem Vermögen sämtliche Glieder, weswegen das Blut vom Herz die Fähigkeit zu allen Gliedern empfängt. Und deshalb sagt der Autor: *Erhält im Herz etc. Gestaltungskraft etc.* Und auch wenn der erste Ursprung seiner Erzeugung das Herz ist, so sind die Gefäße der Samen und die Hoden der letzte Ursprung, der den Menschen schafft. Dieses Blut wird durch die Venen in die Höhlung des Uterus geschickt, wohin sich das Sperma wirft, das vom Uterus empfangen und angezogen wie das Eisen vom Magnet sich hier erhält. Denn hier ist der Ort, der der Konservierung des Spermas für die Zeitspanne entspricht, die für die abgeschlossene Zeugung nötig ist. Und in dieser Zeit wirkt es im Blut der Frau koagulierend oder besser verdauend, wie es das Lab in der Milch macht, und es führt in den Teil von diesem vollkommeneren Blut hinein und es vermittelt die Form jenes Gliedes, in dem dieses Sperma gewordene Blut hauptsächlich erzeugt worden war und in dem vor allem die Seele ist. Und deshalb erzeugt es zuerst das Herz, entsprechend der Erläuterung des Philosophen. Weiter meint der Philosoph, dass, kaum ist das Herz erzeugt, sofort die Seele entsteht und das bereits beseelte Herz mittels des Vermögens der Seele

---

45. Siehe dazu Dante Alighieri, *Commedia* con il commento di A. M. Chiavacci Leonardi, volume secondo Purgatorio, Mailand 1994, zur Stelle sowie die Hinweise unten, Anm. 50.

dann die anderen Organe und Glieder schafft, indem es in den ihm am nächsten liegenden Teile des Stoffes wirkt. Und dies ist es, was der Autor sagt[46].

Der Autor dieses üblicherweise als *Ottimo Commento* zitierten Kommentars geht in seinen Erklärungen zum *vollkommenen Blut* kaum über Dantes Ausführungen hinaus. Erst ab der Feststellung, dass sich im Rahmen der durch das Sperma im mütterlichen Blut ausgelösten Koagulation zuerst das Herz herausbilde, bringt er eine Reihe von Detailinformationen, die im zu kommentierenden Text nicht enthalten sind. Ob Dante mit den Darlegungen dieses Kommentators glücklich gewesen wäre, ist trotzdem alles andere als gewiss, denn Andrea Lancia akzentuiert die Korrespondenz Sperma / Blut in einer Art und Weise, die mindestens angesichts der zeitgenössischen Fachliteratur in dieser diskussionslosen Ausschließlichkeit unhaltbar ist. So hält etwa Albertus Magnus in seinen *Quaestiones super de animalibus* fest,

---

46. *L'Ottimo commento della Divina commedia*, Pisa 1828, II, 469f.: «Dove è da intendere, che secondo il Filosofo, al quale s'appoggia l'Autore, il sangue riceve perfetta generazione di sè nel cuore; e cotale sangue non solamente s'ingenera, acciocch'elli sia materia di nutrimento, ma eziandio per essere materia d'ingenerazione. E però essendo tanto del sangue, che possa nutricare l'uomo, ne ingenerò la natura tanto più che ne avanzasse per la generazione: onde dice sangue puro in qualitade, il quale è soperchio nel quanto a solo nutrimento; e però l'assomigliò l'Autore alli cibi, che avanzano nella mensa, li quali impertanto sono buoni. Questo sangue nel cuore dell'uomo, così come in quello della femmina, riceve disposizione, secondo la quale è la materia di tutti li membri, passiva della parte della femmina, e attiva della parte dell'uomo; e questo è, perocchè questo cotale sangue si dispone principalmente nel cuore, perocchè nel cuore principalmente è l'anima. Siccome l'anima per la virtude contiene tutto il corpo, siccome il principe contiene la cittade; così il cuore colla sua virtude contiene tutti li membri: onde il sangue riceve dal cuore la potenza in tutti li membri. E però dice l'Autore: *Prende nel cuore ec. Virtute informativa ec.* Ed avvegnachè il principio principale della sua generazione sia il cuore, impertanto il *principium* ultimato, e che compie l'uomo, sono li vaselli seminarj e i testiculi, ec. Questo sangue si manda per le vene alla concavitade della matrice, alla quale si getta lo spermo, lo quale dalla matrice ricevuto ed attratto, siccome il ferro dalla calamita, si conserva; perocchè ivi è il luogo acconcio alla conservazione dello spermo per tanto tempo, quanto si richiede a compiuta generazione; ed allora opera nel sangue della femmina coagulando e meglio digestendo, siccome fa il presame il latte, ed induce nella parte di quello sangue più puro, ed imprime la forma di quello membro, nel quale quello cotale sangue fatto spermo era esuto principalmente generato, e nel quale primamente è l'anima: e però prima genera il cuore, secondo la mente del Filosofo; poi vuole il Filosofo che, generato il cuore, immantanente se ne produca l'anima, e il cuore già animato; poi per vertude dell'anima produce li altri organi e membri, operando nelle parti della materia a lui più prossimane. E questo è quello, che l'Autore dice».

dass das Sperma in höherem Grad aus einem Körperteil als aus einem anderen stammt, denn die Natur ist in höherem Grad darauf ausgerichtet die ersten Körperteile zu erhalten als die nicht-ersten, und deshalb schickt sie einen größeren Anteil der reinen Nahrung in die ersten Körperteile und deshalb ist in diesen Körperteilen in höherem Grade vom Überfluss der letzten Nahrung. Und deshalb stammt das Sperma in höherem Grade aus diesen Körperteilen und in höchstem Grade aus dem Gehirn, denn das Gehirn ist weiß, weich und feucht, und darin entspricht es der Substanz des Sperma. Das Gehirn hat auch an der Wärme des Herzens Teil und damit kann das Sperma die Wärme empfangen; deshalb stammt das Sperma in höchstem Masse vom Gehirn[47].

Ohne behaupten zu wollen, Albert sei die ausschließliche naturwissenschaftliche Autorität der Epoche im Allgemeinen und Dantes im Speziellen, zeigt die angeführte Passage, die den männlichen Samen als Derivat des Gehirns bestimmt, dass angesichts von Dantes Rede vom *sangue perfetto* nicht unbedingt mit dem Grad an Zustimmung gerechnet werden darf, der im Kommentar des Andrea Lancia zum Ausdruck kommt. Dante selbst jedenfalls hatte einige Jahre zuvor in seinem *Convivio* eine im Lichte von *Pg* XXV auffällige Unbestimmtheit an den Tag gelegt, als er, ganz wie im *Purgatorio*, wissenschaftlich darlegen wollte, «come d'animal divegna fante»[48]. Im vierten Buch des wahrscheinlich 1308 als echtes Torso beiseite gelegten *Convivio* findet sich ein ausführliches Kapitel, das den Prozess der Menschwerdung darlegt, aber anders als in der *Divina Commedia* wird hier das Blut nicht einmal erwähnt. Dante beschränkt sich darauf, festzuhalten,

dass wenn der Samen des Menschen in das ihn Empfangende fällt, d.h. in die Gebärmutter, er die Tugend der erzeugenden Seele mit sich führt und die Tugend des Himmels und die Tugend der verbundenen Elemente, d.h. der Zusammensetzung; und er reift und ordnet die Materie auf die formende Tugend hin, die die Seele des Erzeugers gegeben hat; und die formende Tugend bereitet die Organe für die himmlische Tugend, die aus der Potenz des Samens die lebende Seele erzeugt[49].

47. *Quaestiones super de animalibus*, XV, 14, (Opera omnia XII), ed. E. Filthaut, Münster 1955, 268: «Ad hoc dicendum, quod sperma magis derivatur ab una parte quam ab alia, quia natura magis intendit circa conservationem partium principalium quam non-principalium, et ideo plus de cibo mundo mittit ad partes principales, et ideo plus in illis partibus est de superfluo ultimi cibi. Et ideo ab illis partibus magis derivatur sperma et maxime a cerebro, quia cerebrum est album et molle et humidum, et in hoc convenit cum substantia spermatis. Cerebrum etiam participat calorem a corde, et in hoc potest sperma recipere caliditatem; unde maxime exit sperma a cerebro».
48. *Pg* XXV, 61: «wie sie dann vom Tiere wird zum Kinde».
49. *Convivio* IV, xxi, 4, a cura di C. Vasoli / D. de Robertis (Dante Alighieri,

Aus was der Same bzw. das Sperma besteht, interessiert Dante im *Convivio* nicht im Geringsten und dieses Desinteresse ist um so auffälliger als es mit einer minutiösen und höchst theoretischen Schilderung der Vermögen (*vertù*) einhergeht, die der Samen mit sich führt und die für den mit der «Befruchtung» ausgelösten Prozess der Menschwerdung verantwortlich sind. Es ist hier nicht der Ort, auf die überaus komplexen naturphilosophischen Details dieser Ausführungen einzugehen, die schon wahre Tintenströme haben fließen lassen[50]. Schon so ist deutlich genug, dass der *sangue perfetto* der *Divina Commedia* ein vergleichsweise einfaches Konzept ist, das ausschließlich dem stofflichen Substrat des Samens Rechnung trägt, während die Benennung der in ihm konzentrierten Kräfte unterbleibt bzw. auf jene gestaltgebende *virtute* reduziert ist, die sich dem Blutsamen im Herzen eingeprägt (*Pg* XXV, 40f.). Indes ist die Beschreibung des männlichen Samens im *Purgatorio* gegenüber der Beschreibung des *seme* im *Convivio* nicht nur defizient. Statius' Beschreibung des männlichen Samens enthält mindestens insofern ein Mehr an Information, als sie diesen Samen als das Produkt einer zusätzlichen Verdauung (v 43: *ancor digesto*) eines bereits vollkommenen Grundstoffes (*sangue perfetto*) bestimmt. Während im *Convivio* der Akzent also auf den im Samen enthaltenen Kräften liegt, wird im *Purgatorio* seine doppelte Reinheit unterstrichen.

Selbstverständlich ist nicht ganz auszuschließen, dass dieser Perspektivenwechsel anlässlich der Beschreibung des männlichen Samens darauf zurückzuführen ist, dass Dante in den ungefähr zehn Jahren, die zwischen den beiden Texten liegen, neue wissenschaftliche Einsichten zu Beschaffenheit und Wirkweise des männlichen Samens gewonnen hat. Vielleicht hat er auch nur alte Lektüren neu akzentuiert, denn selbst Albertus Magnus, dessen cerebrale Bestimmung des männlichen Samens wir oben zitiert haben, erklärt in der übernächsten *Questio* seiner *Quaestiones super de animalibus*:

Opere minori, I, ii) Mailand / Neapel 1988: «E però dico che quando l'umano seme cade nel suo recettaculo, cioè ne la matrice, esso porta seco la vertù de l'anima generativa e la vertù del cielo e la vertù de li elementi legati, cioè la complessione; e matura e dispone la materia a la vertù formativa, la quale diede l'anima del generante; e la vertù formativa prepara li organi a la vertù celestiale, che produce de la potenza del seme l'anima in vita».

50. Siehe Vasoli, *Convivio*, in seinem Kommentar zur Stelle, sowie Th. Ricklin, «Théologie et philosophie du *Convivio* de Dante Alighieri», *La servante et la consolatrice. La philosophie dans ses rapports avec la théologie au Moyen Age*, éd. par. J. L. Solère et Z. Kaluza, Paris 2002, 129-150, 143-147.

Es ist festzuhalten, dass das Sperma nicht unmittelbar aus dem Blut erzeugt wird, vielmehr wird das durch die Venen in die Extremitäten der Venen überfließende Blut in eine feinere Feuchtigkeit umgewandelt und diese Feuchtigkeit durchquert die Schwammigkeit der Glieder und wird weiter verfeinert, und das Reine wird vom Unreinen geschieden und was unrein ist, wird durch den Schweiß ausgeschieden oder durch Abszesse (apostema) oder durch Ablagerung (hypostasis) in den Urin, und das, was rein ist, wird den Gliedern entsprechend, und was nach genügender Umwandlung dieser Feuchtigkeit in Glieder übrig bleibt, wird Sperma. Weswegen das allgemeine Prinzip der Erzeugung des Spermas das Blut ist, das unmittelbare Prinzip seiner Erzeugung ist aber die Feuchtigkeit, die aus dem Blut erzeugt wird[51].

Was auch immer für die je verschiedene Beschreibung des Spermas im *Convivio* und im *Purgatorio* verantwortlich sein mag, offenkundig ist, dass in der *Divina Commedia* ein neues und anderes Blut fließt, nachdem dieses die Reinigung von *Pg* XXV durchlaufen hat. Im *Purgatorio* selbst ist die Blutauffrischung der Statiusrede mit Händen zu greifen, denn nach dem fünfundzwanzigsten *canto* fließt im *Purgatorio* kein schmerzhaftes Blut mehr. Während das Blut in den vorangehenden Gesängen aus Wunden geflossen war[52] und vom Unglück und Laster namhafter Sippen zeugte[53], ist das Blut nach den Erläuterungen zum *sangue perfetto* von *Pg* XXV, 37 derart gereinigt, dass es nunmehr für Dantes eigene körperliche Integrität steht (*Pg* XXVI, 57) und es in Aufhebung des in Dantes Adern selbst im Nachhinein erstarrenden Blutes aus *If* XXIV, 84 zum Medium eines positiven Erschauderns werden kann im Moment der Begegnung mit Beatrice (*Pg* XXX, 47).

6. So unübersehbar der Einschnitt ist, den der *sangue perfetto* markiert, so offenkundig ist zugleich, dass die Katharsis damit zwar eingeleitet aber noch nicht vollendet ist, denn das in jeder Messe zelebrierte und in aller christlichen Rede vom Blut immer schon vorausgesetzte Blut

---

51. *Quaestiones super de animalibus*, XV, 16, 269: «Ad istud dicendum, quod sperma non generatur ex sanguine immediate, immo sanguis superfluens per venas in extremitatibus venarum mutatur in humiditatem subtiliorem, et ista humiditas transit per spongiositatem membrorum et magis subtiliatur, et separatur purum ab impuro, et quod est impurum, expellitur per sudorem vel per apostemata vel per hypostasim in urina, et quod est purum, fit proportionale ipsis membris, et quod residet post conversionem sufficientem istius humiditatis in membra, fit sperma. Unde universale principium generationis spermatis sanguis est, sed immediatum principium generationis eius est humiditas, quae generatur ex sanguine».
52. *Pg* V, 74; IX, 102; XII, 57.
53. *Pg* VI, 102; XI, 61; XIV, 82; XIX, 102; XX, 62; XX, 83.

Christi ist bisher erst en passant erwähnt worden[54]. Der eigentliche Hochgesang auf das Blut Christi und zugleich die himmlische Wiederspiegelung des höllischen Blutflusses ist der siebenundzwanzigste *canto* des *Paradiso*. In Pd XXVII bezichtigt der Apostel Petrus in einem roten Himmel[55] und mit rotem Kopf den gegenwärtigen Statthalter Christi, sein Grab in eine Kloake von Blut und Unrat verwandelt zu haben[56]. Und wie die Tyrannen, die im infernalen Blutstrom darben, nach dem Blut anderer getrachtet haben, so haben der Papst aus Cahors und jener aus dem Baskenland, der Brandrede Petri zufolge, von «unserm Blut» getrunken[57]. *Sangue nostro*, das ist das wenige Verse zuvor besungene Blut, mit dem Petrus selbst und seine unmittelbaren Nachfolger auf dem römischen Stuhl die Braut Christi grossgezogen haben[58]. Die Kirche, «die Braut des Herrn, der mit lauten Rufen, Sie einst mit seinem heiligen Blute freite»[59] ist also eine vom Blut ihrer Märtyrer genährte Gemeinschaft. Aber trotz dieses Blutopfers ist die Gemeinschaft in den Augen Dantes alles andere als gesichert. Ihre eigenen Mitglieder verhalten sich mitunter derart widernatürlich,

---

54. *Pg* XXI, 84 und XXVII, 2.

55. *Pd* XXVII, 28-30: «Di quel color che per lo sole avverso, / nube dipinge da sera e da mane, / vid'ïo allora tutto 'l ciel cosperso»., «Die Farbe, die am Morgen und am Abend Die Wolken färbt beim Fernestehn der Sonne, Sah ich am ganzen Himmel ausgebreitet».

56. *Pd* XXVII, 19-27: «quand'ïo udi': 'Se io mi trascoloro, / non ti maravigliar, ché, dicend' io, / vedrai trascolorar tutti costoro. / Quelli ch'usurpa in terra il luogo mio, / il luogo mio, il luogo mio che vaca / ne la presenza del Figliuol di Dio, / fatt' ha del cimitero mio cloaca / del sangue e de la puzza; onde 'l perverso / che cadde di qua sù, là piú si placa'», «Da hörte ich: 'Wenn ich die Farbe wechsle, Darf's dich nicht wundern, denn bei meiner Rede Wirst du sie alle sich verfärben sehen. Der meine Stelle an sich riss auf Erden, Ja, meine Stelle, die im Angesichte Des Gottessohnes unbesetzt geblieben, Der machte meine Grabesstatt zum Pfuhle, Von Blut und Unrat; drob hat der Verruchte, Von hier Gestürzte, drunten seine Freude'».

57. *Pd* XXVII, 58-60: «Del sangue nostro Caorsini e'Guaschi / s'apparecchian di bere: o buon principio, / a che vil fine convien che tu caschi!», «Der Baske und der Caorsiner trinken Von unsrem Blute. O der gute Anfang, Zu welcher niedern Zeit bist du gesunken!»

58. *Pd* XXVII, 40-45: «Non fu la sposa di Cristo allevata / del sangue mio, di Lin, di quel di Cleto, / per essere ad acquisto d'oro usata; / ma, per acquisto d'esto viver lieto, / e Sisto e Pïo e Calisto e Urbano / sparser lo sangue dopo molto fleto», «Die Braut des Herren ward nicht auferzogen Mit meinem, Linus' und des Cletus Blute, Um später feil mit Gold gekauft zu werden; Nein, zum Erwerbe dieses frohen Lebens Hat Sixtus, Pius, Urban und Calixtus Sein Blut gelassen nach so viel Tränen».

59. *Pd* XI, 32f.: «la sposa di colui ch'ad alta grida / disposò lei col sangue benedetto»

dass sie das Blut, und sei es auch nur in der Metapher, wieder mit all jenen unreinen Stoffen vermischen, deren fortschreitende Aussonderung im Körper das wesentliche Charakteristikum der Blutproduktion ist. Statt ein von reinem Blut genährter Gemeinschaftskörper ist die irdische Kirche Dantes eine blutig-schmutzige Kloake, in der sich Luzifer, «'l perverso / che cadde di qua sù»[60], der aus dem Himmel in die Hölle gestürzte und zum Teufel gewordene Engel, pudelwohl fühlt, so dass es denn kein allzu weiter Weg sein kann von dieser Kloake zu anderen diabolischen Orten des Jenseits.

7. Vom Blut der Kirche ist nach der Brandrede Petri kein Heil mehr zu erwarten. Dantes radikales Verdikt kommt indes alles andere als unvorbereitet. *O sanguis meus* hatte er schon in *Pd* XV, 28 ausgerufen, und damit eine an die liturgischen Einsetzungsworte Jesu gemahnende Wendung verwendet[61], wovon allerdings schon frühe Dantekommentatoren geschickt abgelenkt haben mit dem Hinweis, dass diese Anrede auch in der *Aeneis* Verwendung finde[62]. Bei Dante folgt auf die erhabenen Worte weder ein Hinweis auf die *Aeneis* noch der Kelch des Heils sondern die Begegnung mit Cacciaguida. Mehr als 150 Jahre vor Dante geboren, ist Cacciaguida der eigentliche Ahnherr der Alighieri[63]. Seine sich über drei *canti* hinziehenden Ausführungen (*Pd* XV-XVII) klären seinen Nachkommen über dessen familiäre Abkunft, über die edle Vergangenheit der gemeinsamen Heimat Florenz sowie über dessen eigene politische und literarische Zukunft auf. Über die ganze Wechselrede verstreut folgen auf das einleitende *O sanguis meus*, mit welchem Cacciaguida Dante begrüsst, eine Reihe teils gesuchter Ausdrücke, mit denen Cacciaguida und Dante sich gegenseitig die Zugehörigkeit zur selben Familie bezeugen. So nennt Cacciaguida Dante *mio seme* (mein Same), *figlio* (Sohn) und «fronda mia [...] io fui la tua radice» (O du mein Spross, [...] ich

---

60. *Pd* XXVII, 26f.: «[...] drob hat der Verruchte, Von hier Gestürzte, drunten seine Freude».
61. *Matth.* 26, 27f. (sowie *Mc.* 14, 24, *Luc.* 22, 20 und *I Cor.* 11, 25): «Bibite ex hoc omnes, hic est enim sanguis meus novi testamenti».
62. *L'Ottimo commento*, III, 348 wo es zur Stelle nicht ganz zutreffend heißt: «*O sanguis meus* etc. Queste sono le parole di messer Cacciaguida all'Autore; così comincio Anchise ad Enea». Zutreffender erklärt die *ED*, s.v. *sanguis*, wo allerdings ebenfalls jeden Hinweis auf die Einsetzungsworte des Abendmahls unterbleibt: «l'esordio del saluto riecheggia le parole con cui Cesare è chiamato da Anchise in Aen. VI 835».
63. *ED*, I, s.v. Cacciaguida.

war deine Wurzel)[64] während Dante seinem Ahn mit «Voi siete il padre mio» (Ihr seid mein Vater), *cara mia primizia* (mein lieber Ahn) und *cara piota mia* (Mein teurer Ursprung)[65] die Referenz erweist. Eigentlicher Höhepunkt dieser Zelebration der eigenen Familie sind die Verse 139-148 von *Par.* XV, wo Cacciaguida seinem Nachkommen erzählt, wie er von Kaiser Konrad die Ritterwürde und damit die *nobiltà* empfing und er den Kaiser in der Folge auf dem Kreuzzug begleitete, wo er den Märtyrertod erlitt und sich so umgehend im Paradies wiederfand[66].

Dantes Antwort auf die Erzählung der doppelten Nobilität seines Ahnen fällt eindeutig aus. Cacciaguidas Feststellung «und ich kam vom Martyrium in diesen Frieden»[67] beendet den fünfzehnten Gesang des *Paradiso*. Umgehend lässt Dante zu Beginn des sechzehnten Gesangs seinen Kommentar folgen:

O poca nostra nobiltà di sangue, se gloriar di te la gente fai	O du geringer Adel unseres Blutes, Wenn deiner sich die Menschen rühmen mögen
qua giù dove l'affetto nostro langue,	Hier unten, wo noch wankend unsre Liebe,
mirabil cosa non mi sarà mai;	Wird dies mir nie verwunderlich erscheinen,
ché là dove appetito non si torce,	Denn dort, wo kein Verlangen sich verirret,
dico nel cielo, io me ne gloriai[68].	Im Himmel droben, rühmt ich mich seiner.

---

64. Für die einzelnen Stellen siehe *Pd* XV, 48: mio seme; 52 (und öfters): figlio; 88f.: fronde mia.
65. Für die einzelnen Stellen siehe *Pd* XVI, 16: padre mio; 23: primizia; XVII, 13: piota.
66. *Pd* XV, 139-148: «[...] Poi seguitai lo 'mperador Currado; / ed el mi cinse de la sua milizia, / tanto per bene ovrar li venni in grado. / Dietro li andai incontro alla nequizia / di quella legge il cui popolo usurpa, / per colpa d'i pastor, vostra giustizia. / Quivi fu' io da quella gente turpa / disviluppato dal mondo fallace, / lo cui amor molt' anime deturpa; / e venni dal martiro a questa pace», «[...] Dann war ich bei des Kaisers Konrad Leuten; Er hat mich mit dem Ritterschert gegürtet, So haben meine Taten ihm gefallen. Mit ihm bin ich einst gegen jenen Glauben Ins Feld gezogen, dessen Volk sich anmaßt, Was euch gehörte, durch die Schuld der Hirten. Dort wurde ich von jenen schändlichen Leuten Aus dieser trügerischen Welt getrieben, Sie viele Seelen ins Verderben lockte, Und kam aus Märtyrtum in diesen Frieden».
67. *Pd* XV, 148: «[...] e venni dal martiro a questa pace».
68. *Pd* XVI, 1-6.

Während sich die Menschen normalerweise auf Erden ihrer *nobiltà di sangue*, d.h. ihrer altväterlichen Ritterwürde[69] rühmen und dieser Selbstruhm folglich unter Bedingungen affektiver Instabilität erfolgt (vv 2f. = A), rühmt sich Dante desselben Blutadels im Himmel, aus dem jede Unsicherheit ausgeschlossen ist (vv 5f. = B). Nicht ganz klar ist allerdings, ob sich Dante in Vers 4 angesichts von A nicht über B wundert oder umgekehrt, ob er sich angesichts von B nicht über A wundert. Diese Uneindeutigkeit kann Seitens eines Autors nur gewollt sein, der mit dem vierten Buch des *Convivio* einen höchst komplexen und umfangreichen Text geschrieben hat, um nachzuweisen, dass der in altem Reichtum gründende, auch von Aristoteles vertretene Adelsbegriff[70] falsch ist und nur der 'Seelenadel', dessen Wesen Dante als *semente di felicitade* (Samen des Glücks) bzw. *umana bontade* (menschliche Gutheit) bestimmt[71], der kritischen Prüfung standhält. Die mit den ersten sechs Versen von *Pd* XVI erzeugte Uneindeutigkeit hat zur Folge, dass das in den anschliessenden drei Versen evozierte Bild sich um so ungehinderter entfalten und ins Gedächtnis eingraben kann:

Ben se' tu manto che tosto raccorce:	Du bist ein Mantel, der gar bald kurz wird,
sì che, se non s'appon di dì in die,	So dass, wenn man nicht täglich ihn verlängert,
lo tempo va dintorno con le force[72].	Die Zeit daran herumgeht mit der Schere.

Das *Du* dieser Verse ist niemand anders als die *nobiltà di sangue*, deren sanguine Innerlichkeit sich indes, noch ehe der Vers zu Ende ist, in die Äusserlichkeit eines Mantels verkehrt. Die Frage, ob man sich über all jene, die sich auf Erden ihres Blutadels rühmen oder aber über Dante, der dies im Himmel tut, wundern soll, hat keinerlei Bedeutung. Denn noch ehe sie beantwortet werden könnte, hat der Text die Frage erledigt. Statt sich zu wundern und zu fragen, sehe

---

69. Siehe dazu K. Schreiner, «Religiöse, historische und rechtliche Legitimation spätmittelalterlicher Adelsherrschaft», in: *Nobilitas, Funktion und Repräsentation des Adels in Alteuropa*, O. G. Oexle u. W. Paravicini (ed.), Göttingen 1997, 376-430.
70. *Politica*, IV, 8, 1294 a 21s.
71. *Conv.* IV, xx, 9f. resp. xxi, 1. Es sei darauf hingewiesen, dass Dante die Wendung 'Seelenadel' (*nobilitade d'animo*) wie auch die Bezeichnung *nobiltà di sangue* im Rahmen der Diskussion der *nobilitade* im *Conv.* nicht verwendet. Die *nobilitade d'animo* findet sich allerdings in *Conv.* I, ix, 2.
72. *Pd* XVI, 7-9.

man zu, dass man umgehend wieder annähe, was die Schere der Zeit zwangsläufig abschneidet.

Cristoforo Landino, dessen 1481 im *Comento sopra la Comedia* der erste als Druck publizierte Kommentar zur *Divina Commedia* ist, ist die Begeisterung angesichts Dantes Mantelmetapher noch deutlich anzumerken:

> Hervorragender Vergleich, denn der Ruhm der Tugend des ersten Urhebers dehnt sich bis in seine Nachkommen aus, aber wenn diese ihn nicht mit ihrer eigenen Tugend pflegen, braucht die voranschreitende Zeit diesen [Ruhm] auf, so wie sich ein Kleid nach und nach aufbraucht, das mit der Schere beschnitten wird. So ist zum Beispiel einsichtig, dass von irgendeinem der Männer, deren Ruhm einst gross war, noch Nachkommen unter uns sind, diese aber, weil sich in dieser Erbfolge der Ruhm nicht erhalten hat, unbekannt sind. Und in einer kurzen Zeitspanne vergeht ihr Ruhm[73].

Das Blut spielt in Sachen *nobiltà* also eine sehr bescheidene Rolle, denn es ist höchstens eine zusätzliche Aufforderung zur *virtú*. Dass Dante auf die *nobiltà di sangue* zu sprechen kommt, bedeutet somit offenkundig nicht, dass er die Vorstellung eines biologischen Blutadels vertreten würde. Die *nobiltà* ist nichts anderes als die explizite Aufforderung, sich tagtäglich edel zu verhalten und nur in diesem Sinn ist die *nobiltà di sangue* ein Kriterium, das darüber bestimmt, wo sich ein Individuum in Dantes Jenseits wiederfindet.

8. Nochmals gereinigter *sangue perfetto* steht am Anfang jeder Menschwerdung und ist damit das, was noch vor jeder Vernünftigkeit den Menschen zum Menschen macht. Er ist das, was alle Menschen verbindet, noch ehe sich die Frage stellt, wie sie dieses Menschsein leben. Wer Menschenblut mit nichtmenschlichem Blut vermischt, zeugt Monster vom Schlage eines Minotaurus und der Horde der Kentauren. Die Selbstmörder, die sich gewalttätig an ihrem eigenen Menschsein vergehen, verlieren die Kraft zur menschlichen Gestalt. Wer sich gewalttätig am Menschsein anderer vergeht, leidet in jenem

---

73. Cristoforo Landino, *Comento sopra la Comedia*, a cura di P. Procaccioli, 4 Bde., Rom 2001, IV, 1789: «*Ben se' tu manto*: optima comperatione, imperò che lla gloria delle virtú del primo auctore benché si distenda ne' discendenti sui, nientedimeno se quegli del continuo non la mantengono con proprie loro virtú, *el tempo* in processo la consuma, chome si consuma la veste a pocho a pocho tosa con le forbici; chome verbigratia è ragionevole che di qualchuno degl'huomini stati già in gran fama, restino descendenti, ma perché in tale successione non s'è mantenuta la virtú, non si conoscono. Et in brieve passa loro fama».

roten Strom von Blut, der sich aus den Verbrechen nährt, die Menschen in totaler Verkennung ihrer eigenen Gattungszugehörigkeit und der sich daraus ergebenden Verpflichtungen begehen. Wie ernst es Dante mit diesem im Blut begründeten Menschsein ist, wird schliesslich darin überdeutlich, dass selbst das Blut des neuen Bundes keine neue Gattung zu stiften vermag. Das Blut Christi entbindet niemanden davon, sich immer von neuem den Anforderungen seines blutbegründeten Menschseins zu stellen und der Edelkeit seines Blutes entsprechend zu leben. Bezeichnenderweise folgt auf den *sanguis meus* der Abendmahlseinsetzung nicht die Vergegenwärtigung der Erlösung, sondern die Aufforderung zur Tugend.

Wer immer dieser Aufforderung zur Tugend nachkommt, ist der Anerkennung seiner elementaren Menschlichkeit durch Dante gewiss. Denn anders als die «setta dei cattivi, a Dio spiacenti ed ai nemici sui»[74], die im Vorfeld der Hölle auf ewig vor sich hinbluten, kann, wer am Hindus geboren nichts von Christus weiss, aber in seinem ganzen Wollen und Handeln entsprechend der menschlichen Vernunft ohne Sünde lebt, angesichts seiner durch die Orthodoxie verhängten Verdammung mit Dantes Unverständnis rechnen[75]. Zwar traut sich Dante nicht, dem unergründlichen Ratschluss Gottes zu widersprechen, aber er hat doch den Mut, Petrus im siebenundzwanzigsten Gesang des *Paradiso* verkünden zu lassen, die Vorsehung werde der daniederliegenden Kirche zu Hilfe eilen, wie sie einst «con Scipio difese a Roma la gloria del mondo»[76]. Das Blut Christi ist und bleibt vergossen. Für die erhabenste Möglichkeit diesem Blut im Horizont des Jubeljahrs 1300, dem Zeitpunkt von Dantes Jenseitsreise, gerecht zu werden, steht kein Mann der Kirche und auch kein Christ sondern der Römer Scipio. «Durch die Klugheit und durch die Rechtschaffenheit des grossen Scipio Africanus, der durch seine Voraussicht den Hannibal davon abhielt, Italien in Besitz zu nehmen, und diesen in Afrika mit Erfolg geschlagen hat», wie der Boccaccio-Schüler Benvenuto d'Imola in seinem Kommentar zur Stelle unverblümt ausführt[77],

---

74. *If* III, 62f.: «[...] die Reihen jener Schlechten [...], Die Gott und seinen Feinden auch missfallen».
75. *Pd* XIX, 70-78, vgl. dazu auch R. Imbach / S. Maspoli, «Philosophische Lehrgespräche in Dantes 'Commedia'», in *Gespräche lesen, Philosophische Dialoge im Mittelalter*, K. Jacobi (ed.), Tübingen 1999, 291-321, 314-18.
76. *Pd* XXVII, 61-63: «Jedoch die hohe Vorsehung, die einstens Zu Rom mit Scipio allen Ruhm verteidigt, Kommt bald zu Hilfe, wie ich glauben möchte».
77. *Comentum super Dantis Aldighierij Comeodiam*, V, 393: «At literam ergo dicit autor: *Ma l'alta provvidenza*, scilicet, divina, *che difese la gloria del mondo*, idest,

wird die Vorsehung künftig in der Welt wirken. Petrarca, intimer Freund Boccaccios und Benvenutos, wird mit seiner *Africa* diesem Scipio das Denkmal setzen, das zugleich zum Katalysator der italienischen Renaissance werden wird. Das ist eine andere Geschichte, aber sie wird noch durch und durch geprägt sein von der Einsicht, die sich Cristoforo Landino in Hinblick auf Dante selbst abgerungen hat: «Nichtsdestotrotz, wenn einer durch Tugend derartige Dinge zustande gebracht hat, muss man es ihm nachsehen, wenn er sich, obwohl weise, seines altehrwürdigen Blutes rühmt»[78].

---

maiestatem, vel culmen imperii, *a Roma*, scilicet, contra Hannibalem et suos, *con Scipio*, idest, prudentia et probitate magni Scipionis Africani, qui providentia sua retraxit Hannibalem de possessione Italiae, et feliciter illum debellavit in Africa [...]».

78. *Comento sopra la Comedia*, IV, 1788 (ad *Pd* XVI, 1-9): «Nientedimeno quando per virtú simili chose si fussino acquistate, è da sopportare se alchuno, benché savio, si gloria de tale antichità [del sangue]».

Gil Anidjar

LINES OF BLOOD:
LIMPIEZA DE SANGRE AS POLITICAL THEOLOGY

Two broad vectors govern the few explanations that have been proposed so far regarding the emergence of the notion of blood purity (*limpieza de sangre*) in fifteenth-century Spain. The first vector describes this emergence as a singular chapter in a long history of exclusion and persecution, a quite familiar history of anti-Semitism (the word being an anachronism of sorts), that oscillates between theological prejudice and uncoagulated, racist or proto-racist perceptions of Jews as physically and essentially different[1]. The second vector follows the specific and detailed social conditions within which Jews and Muslims were converted *en masse* and subsequently integrated (or not) into the Christian *societas*, and offers social change as the basis for the production of new mechanisms of social distinctions, hierarchies and exclusions[2]. It will be immediately apparent that neither of these vectors of explanation has anything specific to say about blood.

1. For the first vector, there are numerous examples among historians of anti-Semitism. Good illustrations are B. Netanyahu, *The Origins of the Inquisition in Fifteenth-Century Spain*, New York 2001 and Y. H. Yerushalmi, «Assimilation et antisémitisme racial: le modèle ibérique et le modèle allemand», trad. C. Aslanoff, in Y. H. Yerushalmi, *Sefardica: Essais sur l'histoire des Juifs, des marranes & des nouveaux-chrétiens d'origine hispano-portugaise*, Paris 1998, 255-92.
2. The classical example is A. D. Ortiz, «Los *Cristianos Nuevos*: Notas para el estudio de una clase social,» *Boletin de la Universidad de Granada*, 87 (1949), 249-97, and see Ortiz' later, *Conversos de origen judío después de la expulsión*, Madrid 1955; see also C. Amiel, «La 'pureté de sang' en Espagne,» *Etudes inter-ethniques*, 6 (1983), 27-45. For a renewed formulation of the sociological dimension of the issue, see R. Carrasco, «'Pureté de sang' et paix civile en Nouvelle-Castille (XVe-XVIe siècle)», in «*Qu'un sang impur...*»: *Les conversos et le pouvoir en Espagne à la fin du moyen-âge*, J. Battesti Pellegrin (ed.), Aix en Provence 1997, 61-87; and see also J. Riandière La Roche, «Du discours d'exclusion des Juifs: antijudaïsme ou antisémitisme?» in *Les problèmes de l'exclusion en Espagne (XVIe-XVIIe siècles): Idéologie et discours*, A. Redondo (ed.), Paris 1983, 51-75, who combines the two vectors I am describing.

The aim of this paper is to reclaim the history of blood, to recover it as a theological, indeed, theologico-political history, which structures and sustains notions and practices too often thought as secular. This history of blood is the history – not simply the origin – of the community, a community that becomes immanent through blood. It is the history of race and of nationalism. In western Europe, and since medieval times, blood is hardly one marker among others of the social and political bond. Rather, blood is a theological construct through and through, one that determines the Christian conception of community and its subsequent versions and conversions, continuing to do so into modern times. Following the narrative (indeed, the blood) lines of divine transformation and transubstantiation, the community of Christians becomes a community of blood. As underscored most strikingly, but hardly exceptionally, by the purity of blood statutes, no distinction is henceforth possible between the theological community and the blood-based, racial and national community of modernity. Neither separation, nor contradiction can any longer be affirmed between these two notions or visions of community. And the narrative of transformation from religion to race, from theology to secularization, is revealed as an internal narrative, one in which community – and first and foremost the Christian community – is dependent on theology as blood and on blood as theology. Blood is theology transformed. Beginning in the eleventh and twelfth centuries, its history is a Christian history. It is the history of western Europe.

Blood lines

The statutes on the purity of blood (*estatutos de limpieza de sangre*), the first of which are dated 1449, barred converts from public office, and later from membership in numerous organizations, particularly military and ecclesiastical ones. Those who wrote and disseminated these statutes apparently have the dubious privilege of having set a historical precedent. They unequivocally made blood the criterion according to which they remapped the community, the divisions and distinctions of and among the wider population. Whereas social and even genealogical distinctions had existed long before, the idea that blood – and, moreover, pure blood – would be determining to establish distinctions between communities, that blood could not change or be affected by conversion and would on the contrary contaminate and infect other, distinct kinds of blood, is undoubtedly a novel idea, one that will be embraced by the nobility (later to define itself along no less exacting lines of blood purity) and subsequently by the modern nations. I do not mean, therefore, to downplay the novelty of this idea, but I do want to put forward a different, quite simple, if also tentative and speculative, argument about it and about the statutes. My argument is this: by the time it appears in the fifteenth century, the emergence of the notion of blood purity, while novel, is not so exceptional. Rather, it constitutes one revealing and highlighting moment in a much longer history (and geography) of blood.

What is this history and what is its geography? Reviewing the literature on the statutes, one is struck by the Spanish exceptionalism that pervades it. Spain, that is to say, the Iberian peninsula (and its later colonies), is not only perceived as the sole and singular site of a concern over the purity of blood, it also comes to function as an enclosed sphere, isolated in numerous ways from the rest of Christian Europe at the time. To attend to the history of blood, as I want to do here, means to interrogate this geography, and to consider the numerous elements, indeed, the conditions that progressively gathered toward the fifteenth century throughout western Europe. These are conditions necessary (if not sufficient) for the very *idea* of blood purity to emerge in the way it did, and when it did. I will not offer a complete explanation, however, nor an exhaustive account of the statutes, nor do I intend to suggest that they or their consequences are simply reducible to the idea of blood purity. Rather, I want to argue that there are theological and political elements, indeed, preconditions of a theologico-political nature, that are shared by western Christendom as a whole, without which such an idea (and set of practices, through their disseminations and transformations) could not have emerged, without which it would not have become possible. Taken by themselves, these elements already participate in creating a novel situation within which the statutes constitute an additional, but not determining, moment. My contribution is thus broadly speculative, perhaps even abstract or conceptual, but it is meant to gesture toward a different explanatory frame, and minimally to a widening of the current historical explanations within which the statutes on the purity of blood have been discussed and understood so far.

First among the theologico-political elements that constitute this chapter in the history of blood, and that make blood theological through and through, is, of course, the Eucharist and the heightened concerns over the blood of Christ on the part of the Church as well as on the part of the populations[3]. Second, as Caroline Walker Bynum recently underscored, a new and widespread «blood piety» which, throughout western Europe, comes to discover and cultivate blood relics, countless bloody items of veneration, cult and worship, as well as objects of a rich and picturesque imagination and aesthetic production (the Holy Grail, the blood-thirst of countless women mystics, the dissemination of images of Christ and his blood, and so forth)[4]. Third, the association of Jews with blood (as Christ killers, host desecrators, or consumers of Christian blood, and so forth)[5]. Fourth, the exponential development of medicine which, under the varied and productive contribution of Arabic medicine, and with the translation and practice of Greek medical treatises, forms a richly crowded and contentious space in which Aristotelian hemocentrism competes with the Hippocratic theory of humors (a competition that was already at work in each of the respective textual corpuses, including that of Galen), a complex discourse of texts and images in which the head competes with the heart as the central organ of the human (and social) body[6]. More important, no doubt, than all of these, while still connected to blood in crucial ways, are the sweeping changes affecting western Christendom throughout the Middle Ages, changes that have to do with precisely that which is at stake in the statutes, namely, kinship and community. The history of blood, in other words, is also the history of the body politic. And it is to this history that I want to turn in the sections that follow.

Communities of Blood

The major contribution of the purity of blood to history is not to be found in the exceptional construction of difference on the basis of

---

3. M. Rubin, *Corpus Christi: The Eucharist in Late Medieval Culture*, Cambridge 1991.
4. C. W. Bynum, «The Blood of Christ in the Later Middle Ages», *Church History*, 71 (2002), 685-714. And see also the contributions of J. Clifton and M. Rubin in *Blood: Art, Power, Politics and Pathology*, J. Bradburne (ed.), Munich 2001.
5. For an extensive treatment of these issues see M. Rubin, *Gentile Tales: The Narrative Assault on Late Medieval Jews*, New Haven 1999.
6. On the Greek legacy, see M. P. Duminil, *Le sang, les vaisseaux, le coeur dans la collection hippocratique*, Paris 1983; P. Manuli, M. Vegetti, *Cuore, sangue e cervello: Biologica e antropologia nel pensiero antico*, Milano 1977; D. Jacquart, Cl. Thomasset, *Sexuality and Medicine in the Middle Ages*, Cambridge 1988.

blood, and in the ensuing exclusion of specific groups and collectives. On the contrary, the purity of blood, as its numerous opponents knew well, was part of a massive transformation, a general refiguration of the body politic as a whole, and first (if not alone) in it, the community of Christians[7]. The real «New Christians (*cristianos nuevos*)», in other words, were not the Jewish and Muslim converts. They were rather the «Old Christians (*cristianos viejos*)», Christians who henceforth came to understand themselves in a novel way, and to consider themselves «pure (*lindos*)» in their very bodies. The statutes on the purity of blood are part of a larger theological process whereby was invented a new notion of kinship and a new community: the Christian community as a community of blood. This development is fundamentally linked to the pure and purifying blood of Jesus-Christ, such as it was being discovered, renewed, multiplied and disseminated throughout western Europe. Indeed, from this point on (roughly, the eleventh and twelfth centuries), Jesus-Christ can be said to have become the first «pure blood» of western history, the first individual whose blood, everywhere flowing as it had never flowed before, initiated and established the possibility of imagining a community of pure blood, and enforcing it by law. Equally important for the institutional actualization of this possibility is the fact that the purity of Christ's blood, and by extension, the purity of Christian blood, were repeatedly perceived as being under constant attack, as increasingly vulnerable to contamination, desecration and sacrilege, even to murderous spilling. The community of blood – the community of western Christendom, unified by the sharing and partaking of Christ's flesh and blood – could only distinguish itself and subsequently protect itself once it perceived its own blood (the blood of which it was partaking by consuming the host and drinking the wine) as pure and as vulnerable.

The mark of this transformation on western Europe in the subsequent centuries is at once, and paradoxically, visible and invisible. It is invisible, as we will soon see, since blood is massively missing from representations of the body politic. On the other hand, the transformation

---

[7]. The main criticism repeatedly launched at the statutes and their advocates was that they were abandoning the ideal of the Church's unity, such as it had been set by Saint Paul. To claim that blood lines could not be crossed was not only to deny the efficacy of baptismal waters, it was also to deny the unity of the *corpus mysticum* (on the debates around the statutes, see A. A. Sicroff, *Les controverses des status de 'pureté de sang' en Espagne du XVe au XVIIe siècles*, Paris 1960).

of western Christendom in its relation to blood and to conceptions of community is visible in the role played by the nobility in the dissemination of novel conceptions of race and bloodlines, which historians usually locate in the sixteenth century[8]. The dissemination of the notion that lineage *is* blood, that different bloodlines have greater worth than others based on their purity and their antiquity, may have ostensibly begun with the statutes, but it soon came to define the entire social field. Part of a mechanism of «social disciplining», every individual came to see him or herself as part of a bloodline, and to value it with different degrees of worth. This was, indeed, the beginning of «race», to the extent that race is, historically at least, insistently tied to blood. But it was a theological beginning and a theological transformation, much as its conditions and subsequent dissemination were produced and effected by the Church. Every Christian individual, and ultimately, every individual came to this conception. Far from inventing the notion, then, the nobility (under constant suspicion of impurity because of the frequency of marriage alliances with families of converts) *adopted* and participated in what was already an existing, widespread discourse. It is the nobility that preserved and disseminated the theological discourse of blood lines to other lands like France and England, where historians have located the origins of modern racist thought and of modern nationalism.

At this early point in the fifteenth century, the spread of this conception of blood distinction had already or potentially provided every Christian Spaniard with a title of nobility. Thus «many individuals who could not pretend to nobility found cause for pride in an ancestry purer than that of many aristocrats, whose genealogy was not without a few dark patches»[9]. There appeared uncounted instances of complaints of the following sort: «In Spain we esteem a common person who is *limpio* more than a *hidalgo* who is not *limpio*»[10]. It is, in other words, because the people claimed to be (and perceived themselves as

---

8. Versions of this historical argument about the role of the nobility in the invention of blood purity and racism can be found in the writings of Immanuel Wallerstein, Benedict Anderson, and Laura Ann Stoler among others.

9. A. D. Ortiz, *The Golden Age of Spain: 1516-1659*, trans. J. Casey, New York 1971, 219.

10. Quoted in H. Kamen, *The Spanish Inquisition: A Historical Revision*, New Haven 1997, 248; and see also Sicroff, *Les controverses*, 195, 203, 210ff, 290-97. Early in his book, Sicroff explains that doubts on the purity of blood plagued virtually every one, especially the nobility («personne ne pouvait être sûr de n'avoir pas de 'tache' juive, doute sensible surtout chez les nobles» (Sicroff, *Les controverses*, 40, 189).

being) of «pure blood» that they could «recognize» (and on that basis as well as others, attack) Jews and nobles as lacking it[11]. It is in this context that one can understand the striking but belated analogies that were offered with horses and their blood, race (*raza*), and breeding[12]. On another level, is in this context as well that one can understand the social disciplining (from «below») that had been at work beginning with the Eucharist and all the way to accusations of ritual murder, the denunciations by neighbor and kin, and the general, panoptical scrutiny produced and maintained around Christian blood, for and by the masses[13]. As the paradigmatic figure of the Toledo Archbishop Juan Martínez Silíceo, under whose authority the Statutes were first established, demonstrates, it is the Christian people, the newly discovered *christianos viejos* (and Silíceo claimed in fact to be defending the unity of the Church, to protect the mystical body of Christ, its head and members, as well as to prevent the so-called «Old Christians» from lowering the *nobility* of their blood), who launched a social, indeed, theologico-political, revolution against the Jews, the Muslims and the nobility[14]. If the nobility claimed privileges and

---

11. An interesting illustration of the association between Jews and nobility occurs in Don Alonso de Cartagena's *Defensorium*, mentioned earlier, in which the author (who, once again, *opposed* the Statutes on the Purity of Blood), must clarify that «all Jews cannot claim a noble status since no nation is entirely made up of nobles» (Sicroff, *Les controverses*, 50). The complex web of relations linking Jews to the king and to the nobles is documented in painstaking details by Netanyahu, *The Origins*.

12. Sicroff, *Les controverses*, 101.

13. As Deborah Root puts it, «the inquisitorial machine» extended «policing to the entire community» and surveillance «was tranformed into internal or self-policing by all Christians» (D. Root, «Speaking Christian: Orthodoxy and Difference in Sixteenth-Century Spain», *Representations*, 23, summer 1988, 129). A useful and detailed discussion of «social disciplining» (a term suggested by Gerhard Oestrich and informed by Michel Foucault and Norbert Elias) can be found in P. S. Gorski's recent *The Disciplinary Revolution: Calvinism and the Rise of the State in Early Modern Europe*, Chicago 2003. In his discussion of religious discipline and the modern state, however, Gorski typically ignores Spain and Catholicism (as well as, strangely enough, England). For a partial corrective, see Henry Kamen's discussion of «Social discipline and marginality» in his *Early Modern European Society* (but the whole book is relevant to the issue), and see W. V. Hudon, «Religion and Society in Early Modern Italy: Old Questions, New Insights», *American Historical Review*, 101: 3 (June 1996), 783-804, and see also J. O'Malley, *Trent and all that: Renaming Catholicism in the Early Modern Era*, Cambridge, Mass. 2000; also relevant, although it too ignores Spain, is R. Po-Chia Hsia, *Social Discipline in the Reformation: Central Europe 1550-1750*, London 1989. Hsia, a historian of the blood libel, does refer to the importance of a «blood cult» throughout Europe, but does not invoke ritual murder, nor the purity of blood issue.

14. Sicroff, *Les controverses*, 106, 115 and 133; interestingly enough, even the opposition to Silíceo deployed an argument on the true nature of nobility, the

advantages, it would have to *justify* itself. By blood. That it did (and the fact that it could – and could not – thanks to scrupulous archives and hagiographies, often served only to buttress the «purity» of the masses who had «only» their memory and no written documentation, and therefore no embarrassing proof of contamination – except for ill-intending or grudge-bearing, which is to say, «honest» and duly denunciating, neighbors or family members), and it is at this point that it apparently gave the idea to the entire European aristocracy. According to the Oxford English Dictionary, in fact, the very phrase «blue blood» is a sixteenth century translation of the Spanish «sangre azul». But the Spanish people did not invent the association of blood and lineage, nor did it invent the notion of pure blood as a source of worth and glorious lineage[15]. In the passion for blood they shared with the whole of Western Christendom, the people did not invent religion and race, or nationalism. Nor did the aristocracy. Nor, finally, did Spain. The Church – the *corpus mysticum* of the Church, heads, hands, and feet, and head over heels in its passion for blood – did.

Bloodless Bodies

It is precisely when the social and political body comes to be formally understood as just that – a body – that blood becomes a privileged site of the social bond as well as a primary site of collective and social distinction[16]. The two may appear disconnected, although it is

claim being that nobility is not, in fact, «natural,» but rather granted by God to individuals. Such nobility, «true nobility is implanted in the true Christian, whether he is of Gentile, Jewish, or Negro origin» (Sicroff, *Les controverses*, 104). On Silíceo, see also Kamen, *The Spanish Inquisition*, 159ff, 236ff., Netanyahu, *The Origins*, 1064ff, 1161ff.

15. An early response to the 1449 Statutes, which directed at the Jews, was immediately perceived to constitute an offense against the nobility, argued against them that «it is well known that old and recent alliances by marriage have been made by a great number of Spanish nobles. The Spanish nobility thus associated itself with a large diversity of lineages, as has always been the case everywhere in the world» (quoted in Sicroff, *Les controverses*, 125). It was well understood that the entire nobility of Spain had been «implicated» in marriage alliances with conversos. The famous *libros verdes* would repeatedly document that fact, often in an attempt to demonstrate the ridicule of anyone claiming purity of blood (217-18).

16. It is crucial to remember that genealogy has always been a site of distinction and differentiation within and between societies. Yet, genealogy is not identical with blood, even when blood is one of its components. The Hebrew Bible, for example, sees flesh and bones as sites of genealogical contiguity, if not necessarily of continuity, and blood is unthinkable as a site of distinction. Like death,

more likely that they would appear contradictory. The rise of blood to prominence in the life of Christian communities and in the Christian polity can hardly be consistent with the disappearance of blood from representation in political thought. My argument, however, is that the two moments participate in the same transformation, a transformation in which blood – visible or not – is structurally central. The change occurs, then, at the very time the conception of the Church as a mystical body, a conception inherited from Saint Paul, is undergoing a singular development. In this development – the theological metamorphosis of blood – the mystical body becomes the body politic, the visible community of Christians. Paradoxically, however, blood is conspicuously absent from canonical representations of this body politic, representations which, still drawing on Pauline imagery and conceptions, emerged and were disseminated between the twelfth and fifteenth centuries. The contradiction between these two transformations is only apparent. Interestingly enough, and in spite of Ernst Kantorowicz's highly acclaimed book, this claim remains difficult to establish. There is as of yet no history that traces in a systematic way the transformations of the figure of the body politic, of the social and political community as body[17]. Scholars as diverse as Mary Douglas, Judith Schlanger and Leonard Barkan have

---

for the Hebrew Bible, blood is a great leveler. Roman law, on the other hand, only considered blood as a legal matter which connected exclusively fathers (not mothers) to sons (see G. Pomata, «Blood Ties and Semen Ties: Consanguinity and Agnation in Roman Law», in *Gender, Kinship, Power: A Comparative and Interdisciplinary History*, M. J. Maynes et al. (eds.), New York 1996, 43-64). It is a different, but complex history with regard to Greek medicine, as I suggested earlier. More pertinent at this point is the appearance of a concern with blood purity on the part of the nobility, a concern which numerous historians trace back to sixteenth century France (see e.g. Amiel, «La 'pureté'» 29). The invention of the nobility, not simply as a lineage but as a lineage of blood, participates in the multiplication of bloods to which we are witness with the statutes, although in this case it defines families rather than entire collectives of non-related individuals. This invention fluctuates during these very same centuries, but it appears to originate at the earliest in the Iberian peninsula, and at the very time the blood credentials of some of its members are under suspicion (because of marriage alliances with *conversos*). This is a complex argument which I cannot present fully here.

17. L. Barkan does cover quite extensive ground in his *Nature's Work of Art: The Human Body as Image of the World*, New Haven 1975, esp. 61-115. For specific studies of medieval usage of the figure, see Kantorowicz, and see also J. Le Goff, «Head or Heart? The Political Use of Body Metaphors in the Middle Ages» in *Fragments for a History of the Human Body: Part Three*, Michel Feher et al. (eds.), New York 1989, 12-26; and see M. C. Pouchelle, *Corps et chirurgie à l'apogée du Moyen Age*, Paris 1983 and A. Boureau, *Simple corps du roi: l'impossible sacralité des souverains français, XVe-XVIIIe siècle*, Paris 1988.

long pointed out the importance of organic and bodily metaphors in the western (and non-western) political imagination[18]. Quentin Skinner has, on the other hand, compellingly described the moment when the body politic becomes non-organic and indeed, «artificial», a moment to which I shall return below[19]. Yet, little attention has been paid to the changes that have affected the figure of the body politic, and more specifically for what interests me here, to the absence of blood in the canonical instances that run from John of Salisbury to Christine de Pizan and all the way to Thomas Hobbes. None of these thinkers include blood in their description of the community as body[20]. As the notion and figure of the body politic becomes a widespread common place, and while the whole of western Christendom (and first in it, Christian women) is screaming for blood, ever more thirsting for blood when deprived of it (following well-known changes in the practice of the *Corpus Christi* which increased the distance between the priest – and the wine cup – and the people)[21]; as Christians are feeling the increased vulnerability of Christian blood while they are gathered anew in the new understanding of the Church as *corpus mysticum*[22]; at that very moment, then, one witnesses a separation of blood from the body politic – its secularization, as it were – while blood comes to define the community of «old Christians.» Inverting the very precise terms which Saint Paul had offered for an understanding of Christian kinship as *spiritual*,

---

18. M. Douglas, *Purity and Danger: An Analysis of the Concepts of Pollution and Taboo*, London 1966; J. Schlanger, *Critique des totalités organiques*, Paris 1971; Barkan, *Nature's Art*.

19. Q. Skinner, «From the State of Princes to the Person of the State», in Id., *Visions of Politics. Volume 2: Renaissance Values*, Cambridge 2002, 368-413); and see also Id., «Hobbes and the Purely Artificial Person of the State» in Id., *Visions of Politics. Volume 3: Hobbes and Civil Science*, Cambridge 2002, 177-208.

20. Quentin Skinner kindly points out to me that Hobbes does discuss blood and its circulation (referring to William Harvey's discoveries) in Book 24 of *Leviathan*. Hobbes identifies blood with money, the effect of which, he describes as the «sanguification of the commonwealth.» Here, blood is offered as an analogy for money, an analogy that does not quite convey the weight of the bodily images associated with the «artificial Man» that is Leviathan.

21. See C.W. Bynum, *Holy Feast and Holy Fast: The Religious Significance of Food to Medieval Women*, Berkeley 1987, and see also, in a different perspective, M. G. Grossel, «'Le calice suave de la passion': Images et appréhension de l'Eucharistie chez quelques mystiques mediévales» in *Le sang au Moyen Age*, M. Faure (ed.), Montpellier 1999, 415-32.

22. On this new understanding see H. de Lubac, *Corpus mysticum: L'Eucharistie et l'Église au Moyen Age*, Paris 1949.

the body politic is at once refigured as a kinship of blood and depicted by political writers as blood-less[23].

The disappearance or occlusion of blood from medieval (and early modern) political writings that deploy and formalise the figure of the body politic demands careful reflection. I do not mean, therefore, to rush hastily toward a resolution of the enigma it constitutes. Yet, I do want to underscore its persistent effects, indeed, its dependence on conceptions of the community, as a natural, or social and political collective which emerges from (and, in a way, remains in) a theological ground. As the complex blood apparatus I have briefly described illustrates, blood is the site and marker of theological, rather than biological or even medical, investments. Apparently opposed to spirit, blood functions as the embodiment of spirit, as a figure of divine presence and of immanence. Although it remains a figure (the decision regarding the site of a distinction, social and other, cannot erase, and indeed maintains, the figurative dimension of that site. Even when there are blood tests, in other words, blood remains a figure – and blood is, today, a vanishing figure, as it is being replaced by DNA), blood is here the site of the community's presence to itself. In addition to this theological understanding, the very procedure of testimonies and certificates that were required to demonstrate blood purity ensures that collective structures were established or sedimented which, following theological blood lines, take and reproduce blood as the marker of community boundaries. If such interpretation of the redrawing of blood lines is plausible, it is because blood has been, as it were, put in motion anew. Announcing novel arrangements of the theologico-biopolitical, the lines of blood's motion, the becoming-present of spirit in blood, follow the trajectory of transubstantiation according to which the wine and the host become Christ's flesh and blood. The community of blood performed through the Eucharist, which Christians had only come to experience on a regular and massive way in the very recent past, is also the becoming-immanent of the community.

---

23. By speaking of the long centuries hereby hastily summarized as a «moment,» I mean to recall Kantorowicz's description of the same period with this very term: «The terminological change by which the consecrated host became the *corpus naturale* and the social body of the Church became the *corpus mysticum*, coincided with that moment in the history of western thought when the doctrines of corporational and organic structure of society began to pervade anew the political theories of the West and to mold most significantly and decisively the political thinking in the high and late Middle Ages» (E. Kantorowicz, *The King's Two Bodies: A Study in Medieval Political Theology*, Princeton 1997, 199).

What to make, then, of the occlusion of blood from theoretical depictions of the body politic? The omnipresence of blood – the obsession with blood that, common to all of western Europe at the time, is hardly the privilege of a Spanish exceptionalism – and its repeated metamorphosis in rituals transforms blood into a figure of presence and testifies to the presence of the divine as the community. Its disappearance – which is also its further transformation as the very ground of social and political ties – is therefore fundamentally linked to the disappearance of the divine, and more precisely, of the transformation of the community into the divine embodiment which blood is. What is only apparently paradoxical is that the two moments (appearance and disappearance) are one and the same result of blood's motion, of the becoming-present of the community to itself as divine blood and through it. By realizing, rather than promising, the organic community, blood transforms the community into a theological (if «secularized») body that is ultimately given rather than made. Blood makes the community – God himself, incarnate – immanent to itself. To be precise, once its members are related to each other by virtue of blood ties, the community is no longer made, it is no longer produced or performed. And whereas it used to be made *by* God, by the sovereign, and even by performing the ritual of *Corpus Christi*, the community is now already made *of* its members. And always already so. The community immanent, the community of blood, *lives as what it already is*.

The representation of a bloodless body politic is thus structurally and historically dependent on a perception of the community as a community of blood, as an always existing, pre-political, and as it were, divine community. Alternatively, the very construction of the body of the community emerges in response to, it itself produces the desire for, a pre-political community, one grounded precisely in what is missing from political doctrines and figurations as they are expounded by political writers: blood. Such a relation between two distinct political sites of a culture – in our case, the geographical and theological space of Christian Europe – as the presence or absence of blood highlights, suggests minimally that the frame of explanation for either moment (political doctrine, political perceptions) must be widened. It suggests, moreover, that the question of the body politic and its different figurations such as they were articulated by John of Salisbury, Christine de Pizan, and Thomas Hobbes, testify to the persistence of the question of blood. If the European-wide perception of the Christian community as a community of blood was accompanied by the development of these figurations, what may become understandable is the similar , and growing obsession with blood (recall that medieval mystics were voicing – screaming – a generalized thirst for blood as blood was disappearing from the ritual of *Corpus Christi* and from representations of the body politic), an obsession that went, after Hobbes, under the name of modern racism and modern nationalism. The bloodless state (or the bloodless figure of the body politic) would have, as its other face, the community of blood. It is to the structural and historical dependence of these two moments in the history of blood that I now turn in order to consider its persistence into modern times.

In presenting his illuminating account of the «purely artificial person of the state», Quentin Skinner draws the historical and argumentative lines we must follow, and according to which the paradoxical logic of a simultaneous appearance and disappearance of (the community of) blood from representations of the body politic may be understood. Dealing with a later and singular period, Skinner nonetheless locates Hobbes at the culminating point of a history whereby the community – the body politic – grants itself its representation, whereby it is represented as and by a figure that constitutes a different kind of body, a different kind of person[24]. This new body politic which recalls and transforms previous, medieval images of the community as body, is the state. Hobbes' originality is not in question here, yet, as Skinner explains elsewhere, Hobbes' endeavor may be situated within a debate which deploys previously existing, and indeed different conceptions of community, of sovereignty, as well as reflections on the status of the body politic. In this debate, Hobbes engaged, among others, «the so-called monomarchs or king-killers»[25]. Adapting «the Roman law theory of corporations», the monomarchs were arguing that a people, a community, exists prior to any rule or government over it. In this view, the community lives «in a pre-political condition» in which it always has «the capacity to exercise a single

---

24. In highlighting the bloodlessness of this person, I am not claiming that Hobbes had nothing to say about blood. Quite the contrary, I seek to indicate some of the structural reasons that could make the good friend of William Harvey erase blood from relevance when speaking of the body politic «proper.» Put another way, I argue that the importance of blood can only be determined here by examining where, and how, it continues to flow.

25. Skinner, «From the State», 387.

will and make decisions with a single voice»[26]. That is how it can proceed at a later stage to give itself a ruler, the existence and legitimacy of whom are clearly derivative. The community is thus already a body, it «can be viewed as a corporation», which may further grant itself a body, an additional *persona*, which, distinct from the people as a legal entity, can only act in its name. Hence, while the monarchs «stress that sovereignty is the property of a legal person, the person whom they treat as the bearer of sovereignty is always the *persona* constituted by the corporate body of the people, never the impersonal body of the *civitas* or *respublica* itself»[27]. One could therefore show that the monarchs considered sovereignty as an attribute that always already belonged to the community. «The body of the people remains at all time the possessor of 'supreme lordship', and thus remains 'the lord of the commonwealth'»[28]. Sovereignty is immanent to a community that is always already constituted as community. For the monarchs, the community is, one could say, bodily or *natural*.

Now, «it is precisely this monarch view of the people as a natural unity capable of acting as one person that Hobbes aims to discredit». As Skinner explains, for Hobbes, the realm of politics is a realm of artifice that leaves nature behind (much as the state of nature is, famously, left behind). For Hobbes, «there is, in short, no natural unity outside the state; unity and community are attained only with the appointment of a representative»[29]. There is, then, no transcendent God providing a sacred origin to government («The state is a wholly human contrivance, not in the least an outcome of God's providence»)[30], nor is there an equally transcendent, if also natural, pre-political community granting itself its own sovereignty. Hobbes adamantly opposes the notion that there would be any kind of «organic community», or any kind of «organic unity» between a community and the will of the sovereign it chooses for itself. Hobbes does seek to maintain a fragile structure of transcendence, better yet, of quasi-transcendence, but it is one whereby the person of the state simply represents (which is to say, artificially or fictionally transcends)

---

26. *Ibid.*, 389-90.
27. *Ibid.*, 394.
28. *Ibid.*, 394.
29. Id., «Hobbes and the Purely Artificial», 198.
30. *Ibid.*, 204. I leave aside the theological dimensions that Hobbes maintains in different ways throughout *Leviathan*, and that lead A. L. Angoulvent to emphasize that Hobbes' system has a «statut hybride politico-religieux» (A. L. Angoulvent, *Hobbes ou la crise de l'état baroque*, Paris 1992, 145).

the community. Artificial as it is, the state has therefore no existence of its own:

> The state is not a natural person; on the contrary, there is a sense in which it more closely resembles a fictitious person such as Agamemnon in Aeschylus's play of that name. Agamemnon has no existence, except as words on a page, until he is brought to life by the skills of an actor who impersonates him and speaks his lines. The state likewise amounts to little more than a verbal entity in the absence of a sovereign to represent it and play its part in the world[31].

Recall, then, that the community is no more natural than the state. Indeed, for Hobbes and other absolutists before him, «it is only as a result of submitting to a government that an aggregate of individuals ever becomes converted into a unified body of people»[32]. The community neither precedes the state, nor is it simply distinct from it. There is no natural union, and there is no natural community. There is, finally, no natural state. Without the state and «without a sovereign, the people are so far from being an *universitas* that they amount to nothing at all». In Hobbes' words, «A Common-wealth, without Sovereign Power, is but a word, without substance, and cannot stand»[33]. This is why the community only comes into being at the same time as it grants itself a sovereign. The people, in other words, «only transform themselves into a collective body by way of instituting a sovereign». It makes therefore «no sense to think of them as a collective body setting limits in advance to the exercise of sovereign power»[34].

After this detour, the absence of blood – and the absence of a radical, divine transcendance – is perhaps beginning to make some sense. Indeed, the first stages of nationalism will no doubt confirm that a mediation, a combination of the two positions (the transcendental dimension of the natural body politic, on the one hand, and the sovereign or the artificial person of the state as constituting the community in the first place) did come about. This subsequent «solution» that nationalism and later racism will bring may be further sharpened if one considers that what has been evacuated from Hobbes' account is anything resembling a natural life[35]. Recall that

---

31. Skinner, «Hobbes and the Purely Artificial», 201.
32. Id., «From the State», 398.
33. *Ibid.*, 399; quoting Hobbes, *Leviathan* ch. 31.
34. Id., «Hobbes and the Purely Artificial», 206.
35. For a description of the fundamental movement, the transformation of man, away from nature, and its difficulties, see Angoulvent, *Hobbes ou la crise*.

neither the community, nor the state could ever said to be «natural», and that, like words on the page, they need each other in order to come to life. But how can two artificial entities bring each other to life? It may not be possible to fault Hobbes for re-introducing natural metaphors (a «metaphor of marriage and procreation») at the very moment he is adamantly denying the relevance of nature or of organic bonds[36]. But Hobbes will, in fact, oscillate between images of creation and images of procreation in order to illustrate the relation between multitude and state[37]. Doing so, Hobbes may have testified to the desire or longing for another face, for the other face of the bloodless body politic he himself construes. Minimally, Hobbes signals toward a natural body politic.

Is there, then, a natural community? A natural person or body of persons made of flesh and blood, connected by flesh and blood? Is there a natural community and a natural body politic? We have seen that, at the explicit level, these questions do not make much sense for Hobbes. His very conception of politics as a realm of artifice abolishes or cancels the very relevance one could find in them. No wonder, then, that the body politic is, for Hobbes, a blood-less one. As transcendance wanes, so does blood. And so does life[38]. «La vraie vie est absente», said the poet. Or it is simply elsewhere? If any evidence is to be found in the historical developments that followed Hobbes' doctrine of the state («it is remarkable how quickly the Hobbesian conception of the state nevertheless succeeded in establishing itself at the heart of political discourse throughout western Europe»)[39], if the emergence – the invention – of nations as natural communities that

---

Angoulvent neatly summarizes the issue when she writes that, for Hobbes, «l'homme n'est donc pas naturellement un citoyen, il n'est pas un animal politique ou social» (44).

36. Skinner, «Hobbes and the Purely Artificial», 199. Earlier, Skinner himself appears to subscribe – how could he not? – to the existence of a «natural person or body of person» (183n40).

37. Ibid., 203. «The relationship of the multitude to the state,» explains Skinner, «is analogous to that of the mother to her infant in the state of nature» (ibid.).

38. H. Bredekamp argues that Hobbes was concerned with life and with eternity (if of different kinds than the ones who obsessed the new «Old Christians») and with the eternity of life. The notion of «artificial eternity,» was precisely meant to articulate a doctrine of dynastic succession – of genealogical continuity – grounded in law rather than in nature. The eternity of the state was thus an exclusively juridical notion. Yet, as Bredekamp explains, the task of creating the state as an «artificial man» was also meant to represent an «artificial eternity of life» (H. Bredekamp, Stratégies visuelles de Thomas Hobbes, trans. D. Modigliani, Paris 2003, 99).

39. Skinner, «From the State», 406.

precede the state testify to a redistribution and a remapping of the political space[40]; if, finally, the medieval obsession with blood is any indication, then, we may venture to say that blood, once it starts to flow as the life of the community, as the site of its distinctiveness, blood, then, will continue to do so. It will not easily stop. Blood was flowing before Hobbes articulated his theory of the artificial body, which only came to add itself upon historically existing notions of a pre-political community. But the community of blood, the community of pure blood which Hobbes implicitly but forcefully opposed while nonetheless participating in its ensuing success, was invented by the new Christians of western Europe. They – in their blood – are the *corpus mysticum* that the Church became between the thirteenth and fifteenth century, once it transformed itself into a community of blood. It is the Church that established and sedimented a different conception of the political community.

Conclusion

The statutes on the purity of blood constitute an enigma that has yet to be explained satisfactorily. Yet, no less of an enigma resides in the transformations that blood – a newly discovered blood – apparently unleashes on conceptions of community, and most particularly on the conception of the Christian community as a community of blood. Beyond the fact that such development appears to negate everything we understand as the basic tenets of the Pauline doctrine of kinship – a kinship resolutely located in spirit, not in matter – it should have become even more puzzling when linked to the absence of blood from canonical political reflections. This absence, shared by medieval and early modern writers, may yet tell us something about the continued puzzle according to which two, apparently distinct phenomena existed and persisted across the centuries. I am referring to the growth and dissemination of an understanding that sees in politics a secular realm. Culminating with the modern, secular state, this conception appears to have been «perverted» by the recurring insistence that blood matters. But how did blood come to matter? How did it come to constitute the site upon which communities understood

---

40. For a strikingly illuminating and pertinent account of nationalism, see K. Kumar, *The Making of English National Identity*, Cambridge 2003.

themselves independently from (or actively opposing) a state that was premised on a completely different notion of community? By locating the statutes on the purity of blood within the broad context of theological developments, political doctrines and the figuration of the body politic, I have argued that the structural links between a community of blood on the one hand, and a bloodless figure of the body politic (be it the kingdom or the modern state), constitute a persistent legacy of medieval political theology. Whether blood continues to function and, as it were, to liquefy our understanding of secularism is a question that may therefore be worth exploring further.

Mariacarla Gadebusch Bondio

OFFICINAE SANGUINIS.
THEORIEN ZUR HÄMOPOESE IN DER RENAISSANCE

Ein ubiquitärer Saft

Die Vielfalt der frühneuzeitlichen Quellen zum Thema Blut ist überwältigend. Selbst Jakob Pancratius Bruno (1629-1709), der 1682 das *Lexicon medicum* von Bartolomeo Castelli († 1606) bearbeitet und herausgegeben hat, gesteht, dass von den antiken und neueren Autoren 'viel' über das Blut geschrieben worden ist[1]. Die Fundgrube der Geschichte liefere ein Gewirr von Informationen, darunter verschiedenartigste 'Absurditäten', aus denen falsche Auffassungen über Ursprung, Bildung und Substanz des Blutes nur so hervorsprudelten. Daher hält es Bruno für angebracht, die Werke moderner Autoren (*recentiores*) zu konsultieren, die allein die korrekte Interpretation dieses für die medizinischen Zweige der Physiologie und Pathologie so zentralen Saftes darlegten[2]. Der moderne Leser erwartet an dieser Stelle mit ziemlicher Sicherheit den Namen von William Harvey, zumal zu Beginn des Artikels der *motus circulari* als für das Blut charakteristisch erklärt wird. Doch im ganzen Artikel wird Harvey nicht erwähnt und auch im Lemma *cor* fehlt sein Name. Stattdessen finden

---

1. «[...] Sanguis, liquor vitalis de cuius origine, generatione, motu circulari, fermentatione, usu et examine, quoad statum secundum et praeter naturam, passim in scriptis veterum et recentiorum Medicorum quamplurima leguntur. Apud illos imprimis Hipp.[ocrates] Gal.[enus] et Avic.[enna] nunc *sanguis* sumitur pro omni in venis concluso succo, h.[oc] e.[st] massa liquida e quatuor humoribus pituita, utraque bile, flava et atra, et *sanguine* stricte dicto constante». B. Castelli, *Lexicon medicum graeco-latinum*, Leipzig 1713 (3. unveränderte Aufl. der Edition von Bruno von 1682), 377, s.v. Haema.
2. «Enimvero cum illa opinio jam dudum propter varias absurditates, quibus scatet, obsolverit, praestat, recentiorum scripta consulere, praesertim Thomae Willis *Exerc. De Febribus cap. 1 et 2 seqq.* Gualt. Charlton *Exerc. Oecon. Anim. IV, V* D.D. Maur. Hoffmanni *Synops. et Prudent. Medic.* [...], et alios plures [...]», Castelli, *Lexicon*, 377.

in Zusammenhang mit dem Blut die Anatomen Nikolaus Bidloo
(† 1735) und Gabriele Falloppio (1523-1562), sowie die Jatrochemiker
Andreas Libavius (1546-1616) und Gerhard Dornaeus (Ende 16. Jh.)
Erwähnung. Castelli selbst hatte in der ersten Ausgabe des Lexikons
das Blut seinerzeit mit wenigen Worten als jenen Saft definiert, in
dem sich die restlichen Säfte befinden[3]. Der Unterschied zwischen
den zwei Ausgaben des *Lexikon medicum*, die fast ein Jahrhundert voneinander trennt, besteht folglich lediglich darin, dass Castelli seine
Definition an der Viersäftelehre orientiert, während Bruno einen ana-
tomisch-chemiatrischen Schwerpunkt setzt.

Lexika, auch medizinische, sind geologischen Sedimentgebilden
vergleichbar, deren Schichten sich der Historikerin und dem Histori-
ker wie materialisierte Ablagerungen der Zeit darbieten und diese
dazu anhalten, archeologisch Schicht um Schicht abzutragen. Lexika
wie das *Lexicum medicum* liefern grundlegende Informationen, doch
betreffen diese weniger den 'Stand der Forschung' einer Epoche als
die von der *scientific community* abgesegneten und akzeptierten, aber
auch bereits veralteten Meinungen. Sie sagen wenig aus über die
realen Debatten, die die Wissenschaft einer Zeit beleben. Auch das
Lexikon von Steven Balankaard (1650-1702) aus dem 17. Jahrhundert
wartet zwar mit der Bemerkung auf, dass mikroskopische Untersuchungen die Blutbildende *globuli* gezeigt hätten, bestätigt ansonsten
aber dieselben althergebrachten Ausführungen zu *sanguis* und *cor* wie
das *Lexicon medicum*[4].

Diese Lexika-Einträge erscheinen umso antiquierter als in der
Medizin der Renaissance das Blut in ganz verschiedenen Zusammenhängen thematisiert wird. Neben der erfolgreichen, auch im Mittelalter florierenden Tradition diätetisch-therapeutischer Schriften
(Consilia, Rezeptarien, usw.), – in denen das Blut, zusammen mit

---

3. «Sanguis nunc sumitur pro omni in vasculis incluso succo, in quo pituita, utraque bilis, et tenues serosisque liquores continentur, nunc pro quarta substantia, ut e directo reliquis humoribus opponitur, qui proprie sanguis dicitur, et cuius exuberantia a tota collectio nominatur [...]». B. Castelli, *Lexicon graecolatinum* [...], Messina 1598, s.v. Sanguis.

4. «Sanguis, est liquor rubicundus, venis, arteriis, aliisque partibus contentus, qui constat farragine omnis generis partium alimentarium, quae papillas intestinorum possunt ingredi, estque nutritionis et vivificationis materia, magnumque corporis stabilimentum. Detegit Microscopium sanguinem ex globulis constare, et febrilem ex vermiculis, vocatur etiam *cruor*, anima *Virgilio*, ψυχὴ [sic.] *Aristoph* .αἷμα, ἔαρ *Poet*. Belg. Det bloet. Germ. Blut. Germ. [sic.] *du sang*. Angl. Blood». Blancard, *Lexicon novum medicum graeco-latinum* [...], Leiden 1690, 555, s.v. Sanguis; siehe auch 293-94, s.v. Haematosis.

Phlegma, gelber und schwarzer Galle, als einer der vier das Temperament und die Konstitution bestimmenden Säfte betrachtet wird und als solcher auch im Rahmen der Aderlass-Praktiken die Hauptrolle spielt[5] –, rückt das Blut nun auch ins Blickfeld von Vertretern anderer Zweige der praktischen und theoretischen Medizin. In Abhandlungen zur Anatomie und Physiologie sowie zur Chirurgie und Kosmetik, finden sich Exkurse über das Blut, über dessen Herkunft, Funktion, Bewegung, Alteration und Krankheiten[6].

Ich werde mich in Folgenden auf ein Corpus anatomisch-physiologischer Schriften konzentrieren, die im 16. Jahrhundert verfasst wurden und deren Charakteristikum es ist, dass sie sich mit den aristotelischen und galenschen Theorien zum Blut auseinandersetzen. Mit der Frage nach dem Ort der Blutbildung steht im Zentrum meiner Analyse eine Frage, die in der zweiten Hälfte des 16. Jahrhunderts eine spannende und kaum aufgearbeitete Debatte ausgelöst hat. Mit zu den wichtigsten Kontroverspunkten dieser Auseinandersetzung gehört die Debatte um Bedeutung und Funktion von Leber und Venen als potentielle Werkstätte des Blutes.

Organe der Blutbildung

Aristoteles hatte den Ursprung des Blutes im Herzen lokalisiert und es in seiner Funktion dem Bewässerungssystem eines Gartens verglichen[7]. Der Stagirit beschreibt die Venen als Kanäle, in die der

---

5. Siehe O. Rihas Beitrag «Die mittelalterliche Blutschau».
6. Siehe: G. Falloppio, *De decoratione* in *Opera omnia in unum congesta* [...], Frankfurt 1600, 327 [Z 3-19]; G. Mercuriale, *De decoratione* [...], Frankfurt 1587, 22; T. Minadoi, *De Humani Corporis Turpitudinibus* [...] *Cognoscendis et Curandis. Libri tres*, Padua 1600, 125r; G. Taliacozzi, *De Curtorum Chirurgia per insitionem, Libri duo* [...], Venedig 1597 behandelt folgende Themen: «Sanguis cur in adolescentibus tantum exuberaret»: 23, «Sanguis frigidus, et fibrosus, ineptus est ad fluxum, utque tum hic, tum ei contrarius dignoscatur»: 24, «Sanguinis impetus ut sit frenandus»: 24-30; A. Paré, *Dix livres de la Chirurgie* (Pottier 1564), in *Oeuvres complètes*, ed. J.-F. Malgaigne, Paris 1840, I, Kap. 6: «Des humeurs», 39-47.
7. «The system of blood-vessels in the body may be compared to those watercourses which are constructed in gartens: they start from one source, or spring, and branch off into numerous channels, and then into still more, and so on progressively, so as to carry a supply to every part of the garten. And again, when a house is being built, supplies of stones are placed all alongside the lines of the foundations. These things are done because (a) water is the material out of which the plants in the garten grow, and (b) stones are the material out of which the foundations are built. In the same way, Nature has provided fort her irrigation of the whole body whith blood, because blood is the material out of which it is all

Saft fließt und vom Zentrum der Hauptquelle in die Peripherie strömt. Die Gartenmetapher wird die ihr zugrunde liegende Theorie, wie wir noch sehen werden, lange überleben. Das aristotelische Erklärungsmodell hingegen wird durch die Kritik Galens erschüttert, der die Bildungsquelle des Blutes vom Herzen in die Leber verlagert und der sich der aristotelischen Theorie, der zufolge die Arterien die Gefäße des Pneumas sind, widersetzt. Diese galenschen Ausführungen zu Ursprung und Funktion des Blutes beeinflussen die Theorien des Blutes bis weit ins 17. Jahrhundert hinein[8].

In den galenschen Texten bildet das Blut kein eigenständiges Thema. Stets ist es mit jenen Körperorganen verbunden, die nach der hippokratisch-galenschen Physiologie als Blutquelle, -werkstätte und -verteiler gelten. In seinem anatomischen Opus diskutiert Galen, warum die Leber sich besser als andere Organe für die Blutproduktion eignet[9]. Seine Natur und Substanz, so die Argumentation Galens, sei verdünstetem, verdichtetem Blut ähnlich. Dem finalistischen Grundprinzip seiner physiologischen Anatomie entsprechend erklärt der Arzt aus Pergamon die notwendige Verwandlung des Nahrungsbreis, des vom Magen produzierten Chylus, in Blut. Alle Körperteile, die an die Umwandlung der Nahrung teilhaben, verfolgen ein gemeinsames Ziel. Dieses besteht darin, die fremde Substanz der eigenen Substanz zu assimilieren. Der Magen verwandelt die Nahrung in Chylus, die Venen des Magen-Darm-Bereichs tragen zur Vorkochung dieses Nahrungsbreis bei, denn ihnen ist eine blutbildende Kraft eigen[10]. Noch ehe der Nahrungssaft die Hauptwerkstätte der Leber

---

made», Aristoteles, *De partibus animalium*, III, 5, 668a 14-26 üb. A. L. Peck, Cambridge (Massachusetts), London 1993.

8. Galen entwickelt seine Theorie des Blutes in *De usu Partium* sowie in kleineren Schriften zur Atmung, zur Funktion der Arterien, in *De placitibus Hippocratis et Platonis* und in *De naturalibus Facultatibus*. Siehe: Galen, *De usu partium*, in C. G. Kühn (ed. und üb.), *Claudii Galeni Opera omnia*, XX Bde., 1821-1833, III und IV; Galen: *On the usefullness of the parts of the body*, üb. M. May Tallmadge, Ithaca, New York 1968; Galeno, *L'utilità delle parti*, IV, 3, in Galeno, *Opere scelte*, üb. I. Garofalo und M. Vegetti, Torino 1978; Galen: *De Hippocratis et Platonis decretis*, Kühn, V, 211-805; neue Edition und Übersetzung: Galen, *De Hippocratis et Platonis* (*On the doctrines: of Hippocrates and Plato*), üb. und ed. P. Lacy, CMG, Berlin 1981; Galen, *De usu pulsium* und *De causis respirationis*, beides in Galen, *On Respiration and The Artheries*, üb. und ed. D. J. Furley und J. S. Wilkie, Princeton 1984; im Folgenden wird Kühns Ausgabe abgekürzt mit «K» und Bandnummer zitiert.

9. Siehe Galen, *De usu*, IV, 12, K III, 296-97.

10. διὸ καὶ ταῖς εἰς τὴν γαστέρα καὶ σύμπαντα τὰ ἔντερα καθηκούσαις φλεψὶν ὑπάρχει δύναμίς τις αἵματος ποιητική, καθ' ἣν καὶ πρὶν εἰς ἧπαρ ἀφικέσθαι τὸν ἐκ τῶν σιτίων ἀναδιδόμενον χυμὸν αἱματοῦν αὐτὸν αἱ φλέβες πεφύκασιν. [Quapropter et venis, quae ad ventriculum et universa intestina pertinent, inest facultas quaedam sanguinis

erreicht, hat er eine erste Verfeinerung erfahren. Doch diese verfeinernde Eigenschaft der Venen setzt Galen nicht der entsprechenden Eigenschaft der Leber gleich[11]. Ihm zufolge ist das in den Venen verarbeitete 'Blut' weiß und nicht rot, wie dies nach der perfekten und endgültigen Leberkochung der Fall ist. Diese Aussage wird Vesal und anderen Anatomen, wie wir im Folgenden noch sehen werden, noch viele Schwierigkeiten bereiten.

Die Struktur der Lebervenen beschreibt Galen als sinnvoll und zielgerecht. Wenn diese viel feiner sind als bei anderen Organen, so einerseits um die Hämopoese zu fördern, und andererseits weil sie keinen Schutz brauchen, wie in anderen Bereichen des Körpers, wo sie entsprechend dichter und robuster gebaut sind[12]. Das Blut der Venen ist nicht nur dichter als das wesentlich feinere und dampfartige Blut der Arterien[13], die zwei Blutsorten dienen auch der Ernährung verschiedener Fleischtypen. Das dichte Blut versorgt das kompakte, das feinere Blut das entspannte, lockerere Fleische. Für die Leber eignet sich rotes dichtes Blut, für die Milz dünnes und schwarzes, für die Lunge perfekt verarbeitetes, verdünntes, helles, reines und pneumareiches Blut[14]. Die genaue Betrachtung dieser Organe unter Berücksichtigung ihrer Farbe und Konsistenz bestätigt Galen zufolge, die wechselseitige Entsprechung von Gestalt, Fleischsubstanz und ernährendem Blutsaft.

Bei seiner Kritik der aristotelischen Theorie über den Ursprung des Blutes verzichtet Galen nicht nur auf die Gartenmetapher, er ersetzt diese auch durch eine neue. Dieser neuen Metapher gemäss ist die Leber ein öffentlicher Ofen, zu dem die Venen, wie städtische Gepäckträger das bereits vorbereitete Getreide, den vorgekochten Saft schaffen, um dieses dort backen, d.h. durch die zweite Kochung verfeinern zu lassen[15]. Die galensche Physiologie der 'Kochungen'

effectrix, qua succum, qui ex cibis distribuitur, venis in sanguinem mutare naturale est prius, quam is ad hepar perveniat.] Galen, *De usu*, IV, 12, K III, 299; siehe auch Galen, *De Hippocratis et Platonis placitis*, VI, 4, K V, 505-85: 332-38.
  11. Galen, *De Hippocratis et Platonis placitis*, VI, 8, K V, 566: ὥσπερ οὖν, εἴ τις ὑπὸ νεύρων [...] εἰ καὶ τοῖς τῶν φλεβῶν χιτῶσι κατὰ τὴν ἑαυτῶν φύσιν ἀναφέροι γένεσιν αἵματος. οὐ γὰρ ἐρυθρὸν ἐκεῖνοί γε χυμόν, ἀλλὰ λευκὸν καὶ γλίσχρον ἐργάζεσθαι πεφύκασιν, ἐξ οὗ ἥ τε γένεσις αὐτοῖς ἐστιν, ἥ τ' αὔξησίς τε καὶ θρέψις. [Quemadmodum igitur, si quis [...] ad venarum tunicas ex sua ipsarum natura sanguinis generationem referas. Non enim rubrum illum humorem, sed album et viscosum reddere idoneae sunt, unde et generatio ipsis est, et incrementum, et nutritio.]
  12. Siehe Galen, *De usu*, IV, 13, K III, 306-07.
  13. Siehe *ibid.*, IV, 15, K III, 318-19.
  14. Siehe *ibid.*, IV, 15, K III, 319-20.
  15. Siehe *ibid.*, IV, 2, K III, 267-69.

könnte uns den Weg zu den anderen Werkstätten des Körpers weisen, zum Herzen, zu den Lungen, ja sogar zum Gehirn. Wir wollen indes bei der Quelle des Blutes verweilen und bei den Versuchen, die Problematik des Blutes in Worte zu fassen. Die eben knapp geschilderte galensche Lehre wird im Folgenden für uns wie auch für die spätmittelalterlichen, humanistischen und frühneuzeitlichen Mediziner allerdings den grundlegenden Ausgangspunkt darstellen.

Die galensche Theorie zum Ursprung des Blutes prägt die mittelalterliche und die frühneuzeitliche Anatomie[16]. Die meisten Autoren halten sich an dieses Deutungsmuster mit seiner Physiologie der Kochungen, der Dreiteilung der Seele sowie den korrespondierenden Funktionen von Leber, Herzen und Gehirn, ohne es weiter zu problematisieren. Das von Galen erarbeitete Erklärungsmodell, in dem Morphologie und Substanz der Körperteile und Organe als zweckmäßig und als den zukommenden Funktionen entsprechend verstanden werden, stellte in der Zeit vermehrter Tiersektionen und neu erblühender Humananatomie eine verlässige Grundlage zur Interpretation anatomischer Daten dar. Guinter von Andernach (1487-1574) etwa, Vesals Pariser Lehrer, bezeichnet das Parenchym, das Leberfleisch, als die *prima sanguificationis officina*[17]. Als Ursprung aller Venen,

16. Die Auseinandersetzung mit den Bluttheorien von Aristoteles und Galen ist ein wichtiger Bestandteil des Kommentares des Averroes zu Aristoteles *De partibus animalium*, siehe Fußnote 53. Avicenna hält sich an die galensche Theorie der Blutbildung in der Leber: Avicenna, *Liber canonis*, Venedig 1587 [Nachdruck, Hildesheim 2003] III fen 15, 305v; sowie auch Mondino de Luzzi: «Et ideo fit ut quasi totum epar cumtangat totum chilum / et hoc ordinavit natura / ut melior fieret et perfectior conversio chili in sanguinem / quare alteratio que fit secundum minima / melior sive perfectior est». M. de Luzzi, *De omnibus humani corporis interioribus menbris* [sic] *Anathomia*, ed. J. Adelphus, Strasbourg 1513, C4v; Viel eingehender geht Gabriele Zerbi auf das Blut ein, der neben den üblichen Autoritäten auch Haly Habbas, Rasis, Pietro d'Abano u.a. heranzieht und sich Galen anschließt: «corpus epatis primum est sanguinationis organum». G. Zerbi, *Liber anathomie corporis humani et singulorum membrorum illius* [...], Venedig 1502, 24r. Eine präzise Beschreibung der Leberstruktur gibt auch Berengario da Carpi in dem Kommentar zur *Anatomia Mundini*: B. da Carpi, *Commentaria* [...] *super anatomia Mundini* [...], Bologna 1521, 139r-148v. So die knappe Definition der Lebersubstanz aus den *Isagoge:* «Sua substantia est caro ipsius et Rete ex venis contextum in ipso dispersis sua caro est sanguis coagulatus». B. da Carpi, *Isagoge breves perlucide ac uberime in Anatomiam humani corporis a communi Medicorum Academia usitatam* [...] Bologna 1522, 13v.

17. «In hominibus autem, si ad alia quaedam animantia conferas, perquam magnum: maius timidis et gulosis, in pluresque divisum fibras. Substantia sanguini evaporato, incrassatoque simile est: quae parenchyma appellatur, prima sanguificationis officina: propterea et venis quae ad ventrem et intestina pertinent, facultas, quaedam inest sanguifica: qua succum illum, qui ex cibis distribuitur venae meseraicae in rudem sanguinem convertere natae sunt, priusquam ille ad iecur

verteilt die Leber das Blut durch die Venen gleichmäßig in den ganzen Körper[18]. Wie bei Galen spielt auch bei von Andernach die Substanz des Organs die Hauptrolle bei der Funktionsbestimmung des Körperteils. So wird beispielsweise auch die Milz als aus Parenchym gebildet beschrieben, doch im Vergleich mit der Leber sei ihre Substanz schwammartig und lockerer[19]. Die leichte, feinere Milzsubstanz, die eher gelblich als rot und von schwarzem Blut genährt beschrieben wird, zieht die schweren Säfte zu sich, die aus der Leber heraus fließen. An der Bildung des lockeren Milzfleisches sind die Arterien beteiligt, die von der Leber kommend hier zusammenlaufen[20]. Guinter von Andernach beschäftigt sich anlässlich der Beschreibung des Herzens mit der Struktur der Venen und Arterien. Eine eigentümliche Hülle (*peculiaris tunica*) bilde die Venen, wohingegen die Arterien aus zwei Hüllen bestünden[21]. Die äußere arterielle Hülle sei der Venenhülle gleich, die innere aber sei in ihrer faserigen Struktur fünfmal so dick und viel härter als die äußere Tunica. Guinter von Andernach beschreibt zwar die jeweilige Funktion der Venen und Arterien in Bezug auf die Körperregionen und Organe, denen sie dienen, sieht aber keine Notwendigkeit, den Venen und Arterien wirklich eigene Aufgaben zuzuweisen. So interessiert sich Andernach ähnlich wie sein älterer Pariser Kollege, der Galenist Jacobus Sylvius (1478-1555), der in seinen Kommentaren zur hippokratischen und galenschen Anatomie wenig zur Leber und nichts zu den Venen zu berichten hatte, ausschließlich für den Ursprung der Venen und für die Gestalt der Leber[22]. Die galenschen Passagen zu den Funktionen der Venen bleiben bei beiden Galenkennern völlig unberücksichtigt.

perveniat». G. von Andernach, *Institutiones anatomicae*, s.l. 1585, 26; cfr. N. Mani, *Die historischen Grundlagen der Leberforschung*, Teil II, Basel, Stuttgart 1967, 13.
18. Siehe Andernach, *Institutiones*, 27.
19. «Corpus huius visceris, quod parenchyma vocant, rarum et laxum est spongiae modo, ut facilius crassos humores ex iecore tum alliciat, tum suscipiat [...]». *Ibid.*, 30.
20. «Verum arteriae potissimum tum humorum ex iecore confectioni conducunt, tum carnem lienis, ut rara sit tuentur [...]». *Ibid.*
21. «Venae totius corporis ex peculiari una constant tunica: nam exterior membrana ipsis communis obhaerescit, ubi colligari quibusdam, aut fulciri, aut contegi desiderant. Arteriae vero duae peculiares tunicae existunt: exterior sane, qualis venae est: interior autem huius crassitiem fere quintuplam obtinet, ad haec durior, in transversas consumpta fibras: exterior (quam etiam venae obtinent) rectis fibris, et quibusdam mediocriter obliquis, transversis nullis contexta est». *Ibid.*, 64-65.
22. Vgl. J. Sylvius (Du Bois), *In Hippocratis et Galeni physiologiae partem anatomicam Isagoge*, in J. Sylvius, *Opera medica*, Köln 1630, 80-134; Über Sylvius und sein

Vesal (1514-1564) lässt dem arteriellen und venösen System deutlich mehr Aufmerksamkeit zukommen. Das dritte Buch von *De Fabrica* ist ausschließlich den Gefäßen, ihren Bestandteilen und Funktionen vorbehalten, wobei sich Vesal vor allem auf die Venen konzentriert[23]. Insbesondere interessiert sich der Anatom für ihre Struktur, die nicht nur den Bluttransport in den ganzen Körper gewährleistet, sondern zugleich, wie bereits Galen behauptet hat, auch für die Blutbildung mitverantwortlich ist. Zunächst beschreibt Vesal die drei Faserarten (gerade, schräge und quere), aus denen die Venen gebildet sind (Abb. 1). Diese entsprechen der jeweiligen Funktion, die im durch Anziehungskraft Zuführen, Zurückhalten und Hervortreiben des Blutes besteht[24].

Der Anatom bemerkt, dass die schöpferische Natur den Venen eine «gewisse Kraft zur Blutbildung» verliehen hat, «damit das Blut nicht vergeblich, ohne durch den Venenkörper eine Bearbeitung zu erfahren, durch die Vene fließt»[25]. Das Ökonomieprinzip ist eng mit dem Nützlichkeitsgedanken verbunden, der die teleologische Anatomie Galens sowie die aristotelische Biologie leitet[26]. In der Natur geschieht nichts vergeblich und alles ist auf ein Ziel ausgerichtet. Vesal liefert indes keinen Beweis für diese zusätzliche Funktion der Venen

---

Verhältnis zu Vesal siehe: R. Wittern, «Die Gegner Andreas Vesals. Ein Beitrag zur Streitkultur des 16. Jahrhunderts», in *Gesundheit – Krankheit. Kulturtransfer medizinischen Wissens von der Spätantike bis in die Frühe Neuzeit*, F. Steger, K. P. Jankrift (ed.), Köln/ Weimar/ Wien 2004, 167-99; C. E. Kellett, «Sylvius and the reform of anatomy», *Medical History*, 5 (1961), 101-16.

23. A. Vesal, *De fabrica*, Basel 1543, III, 257-85: «De humani corporis fabrica liber tertius, quo venarum arteriarumque per universum corpus series describitur, et peculiares ipsi figurae, quibus conveniunt Capitibus praeponuntur»; siehe F. Bäumer, *Andreas Vesal über die Blutgefässe (Fabrica, Buch III, Kapitel 1-6) ins Deutsche übersetzt und erläuternd eingeleitet*, med. Diss., München 1979; C. D. O' Malley, «Vesals Beitrag zur Kenntnis des Herzens und des Gefäßsystems», *Medizinische Monatsschrift*, 19/9 (1965), 404-8, 19/10 (1965), 450-53.

24. «Et quemadmodum tres specie sunt motus, ita quoque triplex fibrarum genus a Natura constructum est, rectum videlicet, obliquum et transversum. Ac rectae quidem fibrae attractioni conducunt, obliquae autem retentioni, transversae expulsioni». Vesal, *De fabrica*, 258.

25. «Num vero ipse (ne sanguis frustra nullam a venae corpore elaborationem sentiens, per venas deflueret) quandam sanguificationis vim venis indiderit, non adeo prompte assertum velim, etiamsi id omnibus confessum sit dissectionis proceribus [...]». *Ibid.*, 259.

26. Aristoteles, *De partibus animalium* 661 b 24-25; Galen, *De usu*, I, 8, K III, 16-22. Zur Haltung Galens gegenüber Aristoteles, den er in zahlreichen anatomisch-physiologischen Fragen kritisiert, siehe P. Moraux: «Galien et Aristote», in *Images of Man in Ancient and Medieval Thought* [Festschrift für Gerard Verbeke], G. Verbeke, F. Bossier u.a (ed.), Leuven 1976, 127-46.

und lässt es bei der Bemerkung bewenden, dass er nur vortrage, was die größten Meister der Zergliederungskunst behauptet haben. Nur zur Farbe und Natur des Venenblutes äußert er sich. Wenn die Venen an der Blutbildung teilhaben, dann sollte das von ihnen produzierte Blut eher weißlich sein und nicht rot wie in das Leberblut, denn «das Gekochte erwirbt notwendigerweise die Farbe des kochenden Organs»[27]. Auch damit bezieht sich Vesal offenkundig auf Galen, der den Venen eine «gewisse Fähigkeit zur Blutbildung»[28] zuschrieb, um dann zu betonen: «Die [Venen] sind nicht in der Lage eine rote Flüssigkeit zu schaffen, sondern eine weiße und zähe»[29].

Die primäre Blutbildung lokalisiert Vesal in der Leber. Bereits im Kapitel über die Gefäße hatte er zu den Verzweigungen der Pfortader ausgeführt, dass «all diese, wie man annimmt, entweder zur Ernährung oder zur Austreibung irgendeines Ausscheidungsproduktes oder zur Weiterleitung der im Magen gekochten Speise zur Leberpforte ausgebildet sind»[30]. Doch bestreitet er zugleich die von Galen der Pfortader und den zugehörenden Ästen zugeschriebene Fähigkeit zu einer Art Vorkochung des Blutes, deren Produkt dann als blasser, blutähnlicher Saft in die Leber, der echten Werkstatt des Blutes, geführt würde[31]. Der Anatom hält es allerdings nicht für nötig, Galen eingehender zu kritisieren, denn der große Meister hatte sich schließlich nur einmal, wenn auch präzis an der von Vesal angegebenen Textstelle

---

27. «[...] et si fortassis haec virtus venis tribuitur, ea non rubicundum parabit sanguinem, sed venae corporis modo album. Siquidem in omni naturali corporis nostri partium concoctione, concoctum necessario sibi concoquendis colorem asciscit». Vesal, *De fabrica*, 259.

28. Galen, *De naturalibus Facultatibus*, I, 4, K II, 9: καὶ μέχρι γ' ἂν ἀγνοῶμεν τὴν οὐσίαν τῆς ἐνεργούσης αἰτίας, δύναμιν αὐτὴν ὀνομάζομεν, εἶναί τινα λέγοντες ἐν ταῖς φλεψὶν αἵματος ποιητικὴν δύναμιν. [At quoad agentis causae essentiam ignoramus, facultatem eam appellamus, in venis quidem facultatem quandam sanguinis effectricem dicentes;]

29. Galen, *De Hippocratis*, VI, 8, K V, 566. Vgl. Anm. 11.

30. «In has igitur propagines portae vena digeritur, quae omnes aut ad nutritionem, aut excrementi alicuius expurgationem, aut in ventriculo, excocti cibi in iecoris portas deductionem, propagatae censetur». Vesal, *De fabrica*, III, 5, 266. Siehe Bäumer, *Andreas Vesal*, 54.

31. «Porro venam portae, succum eum quem e ventriculo, praecipue autem ex intestinis ad se allicit, atque iecur defert, iecoris modo in ipso deductu concoquere, ac eidem praeparare, et in rudem sanguinem mutare haud facile concessero: quantumvis gratuiter id in quarto de Usu partium libro Galenus asserat. Nullam enim sanguificationis vim membraneo et coriaceo venae corpori assignare possum: et si quae esset, illa profecto album pararet sanguinem, non secus quam a ventriculo emutata, lacteum colorem referunt, uti et ventriculi substantiam albam». Vesal, *De fabrica*, III, 5, 267; Vgl. Galen, *De usu*, IV, 2-3, K III, 269-270.

in diesem Sinn geäußert (*De usu partium*, IV, 2-3). Im Buch über die Lehren des Hippokrates und Platons hingegen hatte Galen seine Meinung bereits geändert «wobei er sich selbst vergaß, um dafür den Aristoteles umso heftiger anzugreifen»[32]. Während die Thematik der Venenfunktion von Vesal nur oberflächlich behandelt wird, sind seine Ausführungen zur Morphologie der Gefäße und die Beschreibung der Leber sehr ausführlich. Die Leber, wichtigstes Nahrungsorgan («nutritionis organum facile praecipuum»), Werkstatt des dickeren Blutes («sanguinis crassioris officina») und Sitz der begehrenden Seele (*anima irascibilis / concupiscibilis*), behandelt Vesal im siebten Kapitel des fünften Buches. Die rippengeschützte Lage der Leber bezeugt die Geschicklichkeit der Natur, die die wichtigsten Organe im Körper an Stellen verortet hat, die schwer angreifbar sind. Was die Form betrifft, bemerkt der Anatom, dass diese variiert. Er verabschiedet sich von der von ihm selbst früher vertretenen Überzeugung, dass die Leber aus vier oder fünf Lappen besteht, wie dies bei einigen Tieren der Fall ist, und betont nun, dass die schöpferische Natur der Leber keine eigentümliche sondern eine sich der Umgebung anpassende Form verliehen habe[33]. In diesem Zusammenhang nimmt der Autor zu guter Letzt sogar zur Polemik Zuflucht. Die meisten derjenigen, die sich mit der Leber befasst haben, haben *de facto* Tiere untersucht und ihre Beobachtungen dann auf die menschliche Leber übertragen: «Nutzlose Aussagen, Erdichtetem gleich, machen diejenigen, die

---

32. «Atque hoc Galeni placitum non semel ab ipso repetitum altius refellerem, nisi Galenus ipse sexto de Dogmatibus Hippocratis et Platonis eam mutasset sententiam, suiipsius, quo acrius Aristoteles oppugnaret, oblitus». Vesal, *De fabrica*, III, 5, 267; Bäumer, *Andreas Vesal*, 57; Galen, *De plac. Hipp. et Plat.*, VI, 8, KV, 566: ὥσπερ οὖν τις ὑπὸ νεύρων, ἢ ὑμένων, ἢ ὀστῶν, ἢ χόνδρων, ἢ πιαελῆς, ἢ ὅλως ἀναίμον σώματος ἔφασκε γίγνεσθαι τὸ αἷμα, κατέγνωμεν ἂν ἑτοίμως αὐτοῦ, κατὰ τὸν αὐτόν, οἶμαι, τρόπον, εἰ καὶ τοῖς τῶν φλεβῶν χιτῶσι κατὰ τὴν ἑαυτῶν φύσιν ἀναφέροι γένεσιν αἵματος. οὐ γὰρ ἐρυθρὸν ἐκεῖνοί γε χυμόν, ἀλλὰ λευκὸν καὶ γλίσχρον ἐργάζεσθαι πεφύκασιν, ἐξ οὗ ἥ τε γένεσις αὐτοῖς ἐστιν, ἥ τ' αὔξησίς τε καὶ θρέψις. [Quemadmodum igitur, si quis a nervis aut membranis, aut ossibus, aut cartilaginibus, aut pinguedine, aut summatim ab exangui corpore sanguinem gigni diceret, prompte eum damnaremus, eodem, opinor, modo, si etiam ad venarum tunicas ex sua ipsarum natura sanguinis generationem referas. Non enim rubrum illum humorem, sed album et viscosum reddere idoneae sunt, unde et generatio ipsis est, et incrementum, et nutritio].

33. «Iecoris forma varia est, et suis quibus accumbit organis respondens, non aliter quam si id nullam peculiarem exigeret formam, et sibi a vicinis partibus, instar fictilis terrae, quamvis effigiem indi sineret». Vesal, *De fabrica* V, 7, 505-6; und weiter unten 506: «Iecoris enim substantia et venarum per ipsum reptantium series, facile tibi documento erunt, ad ipsius usum quo sanguinificationis est officina, magnum id et crassum oportuisse fieri organum, ac interesse, utrum rotundum an oblongum, gibbum ve an cavum extrueretur».

anstatt mit Sektionen mittels der Phantasie und nicht am Menschen sondern an Tieren den Bauplan des Menschen zu erlernen versuchen»[34]. Diesen 'Delirien' stellt Vesal die Ergebnisse seiner Humansektionen entgegen. Die mit Venen und feinsten Arterien durchwobene Substanz der Leber, weist auf die blutbildende Funktion dieses Organ hin. Aus den weichen Gefäßen würde die Substanz nachwachsen, die frisch geronnenem Blut ähnlich sei[35]. Anlässlich der Beschreibung der Wege, die der Nahrungsbrei von Magen und Darm durch die *vena porta* und ihre Zweige zur Leber nimmt, stellt Vesal dann erneut die Frage, ob auf diesem Weg eine Form groben Blutes erarbeitet wird, das wie ein dicker Saft erscheint (Abb. 2-3). Das Problem des transformierenden Vermögens der Venen, wie Galen es in *De usu partium* beschrieben hatte, stellt er hier folgendermaßen dar: Wenn man behauptet, dass die Venenverzweigungen eine *alteratrix vis* besitzen, die den dicken Saft des Magens bereits umwandelt, dann muss man zugleich davon ausgehen, dass jener Saft weiß und nicht rot sei[36]. Denn der rote Saft ist allein das Produkt der Leber, die durch ihre eigene verändernde Kraft die aufgenommene feuchte Substanz ihrer eigenen Substanz ähnlich macht («et substantiae suae ingenita vi alteratrice id emutans, sibique quam similium reddens, sanguinem generat»). Die zweite Kochung (*coctio*) schreibt Vesal dem Leberfleisch zu, wobei er noch bemerkt, dass die unendlich vielen Venenzweigungen als konstitutives Bestandteil des Organs vom Schöpfer genau zu diesem Zweck erdacht wurden, denn sie ziehen den Aufenthalt des Blutes in der Leber in die Länge und machen damit eine perfektere Verarbeitung möglich[37].

Die Venen sind offenkundig ein problematisches Kapitel der anatomischen Theorie zur Blutbildung. Die galensche Behauptung,

---

34. «Huiusmodi profecto eorum qui humanam fabricam imaginationibus, non sectionibus, aut brutorum potius quam hominum administrationibus discere conantur, nugae figmentaque sunt». *Ibid.*, 505-6.
35. «His omnibus vasis rubra mollisque adnascitur substantia, nuper concreto sanguini quam simillima [...]». *Ibid.*, 507.
36. «Nam si venis, non his solum, sed et omnibus cavae venae propaginibus praeter proprii nutrimenti alterationem, alia quae toti subserviret corpori alteratrix vis, quemadmodum ventriculo inesset, ea sane non in rubrum, at in album quod a venis amplecteretur, emutarent. Si quidem alteratum in nutritione, alterantis colorem ut assumat, necessum est». *Ibid.*, 508.
37. «Porro ut sanguis diutius in iecore moram traheret, ac perfectam elaborationem experitur, utque totus iecoris substantiae appropinquaret, non unum ventrem illi velut lagenam quandam rerum Opifex indidit, verum venas illas omnes infinita ramorum serie, et in arctissimos ductus digessit». *Ibid.*, 508.

ihnen sei eine blutbildende Kraft eigen, erweist sich in den Augen eines aufmerksamen Lesers der Schriften Galens, wie Vesal einer ist, als wenig kohärent, bzw. als vom Meister nicht durchgehalten. Entsprechend zurückhaltend verhält sich Vesal, der versucht, seine Beschreibung der Morphologie der Gefäße in den drei von ihm mit Gewissheit erkannten Funktionen (Zuführung, Zurückhaltung und Hervortreibung) zu verankern. Er beschreibt die dreifaserige Venenstruktur mit einer Präzision, die dem nackten Blick kaum möglich ist und die Falloppio mit Nachdruck widerlegen wird. Andere Anatomen hingegen werden mit erhöhtem Interesse die von Vesal nur flüchtig angeschnittene Frage des Anteils der Venen an der Blutbildung vertieft reflektieren.

'Venae ancillae iecuris': *eine bestrittene Dienerschaft*

Die Beschreibung der Blutbildung, so wie sie Vesal in *De humani corporis fabrica* in Anlehnung an Galen und scheinbar bestärkt durch die eigene Sezierpraxis schildert, bleibt zunächst unangefochten. Doch die etwas zögernde Stellungnahme des Anatomen bezüglich des Vermögens der Venen zur Blutbildung, wird zum Gegenstand von Diskussionen, die sich einige Jahrzehnte nach dem Erscheinen von *De fabrica* insbesondere im französischen Raum entwickeln. Zunächst aber scheinen die Anatomen eher an die Definition der Leberfunktion interessiert zu sein. In *De re anatomica libri XV* (1559) definiert Realdo Colombo, Nachfolger Vesals am anatomischen Lehrstuhl in Padua, in Zusammenhang mit der Beschreibung von Leber und Venen, die Substanz der Leber als *concretus sanguis*[38]. Die Leber stellt für Colombo das erste Organ dar, das zusammen mit der *vena umbilicalis* im Rahmen der fötalen Entwicklung entsteht[39]. Als Haupt (*caput*), Quelle (*fons*), Ursprung (*origo*) und Wurzel (*radix*) aller Venen

---

38. «Substantia eius [iecuris] nihil aliud est, quam concretus sanguis venis compluribus, quibusdamque arteriis intertextus: membrum est permagnum et veluti in abdomine rex: in hoc concupiscibilis virtus residet [...] membrumque est sanguificationi dicatum neque enim sanguis alibi gignitur, quicquid de corde scripserit Peripateticorum princeps Aristoteles». R. Colombo, *De re anatomica libri XV*, Paris 1572, 300; das ganze Buch VI ist zu «De iecore, et venis», 298-321.
39. «Iecur, sive Hepar inter princeps nostri corporis partes adnumerari nemo sanae mentis ambigit. Sed illud scitu dignum est, iecur primum esse membrum, quod in nobis gignatur. Cum primum enim nata est umbilicalis vena, illi tum primum hepar adhaerescit». *Ibid.*, 298.

gilt der Leber – und nicht dem Herz, wie Aristoteles und seine Anhänger behaupteten – der Ehrentitel 'Werkstatt des Blutes'[40]. Colombos Beschreibung der Blutbildung folgt dem galenschen Kochungsmodell. Die *vena porta* leitet den Chylus als Produkt der ersten stomachalen Kochung in die Leber, wo es anlässlich der zweiten Kochung zur Konvertierung in rotes Blut kommt. Die gelben und schwarzen Exkremente (gelbe und schwarze Galle), die bei dieser zweiten Kochung entstehen, bilden den *melancholicus succus*, der als Nahrung der Milz zu dieser weitergeleitet wird[41]. An dieser Stelle fügt Colombo eine Bemerkung zu den Venen ein. Ihre Funktion besteht nicht nur darin, das Blut zu leiten, denn sie besitzen zugleich auch jene *virtus sanguificandi*, die Galen in *De usu partium* bereits erkannt hatte[42]. Ohne dies weiter zu vertiefen oder zu erläutern, übernimmt Colombo die Zuschreibung einer aktiven Beteiligung der Venen am Prozess der Blutbildung.

In den *Institutiones anatomicae*, dem postum erschienenen Anatomiewerk des Gabriele Falloppio, wird die Leber mit den anderen Organen, die zur Nahrungsaufnahme beitragen, besprochen[43]. «Die Leber ist die Werkstatt des Blutes, das den ganzen Körper ernährt, und sie besteht aus einer dem Blut ähnlichen Substanz, die man *Parenchym* nennt»[44]. Das dichte Venennetz wird als eigentliche Zusammenballung

---

40. *Ibid.*
41. «Usus vero tum venae portae, tum ramorum eius est, ut chylum ad iecoris concavum deferat, ac per eius substantiam dispergat, ut ab ea coquatur, et in rubrum sanguinem, qualis ipsa est, convertatur: qua in coctione duo gignuntur excrementa, bilis inquam tum citrina, tum atra. Ex quibus flava bilis, cum sit igni similis, a vesicula, quam in Iecoris concavo natura locavit, suscepta est. Sed melancholicus succus per quartum ramum demissus est ad lienem, ut nutriatur». *Ibid.*, 303.
42. «Sed illud adnotes velim, hisce venis sanguificandi virtutem nequaquam adesse, ut Galeno placuit quarto de Usu Part. meae autem sententiae is facile subscribet, qui tenuem venarum tunicam, albamque substantiam diligenter animadverterit. Quo enim pacto sua ipsarum tenuitate, atque albedine chylum album, crassumque in rubrum, tenuemque sanguineum verterent, cum praesertim illud natura comparatum sit, ut unumquodque corporis nostri membrum, quum aliquid convertit, in sui ipsius colorem transmutet? Idcirco ventriculus, licet alba, rubra, flava, viridiaque, et aliorum colorum dapes esitemus, nihilominus in colorem unum, eumque candidissimum omnia convertit, idque propterea quod is est substantiae suae color». *Ibid.*, 304.
43. «De Hepate, ac reliquis organi nutritionis dicatis», in: G. Falloppio, *Institutiones anatomicae*, in Id., *Opera quae adhuc extant omnia*, Frankfurt 1584, 487-89.
44. «Hepar sanguinis, quo totum alitur corpus, officina substantia veluti sanguini concreto, absimili (quam Parenchyma dicunt) constat». Falloppio, *Istitutiones*, 487; in den von Johannes Sigfrid Margulensis 1588 edierten *Observationes anatomicae* ist kein Kapitel zur Leber vorhanden. Siehe G. Falloppio, *Observationes anatomicae*,

innerhalb der Leberstruktur beschrieben. Dort haben die Gefäße ihren Ursprung, wie die Wurzel der Bäume in der Erde[45], wobei die *vena porta* zur Leber führt und die *vena cava* das Blut zum Herz und zu den unteren Körperteilen leitet. In diesem Zusammenhang verliert Falloppio kein Wort zur Frage der Funktion der Gefäße im Rahmen der Blutbildung. An anderer Stelle allerdings befasst sich auch dieser Anatom mit dem Thema. In einem Kapitel über Venen und Arterien setzt er sich mit der Frage ihrer Substanz, Struktur und Funktion auseinander. Der von Vesal beschriebene und auch abgebildete Aufbau der Venen lässt sich in Falloppios Augen weder durch Autopsie noch logisch belegen[46].

Die Dreifaserstruktur ermöglicht zwar eine sinnvolle Erklärung der Venenfunktionen, doch diese Herangehensweise, die alles andere als empirisch abgesichert ist, wird von Falloppio als logisch schwach

In quinque libros digestae [...], Helmstädt 1588; einige Seiten zu den Venen und zur Leber (allerdings nur 285-87) finden sich in der von Pietro Manna edierte Ausgabe von G. Falloppio, *Observationes anatomicae*, Köln 1562, 184-210; doch auch hier wird die Frage der Blutbildung nicht behandelt.

45. Falloppio, *Istitutiones*, 487-488: «infinitis enim venarum radicibus, quas a se emittit substantia haec veluti conglobatus atque in grumum concretus adnascitur sanguis, quod totum corpus a peritonaei tunica ambiente vestitur: cuius figura est exteriori in parte rotunda, qua septum attingit; interius gibba est atque inaequalis, qua ventriculum spectat. [...] vasa ab hepate duo tanquam a terra arborum radices enascuntur, per quas toti corpori alimentum ex sanguine communicatur, alterum ab ipsius sinus partibus ad intestina, ventriculum atque lienem per plures distribuitur ramos, quod portarum vena dicitur».

46. «Asserunt Anatomici venarum fibras rectas attrahere, transversas vero exprimere, atque obliquas retinere succos, qui in illarum cavitatibus continuo sunt, cum ex hoc triplici genere fibrarum membrana ipsarum constet; quod dogma mihi quasi figmentum videtur. Quoniam fibrae in hac membrana ita latent, ut potius in potentia sint quam in actu neque moveri loco possunt ob connexionem, atque densam, mutuamque inter se texturam». G. Falloppio, *Observationes anatomicae*, in G. Falloppio, *Opera quae adhuc extant omnia*, Frankfurt 1584, 442 und weiter 462: «Idem dicas de venis, idem de nervosa tunica intestinorum, idem de tunica vesicae urinariae intima; quae quamvis fibrosae sint, tamen quia carne carent, ideo movere se ipsas non possunt. Quare iam patebit non esse manifestum, aut certum usum illum ab anatomicis ascriptum fibris rectis venarum, et transversis et obliquis quoque, ut priores attrahant, et alterae expellant, postremaeque retineant. Qua enim arte id facient si se ipsas movere nequeunt? Ergo venae privantur tribus istis facultatibus? nequaquam. Immo venae attrahunt, retinent, et expellunt, sed aequivoce (ut dicam) non univoce; univoce enim attrahit interna superficies oesophagi, et univoce expellit externa tunica eiusdem, et externa tunica ventriculi [...] At venae uti ossa quoque, et reliquae animalis particulae tria haec efficiunt, sed aequivoce non se ipsas movendo, sed quiescentes similitudinis aut dissimilitudinis ratione, veluti magnes attrahit, vel retinet, vel expellit quoque ferrum sine aliquo motu ipsius magnetis locali; de qua re (ut superius etiam nemini) tam manifeste et clare loquitur divinus Averroes in 7 physic. comm. tex. 10 in aurea quadam digressione, quam si quis legerit, hac mea explicatione minime egebit».

entlarvt und eher dialektisch als empirisch widerlegt. Die Fasern sind gemäß Falloppio potenziell und nicht *de facto* vorhanden und die drei Funktionen, die er als den Venen eigen anerkennt, charakterisiert er als *aequivocae* und nicht als *univocae*. Die unbeweglichen Venen seien dem Magneten ähnlich, der immer statisch bleibt und das Eisen zu sich zieht, hält oder weg stößt («veluti magnes attrahit, vel retinet, vel expellit quoque ferrum sine aliquo motu ipsius magneti locali»).

Dass diese Kritik die vesalsche Venentheorie ernsthaft bedrohte und somit Anlass zur Verwerfung der von Galen und Vesal behaupteten venösen Blutbildung gewesen sein könnte, sei hier als Hypothese formuliert. Sicher ist indes, dass sich die Diskussion zunächst von Padua nach Paris und Montpellier verlagerte.

Nach dem frühen Tod der beiden Anatomen Vesal und Falloppio konzentrierte sich das Interesse zweier französischer Mediziner in der zweiten Hälfte des 16. Jahrhunderts auf die Frage der Venenfunktionen. André Laurens († 1609) verfasst 1585 die *Opera anatomica*, ein Werk, das aufgrund der darin praktizierten Problematisierung und Diskussion anatomischer Themen eine wahre Fundgrube für Medizinhistorikerinnen und -historiker darstellt. Die behandelten Aspekte werden zunächst als Fragestellungen (*Quaestiones*) präsentiert und/oder als Streitfragen (*Controversia*) eingehend diskutiert. Die Meinungen der antiken Autoritäten werden mit den entsprechenden Auffassungen zeitgenössischer Autoren verglichen und argumentativ miteinander ins Spiel gebracht, dergestalt dass es Laurens immer wieder gelingt, die von ihm vertretenen Thesen historisch und autoritativ abzusichern. Bereits in der langatmigen Einleitung, wo der königliche Professor der medizinischen Fakultät Montpellier seine Theorie über den Menschen als Mikrokosmos darlegt, findet sich ein überaus relevanter Hinweis in unserer Sache. Bei der Beschreibung der himmlischen Korrespondenzen der verschiedenen Körperteile wird das Herz mit der Sonne verglichen[47] und damit die alles andere als originelle Tradition der Herz-Sonne Symbolik fortgesetzt[48].

47. «Ut enim in caelesti illa praeest sol, cuius motu, radiis et lumine illustrantur omnia: ita in medio thorace situm est cor, cuius tanta est cum sole affinitas, ut solem non dubitarint antiqui cor mundi, et cor solem hominis appellare: neque id me hercule iniuria». A. Laurens, *Opera anatomica. In quibus historia singularum partium, primum accurate describiturus mox qua in ea occurrunt Controversa enodantur, Hippocratis libri Anatomici illustrantur; et a recentiorum pene innumeris calumniis Galenus vindicatur* [...], Hanau 1595 (es handelt sich hier um die zweite Ausgabe des Werkes), 3. Und ebenda, 4: «Solis et cordis maxima est analogia; benevolo ac benefico Iovi humanum hepar, fons gratiosi vaporis, rite confertur».
48. Siehe T. Ricklin, «Le coeur, soleil du corps: une redécouverte symbolique du XIIe siècle», in: *Il cuore/The heart, Micrologus*, 11 (2003), 123-43.

Ewige Bewegung (*perpetua motio*), vitale Wärme (*calor vitalis*) und allbeherrschende Macht (*vis praepotens*) seien dem Herzen eigen. Der Sonne gleich ernährt, versorgt, belebt und befruchtet das Herz die Landschaft des Körpers. Im Rahmen der bildhaften Naturmetaphern, mittels derer die siderischen Korrespondenzen mit Körperpartien und -funktionen veranschaulicht werden, überrascht es kaum, wenn der Name des *philosophus* ausgerechnet an der Stelle zum ersten mal erscheint, wo Laurens die gesundheitsbefördernde Wirkung von Sonne/Herz auf eine Natur erläutert, die durch die fruchtbare Wärme blüht, grünt und sprosst[49]. Das Gleichnis Herz/Sonne zu Beginn des Buches und die Hervorhebung der Korrespondenzen zwischen Mikro- und Makrokosmos sind eine eher antiquierte Komponente in einem anatomischen Werk der zweiten Hälfte des 16. Jahrhunderts. Andererseits kann das Mitbedenken von belebenden Kräften und Impulsen im anatomischen Diskurs eine gewisse, wenn auch nicht manifeste Offenheit gegenüber jenen neoplatonischen Strömungen anzeigen, die mit dem sich verbreitenden Paracelsismus an neuer Ausstrahlung gewinnen[50].

Laurens behandelt die Frage nach dem Ursprung des Blutes in der *Quaestio* «Ob das Leberfleisch oder die Venen das Blut bilden»[51]. Er weist auf die Streitigkeiten bezüglich des Orts der Werkstätte des Blutes hin[52], welche schon Aristoteles im Herzen lokalisiert hatte, Averroes aber in der Leber sehen wollte[53]. Die Ärzte würden grundsätzlich für eine blutbildende Funktion der Leber plädieren, doch seien die diesbezüglichen Meinungen äußerst uneinheitlich. Diese Aussage verwundert, denn mindestens unter den Medizinern der zweiten Hälfte des 16. Jahrhunderts waren die Ansichten über die

---

49. «[...] propterea hanc stellam prosperam et salutarem appellavit Aristoteles [...], quod rerum omnium sit procreatrix ac parens». Laurens, *Opera anatomica*, 3.
50. M. L. Bianchi, »Occulto e manifesto nella medicina del Rinascimento. Jean Fernel e Pietro Severino», in *Atti e memorie dell'Accademia toscana si Scienze e Lettere* XLVII, 33 (1982), 185-248; G. Zanier, *Medicina e filosofia tra '500 e '600*, Milano 1983, 61-123.
51. «An hepatis parenchymati aut venis tribuenda sit haematosis. Quaestio XXXII», Laurens, *Opera anatomica*, 150-57.
52. «De haematoseos officina certant Peripatetici et medici». *Ibid.*, 150.
53. In seinem Kommentar zu *De part. anim.* thematisiert Averroes die Konkurrenz Herz/Leber als mögliche Quellen des Blutes und kommt zu dem Schluß, dass «Aristoteles namque opinatur esse cor. [...] sed membrum generativum sanguinis venalis, qui est apud ipsum aptus nutrimento, est hepar». 3, Averroes, Kommentar zu: Aristoteles, *Aristotelis libri omnes, ad animalium cognitionem attinens. Cum Averrois Cordubensis* [...] *commentariis*, ed. M. A. Zimara, Venedig 1562 (Reprint Ausgabe, Frankfurt am Main 1962), VI, 160v; siehe auch Averroes, *Obra médica*, üb. und ed. M. C. Vásquez de Benito, Málaga 1998.

Funktion der Leber ziemlich einheitlich. Spätestens anlässlich der Charakterisierung der verschiedenen Fraktionen dieser Auseinandersetzung wird deutlich, dass hier nicht mehr von der Konkurrenz zwischen Leber und Herzen die Rede ist sondern eine ganz andere Frage zur Debatte steht.

Es gibt diejenige, die die ganze [blutbildende] Tätigkeit den Venen zuschreiben; andere bestreiten die hämopoietische Tätigkeit der Venen und schreiben sie ausschließlich dem Parenchym zu; manche den Venen und dem [Leber]Fleisch; aber an erster Stelle dem Fleisch an sich, an zweiter Stelle den Venen und zwar aufgrund des Einflusses des Parenchyms [54].

Die erste Gruppe oder Sekte, mit der sich Laurens polemisch auseinandersetzt, wird als die jener Mediziner gekennzeichnet, «qui actionem totam venis tribuant» [55]. Ihre Parteigänger werden auf Vesal und Laurent Joubert (1529-1582) [56] zurückgeführt. Beide Autoren würden Funktion und Bedeutung der Lebersubstanz, des Parenchyms, verkennen und den Venen allein die Herstellung des Blutes zuschreiben [57]. Die stete Kritik, der Vesal ausgesetzt gewesen ist, zeigt hier ihre verzerrende Komponente ganz deutlich. Laurens liest die von Vesal an zwei Textstellen vorsichtig eingeführte Annahme der venösen Blutbildung als endgültige Aussage, während Vesal selbst dieser These mit skeptischer Distanz begegnet und sie nicht weiter vertiefen mag. Die mit Überzeugung vorgetragene Erklärung Vesals, dass nicht die Form sondern die Substanz der Leber, nämlich das Parenchym, von grundlegender Bedeutung für das Erarbeiten des Blutes sei, ignoriert Laurens hingegen, um dafür dem Anatomen Ignoranz in Sachen Lebersubstanz ausdrücklich zu betonen. Dass Vesal und Joubert, der in der

54. Sunt qui actionem totam venis tribuant: alii venis vim illam αἱματοποιητικίον [sic.] omnino denegant, et soli parenchymati concedunt; nonnulli et venis et carni; sed carni primo et per se; venis, secundario et ut a parenchymate influente». Laurens, *Opera anatomica*, 150-51.
55. Ibid.
56. Gemeint ist hier das Werk von L. Joubert, *Paradoxorum decas prima, atque altera* in Id., *Operum latinorum* Frankfurt 1599, I, 4, 24-35, so ist das Paradox betitelt: «Galenum multis in locis αἱμάτωσιν venis tribuisse, et venas esse proprium sanguinis gignendi instrumentum: Ad Clarissimum et omni doctrinae genere ornatissimum D. Nicolaum Stilbtherium».
57. Siehe Laurens, *Opera*, 150 und weiter, 151: «Primae opinionis et sectae autores sunt Andreas Vesalius cap. 1. et 5. libri tertii, et Laurentius Iobertus decadis primae paradoxo 4. parenchymatis enim hunc tantum agnoscunt usum, ut vasis effundatur ne cohaereant, ut pulvinaris instar, et mollioris substerniculi vasa fulciat, stabilitatque: ut denique calore suo venarum haematosin promoveat, non secus ac epiploon, lien, et circumiectae partes ventriculi coctionem iuvant».

Tat in einem langen 'Paradox' in Briefform die venöse Blutbildung diskutiert und demonstriert, bei Laurens gemeinsam auftreten, kann einen Leser, der sich die Mühe gibt, die angeführten Textstellen zu überprüfen, nur vor den Kopf stoßen[58]. Joubert hatte sich 1578, wenige Jahre vor Laurens, eingehend mit der Thematik befasst. Galen mit Aristoteles und Avicenna vergleichend war er zum Schluss gelangt, dass die endlos vielen mit dem Parenchym verflochtenen Lebervenen in der Lage seien, den Saft zu kochen, der nur durch sie fließt und gar nicht mit dem Fleisch in Kontakt kommt. Daher «es ist wahrhaftig so, dass das Blut allein durch das Werk der Venen entsteht» (*sanguinem sola venarum opera fieri verisimile est*)[59]. Joubert stützt sich auf Galen und «Anatomie-Professoren ersten Grades», deren Identität er jedoch nicht offenbart. Ihnen schreibt er die Theorie der venösen Blutbildung in der Leber zu[60]. Die feinere Struktur der Lebervenen deutet Joubert als einen Beleg für ihre besondere Aufgabe. Auch die Form der Leber, die im Gegensatz zum Herzen nicht hohl sondern

58. In Form eines Briefes erläutert Joubert seinem Freund Stilbtherium: «Ex his omnibus locis, qui cum supra citatis bene conveniunt, facile est colligere, venas de Galeni sententia sanguinis opifices esse eamque vim insitam habere, quae non a iecore per tunicarum suarum raritatem influat, sed proprii temperamenti conditionem sequatur». Joubert, *Paradoxorum*, 25 [Z 56-59] und weiter, 26 [Z 6-8]: «Id etiam Galenus voluisse videtur dum inquit: Venis (quum eas natura distributionis organa fecisset) facultatem sanguinis generatricem indidit, ne dum per eas fertur, tempus ipsi alimento frustra periret».

59. «Eiusmodi sunt venae iecoris prope infinitos ramos spargentes, et αἱματώσεως officinam sua numerositate constituens, ut mox docebimus. Ergo hepatis carni sanguinis gignendi praecipuum munus haud demandandum est, quum ab ea vasis occlusa materies nusquam attingatur, pro foribus ipsa stet, et venis tantum sit operimentum. Nam qui intus concoquitur humor, suis optime iunctis canalibus, ab una in alteram transfluit venam, rubrum parenchyma non tangit. Ea portione excepta quae illius nutrimentum futurum naturali carnis vi extrahitur. Cum itaque venis inclusus sanguinis formetur, nec nisi probe formatus illinc exeat ad partium nutritionem: praeterea quum ab iis undiquaque complectatur, immutatio vero contactum expostulet, sanguinem sola venarum opera fieri verisimile est». Ibid., 28 [Z 9-17]; zu Avicenna, siehe Fußnote 16.

60. «Si dicas, parenchymatis vere et proprie id munus esse, et vasa solum intercedere ut materiam illi contineant, non immutent, atque trans venarum tunicas fundi vim quae humorem sanguinis forma donet: fautorem habebis et Galenum ipsum, et primae classis anatomiae professores, qui hepati venarum tunicas ob id longe rariores esse, quam earum quae per universum corpus distribuuntur, afferunt: ne sua crassitie parenchymatis (quod iecoris substantiam vocant) facultatem retundant. Nam hepatis carnem proprium ipsius corpus, et primarium sanguificationis ὄργανον esse, venas autem per eam dispersas sinus loco censeri dicunt. Ut enim sanguis diutius in iecore moram traheret (inquiunt) ac perfectiorem elaborationem pateretur, utque totus ad iecoris substantiam appropinquaret, non unum ventrem illi (velut lagenam quandam) rerum opifex indidit, sed venas illas omnes infinita ramorum serie, et in arctissimos ductus digessit». Ibid., 28 [Z 18-28].

eher dick und fleischig ist, wird als für die Produktion des Blutes besonders geeignet betrachtet. Der Schöpfer hätte vorgesehen, dass die perfekte Erarbeitung des Blutes durch den Aufenthalt in den vielen Gefäßen der Leber stattfände[61]. Das perfekte Blut sei als Endprodukt kontinuierlicher Veränderungen zu betrachten, in deren Verlauf die sie bildende Materie verschiedene Farben annehme (weiß, rot, gelb, schwarz)[62].

Anschließend bemerkt Joubert:

> Also ist die Blutbildung das Werk (Aufgabe) der Venen und nicht des Parenchyms, das diesen Venen als Schutz und Verfestigung übergelagert ist (wie das Fleisch den Muskeln aufgrund der feinsten Faser der Nerven und Bänder zugebilligt ist): und zugleich im Hinblick auf Steigerung der Wärme. Diese nämlich ist das allererste Instrument der natürlichen Kräfte und der Ursprung der Bewegungen[63].

Joubert gibt die schwankenden Meinungen von Galen und Vesal bezüglich der Venenfunktion korrekter als Laurens wieder[64] und traut sich zugleich, gegenüber den zwei Übervätern der antiken und der zeitgenössischen Medizin auf Distanz zu gehen:

> Ich glaube, dass weder Galen noch Vesal die richtige Meinung vertreten haben und dass der eine dem anderen widersprach. Eher aus Belesenheit als aufgrund gründlicher Überprüfung des Gegenstandes haben sie indes ihre feste Meinung mit sehr leichten Argumentationen proklamiert[65].

---

61. «In crasso amploque viscere non deerat spatii fingendi commoditas: id vero cum primis necesse videbatur, siquidem παρέγχυμα praecipuum sanguinis conficiendi futurum erat instrumentum». Ibid., 28 [Z 32-35].
62. «Itaque non amplius dubitandum est, quin possint venae candidiores sanguinem rubrum sua elaboratione conficere, quum id manifestissime accidat ex ipsius materiae dispositione, quae varios colores vicissim accipere per varias transmutationes, nata est: ut videlicet initio alba, deinde rubra, mox flava, postremo nigra fiat. Atque id non solum calore praeter naturam adaucto, sed etiam mediocriter se habente, evenire, naturalia splenis et cystis fellae excrementa in perfecte sano acervari solita, docent». Ibid., 32 [Z 45-51].
63. «Ergo venarum opus est αἱμάτωσις non παρεγχύματος, quod illis ad tutelam et firmitatem (ut caro musculis, propter nervorum et ligamentorum minutissimas fibras, concessa) superimponitur: simul et caloris augendi gratia. Hic enim facultatum naturalium princeps instrumentum, et actionum author consetur». Ibid., 29 [Z 20-30].
64. «Andreas Vesalius, cum in aliis, tum praecipue in ea medicinae parte quae anatomen docet exercitatissimus et valde ingeniosus, omnibus dissectionis proceribus confessum esse testatur, Naturam venis quandam sanguificationis vim indidisse: quod ipse profiteri non audet». Ibid., 31 [Z 24-27].
65. «Ego nec Galenum nec Vesalium recte dixisse puto sed utrumque contradi-

Jouberts kritische Distanzierung beschränkt sich nicht auf die Aussage, dass allein die Venen als für die Bildung von perfektem rotem Blut verantwortlich zu betrachten seien. Denn mit seiner Kritik beraubt Joubert die Leber zugleich ihres Primats und bringt so die von Galen bereits im 2. Jahrhundert nach Christus umgestellte Hierarchie der Organe erneut durcheinander. Obwohl sich seine Kritik gegen angeblich abstrakt und deduktiv erarbeitete Theorien richtet, baut er selbst seine Argumentation ausschließlich auf logisch-rationalen Gedankengängen und nicht auf empirisch gewonnenen Beobachtungen auf. So lautet die Schlussfolgerung Jouberts, in der er sich wieder an den Adressaten seines Briefes wendet, denn wie folgt:

Nachdem alles genauestens analysiert und die aufsteigenden Zweifel beseitigt sind, kommen wir zum Schluss, dass das Blut dank der eigenen und natürlichen Eigenschaft der Venen entsteht (wobei das Parenchym diese Eigenschaft in der Leber vorzüglicher und ganz unversehrt bewahrt): und die rote Farbe entsteht, weil diese Beschaffenheit in der wohlgeordneten Substanz eine derartige Form unmittelbar erreicht. Liebster Nicolaus, des intellektuellen Vergnügens wegen lohnt es sich, die Ansichten der antiken Autoren zu untersuchen und erläutern[66].

Der Schlussparagraph bestätigt den bereits aus der Analyse der Argumentation gewonnenen Eindruck. Die Untersuchung und der Vergleich der Lehrmeinungen bilden die Grundlage der von Joubert erarbeiteten Venentheorie, von Empirie ist keine Rede.

Ob Ergebnis von gelehrten Lektüren oder von Seziererfahrung, die Stellungnahme von Joubert bleibt kein isolierter Fall. Ein weiterer Befürworter der venösen Blutbildung ist Christophorus de Vega (1510-1573), der den Lebervenen die *functio sanguifica* zuschreibt und sie dergestalt als für die restlichen Organe allgemein nützlich definiert[67]. Diese Funktion erklärt sich laut de Vega dadurch, dass die

cendi potius studio, quam re satis examinata, opinionem levissimo argumento munitam pronuntiasse». *Ibid.*, 31 [Z 32- 33].

66. «His omnibus ad amussim examinatis, atque summotis qui infestabant scrupulis, nunc demum concludamus, sanguinem propria et naturali venarum facultate (quam excellentiorem et integerrimam in hepate conservat παρέγχυμα) fieri: rubrumque colorem accidere, quod ea qualitas formam eiusmodi in disposita materia consequatur. Antiquorum sententias hoc modo tueri et explicare animi gratia iuvat Nicolae iucundissime. Qua ratione persuasi ista prodiderint, quia temporis iniuria, et nostro maximo malo eorum libri parierunt, nescimus. Ad causas nostro ingenio inventas sic reddere placet. Tu de his iudica, et Vale». *Ibid.*, 35 [Z 5-10].

67. «Quapropter diximus membra seipsa regere: habent enim insitam facultatem, naturalem peculiarem, quae suorum elementorum temperaturam sequitur:

Leber nur und ausschließlich den Venen blutbildende, – anziehende und – verteilende Kräfte vermittelt[68]. So bildet sich erneut eine Form hierarchischer Abhängigkeiten im Körper, denn die Leber gilt nun als Ursprung der Funktionen, die den Venen zugeschrieben werden, womit ihr eine delegierende Rolle zukommt.

Gegen Ende des 16. Jahrhunderts gewinnen die *virtutes* von Organen und Körperteilen in der Anatomie zunehmend an Bedeutung und es kommt zu einer Vitalisierung der Anatomie, die nunmehr zwischen der Beschreibung morphologischer Begebenheiten einerseits und Erläuterung von Funktionen und Vorgänge andererseits schwankt. Die galenische Verbindung von Gestalt, Struktur und Komplexion der einzelnen Körperteile mit den entsprechenden Funktionen mochte sich im Rahmen einer logisch-teleologisch begründeten Anatomie bewährt haben, im Zusammenhang des neuen Interesses für die komplexeren physiologischen Phänomenen erwies sie sich jedoch als unbefriedigend[69]. Eben noch hatte Vesal den Venenaufbau aus den drei veneneigenen Funktionen abgeleitet, aber schon fünfzig Jahre später schleichen sich andere Erklärungsmodelle in die Anatomie ein. Caspar Bauhin (1560-1614) spricht in seinem *Theatrum Anatomicum* (1592), eher von Eigenschaften und Kräften als von Funktionen, die für die Blutbildung verantwortlich sind. Diese Eigenschaften und Kräfte werden in Form einer *quasi irradiatione* durch die Leber in die Wurzel der *vena porta* ausgestrahlt[70]. Die Venenwurzeln der *vena porta*

quamvis et haec ad functiones non sufficiat diu, nisi altera a iecore venis membri tribuatur. Neque tamen volumus carnem, aut os recipere generalem illam altricem facultatem, sed venas, quae ad eas partes perducunt alimentum. Illae enim generalem sanguificam recipiunt a iecore, et facultatem trahendi, retinendi, coquendi, et expellendi, pro reliquarum partium ministerio et alitione. Venae enim non sibi tantum, sed multorum aliorum membrorum ministerio operantur. Aliae vero ut caro, et os, nihil tale recipiunt: nam, ut diximus, seipsa regunt, neque aliorum gubernationi praesunt, neque aliunde gubernantur». C. Vega, *Liber de arte medendi*, in *Opera*, Lyon 1587, 63 und weiter 64: «Ipsa vero iecoris caro venis sanguificam tribuit facultatem, primum eis, quae sunt in ipso, quae sanguinem immediate pertigunt, dum generatur: deinde reliquis. Meseraicis quidem: nam chylus antequam iecur pertingat, in venis ipsis rubri coloris conspicitur, et in venis quae a iecore exortae in totum corpus procedunt, sanguis nondum perfectus perficitur, et pituita coctione in sanguinem transit. Quod non fieret, nisi venae sanguificam haberent facultatem».

68. «Omnes autem hae facultates a iecore venis tribuuntur: non aliis partibus [...] Haec est itaque ratio, quare inter praecipua membra iecur recensetur: est enim naturalis altricis facultatis origo, quam venis transmittit, non aliis». *Ibid.*, 64.

69. Siehe Bianchi, «Occulto», 200-01.

70. «Usus hepatis, vasis affundi ne cohaerent, eadem que fulcire et stabilire, tum calore suo venas, cum eo loci subtilissimam habeant tunicam, fovere, quo

würden das Verlangen verspüren, einen Teil des in ihnen fließenden Blutes in der Leber zu deponieren, die wiederum dieses Blut als Nahrung zu sich ziehen würde[71]. Immer wieder diktiert das Verlangen die nächsten Phasen der Blutverteilung, wenn die *vena cava,* die das reine Blut zu sich nimmt, es weiter im ganzen Körper verteilt, wobei seine Reinigung nachdem die zwei Kochungen bereits abgeschlossen sind, auch in der *vena cava* weiter geht[72].

Caspar Bauhin, der laut Roger French eine fast schon devote Übereinstimmung mit Laurens an den Tag legt, erweist sich in der Frage der Blutproduktion als überraschend selbstständig[73]. In seinem *Theatrum anatomicum* bildet Laurens einen eher isolierten Fall. Eine vergleichbare, wenn auch nicht so polemisch gefärbte Position vertrat Giovanni Argenterio (1513-1572), der sich allerdings in diesem Zusammenhang darauf beschränkte, Galen zu widerlegen, ohne mit den zeitgenössischen Kollegen in Konflikt zu geraten[74].

Bauhin war in Basel Schüler von Felix Platter und Theodor Zwinger gewesen und hatte in Padua bei Fabricius d'Aquapendente studiert.

sanguificatio, quae in radicibus Portae in hepate fit, recte absolvatur: ipsis virtutem naturalem tribuere, quasi irradiatione, eo modo, quo vasa seminaria a testibus vim seminificam accipiunt: quin et spiritum naturalem procreare; et tandem animam altricem, quae omnibus partibus insidet, custodire. Quomodo autem sanguificatio fiat, cum diversae sint opiniones, quas libro de partibus similaribus recensuimus, nostram sententiam subiiciemus». C. Bauhin, *Theatrum anatomicum* [...], Frankfurt am Main, 1605 (1592¹), 290.

71. «Sanguine in portae radicibus absoluto, ipsis desiderium inest eum deponendi, partim in carnem pro nutritione effundendo, unde et hepati desiderium attrahendi adest; partim in Cavae radices, quae potissimum per ipsius gibbam disseminantur, quibus etiam desiderium inest illud rapiendi, et tanquam canalibus (in quibus elaboratior evadit) sanguinem purum ab excrementis repurgatum in omnes partes distribuendi: quae Cavae et Portae radices licet nullo ordine per carnem hepatis distribuantur; multis tamen locis, exceptis ramis nutritioni hepatis deservientibus, per anastomoses iunguntur [...]». *Ibid.,* 291.

72. «Sanguis ab excrementis repurgatus per Cavam eiusque ramos per totum corpus distribuitur, et alteratur, ne, dum per eos fertur tempus ipsi alimento frustra pereat (Gal de usu 4.17)». *Ibid.,* 293.

73. Vgl. R. French, *Dissection and Vivisection in the European Renaissance,* Aldershot 1999, 222.

74. Vgl. G. Argenterio, *In artem medicinalem Commentarius De signis,* II, in G. Argenterio, *Opera,* Hanau 1610, 277C: «Nec putare quidem debemus, facultatem aliquam ab hepate immitti, quod venae dicatur a Gal.8.de naturalib.facul. et 4. de usu partium vim sanguificandi habere et illam ab hepate sumere. Falsum enim est, venas huiusmodi vim obtinere; quandoquidem quaelibet pars, in sibi similem substantiam mutat id, quod alterat; unicam autem substantiam habent venae, et illam albam, ex qua non possunt aliquid gignere rubrum». So der Schluß von Argenterio, 278 B: «Ergo dicamus venas nullam habere facultatem sanguificandi». Bauhin erwähnt Argenterius als einzigen weiteren Vertreter der Position Laurens, vgl. Bauhin, *Theatrum,* 292.

Sein Werk, das Elemente aus den verschiedenen literarischen Gattungen der Anatomie zusammenführt, bezeugt diesen Werdegang. An der Schwelle zum 17. Jahrhundert stellt Bauhin jene Gelehrsamkeit zur Schau, die Spuren der Kommentartradition in sich birgt und zugleich von der magistralen Auseinandersetzung Vesals mit Galen profitiert. Vor allem in den Randbemerkungen zu den behandelten Themen, finden sich die aktuellen Diskussionen unter Anführung der antiken Lehrmeinungen und der Lehren der Zeitgenossen knapp geschildert. In der langen Marginalnote zu den Werkstätten des Blutes skizziert Bauhin eine eigentliche Geschichte des Problems und wir finden sämtliche Protagonisten unseres Themas wieder: von Aristoteles, Galen, Averroes über Vesal, Joubert, Laurens, Falloppio, Colombo, de Vega bis zu Arcangelo Piccolomini (1525-1586), dem päpstlichen Anatomie-Professor in Rom[75]. Im Referat der Stellungnahme Piccolominis, für den die Bildung des Blutes prinzipiell in den Wurzeln der *vena porta* erfolgt, verwendet Bauhin dreimal den Terminus *desiderium* (Wunsch/Verlangen/Lust). Ein erstes Mal kommt das Konzept zur Anwendung, um das Verlangen der Venenwurzel, das Blut im Leberfleisch zu deponieren, zu beschreiben. Das Leberfleisch wiederum verspürt, sobald die Leber ernährt worden ist, den Wunsch, das überflüssige Blut auszusondern. Seinen dritten Auftritt absolviert das *desiderium*, wenn es gilt, die Wurzel der *vena cava* und deren Verlangen zu beschreiben, ihrerseits das Blut anzusaugen, um es dann in den ganzen Körper zu verteilen.

75. «Galen.4.us.par.5 Opiniones de sanguificatione. Prima Ar.2.&3.par.anim. Sic &3.hist.ani. in hepate, ut canali et rivulo contineri sanguinem: in Corde tamquam fonte et conceptaculo, ubi sanguificatio fiat. Secunda Averrhou [sic.] est: in hepate praeparari, in corde perfici, et inutilem ad alendum, in cordis et arteriarum facultas affulserit. Tertia Vesalii lib. 3c.1.&5. cum quo Jubertus decad 1.parad.4. venas sanguificationi et perfecta coctioni inservire: hepar vasis affundi, ne cohaerent, vasa stabilire, calore suo haematosin promovere et id ex Gal. 1.nat.fac. Et Fallop. Ait, portam chylum elaborando in sanguinem commutare. Quarta Columbi, chylum a porta, et eius ramis ad iecoris concavum deferri, ac per eius substantiam dispergi, ut ab ea coquatur et in rubrum sanguinem qualis ipsa est, convertatur. Sic et Argenterius venis vim sanguificandi penitus denegat. Quinta Vega et Laurentii, qui et elaborationem et rubrificationem considerunt, et venis omnibus praesertim hepati proximis, vim tribuunt insitam coquendi, alterandi, immutandi: ruborem vero sanguini tribuere solam hepatis carnem, quia sola rubeat. Sexta Archangeli, cui sanguificatio absoluta fit in radicibus portae, accersita ut sanguificandi ab ipsa carne et substantia hepatis: quibus radicibus insit desiderium sanguinem absolutum deponendi in hepatis carnem, quo cum fuerit hepar nutritum, insurgere desiderium sanguinem sibi superfluum, quanquam optimum expellendi, simulquoque exurgere radicum Venae Cavae desiderium illum exsugendi et rapiendi, in omne corpus distribuendi. Septima nostra est hic explicata». *Ibid.*, 292, Randbemerkung.

In Piccolominis eigenem Text sind die Passagen, die Venen, Blut und Leber behandeln sehr ausführlich und durch eine eigentümliche Wortwahl gekennzeichnet[76]. Seine *anatomia ragionata*, die entsprechend dem in der zweiten Hälfte des 16. Jahrhunderts beliebten Modell einer philosophisch orientierten Medizin zahlreiche Probleme diskutiert und historisch auslotet, bildet für Bauhin einen grundlegenden Bezugspunkt. Die Präsenz von organischen Kräften und *desideria* stellt allerdings im Rahmen der christlich gefärbten Anatomie von Piccolomini keine originelle Konzeption dar.

Die von Leidenschaft getränkte Anatomie von Bauhin und Piccolomini ist um die Wende vom 16. zum 17. Jahrhundert keine isolierte und plötzlich auftretende Strömung im Betrieb der gelehrten und eklektischen Medizin. Eine gern unterschlagene aber jedem Mediziner von der Statur eines Joubert oder Bauhin umso vertrautere Quelle war die *Physiologia* des Jean Fernel. Die untergründige Präsenz dieses Werks und sein nicht zu unterschätzender Einfluss auf die Anatomie lässt sich nicht zuletzt am Beispiel der Werkstätte des Blutes aufzeigen.

Verwandlungen des 'begehrten' Saftes

Jean Fernel (1497-1558), eminenter Vorläufer der physiologischen Betrachtung anatomischer Strukturen, hat dem Blut zahlreiche Druckseiten gewidmet. Sein Interesse für das Blut kommt sowohl in seinem bekanntesten physiologischen Werk als auch in einer kleinen Schrift über den Aderlass (*De vacuandi ratione*, 1545) zum Ausdruck, worin er kritisch von der Leichtsinnigkeit derjenigen warnt, die angeblich maßlos zur Ader lassen[77]. Frühneuzeitlichen Druckausgaben

---

[76]. «Sed quod in radicibus venae portae, desiderium inest sanguinem absolutum deponendi: in iecore, inest desiderium in se suamque carnem recondendi: quo cum fuerit nutritum, insurgit desiderium, sanguinem sibi superfluum, quamquam optimum, depellendi; statimque assurgit desiderium radicum venae cavae, illum exugendi, et rapiendi, ac in omne corpus distribuendi. Ad hunc igitur modum, diversarum partium, diversis naturis, et desideriis, e radicibus unius, in radices alterius generis, completur sanguinis transvectio et transitus, per illas anastomoses, quibus extrema illarum radicum, in medias radices ultro citroque infiguntur». A. Piccolomini, *Anatomicae Praelectiones*, Roma 1586, 115-16.

[77]. Die erste Ausgabe von *De vacuandi ratione* erscheint 1545 bei Wechel in Basel und zugleich in Paris. Diese Abhandlung wird in den therapeutischen Teil der *Medicina* (1554) eingefügt, allerdings ohne die ursprüngliche Einleitung. In der englischen Übersetzung: »The physicians of to-day semms athirst for bloo. Bloodletting, like wine-drinking, is right enouth in moderation, but in excess it leads to disaster». J. Fernel, *De vacuandi ratione*, zit. aus: Sherrington, *Endeavour*, 98.

des salernitanischen *Conservandae bonae valetudinis* aus der Feder des Arnaldus von Villanova, wie etwa die Frankfurter Ausgabe von 1573, enthalten oft auch einen Auszug von Fernels Abhandlung über den Aderlass[78]. Tatsächlich war die praktisch angelegte Abhandlung für ein breites Publikum verfasst, so dass ihre Aufnahme in die Druckausgabe der salernitanischen Gesundheitsregeln nur konsequent ist. Fernels *Physiologia* hingegen findet ab Mitte des 16. Jahrhunderts vorrangig im akademischen Milieu Verbreitung[79]. Den Venen und den Arterien widmet Fernel zudem zwei eigenständige Kapitel des ersten Buches seiner 1554 erstmals aufgelegten *Medicina*, in der die Anatomie des Körpers behandelt wird. Ausführungen zur Nahrungsaufnahme finden sich im sechsten Buch (*De functionibus et humoribus*), in dem die Funktion des Magens (Kap. 1), die Verteilung der Nahrung vom Magen via Darm und *venae mesentericae* in die Leber (Kap. 2) sowie die hepatische Produktion des Blutes und der anderen Säften (Kap. 4) beschrieben werden.

Fernel beschreibt die Venen als den Zweigen eines Baumes ähnlich. Die Funktion der Venen, denen es obliegt, das Blut zu verteilen, führe zum geläufigen aber irreführenden Vergleich mit Rohren oder Kanülen. In Anbetracht ihrer vielfältigen Aufgaben sei die Gleichstellung unpassend[80], denn die Venen besäßen nebst der allgemein bekannten Transportfunktion auch Kochungs- und Attraktionskräfte

---

78. Vgl. Arnaldus da Villanova, *Conservandae bonae valetudinis praecepta* [...] *a Doctoribus Scholae Salernitanae versibus conscripta*, Frankfurt 1573. In dem Abschnitt «Emissi sanguinis observatio» unterscheidet der Pariser Mediziner zwischen den Eigenschaften des Blutes und gibt Hinweise zum Aderlassen sowie zur Untersuchung des Blutes.

79. Während die Biographen Fernels von der ersten Ausgabe, *De naturali parte medicinae*, Paris 1542, nur sieben Exemplare haben identifizieren können (fünf in Frankreich und zwei in England), genießt das Buch ab der 2. Auflage, Venedig 1547, eine weite Verbreitung, die sich auch mit den folgenden Editionen fortsetzt: 3. Aufl. Lyon 1551. Seit der 4. Auflage von 1554, wird das Buch *Physiologia* betitelt und bildet den ersten Teil der *Medicina*. Siehe C. Sherrington, *The Endeavour of Jean Fernel*, Folkestone und London 1974, 61, 182-3, 189-90.

80. «At vero pars convexa venam crassiorem aedit atque profert, quae arboris caudici comparata ramos admodum multos in omne corpus diffundit: quorum ea vis est et facultas, ut e iecore in omnes partes corporis alimentum distribuant, non modo tuborum ductuumque similitudine, sed concoquendi quoque viribus insigniti». J. Fernel, *De partibus corporis humani*, in *Universa medicina*, I, 11 Hannover 1610, 33 [Z 25-29]. Im Folgenden werde ich aus dieser Ausgabe zitieren und die Zeilenangaben in eckige Klammer setzen. Eine englische Übersetzung mit dem lateinischen Text ist vor kurzem erschienen: J. Fernel, *Physiologia*, in *The Physiologia of Jean Fernel* (1567), üb. u. ed. J. M. Forrester (with an Introduction of J. Henry and J. M. Forrester), Philadelphia 2003.

und die komplexe Struktur ihrer Innenwände entspreche diesen Kräften. Die anziehende Kraft (*attrahendi facultas*) wird als die vorherrschende Kraft der Venen beschrieben, die aus diesem Grund länglich gerichtete, zottige innere Wände besäßen[81]. Nach der allgemeinen Charakterisierung der Gefäße kommt Fernel auf die *vena porta* und die *vena cava* zu sprechen, deren Hauptrouten er nachgeht und sich dabei grundsätzlich an der Verteilung und Anzahl der Venenzweige interessiert zeigt[82].

An anderer Stelle, im eigentlich physiologischen Abschnitt seines Werkes (*De functionibus et humoribus*, VI, 2), widmet sich Fernel den Fragen von Verarbeitung und Verteilung des Nahrungssaftes. Die *venae mesentericae* haben eine doppelte Funktion. Sie ernähren den Darm, indem sie das Blut aus der Leber weiter verteilen und den vom Magen in den Darm gelangten Chylus wiederum in die Leber leiten[83]. Zuvor aber müssen sie den Nahrungssaft in sich aufnehmen:

> Wie die zarten Wurzeln eines Baumes den Saft aus der Erde herausziehen, so verschlingen und trinken die Münde der Venen des jeweiligen Darmstücks den ganzen Nahrungssaft, der gekocht und vom Rest der Nahrung getrennt worden ist[84].

Aus diesen feinsten Venenzweigen, sickert der Saft in breitere Venenkanäle, die ihn bis zu den Eingängen der Leber führen. Das eigentliche Eindringen des Chylus in die Leber findet dann mittels zahlreicher und extrem feiner Wege statt.

> Diese [feinsten Venenzweige] bereiten den Chylus soweit für die Leber vor, dass sie an einer Art erstem Stadium der Blutwerdung beteiligt sind, das sich bei der Sektion normalerweise erkennen lässt, wobei dies deshalb so ist, weil diese [feinsten Venenzweige] ihren Anfang in der Leber haben, deren Natur sie ähnlich sind und reproduzieren[85].

---

81. «Praeter reliquas autem attrahendi facultas in illis plurimum viget, cuius causa in simplici tunica omnes villos in longum porrectos acceperunt [...]». Fernel, *De partibus,* 33 [Z 29-30].

82. Zum Schluss des Kapitels bemerkt er: «Haec universa sunt quae de venarum distributione atque numero dicenda videbantur [...]». *Ibid.,* 38 [Z 4-5].

83. «[...] per venas fit mesenterii, quae sanguinem e iocinere revehunt, quemadmodum eadem vicissim chylum comportant». Fernel, *De functionibus et humoribus,* in *Universa medicina,* VI, 2, 122 [Z 5-8].

84. «Ut enim arboris tenuissimae radices e terra succum trahunt, ita quae in quodvis intestinum pertinent venarum ora, quantum chyli coctum est, et a reliquo cibo secretum, id omne hauriunt et exorbent». *Ibid.,* 122 [Z 6-9].

85. «Praeparant hae quidem chylum iecori, conferuntque quasi rudimentum

An die Grenzen der sinnlichen Wahrnehmung gelangt, macht Fernel eine Erkenntnisfrage zu schaffen. Wer sich ausschließlich auf die sinnliche Wahrnehmung verlässt, wird behaupten, dass die *venae mesentericae* dazu bestimmt sind, Magen und Darm zu ernähren (*ventriculi et intestinorum nutricationi*), aber nicht zur Verteilung von Säfte dienen können, weil sie immer mit rotem und nicht mit weißem Saft gefüllt erscheinen[86]. Sie haften zwar an Magen und Darm, sind aber für Magen- und Darminhalt undurchlässig. Dies ist es, was die nackte Beobachtung zeigt. Fernel aber kommt unter Bezug der *ratio* dennoch zu einem anderen Schluss:

> Weil aber keine anderen Wege vom Darm in die Leber führen, welche die Nahrung transportieren könnten, überzeugt uns die Vernunft mehr als die Sinne, dass die *venae mesentericae* auch für die (Nahrungs-)Verteilung geeignet sind[87].

Nun muss Fernel den logisch hergeleiteten Prozess auch noch praktisch erläutern. Denn entweder ist anzunehmen, dass die *venae mesentericae* die zwei Funktionen der Nahrungszufuhr (rotes Blut) und der Chylus-Verteilung (weißer Saft) gleichzeitig vollbringen, oder aber je für die eine oder für die andere Funktion bestimmt sein. Fernel beantwortet die Frage unter Anführung seiner klinisch-therapeutischen Beobachtungen. Die *venae mesentericae* müssen in der Lage sein, ihre Rolle als multifunktionale Dienerinnen gleichzeitig zu erfüllen[88]. Während sie die Organe mit Blut versorgen, verteilen sie auch den Chylus und zwar dergestalt, dass sie nicht in alternierendem Rhythmus arbeiten, sondern indem sie ein synchrones Fliessen von Blut und Chylus ermöglichen. Die anziehenden Kräfte der durch die Venen gespeisten Organe und Körperteile bestimmen darüber, ob der eine oder der andere Saft angezogen wird. Die anziehende Kraft der Organe wird zur Wirkursache, dennoch ist diese Kraft nicht einfach

---

sanguinis, quale in eis per consectiones deprehendi solet, idcirco sane quod a iecore initium ducunt, cuius proinde naturam referunt et aemulantur». *Ibid.*, 122 [Z 12-15].

86. *Ibid.*, 122 [Z 18-19].

87. «Verutamen quoniam aliae nusquam viae ex intestinis in iecur directae feruntur, per quas alimentum influat, ratio magis quam sensus convincit eas etiam ad distributionem accomodari». *Ibid.*, 122 [Z 22-24].

88. «Omnes una sane et communi conditione servitutis utuntur, nec ulla operae varietas illas seiunxit: sed singulis utrunque datum est, tum ut in iecur chylum transportent, tum ut ex hoc in intestina sanguinem refundant: neque id quidem temporum et officiorum quadam vicissitudine, sed simul una eademque humorum congressione». *Ibid.*, 122 [Z 27-31].

eine Art immerwährender und unersättlicher Appetit der Körperteile. Fernel erläutert dieses Faktum, indem er es mit der Aufnahme von medikamentösen Substanzen vergleicht. Diese werden ähnlich wie Blut oder Chylus von den Körperregionen bzw. Organen ihrem Gebrauch entsprechend resorbiert[89]. Ein natürliches Verlangen und Gefühl (*sensus*) für geeignete (*conveniens*) und ungeeignete (*adversa*) Eigenschaften (*qualitas*) sei in jedem Körperteil vorhanden[90]. Im Rahmen dieser Zubereitung, Weiterleitung und Anziehung findet denn auch die zweite Kochung in der Leber statt[91]. Durchseiht gelangt der Nahrungssaft von Magen und Darm in die *vena porta*, die ihn in die Leber führt. Allerdings hat dieser Saft während seines Gangs durch die *venae mesentericae*, wie wir gesehen haben, bereits eine weitere Bearbeitung erfahren und kann jetzt als grobes Vorstadium des Blutes betrachtet werden[92]. Die engen und extrem feinen Venen, die das Leberfleisch durchziehen, haben den Zweck, eine Verlangsamung des Chylus-Flusses zu bewirken und dadurch den Aufenthalt des Chylus in der Leber zu verlängern. Während dieses Verweilens in der Leber findet die eigentliche zweite Kochung statt[93], deren Produkt das perfekte Blut ist. Wie Fernel betont, wird diese Kochung nicht einfach durch Hitze bewerkstelligt sondern durch die angeborene Eigenschaft der Leber (*maxime iocineris ingenita proprietate*) hervorgebracht[94]. Anders als der Magen oder der Darm ist die Leber in der

---

89. Polemisch möchte Fernel, dass die Kollegen ihm erklärten «[...] qua ratione complura medicamenta angustas admodum vias, venasque praetenues subeant, et nullam non corporis partem peragrent. [...] Caeterum quum illa quoquoversum permanentia, omnia traiicere et pervadere medicorum curationes multis iam seculis comprobarint: quaenam obsecro huius alia potest causa probabilis afferri, quam quod illa aut substantiae tenuitate, aut alia quapiam vi ingenita sibi. In corporis interiora penetrent?», *Ibid.*, 123 [Z 14-16, 21-25].

90. «Deinde vero multis ante rationibus corroboratum est, partibus naturalem quendam sensum inesse convenientis et adversae qualitatis, eoque naturale desiderium incitari». *Ibid.*, 123-124 [Z 54-56].

91. *Ibid.*,VI, 6: «Quot concoctionum genera, quis cuiusque proprius sit humor, quod excrementum», 130-32: 130 [37-46].

92. «Quem igitur chylum ope venarum mesenterii praeparatum, et rudi quadam sanguinis forma adumbratum iecur accepit, hunc per eam moram et contagionem, vera et expressa sanguinis specie ornat et perficit: cuius operis non quaevis illius sine delectu particula, sed quae duntaxat illius propria est caro atque substantia effectrix est, quanquam reliquae omnes in id usum quaendam ex commoditatem habent». *Ibid.*, 124 [Z 24-29].

93. «Quas enim venas ad portas natura in unam coniunxerat, mox rursum in iecoris corpus disiecit, quae quum tenues et admodum angustae sint, non facile et celeriter potest succus distributionis impetu allatus per has pervadere». *Ibid.*, 124 [Z 13-15].

94. *Ibid.*, 124 [Z 36-37].

Lage den Saft vollkommen an ihre eigene Substanz zu assimilieren und in Blut zu verwandeln[95]. Ein Teil des nunmehr perfekten Blutes behält die Leber für ihre eigene Ernährung, der überflüssige Rest des Blutes hingegen findet durch die *vena cava* aus der Leber hinaus und verteilt sich anschließend im ganzen Körper. Die Perfektionierung des Blutes ist beim Austritt aus der Leber allerdings noch nicht abgeschlossen. Auch in der *vena cava* und in anderen größeren Venen wird seine Vervollkommnung fortgesetzt:

> Die Venen besitzen nicht nur die Kraft, das Blut aufzunehmen und zu verteilen, sondern sie besitzen auch die Kraft es zu kochen, und sie entnehmen diese Kräfte der Leber, ihrer ursprünglichen Quelle und ihrem Prinzip, so wie der Darm seine Kräfte aus dem Magen nimmt[96].

Anlässlich der Beschreibung der letzten Verwandlung des Blutes an der Körperperipherie, wenn es die zu ernährenden Teile erreicht hat, wird der sonst nüchterne Stil der Abhandlung plötzlich metaphorisch eloquent. Die venösen Flüsse, die sich aus der (Leber-)Quelle speisen, durchströmen alle Ecken eines Gartens, der sonst dahinsiechen würde. Die Symbolik des Blutflusses wird von Fernel bewusst eingesetzt, zumal er auch die Unterschiede zwischen Wasser und Blut deutlich herausstellt. Das Blut dringt nämlich nicht *sua sponte et impetu* durch den ganzen Körper. Kräftig wird es von der Leber ausgestoßen, die naheliegenden Venen ziehen es an, um es dann weiter zu treiben. Auf dieser Art erfolgt eine Verteilung des Blutes, so dass die verschiedenen Körperteile – durch natürlichen Appetit angespornt – das vorbeifließende Blut zu sich locken können. Ihnen ist die Blutsubstanz lieb (*iucundum*) und vertraut (*familiare*). Die vorzügliche rote Flüssigkeit, die in den Venen ihren höchsten Perfektionsgrad erreicht hat, kann von diesen gerecht verteilt werden. Die endgültige Verwandlung des Blutes findet in den fast unsichtbaren venösen Verzweigungen statt (*in angustarum venarum extremitatibus*), in die das Blut gelangt, um Knochen, Knorpel, Membranen und Nerven zu ernähren. Hier verliert das Blut seine Farbe und verweißt (*albescit*), um sich der Substanz

---

95. «Geniti iam sanguinis portionem quandam familiarem ac benignam sibi iecur adiungit, agglutinat et assimilat, non ut ventriculus aut intestina chylum, sed nutritione perfecta illam in propriam naturam convertens». *Ibid.*, 124 [Z 40-43].
96. «Vires enim habent venae non solum continendi distribuendique sanguinis, sed etiam concoquendi, hasque a iocinore originis suae principio et quasi fonte, quemadmodum a ventriculo intestina, mutuantur». *Ibid.*, 130 [Z 44-46].

der ernährten Region zu assimilieren[97]. *Mutationes*, die den Weg des Blutes begleiten, ereignen sich derart schnell, dass kein menschlicher Sinn sie wahrnehmen kann (*vix ullo sensu percipi possint*)[98]. Der beobachtende Arzt kann die letzte Verwandlung nur erahnen[99].

Im Zusammenspiel verschiedener Impulsen und 'Interessen', die von den jeweiligen Körperteilen ausgehen und sich bis in die Extremitäten verteilen, lässt sich der Prozess der Blutverwandlungen als ein äußerst komplexer organischer Austauschphänomen verstehen. Die logisch-teleologisch ausgerichteten Kausalitäten, die das harmonische Verhältnis von zielgerechten Strukturen und entsprechenden Funktionen in der galenschen Anatomie garantierten, sind durch ein System von geheimnisvollen Kräften und Energien ersetzt worden, das Raum für neue Betrachtungsweisen und Erklärungsmodelle schafft. Wie es das Beispiel der Blutmetamorphose belegt, werden besonders da Hypothesen entwickelt, wo sich die Dinge dem Arzt nicht offenbaren. Die Theorie Fernels ist ein komplexes Geflecht verschiedener Stränge des für die humanistische Medizin grundlegenden philosophisch-medizinischen Erbes. Sie entspricht weitgehend jenem eklektischen Galenismus, der um die Mitte des 16. Jahrhunderts die Pariser Medizin kennzeichnet, doch zugleich steht diese Theorie aufgrund der Infiltration von esoterischen und paracelsistischen Elementen der *magia naturalis* sehr nahe[100].

97. *Ibid.*, 129 [Z 30-31].
98. *Ibid.*, 129 [Z 47].
99. «Quando jecur quidem sanguinis offcina atque principium est, e quo tanquam e fonte alimentum defluere et in omne corpus diffundi conveniret, ut iustitiae quadam mediocritate sanguis unicuique parti conferretur, venas inde tanquam a fonte rivulos sanguinem delaturos deduci par erat. Hae etenim si defuissent, quaecunque iecori viciniores sunt partes, exuperantis sanguinis copia obrutae mergerentur: quae vero longiore intervallo distant, ab hoc destitutae penuria languerent et extabescerent, quippe ad quas hic minime permanaret. Quemadmodum igitur qui hortum aliquem summo artificio irrigare connituntur, ab ipso fonte aut ab amplo quodam rivo tubos complures, tum magnitudine tum spatiis discretos, in omnes horti partes deducunt, sic existimantes humorem quocunque trahi commodius et consequi posse: ita profecto per venarum productiones e iecore, partes corporis omnes iusta sanguinis mensura perfunduntur. At non ut aqua per rivulos, sic per venas sanguis sua sponte et impetu perlabitur: sed is tum iecoris vi expellitur, tum a propinquis venae partibus attrahitur, quae deinde in alias proxime consequentes extrudunt: ad huncque modum pellentibus quidem prioribus, trahentibus vero iis quae deinceps subsequuntur, commoda fit sanguinis in extrema corporis partes distributio. Hunc non parum momenti afferunt propriae singularum partium vires, quae naturali appetitu incitatae, id ex praeterlabente sanguine prolectant, quod sibi tota substantia familiare est atque iucundum, idque proprio venae ductu ad se pertinente». *Ibid.*, 128 [Z 32-52].
100. Siehe J. Henry u. J. M. Forrester, Introduction to: *The Physiologia*, 3-5;

OFFICINAE SANGUINIS. THEORIEN ZUR HÄMOPOESE IN DER RENAISSANCE

Für die meisten frühneuzeitlichen Anatomen war Galens physiologische Anatomie stetiger Referenzpunkt, was indirekt dazu führte, dass der rein deskriptiven Herangehensweise ein erklärender Anspruch vorgezogen wurde. Wie das Beispiel des Blutes zeigt, stellt das Erklären physiologischer Vorgänge in Zeiten 'nackter' sinnlicher Beobachtung, eine extreme Herausforderung dar. Die wichtigsten Veränderungen, die sich in den hier konsultierten anatomischen Traktaten feststellen lassen, betreffen hauptsächlich die Art, wie die teilweise unerklärlichen und geheimnisvollen Phänomene der Blutbildung und -verteilung betrachtet und behandelt werden. Unabhängig vom Wahrheitsgehalt der Deutungen erweist sich der Umgang mit den Grenzen sinnlicher Erfahrung als die entscheidende Prüfstelle und als potentieller Ausgangspunkt für innovative Gedanken.

Dank des Unbehagens, das ein Anatom wie Bauhin gegenüber den unerklärlichen Aspekten der Blutbildung und -bewegung verspüren musste, mögen Kräfte und leidenschaftliche Impulse von Organen und Körperteilen Eingang in das *Theatrum anatomicum* gefunden haben. Dieser Eingang war allerdings bereits mindestens fünfzig Jahre zuvor durch die *Physiologia* Fernels geöffnet worden. Die anatomische Debatte über das Blut und seine Werkstätte, von der hier einige Diskussionsstränge rekonstruiert worden sind, verursachte schließlich auch eine grundlegende Erschütterung der Organhierarchie. Diese Erschütterung ging weit über die Problematik der Konkurrenz von Herz und Leber hinaus und ermöglichte es, das Venensystem als Herz und Leber gleichberechtigt zu erklären. Die Anatomie des 16. Jahrhunderts verhält sich dem Blut gegenüber alles andere als monolithisch. Die eingangs angeführte Aussage des Jacob Pancratius Bruno, Herausgeber von Castellis *Lexicon medicum* über die Vielfalt der Meinungen bezüglich des Blutes hat sich als zutreffend erwiesen. Im Rahmen der archäologischen Sichtung des Materials ist aber zugleich deutlich geworden, dass die im Lexikon aufgelisteten Mediziner einigermaßen willkürlich ausgewählt und kaum geeignet sind, den Gang der Diskussion um die Geheimnisse des Blutes nachzuzeichnen.

D. Jacquart, «La *Physiologie* de Jean Fernel et le *Canon* de Avicenne», *Corpus, Revue de Philosophie (Jean Fernel)*, 41 (2002), 71-85; R. Poma, Tradition et innovation dans la *Physiologie* de Jean Fernel. L'accord difficile entre expérience et raison dans l'œuvre d'un médecin de la Renaissance, *Corpus*, 41 (2002), 97-118.

Roberto Poma

LES VERTUS MAGNÉTIQUES DU SANG DANS LA TRADITION MÉDICALE PARACELSIENNE

> «La question «qu'est-ce qu'en réalité un mot?» est analogue à «qu'est-ce qu'une pièce de jeu d'échecs?». (*Note marginale.* - Il reste qu'on peut s'intéresser de différentes manières à un jeu)»[1].

Aux XVIe et XVIIe siècles, il est possible d'utiliser le mot «sang» dans nombre de *jeux de langage*. D'après les définitions qu'en donne Ludwig Wittgenstein dans ses *Philosophical Investigations* (1953), nous appelons *jeu de langage* tout acte linguistique se produisant dans un contexte donné, dans lequel on utilise des mots selon des règles bien déterminées qui en définissent l'horizon de sens[2]. En effet, tel un objet utilisé dans les jeux de table, de société ou dans un sport, le même mot peut être utilisé de manière très différente et dans des sens disparates suivant les groupes de personnes qui l'utilisent et en fonction de la discipline savante ou de la contingence dans laquelle le locuteur se trouve. Voilà pourquoi, avant d'analyser un des sens possibles qu'un certain système de croyances a donné au mot «sang», il nous paraît important de parcourir certains des usages possibles du même mot dans les principaux *jeux de langage* de l'époque que nous étudions ici.

Il y a au moins quatre contextes culturels différents dans lesquels on peut essayer de les regrouper très grossièrement: (1) les sciences naturelles et médicales, (2) la religion, (3) la science alimentaire, et (4) la science magique avec toute sa symbolique[3].

Dans le premier de ces contextes, le sang est considéré comme un «objet» dont on essaie d'étudier empiriquement la composition et le

---

1. L. Wittgenstein, *Investigations philosophiques*, Paris 1961, §108.
2. *Ibid.*, §7 et § 23.
3. Nous utilisons ici le mot «science» au sens large de «système de croyances».

fonctionnement à l'intérieur du corps humain, sain ou malade et on ne s'intéresse presque pas aux implications du mot sur le plan symbolique. Walter Pagel[4] a présenté magistralement les usages différents qu'on peut faire du mot «sang» dans le domaine médical, en étudiant l'*Historical Background* des idées biologiques de William Harvey. Ici, les amples discussions savantes autour de la circulation du sang, du problème de la génération, de la formation du fœtus et de la pratique de la saignée en tracent le périmètre.

Le symbolisme et les prodiges du sang, liés à la religion chrétienne catholique, avec les rêves des vierges en extase, le culte et l'imagerie autour des reliques, du sang glorieux et la sueur sanguine du Christ, les miracles des pluies, du soleil, des pierres et de des vapeurs de sang[5] alimentent la deuxième catégorie de jeux de langage auxquels participe le mot «sang».

La troisième se concrétise dans les boudins et dans toutes les préparations à base de sang de la gastronomie européenne.

La quatrième comprend d'une part les maléfices et les potions magiques des sorciers réalisées à partir du sang humain ou animal[6], d'autre part les théories autour de la noblesse de sang[7], de la transmissions de qualités particulières à la progéniture à travers le sang des parents et de la communication de propriétés occultes lors d'un échange symbolique.

Or, de même que chez certains philosophes du XXe siècle la métaphore du jeu s'est révélée assez utile pour parler du fonctionnement du «langage», nous allons tenter de montrer l'utilité de la même métaphore pour parler de la manière dont Paracelse et les *médecins spagyriques*, qui ont suivi son enseignement, «jouaient avec le sang». La sphère d'usage du mot «sang» se situe ici entre les contextes (1) et (4). Nous allons dégager les lignes de force principales de cette tradition en étudiant en particulier un ouvrage d'un obscur médecin spagyrique

---

4. W. Pagel, *William Harvey's Biological Ideas. Selected Aspects and Historical Background*, Basel, New York 1966 (Nous allons citer d'après la traduction italienne de A. Carugo, *Le idee biologiche di Harvey*, Milano 1979).

5. Cf. J. E. Starck, *Dissertatio de prodigiis sanguinis*, Frankfurt/Oder 1676, 4-48. Cet ouvrage, édité plusieurs fois au XVIIe, relate un grand nombre d'événements miraculeux autour du sang.

6. Ces quatre derniers usages de la «notion» de sang ont été étudiés de façon très suggestive par P. Camporesi, *Il sugo della vita*, Milano 1988 [trad. franç. par B. Pérol, *La sève de la vie*, Paris 1990].

7. A. Devyver, *Le sang épuré: les préjugés de race chez les gentilshommes français de l'ancien régime (1560-1720)*, Bruxelles 1973.

du Roi, Nicolas de Locques[8]. Il s'agit d'un livre qui n'a jamais été réédité ni étudié depuis sa première parution et qui affiche dans son titre des notions qui n'avaient jamais été mises ensemble dans un ouvrage savant: «sang» et «vertus magnétiques»[9]. Tout en ayant une place apparemment marginale dans l'histoire de la médecine, en raison du manque d'originalité qui le caractérise, cet ouvrage marque, à notre avis, le point culminant d'une spéculation sur le «magnétisme du sang» qui parcourt la première moitié du dix-septième siècle.

En effet, au sein de cette tradition médicale, on parle du sang comme s'il était un aimant, autrement dit, on étend au mot «sang» le jeu de langage dont le mot «aimant» fait partie dans l'usage commun. D'où le premier étonnement qu'une telle théorie peut produire chez un lecteur non averti, car parler des «vertus magnétiques du sang» implique l'attribution à la chose dénotée par le mot «sang» des propriétés qu'on attribue couramment à la chose que l'on nomme «aimant». La proposition fondatrice de cette théorie, son axiome de base, «le sang est un aimant», prise au sens littéral et matériel, est dépourvue de sens sauf si on considère le mot «aimant» comme une façon métaphorique de parler de ces «propriétés magnétiques, attractives et répulsives», dont l'aimant est une exemplification. La proposition «le sang est un aimant» fonde ainsi un nouveau jeu de langage ou, mieux, introduit un changement dans les règles d'un jeu déjà connu, en établissant une analogie de fonction. Autrement dit, une partie de l'univers de métaphores ressortissant à la chose «aimant» fusionne souvent avec une partie de l'univers de métaphores liées au sang.

Ici se pose un problème d'ordre méthodologique. En effet, en passant de la sphère de la *praxis* à celle de la *theoria*, de la réflexion sur la langue parlée à la réflexion sur la langue écrite, avons-nous encore le droit d'utiliser les instruments d'analyse que la notion de *jeu de*

---

8. Cf. A. Debus, *The French Paracelsians*, Cambridge 1991, 133; J. R. Partington, *A History of Chemistry*, London 1961-1970, III, 26; J. Ferguson, *Bibliotheca Chemica*, II, Glasgow 1906, 42; L. Thorndike, *A History of Magic and Experimental Science*, VIII, London, New York 1923-1958, 138-41; H. Metzger, *Doctrines chimiques en France*, Paris, 1923, 161-62; J. F. Michaud, *Biographie universelle*, Paris 1843. Nous avons très peu d'informations sur sa vie et ses œuvres. Nous n'avons même pas ses dates et l'entrée «Locques» ne figure pas dans les dictionnaires biographiques des médecins de C. G. Jönchers, *Allgemeine Gelehrten-Lexicon*, Leipzig 1750 (Hildesheim 1961) ou de A. Hirsch, *Biographische Lexicon*, München, Berlin 1962.
9. N. de Locques, *Les vertus magnétiques du sang, de son usage interne et externe, pour la guérison des maladies*, Paris 1664. Sur la couverture du livre on lit aussi qu'il a été imprimé «chez Jacques le Gentil, rue des Noyers, et se vend chez l'Autheur, rue des Mauvais Garçons, à l'Image Saint Martin».

langage met à notre disposition? L'usage «parlé» et l'usage «écrit» d'une langue ne sont-ils pas peut-être deux activités humaines tout à fait distinctes, si on les considère dans leur totalité? Il s'agit néanmoins de théories qui fondent des pratiques, de «pensées pratiques». Comment pouvons-nous donc sortir de cette impasse? Puisqu'il nous semble utile de garder la notion de «jeu» comme instrument d'analyse, nous nous limitons à remplacer la notion de langage par celle de «discours», au sens foucaldien du terme. Ainsi, préférons-nous parler de «jeux de discours».

En prêtant au sang des propriétés attractives analogues à celle de l'aimant, Nicolas de Locques se range explicitement du côté de la rhétorique médicale du médecin suisse Theophrastus von Hohenheim, dit Paracelse (1493-1541) qui, bien qu'il n'ait pas inventé la formule «medicina magnetica»[10], peut être considéré sans aucun doute comme le premier médecin occidental qui se distingue par un usage systématique et original de la métaphore de l'aimant dans l'explication de plusieurs aspects de la vie organique et psychique de l'homme[11].

Dans cet article, nous allons suivre la parabole intellectuelle du magnétisme du sang de Paracelse à Nicolas de Locques en soulignant par conséquent la manière dont certains concepts sont déformés et comment les règles du *jeu de discours* autour du magnétisme du sang changent par ricochet.

L'anatomie mystique du sang

A l'instar de tout corps terrestre, les qualités essentielles du sang ne sont pas perceptibles à l'œil nu. Car, pour Nicolas de Locques, la couleur, la chaleur et la texture du sang ne sont que le vêtement sensible d'un ensemble de qualités cachées qui ne peuvent être connues que par l'observation de leurs effets dans le temps et qui sont réunies dans la notion très particulière de «momie». Il y a deux sortes de momie: la matérielle et la spirituelle. La première est constituée par l'ensemble

---

10. Pour la première occurrence de cette expression dans le titre d'un ouvrage il faudra attendre C. Irvine, *Medicina magnetica, or the rare and wonderful art of curing by sympathy, laid open in aphorismes, proved in conclusion, and digested into easy method*, London 1656.

11. Bien que relativement fréquent, l'usage que Galien fait de la métaphore de l'aimant est très différent. Elle sert à expliquer le fonctionnement de la «faculté attractive» des organes du corps humain. Cf, Galenus, De locis affectis, I, 7 (éd. Kühn, *Claudii Galeni Opera Omnia*, Leipzig, 1821, VIII, 1-452).

des sucs et des humeurs du sang, qui sont corruptibles et «morbifiques»[12]. La deuxième est la quintessence du sang, ce qui résulte de l'union des sucs et «qui renferme les trésors de la santé»[13].

J'entends par momie spirituelle, où réside la vertu magnétique du sang, certaine substance incorruptible, qui résulte de l'union des sucs ou des humeurs du sang et, par conséquent, qui fait l'harmonie des quatre éléments ou des quatre humeurs. Que nous pouvons nommer la quinte essence du sang et que l'on peut dire diverse, à savoir aérienne, aqueuse, ignée, salée, sulfureuse, mercurielle, etc.[14].

S'il est vrai que «nous ne pouvons pas dire la momie spirituelle de nos corps sans admettre la corporelle, laquelle est comme le réceptacle, le vêtement et le domicile de la spirituelle»[15], toutefois seule la momie spirituelle peut être considérée comme l'«esprit balsamique du sang»[16], c'est-à-dire comme cette substance qui préserve de la pourriture[17]. Or, puisque Locques identifie l'énergie vitale de l'homme avec un certain «baume astral», une «impression balsamique» qu'il faut approvisionner «quand il languit et qu'il semble s'éteindre», il va de soi que la momie balsamique peut être de la plus grande utilité en médecine. Car elle redonnerait au patient des forces vitales suffisantes pour guérir de certaines affections morbides qui l'ont débilité, mais surtout des plaies et des blessures. Néanmoins, pour comprendre comment l'énergie balsamique de la momie se transmet à un corps affaibli par la maladie, Locques recourt au modèle du magnétisme, si cher à Paracelse. En effet, la momie spirituelle possède aussi des vertus analogues à celles d'un «aimant»: elle attire ce qui lui est semblable. Tout d'abord, son action thérapeutique est d'attirer l'esprit balsamique du malade qui s'est enfui au centre du corps, de même que l'esprit balsamique des plantes, renfermé dans la sève, se retire vers l'intérieur en hiver et n'est attiré vers l'extérieur que par l'action d'un aimant plus puissant: le soleil du printemps et de l'été[18].

Quoi que la manière par laquelle l'esprit magnétique, où la momie du sang passe en notre corps, ne soit pas sensible, neantmoins elle s'y communique et

12. Locques, *Vertus magnétiques*, 9.
13. *Ibid.* avant-propos au lecteur.
14. *Ibid.*, 9.
15. *Ibid.*, 15.
16. *Ibid.*, 3, 7.
17. *Ibid.*, 15.
18. *Ibid.*, 22.

y passe en la manière que l'aimant se tourne au septentrion, ou comme la lumière du soleil va sans obstacle jusqu'au centre de la terre, pour y produire les métaux. [Semblablement à la vertu de l'aimant] la nature de l'esprit magnétique du sang est de pénétrer par sa subtilité et par son agilité, étant spirituel, vital et radieux, jusqu'à l'intime de toutes les parties du corps humain, pour s'unir, se mêler et se joindre à l'esprit et à la momie de nos corps, comme à son semblable [19].

Après avoir exercé son action magnétique, la momie spirituelle opère son action balsamique en renforçant l'énergie vitale du malade de la même façon qu'un engrais fertilise un terrain appauvri [20] ou que la sève d'un arbre vivifie une greffe.

L'opération des vertus de la momie ne peut être plus sensiblement connue, ni mieux établi que par l'exemple suivant. Car comme la vertu du tronc de l'arbre passe au sauvageon qu'on a enté ou greffé dessus, et qu'il se fait un commerce d'esprits, de vie et d'opérations du greffe qui se confond dans la souche où il est joint, on en peut dire de même du mutuel commerce des esprits magnétiques du sang, avec les nôtres [21].

Par l'autorité indiscutable dont jouit le raisonnement analogique, surtout s'il est établi à partir d'un phénomène naturel assez commun, l'exemple de la greffe éclaire et justifie la transmission des vertus balsamiques d'un remède élaboré avec de la momie vers le corps du malade.

Pour résumer, la matière sanguine est imprégnée d'une substance spirituelle très puissante, que Locques appelle «momie spirituelle» pour la distinguer de la «momie corporelle», composée par l'ensemble des sucs organiques. Cette substance est un baume qui possède la double vertu de préserver la matière de la pourriture et de renforcer l'énergie vitale d'un corps. De plus, le lien et la transmission des vertus de cette substance spirituelle envers la matière élémentaire, qui lui est soumise, est assuré par l'esprit magnétique du baume.

L'anatomie mystique du sang n'est qu'à son début. Car il faut répondre encore à plusieurs interrogations fondamentales: d'où vient le pouvoir balsamique de la momie spirituelle? quelle est son «statut ontologique»? quelle est la différence entre la momie spirituelle de l'homme et celle des animaux, des végétaux et des minéraux? comment justifier les différents degrés de puissance d'une momie?

19. *Ibid.*, 21.
20. *Ibid.*, 38.
21. *Ibid.*, 29.

Comme nous l'avons montré, Locques considère le sang comme le siège de deux sortes de qualités, visibles et invisibles, manifestes et occultes. Conformément à la philosophie de la nature de Paracelse, il compare l'essence invisible des choses à une lumière (*Licht der Natur*), lumière naturelle et lumière de vie, puisque chaque objet naturel est animé par un esprit qui lui est propre. Cet esprit, «vital et radieux», agit à la fois sur la partie visible de son propre corps, en le créant, et sur les parties invisibles des corps qui l'entourent en influençant ainsi le développement de leur partie visible.

Je ne parle pas de cette lumière de raison, qui est donnée d'en haut, dit Paracelse, à l'homme, pour se défendre de tous les accidents qui font les passions de l'âme et les maladies du corps. Mais c'est bien cette lumière, où l'esprit magnétique habite, et la céleste momie, qui fait la vie, que les cabalistes ont nommé le vêtement de l'âme, qui vient de la clarté des étoiles, douée des causes de végétation, d'animalité et de minéralité, et qui ne nous paraît revêtue que de la teinture du sang et des espèces de l'eau [22].

L'origine de cette substance spirituelle est maintenant assez claire. Elle est descendue des astres du ciel et, en descendant, elle s'est imprimée dans la matière froide, obscure et inerte, en lui conférant forme, lumière et chaleur. Voilà pourquoi Locques, en plagiant ouvertement Paracelse [23], rappelle que la vie de l'homme n'est «qu'un certain baume astral, une impression balsamique, un feu céleste, un esprit de sel, un nectar solaire, un mercure de vie, un air [...] toujours vivant». Le caractère lumineux et dynamique de la momie est au cœur de toutes ces définitions poétiques et métaphoriques qui sont tout à fait complémentaires d'autres images plus concrètes que Locques nous propose. Aussi, le rapprochement de sang, momie, *balsamum* et lumière de vie, que l'on rencontre dans l'œuvre de Locques, remonte-t-il sans doute au paracelsiste Burgravius [24]. Il avait parlé d'une lanterne de la

---

22. Locques, *Vertus magnétiques*, avant-propos au lecteur.
23. Paracelse, *De vita rerum naturalium*, VI, Bâle 1589-1591, 276-77 (éd. Huser): «Desshalben sollt ihr wissen dass der *Spiritus* eigentlich das Leben und der Balsam ist, aller corporalischen dingen [...] Nuhn ist das Leben des Menchen anders nichts, dann ein Astralischer Balsam, ein Balsamische Impression, ein himmlisches un unsichtbares Fewr, ein eingeschlossene Lufft und ein tingirender Salzgeist. Anders und deutlicher kann man es nicht nennen. [...] Das Leben aber *Argenti vivi* ist anders nichts als ein innerliche Hitz und ein ausserliche Kelte [...] und mag wol billig einem Belz vergleichet werden, der auch wie des *Mercurius*, beide wermet und keltet». Cité par A. Koyré, *Paracelse*, Paris 1997 (1933[1]).
24. Cf. I. E. Burgravius, *Biolychnium, seu Lucerna, cum vita eius, cui accensa est mystice vivens jugiter, cum morte eiusdem expirans, omnes affectus graviores prodens*. Huic

vie et de la mort, dont le combustible était le sang humain et dont la lueur durait autant que la vie de l'homme qui avait fourni la matière à brûler. En outre, en vertu de la continuité secrète entre le *spiritus mumialis* du sang contenu dans la lanterne et le sang baignant l'homme en question, l'intensité et l'éclat de la flamme représentaient aussi l'état de l'énergie vitale de l'individu, ses émotions et ses affections[25].

Nous ne tenons pas la vie seulement d'une façon surnaturelle et divine, mais de la semence des Astres et de nos pères, *en la manière que le feu sort du caillou et de l'acier, où il n'était pas*. Laquelle quoi qu'incorruptible prend néanmoins le caractère et la marque du feu élémentaire, de la teinture du sang, et des esprits, et pourtant qui *doit être entretenu à la manière que le feu l'est par le bois*[26].

Sur le fil des définitions que nous avons données jusqu'à présent, la «momie» demeure peut-être, pour l'intelligence d'un lecteur d'aujourd'hui, le lieu d'un paradoxe apparemment irrésolu. Elle est incorruptible puisqu'elle est de la même nature que les étoiles mais elle a étonnamment besoin d'être nourrie. A l'instar d'un corps vivant, elle tire son aliment de la momie des végétaux, des animaux et des minéraux mais, telle une essence immatérielle, elle n'est pas détruite ni corrompue par le trépas. Au contraire, elle peut préserver de la corruption la matière corporelle d'un autre corps vivant. Son statut ontologique est donc problématique car on ne sait pas s'il faut la ranger du côté du corps ou du côté de l'âme immatérielle, puisqu'elle est à considérer comme une «âme corporelle» ou un corps «animal», car la momie de Locques vit aussi dans un corps «inanimé».

Et ainsi il veut que la Momie que nous prenons pour l'esprit magnétique du sang et des chairs, soit encore vivante, bien qu'il soit séparé et hors le corps de l'animal mort. Pourtant on est obligé de croire qu'il reste en l'un et l'autre après sa mort certain esprit principe d'animalité, vu qu'il s'en engendre encore une infinité d'insectes doués des causes de sentiment et de mouvement[27].

---

accessit cura morborum magnetica ex Theophrasti, Paracelsi mumia, itemque omnium venenorum Alexipharmacum. s.l., 1629, 42-52.
25. Burgravius, *Biolychnium*, 77: «Documentis ab experientia rerum omnium praeceptrice solertissima depromptis luculenter constat, Vitam in sanguine, ceu propria ei fede a Natura omnium parente destinata, contineri. Etenim si vel homini vel caeterarum animantium cuipiam Vulnus inflictus sit, sanguis autem non sistatur».
26. Locques, *Les vertus magnétiques*, avant propos au lecteur.
27. *Ibid.*, 4-5.

L'idée de la génération spontanée des insectes corrobore l'hypothèse de l'existence d'un «esprit principe d'animalité» parsemé dans la nature. Le même principe justifie ce que les embryologistes allemands du XIXe appelleront «principe d'équipotence» à propos des expériences réalisées au XVIIIe autour de l'écrevisse et des étoiles de mer, dont on voit repousser les pattes qu'un expérimentateur leur coupe[28]. En effet, lorsqu'un animal est tué violemment et qu'une plante est arraché de la terre, le principe d'animalité ne fait que se retirer vers l'intérieur, car il n'est plus exalté par la chaleur naturelle du corps.

[...] bien que le sang de l'animal égorgé puisse être dit mort, toutefois l'esprit sympathique opère tant de merveilles. Cette momie a des vertus d'autant plus grandes qu'elle est d'un animal sain, fort et robuste, qu'elle est pleine d'esprit lucides, radieux et du vrai baume de la vie. Comme est le sang des taureaux, qu'il faut conserver en sa chaleur naturelle et tempérée, pour empêcher l'extinction de cet esprit ou baume de la vie, lequel ne peut pas à la vérité mourir, parce qu'il est incorruptible, mais ou s'absenter de la matière, ou se retirer de la circonférence au centre. Ainsi qu'il se voit dans les plantes durant l'hiver, dont l'esprit congelé et retiré de la superficie au centre, ne peut végéter ni croître, s'il n'est attiré par la force d'un plus puissant aimant, à savoir par le soleil, du dedans au dehors, de puissance à l'acte, et s'il n'est délié par la chaleur des liens de sa congélation[29].

La notion d'esprit «sympathique», ou «magnétique», principe d'animalité, fait sortir Locques de l'impasse théorique dans laquelle son discours était apparemment tombé.

En effet, nous pouvons résoudre le «paradoxe de la momie» soit en admettant l'idée d'une instance intermédiaire, transcendantale, entre la sphère du matériel et la sphère de l'immatériel, soit en remplaçant cette vision dualiste par une conception néoplatonicienne des degrés de l'être, en abolissant, ou pas, la notion d'«immatériel». Or, puisque, depuis les travaux de W. Pagel, nous n'avons pas à démontrer à quel point la philosophie et la médecine paracelsiennes sont imbues de néoplatonisme et d'hermétisme[30], nous ne sommes pas surpris de constater que Locques, lui aussi, épouse cette vision de l'univers. En particulier, il manifeste aussi sa foi dans l'«axiome que tout est en

---

28. C. Bonnet, *Considérations sur les corps organisés*, Paris 1985 (1762), 217ss.
29. Locques, *Les vertus magnétiques*, 22.
30. Cf. W. Pagel, *Paracelsus. An Introduction to Philosophical Medicine in the Era of Renaissance*, Basel, New York, 1958 et, du même, *Das medizinische Weltbild des Paracelsus. Seine Zusammenhänge mit Neuplatismus und Gnosis*, Wiesbaden 1962.

toute chose», «qu'il n'y a rien dans la plante qui ne soit dans l'animal» ou dans le minéral et inversement, «que ce qui est au ciel est semblable à ce qui est en la terre» et vice versa[31], ou encore qu'il y a une «convenance établie qui fait la sympathie, le mariage, l'union, la liaison et l'enchaînure de toutes les créatures[32].

Après cette véritable profession de foi paracelsienne et hermétique, la théorie de l'homme/microcosme vient justifier d'une part la convenance des «momies» naturelles avec le corps humain, d'autre part la puissance extraordinaire de la momie humaine.

L'homme étant le centre du monde et l'abrégé de toute la nature, il est tout l'attrait et le centre de toutes les Vertus supérieures et inférieures, célestes et élémentaires, naturelles et surnaturelles, où elles sont attirées par une force et une inclinaison naturelle, comme par leur aimant magique[33].

L'identification de la notion de «vertu magnétique» avec celle de «momie» parcourt les pages du traité. Car nous constatons que toute chose, dans le monde végétal, animal et minéral, est douée de la vertu invisible d'attirer à soi autre chose qu'elle même. De plus, si on qualifie de «magnétique» cette vertu et si la vertu magnétique d'un corps est à rechercher dans ce qu'on appelle «momie», alors on peut dire de la momie qu'elle est l'aimant d'un corps naturel.

[ce livre] t'apprendra comme la précieuse momie du sang renferme cette vertu ou esprit magnétique et le rapport et la convenance de l'aimant animal, végétable et minéral[34].

Elaborer des raisonnements analogiques en prenant comme terme de comparaison les propriétés physiques de l'aimant est un exemple de style de pensée scientifique systématisé par Paracelse et ses disciples, bien qu'il soit déjà amplement utilisé par la science ancienne et médiévale[35].

La division n'étant que dans la momie corporelle, et non pas dans la spirituelle, qui ne la peut être, ayant fait voir qu'elle est une en toute chose: en

---

31. C'est une allusion évidente à l'incipit de la *Tabula Smaragdina*, court traité de la tradition hermétique résumant la genèse de l'univers et le secret de la transmutation.
32. Locques, *Les vertus magnétiques*, 1.
33. *Ibid.*, 7.
34. *Ibid.*, avant propos au lecteur.
35. Cf. A. Radl, *Der Magnetstein in der Antike*, Stuttgart 1988, *passim* et P. F. Mottelay, *Bibliographical History of Electricity and Magnetism*, London 1922.

la manière que chacune des parties de l'aimant divisé ont toutes un semblable mouvement à leur pôle. Ce qui fait voir qu'elles n'ont toutes qu'un même esprit, qui est toujours un et dans leur masse, et dans leurs différentes parties. Ce qui nous apprend que l'esprit magnétique du sang est toujours un et semblable dans toutes les parties d'un seul, ou de plusieurs animaux, partant que son appétit et son inclination est de se rejoindre en un[36].

Comme un aimant, le sang possède son inclinaison, son étoile polaire, ses sympathies et ses antipathies, tout en étant séparé de sa source ou divisé en plusieurs parties. Un certain pouvoir attractif ou répulsif s'actualise toujours, secrètement et de manière moins apparente que dans le cas de l'aimant. Ainsi, de même que la vertu de l'aimant est augmentée et fortifiée par l'esprit de fer en la limaille, de sorte que même l'acier par son aimant est fait attractif au seul toucher, de même la momie de nos corps est rendue plus attractive et l'aimant d'une partie fortifiant l'autre fait une plus grande attraction et est plus susceptible d'extraire la momie et la vie des plantes, des animaux et des minéraux.

Et comme l'esprit du grain de blé dissout en la terre semble être ressuscité de mort à la vie par l'esprit magnétique du soleil, ou bien comme la pâte passe en pain par le levain et le vin en aigreur par le vinaigre, ou bien que le petit vin est rendu meilleur et celui qui est altéré et corrompu est refait par l'esprit de vin et que la nouvelle bière est enfin rendue meilleure par la vieille. Ainsi l'esprit magnétique du corps humain est souvent ressuscité de mort à vie par l'esprit magnétique du sang des animaux, qui passe en notre substance comme la pâte en son levain et le vin en vinaigre[37].

Sur le plan épistémologique, le «magnétisme biologique» de Locques se présenterait peut-être comme une sorte de «vitalisme ordonné» ou de «mécanisme détendu». Cela permet à l'explorateur des secrets de la nature d'étudier l'orientation des forces naturelles sans recourir à la notion de finalité, à une époque où le débat sur les raisons du mécanisme et du finalisme était particulièrement vivant.

Après avoir éclairci les fondements théoriques de sa *medicina magnetica*, consistant dans la définition de santé et maladie, physiologie et pathologie du corps humain, sur la base de la notion de «momie», Locques va traiter de thérapeutique en préconisant «des bains artificiels faits de sucs d'herbes et sang d'animaux» contre les maladies et

---

36. *Ibid.*, 34-35.
37. *Ibid.*, 38.

pour conserver le corps en santé. Ici, comme on aurait pu déjà soupçonner, la *medicina mumialis* semble embrasser plusieurs catégories pharmaceutiques de remèdes traditionnels, utilisés encore aujourd'hui, allant des «huiles essentielles» d'un nombre très important de végétaux aux «teintures mères», aux huiles de foie de nombreux poissons, aux poudres d'os de plusieurs animaux, aux remèdes homéopathiques à base de métaux, etc.

La continuité avec le présent de la *medicina mumialis* de Locques étant très vaguement indiquée, il nous reste maintenant à démêler l'écheveau des métaphores scientifiques qu'elle a hérité du passé.

Medicina mumialis

Afin de comprendre par quelle voie Locques est arrivé à parler du sang en termes de «momie», de «baume» et d'«aimant», il faudrait réunir les éléments théoriques, issus de l'histoire de la médecine occidentale, qui ont probablement inspiré notre auteur dans l'élaboration de son propre *jeu de discours*. Faute de pouvoir les approfondir tous ici pour des raisons éditoriales, nous allons en évoquer plusieurs et nous concentrer uniquement sur l'historique des notions paracelsiennes de baume et de momie, qui ont été très peu étudiées pas les spécialistes.

Quand Locques définit la momie comme «esprit balsamique du sang»[38], il évoque implicitement la notion de «balsamum» dans le sens très particulier que Paracelse lui avait donné de «substantia corporalis a putredine conservans»[39]. Cette définition convient aussi à l'usage que Locques fait de l'adjectif «balsamique». Gerard Dorn[40] avait déjà essayé de définir la notion de *balsamum*, de la façon la plus proche de l'esprit paracelsien en soulignant son usage médical[41]. Le baume, dit-il,

---

38. Locques, *Vertus magnétiques*, 3.
39. Ruland, *Lexicon*, ad vocem.
40. G. Dorn, *Dictionarium Th. Paracelsi, continens obscuriorum vocabulorum, quibus in suis scriptis passim utitur, definitiones*. Basileae 1573 (Hildesheim, 1981).
41. *Ibid.*, 23: «Balsamum est substantia corporum a putredine conservans, balsamus alias a nonnullis scribitur. Est internus et externus. Internus in humano corpore, temperatissima quaedam est substantia, non amara, non dulcis, non acerba, neque sal minerale, sed sal liquoris, quod a putrefactione validissime praeservat humana corpora: dicitur etiam naturae corporis gluten temperatissimum. Brevius sic definitur: Est satis interioris liquor, suum a corruptione corpus tutissime praeservans naturaliter. Externus vero terebinthina vocatur a Paracelso, nullam ignis violentiam passa, sed digesta. Item est omne quod celeriter sanat, a Germanico sermone ad chirurgiam adaptatum nomen duabus dictionibus *bald samen*, id est, celeriter coniunctum. Dicitur etiam oleum ex omni corpore destillatum, et ad summum gradum puritatis adductum».

est une substance des corps préservant de la putréfaction. Il est interne et externe. Celui qui se trouve à l'intérieur de l'homme est une substance très tempérée, ni amère, ni sucrée, ni acide, ni salée. C'est un sel liquoreux préservant convenablement le corps de la putréfaction. Il est dit gluten très tempéré de la nature du corps. Le baume externe est nommé *térébenthine* par Paracelse. Il supporte et digère la violence du feu. C'est aussi ce qui guérit vite. La langue allemande l'a adapté à la chirurgie par la formule en deux mots *bald samen*, c'est-à-dire ce qui unit rapidement. On le dit aussi d'une huile distillée de n'importe quel corps et portée au degré le plus haut de pureté». La reconstruction étymologique allemande du terme *balsamum* − *bald samen* − est d'autant plus prégnante que, dans la pratique de l'*hopliatria*, à savoir la cure à distance des blessures par onguent armaire (*Waffensalbe*, weapon salve, unguentum armarium), l'onguent magnétique composé, entre autres, de sang humain, de momie et d'huile de térébenthine − les baumes naturels − est censé accélérer la guérison de la blessure[42]. Dorn définit aussi le «baume de momie», comme la substance préservant de la pourriture tirée de la chair humaine («Balsamum de mumiis, est balsamum de carne tractus»)[43].

On retrouve encore cette définition dans la plupart des textes médicaux du XVIIIe mais elle est désormais bannie des manuels de médecine soit en tant que relique d'un discours médical obsolète «quando de humoribus et spiritibus in corpore humano occurrentibus dicitur»[44], soit en tant que terme chimique désignant une substance ayant une «singularem harmoniam cum corpore humano»[45], soit en tant que l'«aurum potabile» des alchimistes.

Pour un savant paracelsien et rosicrucien honteux comme Goclenius le Jeune (1572-1621), le *baume* est la substance apte à recevoir à la fois la vie, le *spiritus* et le ciel. Il fait l'objet d'un discours à part dans son ouvrage sur la cure magnétique des blessures[46]. Comme dira aussi

---

42. R. Poma, *Hopliatria. Discours scientifiques sur la guérison magique. Sources et problèmes de la médecine magnétique (XVIe et XVIIe siècle)*, Thèse de doctorat, Paris, sous presse.
43. Dorn, *Dictionarium*, 23. Une dernière entrée consacré au «*balsamum* externe de éléments» le définit comme «liquor mercurii externi, alias mumia elementorum externorum, et proprie rerum firmamentalis essentia, quam etiam nonnulli quintam vocant». On voit bien à quel point les notion de *balsamum*, momie et *liquor* soient imbriquées les unes dans les autres.
44. J. P. Burgravius, *Lexicon medicum universale*, Franckfurt a. M. 1783, ad vocem).
45. N. N. Happelius, *Aphorismi Basiliani sive Canones Hermetici de Spiritu, Anima, et Corpore medio Majoris et Minoris Mundi*, dans L. Zetzner, *Theatrum chemicum*, IV, Argentorati 1659, 328 (§ 8).
46. R. Goclenius, *Tractatus de magnetica vulnerum curatione*, Franckfurt 1613.

Locques cinquante ans plus tard, il est nécessaire, dit Goclenius, que dans la nature existe quelque chose en quoi, par exemple, la rose se cache en hiver tout en conservant les caractéristiques et la *signatura* de l'espèce. Si certains éléments peuvent se corrompre, il doit y avoir, selon Goclenius, quelque chose qui préserve la procréation de nouveaux individus, sinon les espèces ne pourraient pas se reproduire. Ce quelque chose est désigné par le mot de *balsamum*, «radical, vital, spirituel et céleste». C'est le principe de toute action naturelle. On lui reconduit toutes les propriétés qu'on admet dans les choses et qui ne peuvent pas être attribuées aux éléments pris séparément et aux qualités manifestes. Car ce principe ne disparaît pas en se consumant dans les choses corrompues, mais se garde intact même après la dissolution d'un agrégat d'éléments. Dans le *balsamum* radical subsiste l'anatomie et l'énergie (*potestas*) de la semence dans toute sa vigueur. C'est l'essence balsamique des choses, venant à la lumière du «théâtre du monde» dans une métamorphose nouvelle, qui fabrique un corps nouveau conforme aux tâches qui lui sont destinées[47].

Il rappelle que d'autres auteurs nomment ce principe «baume universel de la nature», «soufre vital», «semence radicale», «matière première» ou encore «mumie balsamique». Ce «baume (*balsamum*) animal» occupe l'anatomie entière du corps des êtres animés et des plantes. Ainsi, en vertu de ce baume, certaines plantes et certaines parties du corps d'un animal sont-elles «antipathiques» à des maladies. Pareillement, les parties du corps d'un animal peuvent être «sympathiques»

---

47. Goclenius, *Tractatus*, 25-28: «Omnino enim necesse est, in rerum natura dari aliquid, in quo rosa latitet hieme, quod sciliscet elementis utcumque etiam modo corruptis, specierum signaturas inviolatas contineat, adque novorum individuorum procreationem servet incorruptas, alioquin novae rerum species produci non possent. Id vero nihil aliud est [26] quam balsamum radicale, vitale, spirituale, Coeleste, actionum omnium in natura principium cui uni et soli accepta sunt ferenda, quae nec crasi elementariae, nec sensui, nec manifestis qualitatibus assignari possunt et debent. Hoc enim in corruptibus rebus non interit, sed elementis et mixtis qualicumque etiam modo dissipatis, servantur. [...] radicale balsamum [...], in quo totius seminis anatomia et potestas viget, novaque revolutione in mondanum theatrum progrediens novum fabricat corpus officis destinatis accomodatur. Hoc ipsum principium variis nominibus appellatur, ab aliis dicitur enim Balsamum universae naturae, sulphur vitale, radicale semen, materia prima, mumia balsamica. In animantibus et plantis universam corporis anatomiam animale hoc balsamum occupat. [27] Huius igitur balsami virtute plantae quaedam partesque animalium morbis quibusdam antipatheticae sunt, huius inquam balsami vi ac virtute, animalium quorundam partes, corporis humani partibus sunt sympatheticae, iuvando illa, corroborando atque in vigore radicali conservando [...] [28] Hoc igitur radicale principium, has inquam rerum signaturas qui neglexerit, nec intimius inspecserit atque cognoverit, medici nomen non meretur».

aux parties du corps humain, puisqu'elles le guérissent en renforçant et en conservant la vigueur primordiale. Il ajoute aussi que le *balsamum* tiré d'une certaine plante peut agir de façon bénéfique dans l'homme, en renforçant le *vigor radicalis* et balsamique affaibli par une maladie. Voilà pourquoi ceux qui ne reconnaissent pas l'existence de ce principe et qui ne sont pas attentifs aux signatures ne méritent même pas, selon Goclenius, le nom de médecin. Cela nous rappelle évidemment les réflexions de Locques cinquante ans plus tard. La notion goclénienne de *balsamum* apparaît en filiation directe avec la définition paracelsienne de *Balsam* et représente aussi un des vecteurs théoriques par lequel le magnétisme de la momie de Paracelse se transforme en magnétisme du sang chez Locques, tout en gardant des similitudes remarquables.

En outre, en lisant l'ouvrage de Locques, on pourrait se demander si ce baume ou momie spirituelle du sang n'est pas l'*anima carnis* de l'ancien testament (*Levit*. 17, 14: «Anima enim omnis carnis in sanguine est») ou une sorte de *corps astral*, enveloppant l'âme divine et immanent au sang[48] ou une imprégnation sanguine de l'*esprit vital*, élaboré dans le cœur et soufflant invisiblement dans le sang, selon la tradition galénique. L'élaboration de la notion de «momie» par Paracelse et les paracelsistes jusqu'à Locques s'alimente peut-être aussi de l'idée d'une rosée primordiale (*ros primigenium*), fluide subtil qui transpire des vaisseaux sanguins pour nourrir et s'incorporer aux membres du corps, en passant, selon Avicenne et Arnauld de Villeneuve, de l'état de rosée (*ros*) à celui de *cambium* (substance transformée) et puis de *gluten* (colle)[49].

Pour comprendre comment les notions de baume et de momie se fondent chez Locques, il est nécessaire maintenant de décortiquer la notion de «momie». A cette époque, le mot «momie» ou *mumia* dénote des objets variables et se trouve chargé de connotations différentes

---

48. Sur l'histoire de ce que Marsile Ficin définit de façon exemplaire dans le *De vita coelitus comparanda*, Venise 1516, fol. 153r, comme «corpus tenuissimus, quasi non corpus, et quasi jam anima» Cf. R. Poma, *Tradition et innovation dans la Physiologie de Jean Fernel*, Corpus, 41 (2002), 97-117 (112-17 sur le *corps astral* chez Fernel); Pagel, *Idee biologiche*, 163-67 et 313-14; E. R. Dodds, «The Astral Body in Neoplatonism», dans Proclus, *The Elements of Theology*, Oxford 1963, 313-21; D. P. Walker, «The Astral Body in the Renaissance Medicine», *Journal of Warburg and Cortauld Institute*, 21 (1958), 119-33.

49. Cf. S. R. De Castro, *De meteoris microcosmi libri quatuor*, Firenze 1621, 85 (Voir aussi Pagel, *Le idee biologiche di Harvey*, 106 et 305-9).

en fonction du contexte dans lequel il est utilisé[50]. Aussi dénonce-t-on parfois le recours aux momies de la part de charlatans[51]. Néanmoins, par le mot «momie» on peut entendre, encore à l'époque de Paracelse, six choses différentes[52]: (1) la véritable momie égyptienne (*Mumia vera Aegyptica*), à savoir un corps embaumé et enroulé dans un linge, (2) un cadavre séché à la chaleur du désert, (3) un baume de bitume (*pissasphaltos*) ou à base de bitume, (4) un cadavre d'homme noyé, pendu ou mort violemment, provenant de l'Europe occidentale ou centrale, volé dans un cimetière ou dans un hôpital, (5) un remède de la médecine populaire, préparé à partir des substances liquides qui coulent à l'extérieur d'une momie (1) ou (4), (6) une *teinture* de momie (1), (2) ou (4).

Dans la tradition paracelsienne[53], le mot *mumia* désigne une famille d'objets mais aussi un concept. En tant qu'objet, elle est non seulement la chair humaine embaumée mais aussi celle d'un individu tué, arraché violemment à la vie, ayant une vertu médicale[54]. En tant que concept, elle est un aimant même si, au sein de la même tradition, d'autres usages du mot «momie» sont possibles[55]. Il s'agit ici de la distinction entre *mumia corporalis* et *mumia spiritualis* qui sera valable au moins jusqu'à la fin du XVIIe siècle[56].

Paracelse avait lié la notion de «momie» à la chair (*Fleisch*) – non pas au sang – et proposé une classification des momies relative à l'élément de la physique ancienne auquel on peut rapprocher analogiquement les conditions de sa «mortification».

50. Pour l'étymologie et l'histoire des «momies» cf. M. Camille, «The corpse in the garden», *Micrologus*, 7 (1999), 297-318 (précieuse bibliographie dans les notes de pied de page); A. Dieck, «Ägyptische Mumien und europäische Moorleichen als offizielle Heilmittel in Mittel- und Westeuropa», *Curare*, 1 (1984), 211-31; H. Bächtold-Stäubli, *Handwörterbuch des Deutschen Aberglaubens*, VIII, Stuttgart 1927-41, 617-19.
51. Cf. A. Paré, *Discours de la mumie*, Paris 1582, 1-14.
52. Cf. Dieck, «Ägyptische Mumien», 212.
53. Cf. N. Marxer, «Der Mumien-Begriff bei Theophrast von Hohenheim», *Geschichte der Pharmazie*, 46 (1994), 32-34; B. R. Meyer-Hicken, *Über die Herkunft der Mumia genannten Substanzen und ihre Anwendung als Heilmittel*, Thèse de doctorat, Kiel 1978, 126ss.
54. Dorn, *Dictionarium*, 69: «Mumia, dicitur non solum humana caro, balsamo condita, sed etiam alia quaeque, non per se mortua, sed occisa, et medicata curativae facultatis». Cette définition est reprise, sans modifications substantielles, par M. Ruland, *Lexicon Alchemiae*, Frankfurt 1612, 340 (reprint, Hildesheim 1987).
55. Dorn, *Dictionarium*, 69 «Mumia medullae, vel de medullis, sunt ossium ipsae medullae. Mumia elementorum, est balsamus elementorum externorum. Mumia transmarina, Paracelso est manna. Mumia versa, pro conversa, liquor est mumiae».
56. M. Ettmüller, *Opera Medica Theoretico-Pratica*, Frankfurt am M. 1696, 790.

Comme il y a plusieurs sortes de chairs, ainsi que nous l'avons dit, il y a plusieurs sortes de momie. Une momie de la terre, une momie de l'air, une momie de l'eau et une momie du feu. Est la momie de la terre celle qui sur ou dans la terre devient une momie. Autrement dit c'est le corps de l'homme qui perd sa vie sur la terre ou dans la terre et meurt de maladie ou de mort naturelle. C'est la mauvaise momie, celle qui n'est encore utile à rien qu'à être mise en terre et livrée aux vers. Telle est la momie de la terre et qui doit pourrir dans la terre et hormis cela n'est bonne à rien. Ainsi les corps embaumés des hommes ne sont-ils pas les vraies momies. La plus vraie et la plus forte vient du corps de l'homme qui n'est pas mort de mort naturelle mais de mort violente, avec un corps sain, sans maladies et sans souffrances. Cette momie-là est à louer hautement et il est nécessaire d'en parler ici [57].

Ce passage du traité *De la chair et de la momie* renforcera la conviction de plusieurs générations de paracelsistes que la momie d'un pendu est la plus efficace. En effet, chez quelqu'un qui meurt d'une maladie ou de mort naturelle, «le baume de son corps le quitte comme une herbe qu'on arrache de la terre»[58], alors que le *Lebensgeist* (l'esprit vital) se préserve inaltéré dans la momie de l'air.

En ce qui concerne les autres trois, vous devez comprendre que la plus noble, celle qui est à louer le plus, est la momie de l'air. Il s'agit du corps qui est devenu momie par l'air ou dans l'air; l'homme qu'on a pendu, empalé ou roué. Car il meurt à l'air, et dans l'air est sa tombe et sa putréfaction. Ce sont les momies constellées que l'astre supérieur impressionne et influence puissamment. Et sitôt que le soleil et la lune brillent sur elle, elle (la momie) est dans sa plus grande exaltation et recèle des forces et des vertus merveilleuses. Et si les médecins ou quiconque savaient quoi faire avec cette momie ou à quoi elle est utile, alors nul malfaiteur ne resterait plus de trois jours au gibet ou sur la roue : il en serait enlevé, si toutefois c'était possible [59].

De la même manière, la «momie de l'eau», c'est-à-dire celle qui provient d'un noyé, ou de quelqu'un qu'on a noyé et qui a donc perdu sa vie dans l'eau, en pleine santé, peut être utilisée à des fin thérapeutiques, aussi bien que le corps qui a été exécuté ou tué par le feu, car il a perdu sa vie dans le feu sans être affecté par une maladie.

---

57. T. von Hohenheim (Paracelsus), *Sämtliche Werke*. 1. Abteilung (Ed. K. Sudhoff), XIII, München, Berlin 1931, 344. Nous citons d'après la traduction française de H. Hombourg et C. Le Brun, Paris 1992, 100-5.
58. *Ibid.*, 345: «Der balsam seines leibes entgehet im wie einem kraut, das ausgerissen wird von der erde».
59. Paracelsus, *Sämtliche Werke*, XIII, 345.

Jusqu'ici Paracelse reconnaît donc l'utilité médicale des momies (2) et (4) en rejetant la *mumia vera ägyptiaca*. Mais il y a aussi une autre catégorie d'objets qui passent sous le terme de «momie» et qui relèvent essentiellement de la tradition ancestrale de certains remèdes et philtres magiques typiques de la sorcellerie ancienne et médiévale: les parties mortes séparées du corps d'un homme vivant[60].

A présent, afin d'en dire plus long sur les momies, vous devez savoir qu'il en existe encore une autre. A savoir: celle qui séparée et préparée d'un corps vivant. Car chaque homme peut transmuter son corps en momie sans dommage pour le corps et la vie; puis prendre une part de son corps sans que cela soit visible. Pour faire ces momie-là, nombreux sont ceux qui ont pris beaucoup de peine, surtout les amoureux et amoureuses qui ont prêté à leur propre momie une parcelle de leur passion. Aussitôt, l'amour a pris naissance et s'est allumé, et ce corps, duquel avait été pris la momie, a attiré l'autre corps d'une telle manière et l'a tellement enflammé d'amour qu'il ne pouvait plus exister sans l'autre et le suivait toujours[61].

Amour et magnétisme sont réunis dans la momie. «En effet, chaque corps auquel une momie vivante est ajoutée par un homme, devient aussitôt un aimant. Il est à noter que la momie doit être prise de son corps sous l'influence de Venus car alors l'amour devient le plus fort»[62]. Au delà de tout symbolisme, l'attraction amoureuse, sexuelle ou pas, est décrite comme une attraction «physique» semblable à celle de l'aimant – irrésistible et naturelle – mais transposée au niveau de l'homme, en tant qu'être agissant et vivant au milieu des influences du ciel et de la terre. La momie, par sa charge énergétique particulière, joue ainsi son rôle de médiateur, de transfert et de polariseur de qualités occultes. Voilà pourquoi, dans l'histoire des cures magnétiques, elle peut être considérée comme le maillon intermédiaire de la chaîne qui relie la magie sympathique antique et médiévale aux thérapies plus sophistiquées de la fin du XVIIIe, fondées sur les théories du «magnétisme animal» du docteur Franz Mesmer.

De ces momies sont nées les cures magnétiques les plus secrètes et les plus occultes, comme l'ont compris quelques-uns qui ont eu connaissance et

---

60. Cf. *Picatrix latinus*, (éd. D. Pingree), London 1986, 162ss. Sur l'usage thérapeutique du sang on lit par exemple: «Si videris infirmum qui non possit convalescere aliqua medicina, ablue eum cum aqua sanguinis; et meliorabitur» (*Ibid.*, III, XI, 80, 162).
61. Paracelsus, *Sämtliche Werke*, XIII, 346.
62. *Ibid.*, 347.

intelligence des pouvoirs et vertus de leur propre momie et de son grand effet magnétique. Ceux-là ont su qu'une toute petite dose attire à soi le corps entier comme un aimant le fer[63].

C'est aussi une constante de la magie sympathique étudiée par Frazer[64] que d'intervenir sur des parties du corps détachées d'un homme vivant pour agir à distance sur l'homme dont elles sont issues. Car l'idée d'une relation et d'une communication spirituelle ininterrompue entre les parties et le tout est commune aux pratiques magiques des sociétés répertoriées dans le *Rameau d'or* et aux traitements à base de momie des médecins spagyriques.

La nature et les pouvoirs de la «momie» sont décrits aussi dans le *Traité des causes des maladies invisibles* (1531-1532), ouvrage qui sera lu, relu et cité par des générations de paracelsistes à cause de l'étonnante clarté avec laquelle Hohenheim parle de la relation entre médicaments, imagination et guérison[65].

> La momie contient toute la force des herbes, des arbres, non seulement celle des plantes terrestres, mais aussi des plantes aquatiques, toutes les propriétés des métaux, toute la nature des marcasites, toute l'essence des pierres précieuses. [...] Leur présence en l'homme est, pour toutes, exactement aussi forte et aussi puissante que dans la momie. [...] Celui qui veut de la mélisse et de l'antimoine les trouve dans la momie qui contient tout ce qui existe dans la nature, ce qui n'a jamais été reconnu[66].

La momie humaine est donc le remède universel puisqu'elle provient de cet homme / microcosme qui enferme les propriétés de toute chose. Elle est le «remède contre toute sorte de poison»[67]. Pourtant tout son pouvoir, résultant de la somme des *arcana* («principes actifs») des corps terrestres, aériens et aquatiques, est invisible ou, mieux, se cache dans la partie invisible de son corps.

> Car vous devez, dans les membres humains, distinguer une double nature, une force qui agit d'une manière palpable et une autre d'une manière impal-

---

63. Paracelsus, *Sämtliche Werke*, XIII, 348.
64. J. G. Frazer, *The Golden Bough*, London 1911, 41ss.
65. Paracelsus, *Sämtliche Werke*, 1931, IX, 251-367 (nous allons citer d'après la traduction française de B. Gorceix, dans Paracelse, *Œuvres médicales*, Paris 1968, 193-259).
66. Paracelsus, *Sämtliche Werke*, IX, 309 (Gorceix, 231).
67. *Ibid.*, 1930, III, 375 (*De mumia libellus*): «sola mumia est, quae praesentissimum remedium affert adversus omnia venenorum genera».

pable, l'action naturelle du corps visible et celle également naturelle du corps invisible[68].

A la distinction entre homme visible et homme invisible correspond, chez Paracelse, la distinction entre la momie visible – chair d'un cadavre humain ou partie séparée d'un corps vivant – et momie invisible. Toutes les deux possèdent des qualités naturelles mais celles de la deuxième sont incomparablement supérieures à celles de la première.

Le corps du microcosme possède également à l'état fixe un pouvoir qui permet à la momie de réaliser des grandes choses. [...] Car la vie ne fait disparaître que ce qui permet aux hommes de se reconnaître mutuellement. Mais ce d'où elle tire son origine demeure dans la momie. [...] De même que le corps visible parle et que personne ne voit ce qu'est la parole, de même que les yeux voient et que personne ne voit ce que c'est la vue, comprenez aussi que le corps visible devenu momie conserve encore auprès de lui le corps invisible et qu'il peut encore accomplir des miracles, comme s'il vivait[69].

La coexistence des deux momies en un seul corps est facilement compréhensible si on partage l'observation selon laquelle, dans l'anthropologie paracelsienne, «il n'y a pas une âme qui contemple ce monde et son propre corps d'un point de vue supramondial, une âme reposant en elle-même qui serait déjà là-haut, tandis que le corps demeurerait en bas: mais l'âme et le corps forment sur terre une inséparable communauté de sort»[70]. En négligeant cette prémisse fondamentale, on ne peut pas comprendre non plus comment le corps accompagnerait son âme au moment du jugement dernier[71].

Pour une définition plus générale de la momie, il est indispensable d'évoquer le fragment *De mumiae arcanis*[72]. Le but de ce livre jamais terminé est de dévoiler les secrets et les forces cachées dans le corps de l'homme, ayant admis que son âme et son esprit sont corporels[73].

---

68. *Ibid.*, IX, 309-10 (Gorceix, 231-32).
69. *Ibid.*, IX, 310 (Gorceix, 232).
70. B. Groethuysen, «Philosophische Antropologie», dans *Handbuch der Philosophie*, III, A, München 1931, 160 (trad. franç., Paris, 1951, 217).
71. Ce thème est au centre du traité intitulé *De sanguine ultra mortem* dans Paracelsus, *Sämtliche Werke*, 1933, XIV, 101.
72. *Ibid.*, 1933, XIV, 305-308.
73. *Ibid.*, XIV, 305: «Darauf weiter so wissent, das hie fürgenomben ist in disem buch zu volstrecken die leiplichen arcana des menchen, das ist die kraft unt eigenschaft, so der mensch hat, wan sein sêl sein geist vom leip ist».

Paracelse s'intéresse plus particulièrement à l'étude de l'*arcanum*[74] d'un corps dont l'esprit (*Geist*) s'est envolé, c'est à dire la momie.

Après avoir répété que toutes les constellations et les propriétés de toute chose sont dans le corps de l'homme et que celui-ci garde les mêmes propriétés après la mort, il introduit la notion d'«aimant» (*Magnet*)[75]. La bouche est un aimant, parce qu'elle attire à soi les hommes. Les hommes, vivant et morts, sont des aimants. Que veut-il dire par là? En réalité, ces passages sous-entendent l'idée selon laquelle chaque corps, en raison de ses qualités naturelles, tend à réaliser un certain type d'actions et de faits. Cette tendance est ce qu'on pourrait appeler «penchant», «inclination», «caractéristique propre» ou encore «utilité» et «destination» d'un corps naturel. Le «talent» d'un homme, par exemple, est un aimant pour les autres hommes, puisqu'il les attire comme un aimant attire la limaille de fer. Or, nous avons déjà vu comment, à travers la métaphore de «l'aimant», Paracelse entend exprimer aussi le caractère irrésistible, involontaire et non intentionnel des actions «magnétiques», comme si l'ensemble des possibilités d'action d'un corps était inscrit dans ses qualités occultes, dans sa «momie». Dans le *De mumiae arcanis* il va plus loin, car la nature tout entière est considérée comme une momie, un ensemble d'aimants exerçant leurs propriétés attractives sur des sujets adaptés ou prédisposés à se laisser attirer. C'est l'acte de constitution d'une véritable *philosophia mumialis* que d'écrire que sa seule volonté est celle de «décrire la nature comme une momie»[76]. Dire que l'aimant est un «aimant» pour le fer et pas pour le cuivre, ou que le médecin est un «aimant» pour le malade et pas pour celui qui est en bonne santé, n'a de sens que dans cette perspective herméneutique[77].

---

74. Dans le vocabulaire paracelsien, l'*arcanum* d'un corps est la substance énergétique la plus subtile et active qu'il enferme naturellement: «Arcanum in genere, ut accultissimum quid significat, Paracelso pariter occultam in rebus naturalibus virtutem incorpoream, et ceu vitae perpetuae ac immortalis e coelo in eam derivatae partecipem, quae multiplicari possit arte spagyrica supra priorem conditionem» (Dorn, *Dictionarium*, 18).

75. *Ibid.*, XIV, 305: «Nun wiß, das das maul ein magnet ist, zeucht an sich die leut in der kraft. du findest ein mann, der will kriegen, dem laufen die leut zu, der ist nun auch ein magnet der krieger: solche magnet seind sichtbar und lebendig und menschen. aber wie du verstanden solt, so wiß auch, das der leib der maßen ist ein magnet, also so ein leib vergraben leg in einer erden, und der selbig leib wird ein magnet sein».

76. *Ibid.*, XIV, 308: «Dan so ist alein mein will, die natur zu beschreiben als ein mumia».

77. *Ibid.*, XIV, 305-6: «Als das kupfer lauft zum magneten nit, alein das eisen, das stro zum augstein und nit zum magneten, das holz zum mastix und das blei

Quant au domaine strictement médical, Paracelse affirme que non seulement le médecin est un «aimant» pour le malade mais que la «momie» aussi en est un. Si on reprend les paroles de Paracelse lui-même, «le malade a deux médecins: la foi et le médecin. Il guérit par la foi et non seulement par le médecin»[78], on pourrait peut-être conclure que, outre son action corporelle, la momie agit aussi en vertu de la foi naturelle qu'elle est capable de stimuler chez le malade. En effet, qui peut douter, dirions-nous non sans ironie, du fait qu'il faut une haute dose de *credulitas* pour se confier aux soins de la *medicina mumialis?* Dans ce sens, ces aspects «psychologiques» de la médecine spagyrique pourraient être mieux développés si on les mettaient en parallèle avec certains résultats de l'ethnopsychiatrie contemporaine[79].

S'il est vrai que Paracelse est le premier médecin du XVIe qui parle très fréquemment de momie et d'aimant et qui construit là-dessus un véritable discours médical et philosophique auquel beaucoup de médecins et guérisseurs se sont accroché, par la suite, comme à la pierre de touche de l'art médical tout entier[80], néanmoins il serait erroné de réduire la médecine paracelsienne à son côté *mumialis*.

---

nit. Also weiter un exempel. es ist ein arzt, der hat ein zu lauf, der ist nun nichts als ein magnet der kranken, die komen zu im». On pourrait aussi s'interroger sur la différence entre la conception stoïcienne et néoplatonicienne d'une nature régie par les lois de la sympathie et l'idée de nature ressortant à la *philosophia mumialis*.

78. *Ibid.*, XIV, 306: «Nun merken aber, er [le malade] hat zwo arznei, der glauben und die arznei; vil werden vom glauben gesund und nit von der arznei, vil von der arznei und nit vom glauben. also so ein mumia ist ein magnet der kranken, so hat er di arznei nit, aber den glauben behalt er. [...] die aber nit des glaubens seind, sonder der arznei ergeben, werden nit gesunt».

79. Nous renvoyons ici aux ouvrages de G. Devereux, T. Nathan et de F. Laplantine et plus spécialement à T. Nathan, «Manifeste pour une psychopathologie scientifique», dans *Médecins et sorciers.* Le Plessis – Robinson (Synthélabo), 1995.

80. D. Becker, *Medicus microcosmicus, seu spagyrica microcosmi exibens medicinam corpore hominis, tum vivo, tum extincto docte eruendam, scite praeparandam et dextre propinandam*, Rostock, 1622; I. E. Burgravius, *Biolychnium, seu Lucerna, cum vita eius, cui accensa est mystice vivens jugiter, cum morte eiusdem expirans, omnes affectus graviores prodens. Huic accessit cura morborum magnetica ex Theophrasti, Paracelsi mumia, itemque omnium venenorum Alexipharmacum.* (S.I.), typis M. Kempffer, 1629; A. Tentzel, *Medicina Diastatica*, Jena 1629. (trad angl. par F. Parkhurst, *Medicina diastatica, or sympathetical mumie*, Londres 1653); M. Schumu(n)ck, *De occulta magico-magnetica morborum quorundam curatione naturali tractatus*, Schleusingen 1636; S. Boulton, *Medicina Magica tamen Physica: Magical, but Natural Physick. Or a Methodical tractate of Diastatical Physick. Containing the general Cures of all infirmities:* [...] *and that by way of transplantation*, London 1656; H. Grube, *De arcanis medicorum non arcanis commentatio*, Hafniae 1673 et, du même auteur, *De transplantatione morborum Analysis nova*, Hamburgi & Amstelodami 1674; W. Maxwell, *De Medicina Magnetica libri III*,

LES VERTUS MAGNÉTIQUES DU SANG

Outre les notions proprement paracelsiennes de *mumia, homme/ microcosme, balsamum, arcanum* et *Magnet*, celle de *liquor vitae* achève le tableau des prémisses théoriques fondamentales du syncrétisme conceptuel en œuvre dans le traité sur les vertus magnétiques du sang de 1664 que nous avons analysé dans la première partie de cet article.

En effet, Paracelse parle aussi d'un liquide corporel omniprésent dans l'organisme, en rapport avec le sang mais ne s'identifiant pas avec celui-ci. De même que la terre possède deux systèmes d'eau, les eaux apparentes des fleuves et des ruisseaux d'un côté et les eaux souterraines de l'autre, ainsi le corps possède deux systèmes de fluides qui transportent le sel: le sang et le *liquor*. A la fin, ces deux systèmes se réunissent dans un «fleuve unique»: l'urine. Ce deuxième système de fluides renferme, comme la *mumia*, «toute nature, propriété et essence et toute sorte de membres et d'esprits». Le *liquor vitae* est comparable aussi à un homme caché dans l'homme visible: l'homme intérieur et invisible en liaison directe avec l'imagination humaine[81]. Dorn distingue aussi le *liquor essentialis*, fluide attiré par les organes internes et transformé en chair et sang, du *liquor mercurii*, baume des choses dans lequel est enfermé tout leur pouvoir curatif, du *liquor salis*, siège du baume qui garde un corps de la pourriture[82].

Il semble clair maintenant que, dans le *jeu de discours* d'un médecin si peu original que Locques, les qualités de la momie et du *balsamum* de Paracelse sont transférées de la chair au sang, de l'homme et des

---

Francofurti 1679 (trad. allemande par G. Frank: *Drey Buecher der magnetischen Artzney-Kunst*, Frankfurt 1687); L. Lebenwald, *Erste Tractätel von dess Teuffels List und Betrug* [...] *In der Waffen-Salben und sogenandten Sympathetische Pulver; In der Transplantation oder Überpflanzung der Kranckheit*; [...], Saltzburg 1680-1681. Pour le XVIIIe, cf. F. Santaiielli, *Philosophiae reconditae sive magicae magneticae mumialis scientiae explanatio*. Coloniae 1723 (trad. all. *Geheime Philosophie oder magisch-magnetische Heilkunde*, Stuttgart 1978). Nous ne donnons ici qu'une bibliographie d'ouvrages où le discours général focalise sur l'approche paracelsienne de la momie. En effet, une bibliographie également sélective des traités de médecine basés sur l'emploi thérapeutique de toutes les parties du corps de l'homme comme la sperme, les urines, les excréments, les cheveux, les ongles, la salive et le crâne, etc. serait bien plus étendue. Pour en avoir un aperçu général, il faut lire certains livres scintillants de Piero Camporesi, sans oublier les références bibliographiques que l'on trouve chez L.Thorndike, *History of Magic*,V-VIII, et *Micrologus*, 7 (1999).

81. Pagel, *Le idee biologiche*, 318-20.

82. Dorn, *Dictionarium*, 60-61: «Liquor essentialis, est qui a membris interioribus attrahitur, ac in carnem et sanguinem transmutatur. Liquor mercurii, est balsamum rerum, in quo latet ac consistit omnis vis curationis, et persanandi virtus. Eiusmodi mercurius est vehementissimus in tereniabin, et in nostoch. Liquor mumiae, dicitur adeps humanus. Liquor mumie de gummi, est oleum gummi. Liquor salis, est balsamus naturae quo sustentatur corpus ne putrescat».

animaux, aux sucs des plantes et aux préparations pharmaceutiques à bases de minéraux. Cela est sans doute rendu possible par le raisonnement locquien selon lequel, puisque le sang traverse le corps humain tout entier et que la chair baigne dans ce sang qui la nourrit et la préserve de la pourriture, il doit bien être la substance la plus active et énergétique du corps. Sa notion de «momie spirituelle» du sang devient ainsi le réceptacle de tout ce qui d'une façon ou d'une autre, dans le système paracelsien et dans les théories médicales antérieures, était censé préserver un corps de la corruption et en garantir les fonctions «biologiques»: le corps astral, la rosée primordiale, le *balsamum* et le *liquor vitae*.

Isabella van Elferen

'LET TEARS OF BLOOD RUN DOWN YOUR CHEEKS'[1]
FLOODS OF BLOOD, TEARS AND LOVE IN GERMAN BAROQUE DEVOTIONAL LITERATURE AND MUSIC

The blood of Christ plays a decisive role in Christian theology and is one of the most prominent themes in devotional literature and music of the German baroque. The abundant descriptions of Jesus' bleeding are combined remarkably often with equally abundant representations of the believer's crying. In Bach's *St. Matthew* as well as his *St. John Passion*, for instance, the very explicit flagellation and crucifixion scenes are followed by arias describing the believer's tears («Können Tränen meiner Wangen» and «Zerfließe, mein Herze» respectively). This religious imagery of bodily fluids represented the love-based Covenant between God and man.

The blood of Christ in Lutheran theology: Passion, reconciliation, communion

From the late sixteenth century onwards, personal devotion and the emotional experience of each individual believer became increasingly important in Lutheran theology as well as devotional practice[2]. Theologians stressed the importance of the personal and moreover the emotional experience of the message of the gospel. Especially the contemplation of the Passion and, consequently, the communion stood out as accumulations of strong emotions. These events were interpreted in the affective terms of love, guilt, remorse and *Gegenliebe*.

---

1. A. Fritsch, *Andachten / Uber das vergossene Blut und die Thränen des gecreutzigten JESU* […], Pirna 1687, 7.
2. Regarding the individualisation of sixteenth- through eighteenth-century Lutheranism, see M. Brecht (ed.), *Geschichte des Pietismus*, I, Göttingen 1993, 113-203.

In devotional literature of Lutheran *Frömmigkeit* concerning the Passion, confession, and the communion, Jesus' blood acquired an intensified affective significance.

The spending of Christ's blood had redeemed all earthly sin. Since mankind would always carry the burden of original sin, a heritage of the 'old Adam' (*der alte Adam*), Jesus' sacrifice was looked upon as an undeserved act of grace. According to Lutheran theology, the Christian should therefore always feel a guilty and thankful love towards Jesus for his sacrifice. This guilt-based Christology resulted in an emphatic contrasting of Jesus' divine perfection and man's earthly sinfulness in Lutheran devotional literature.

In his treatise *Freuden=Mahl*, Helmstedt preacher Johannes Rittmeyer describes the way in which the believer has to prepare him- or herself for the communion. A true feeling of contrition and earnest confession are necessary to be worthy of participation in Christ's love in the *Abendmahl*. In his penitential prayers, Rittmeyer stresses the point that the believer's sins can only be absolved through Jesus' blood:

> [...] wasche meine Sünden in seinem [Jesus'] Blut / und zerstöre ihre Gewalt durch die Wirckung seiner Gnade / und gib / O Herr! daß ich von diesem Augenblick an aller Gottlosigkeit und weltlichen Begierden absage / und niemaln / weder hinter mich nach Sodom sehe [...][3].

Rittmeyer's prayer illustrates Christ's ongoing role as mediator between man and God. The blood spent during the Passion here functions as a cleansing bath washing away all sin[4].

After a heartfelt contrition, the sacrament of the communion offered the believer an opportunity to temporarily realise the reconciliation and the unification with God during worldly life. In his treatise *Der Zugang zum Gnaden=Stuhl Jesu Christo*, Hamburg theologian and cantata text writer Erdmann Neumeister describes the sacraments of confession and communion from the emotional perspective of the repentant soul. He stresses the believer's dependence on Jesus' blood and the guilty thankfulness that this love sacrifice should arouse:

---

3. J. Rittmeyer, *Himmlisches Freuden=Mahl der Kinder Gottes auf Erden Oder Geistreiche Gebete / So vor bey und nach der Beicht und heiligen Abendmahl zu gebrauchen* [...], Lüneburg 1724[6], 79.

4. Cf. aria 3 from J. S. Bach's cantata *Wo soll ich fliehen hin* (BWV 5): «Ergieße dich reichlich, du göttliche Quelle / Ach, walle mit blutigen Strömen auf mich! / Es fühlet mein Herze die tröstliche Stunde / Nun sinken die drückenden Lasten zu Grunde / Es wäschet die sündlichen Flecken von sich».

4. [...] Was aus Christi Wunden quillt, das soll mich erquicken; und ich will sein blutig Bild mir ins Hertze drücken.
5. Jesu, Jesu, du allein bleibest mein Ergötzen. Ich will deine Creutzes-Pein mir zur Freude setzen, ach aus Liebe ließt du dich martern und zuschlagen, ja, aus Liebe gegen mich lid'st du alle Plagen.[...]
12. Jesu, tausend tausendmal danck ich dir voll Freuden. Danck sey dir für Blut und Quaal, Danck für alles Leiden! Danck sey dir mein Lebenlang, daß du bist gestorben! Für den Himmel sey dir Danck, den du mir erworben![5]

Neumeister uses highly emotional language to express the inseparable theological unity of Passion, contrition and communion. The believer thanks Jesus for his 'blood and torture', which he endured «out of love» and thankfully 'presses' Christ's «bloody image into his heart». This close connection between blood and love is, although somewhat unusual for the present-day reader, typical for the individualised Lutheran theology of the seventeenth and eighteenth centuries.

The theological significance of the blood of Jesus sometimes led to hyperbolic discourses in both theology and poetry[6]. Rostock theologian Heinrich Müller, for instance, exclaims «[...] und siehe / wie dein Jesus umb deiner Sünden willen daselbst im Blute schwimmet! sihe / wie er von Blut so mildiglich trieffet! siehe / wie seine Seele mit Blut ist überschwemmet!»[7]. The theological value of Jesus' blood also gave rise to an abundant growth of blood- and blood-related imagery in devotional poetry. In the following poem by Catharina Regina von Greiffenberg, for instance, Christ's blood is referred to as «crimson milk» and «gold made liquid by love»:

7. O Wunder-Mann' und rechtes Engel-hönig/
du Purpur-milch aus unserm herzen-König/
Lieb-flüssigs gold /aus seinen wunder-wunden!
in dir hab ich all herz-begierd gefunden[8].

---

5. E. Neumeister, *Der Zugang zum Gnaden=Stuhl JEsu Christo, Das ist: Christliche Gebete und Gesänge, vor, bey, und nach der Beichte und heil. Abendmahle [...]*, Jena 1767², 358f.
6. Regarding hyperbolic elements in German baroque poetry see M. Windfuhr, *Die barocke Bildlichkeit und ihre Kritiker*, Stuttgart 1966, chapter II.
7. H. Müller, *Evangelischer Hertzens=Spiegel / In Offentlicher Kirchen Versammlung / bey Erklärung der Sonntäglichen und Fest-Evangelien / Nebst beygefügten Passion=Predigten*, Frankfurt/Main 1679, 1064-5.
8. C. R. von Greiffenberg, *Des Allerheiligst und Allerheilsamsten Leidens und Sterbens Jesu Christi Zwölf andächtige Betrachtungen*, Nürnberg 1672, 46, from «Vom H. Nachtmal».

Other recurrent motifs were the bathing in Jesus' blood illustrated by the statements of Rittmeyer above, the dressing in Christ's blood as in a ruby cape, and the comparison of Christ's blood to gems or flowers[9]. Authors also frequently cited Isaiah 1: 18 («Though your sins be as scarlet, they shall be as white as snow; though they be red like crimson, they shall be as wool»; compare psalm 51:9).

Such hyperbolic descriptions of the healing powers of Jesus' blood were combined with equally hyperbolic and emotional descriptions of the love which was the origin as well as the result of the Passion. Since Jesus was believed to have died out of love for mankind, his blood was considered to epitomise his love; since the believer should, moreover, feel a guilty *Gegenliebe* for this sacrifice, the contemplation or sight of Jesus' blood was described to arouse in the believer a burning desire. These emotions accumulated in the preparation for the communion, as Neumeister describes:

Also redet er [the participant in the communion] die Liebe auf gleiche Weise an, und spricht:

> Du marterst ihn am Creutzes=Stamm
> Mit Nägeln und mit Spiessen.
> Du schlachtest ihn / als wie ein Lamm/
> Macht Hertz und Adern fliessen:
> Das Hertze mit der Seuffzer Krafft;
> Die Adern mit dem edeln Safft
> Des Purpur-rothen Blutes[10].

He continues in an apostrophe to Jesus:

> So komm ich denn / du meine Lust/
> Zur angenehmen Stunden.
> Ich leg mein Haupt an deine Brust/
> Ich saug' an deinen Wunden.
> Speis' doch und träncke gnädiglich/
> Und küsse / liebster Jesus /mich
> Mit dem Kuß deines Mundes.
> Amen![11]

---

9. Regarding baroque blood metaphors see C. A. Zell, *Untersuchungen zum Problem der geistlichen Barocklyrik mit besonderer Berücksichtigung der Dichtung Johann Heermanns (1585-1647)*, Heidelberg 1971, chapter VII.
10. E. Neumeister, *Tisch des Herrn*, Hamburg 1722, 1151.
11. *Ibid.*, 1171.

Neumeister expresses the love which was operative in the Passion and sacramentalised in the communion in sensual metaphors. Christ, in Neumeister's words, has undergone torture, bloodshed and eventually death for the believer; the contemplation of this love sacrifice arouses in the believer the desire to physically incorporate this love in the communion by eating and drinking Jesus' body and blood.

The belief that Jesus' death on the cross resulted from nothing else but a heartfelt, self-sacrificing love for the individual believer pervaded Lutheran theology of the seventeenth and eighteenth centuries. As Neumeister's statements demonstrate, the blood spent during the Passion history was therefore described as a direct result and even proof of this love. In the words of Heinrich Müller:

> Was hat dann diß Blut deinem Erlöser außgedrungen? Nichts anders als die Liebe. Dann auß dieser Liebe hat er sein Blut vergossen / daß wir arme Sünder gereiniget würden[12].

The combination of the themes of Jesus' love, his blood, and the believer's thankfulness often resulted in sensual, almost erotic expressions of the relationship between Christ and the faithful soul. In the following poem by Gottfried Feinler, for instance, the meticulous description of the loved one's beauty occurring in the Song of Songs (chapters 4, 6, 7) is concentrated on the breasts of the beloved. However, the biblical Sulamith does not represent the faithful soul – as she does in traditional Lutheran exegeses – but the crucified Jesus, from whose breasts the reconciling blood of the communion flows:

> Deine Brüste können / stärcken und das krancke Hertz erlaben/
> Trostes=Milch und Freuden=Nectar sie für matte Geister haben/
> Und wann in den Todes=Nöthen Marck und Safft und Krafft verschwinden/
> So kan man in diesen Brüsten einen schönen Lab=Truck finden[13].

Feinler's use of imagery from the Song of Songs to express the love between Jesus and believer originates from the contemporary revival of medieval mysticism. In mystical devotional literature of the Ba-

---

12. H. Müller, *Himmlischer Liebes=Kuß / Oder Ubung deß wahren Christenthums / fliessend aus der Erfahrung Göttlicher Liebe* [...], Frankfurt/M. 1669, 72. Cf. Fritsch, *Blut und Thränen*, 10 and the libretto of J. S. Bach's *St. John Passion*, chorale no. 3: «O große Lieb, o Lieb ohn alle Maße / die dich gebracht auf diese Marterstraße!».
13. G. Feinler, *Poetisches Lust=Gartgin*, Zeitz 1677, 93.

roque, the direct theological and discursive connection between Christ's blood and religious love had a particularly prominent place.

Blood and love in Lutheran mysticism

As one result of the shifting theological emphasis towards personal involvement, the medieval notion of a mystical unification with God or Jesus (*unio mystica*) was revived and greatly influenced Lutheran poetry and theology of the seventeenth and eighteenth centuries[14]. Following medieval traditions, this eschatological unification in love was depicted in baroque sacred lyric as a wedding in which the faithful soul was the bride and Jesus the bridegroom from the Song of Songs and Matthew 22, 2. Neumeister stresses the theological point that this wedding can only take place through the spending of Christ blood; he thereby refers to Jesus as a «blood-groom»:

Er wird genennet ein Bräutigam / und diß Wort lässet sich so wenig ohne Liebe nennen, als die Sonne ohne Licht [...]. Er ist aber ein Blut=Bräutigam, und muste durch sein eigen Blut seine Braut erwerben. Wie denn seine Liebe noch deutlicher ausgedrücket wird, so wohl dem Worte, als dem Wercke nach: Der du aus Lieb am Creutzes=Stamm Für mich den Tod gelidten hast. Ach freylich war es die überschwengliche Liebe, welche JEsum nicht nur in unser Fleisch und Blut kleidete, sondern ihn auch in den Tod führete, und an das Creutz [...] hefftete[15].

Because the spending of Christ's blood has enabled mankind's reconciliation with God, the Lutheran conception of this blood entails the affective connotations of both Jesus' loving sacrifice and the eschatological unification. Descriptions of Christ's blood and wounds in baroque devotional literature always carry these connotations with them. Neumeister's unusual metaphor «blood-groom» thus functions as an affective heightening of the mystical bridegroom-metaphor; whereas this metaphor indicates the love between Jesus and the

---

14. See E. Axmacher, «Mystik und Orthodoxie im Luthertum der Bachzeit», in R. Steiger (ed.), *Theologische Bachforschung heute. Dokumentation und Bibliografie der Internationalen Arbeitsgemeinschaft für theologische Bachforschung 1976-1996*, Berlin/Cambridge 1998, 215-236; I. van Elferen, *Von Laura zum himmlischen Bräutigam. Der petrarkistische Diskurs in Dichtung und Musik des deutschen Barock*, PhD Utrecht 2003, chapter 5.

15. Neumeister, *Tisch*, 793.

faithful soul, the addition of the blood metaphor intensifies and sensually sharpens the image of the bridegroom. Orthodox theologian Johann Gerhard similarly described the faithful soul as Jesus' «bloodbride» a century earlier[16].

Blood imagery often occurs as an independent sign of Christ's love in mystical texts regarding Passion, penance and communion. Heinrich Müller's texts are high points in this development. His sermons and prayers are directed towards the emotions of the individual believer. The author therefore employs affective images rather than intellectual statements; he lets Jesus' wounds themselves proclaim the love that they theologically stand for: «Diese vier Wunden sind vier Zeugen / so auff einmal außschreyen: Ach / Liebe! Liebe! Liebe! Liebe Gottes über uns Menschen!»[17] Because of its cleansing effect, Müller also refers to Christ's blood as «love juice»[18]. In this context, the medieval metaphors of the mystic pelican, which feeds its chicks with its own blood[19], and of the mystic winepress, in which Jesus was depicted as the vines from which the blood of the Sacrament is pressed, were also regularly used[20]. Lastly, also the mystical metaphor of Christ's wounds as a hiding place was employed by Lutheran theologians to stress the beneficial working of Jesus' blood. The image of the believer hiding in Jesus' wounds like a dove in a rock cave was taken from the Song of Songs (verse 2: 14) and was common to both medieval and baroque mysticism[21].

However promising such descriptions of the mystical bridegroom

---

16. J. Gerhard, *Erklährung der Historien des Leidens unnd Sterbens unsers HErrn Christi Jesu nach den vier Evangelisten / Also angestellet / daß wir dadurch zur Erkenntnis der Liebe Christi erwecket werden / unnd am innerlichen Menschen seliglich zunehmen mögen*, Jena 1611, 217.
17. Müller, *Evangelischer Hertzens=Spiegel*, 1084-5.
18. H. Müller, *Geistliche Erquick=Stunden / Oder Dreyhundert Haus und Tisch Andachten*, Frankfurt/M. 1672, 697ff. Compare Fritsch, *Blut und Thränen*, 8: «dein Blut / dein Liebes Blut ist aus deinem zarten Leibe in der blutigen Geisselung / Kröhnung und Creutzigung / häufig wie Wasser / ausgeschüttet auf die Erde».
19. See for instance Gerhard, *Erklährung*, 268-9; Greiffenberg, *Leiden und Sterben*, 49-8: «Mein Pelican! eins deiner Jungen / bitt mit durst heißer Hirsch begier / ein einigs tröpflein blut von dir».
20. Regarding the motif of the mystic winepress see P. J. C. M. Franssen, *The mystic winepress. A religious image in English poetry 1500-1700*, PhD Utrecht 1987.
21. Müller, *Evangelischer Hertzens=Spiegel*, 1084: «Diese vier Wunden sind vier Heyl=Brünnlein. Denn durch seine Wunden sind wir geheilet. [...] Diese vier Wunden sind vier Felslöcher / darinn du dich / wann ein Ungewitter auffgehet / kanst verbergen. Er ruft dir selbst zu im HohenL. Salom. Komm / meine Taube in den Felslöchern / und verberge dich».

sounded, though, the desire for mystical unification was a bittersweet affection for the Lutheran believer. The sinful believer would never be able to unify entirely with Christ, as he could never reach Christ's divine nature. Though justified through Jesus' death, the human being was sinful in nature—the 'old Adam' would always be there. Therefore, a complete unification between the faithful soul and Jesus in the sense of a blending of their identities was impossible. Lutheran mysticism is consequently always affectively ambivalent: sweet joy will always be accompanied by painful yearning.

This bittersweet desire was also the main theme of contemporary secular love poetry, which was based on the description of an equally ambivalent love. The poetic idiom of petrarchism describes the desperate love for an unattainable lady. In petrarchism, love was a bittersweet emotion: the joy of loving and the sadness of despair occurred at the same time. In German religious love lyric, this love concept was applied to the love for Jesus: because of the Lutheran emphasis on mankind's sins, the love for Jesus was as ambivalent as the love for the petrarchan lady. The believer cries and sighs, burns from love, suffers from bittersweet pains and hungers for the bridegroom Jesus' «heavenly love-kisses»[22]. Poets and theologians also often compare the yearning of the soul to worldly lovers' desires. The poems by Greiffenberg, Neumeister and Feinler cited above can be placed in this development[23].

In this light, the deployment of the often sensual imagery of the Song of Songs in the context of mystical love is not surprising. The dialogue structure of this Bible chapter was also used in the expression of the love between the faithful soul and the heavenly bridegroom. In the following poem by Sigmund von Birken, both lovers address each other like in a love duet:

S. Gönn mir / daß ich dir erzehle /
   Trauter Jesus / meine pein.
J. Klag und sage / liebste Seele:
   Dir raum' ich die Ohren ein.
S. Nicht nur Ohren / auch das Herze
   heischt von dir mein süßen Schmerze:
   ach! verschmäh nicht meine Red.

22. Müller, *Himmlischer Liebes=Kuß*, title.
23. The 'bittersweet' discourse of Lutheran mysticism is the theme of my PhD dissertation (cf. note 14).

J. Wann sie nur von Herzen geht.
S. Ach! mein Herz flamt aus dem Munde /
   Das von deiner Liebe brennt.
J. Meines siehst du / in der Wunde /
   Die mir hier die Seite trennt.
S. Jesus / eben diese Schrunden /
   deine Wunden / mich verwunden /
   die dir meine Sünde schlug.
J. Ja! ich deine Schulden trug[24].

The faithful soul expresses the «sweet pains» of her burning desire for the crucified Jesus, from whose side his burning love is flaming. Reversely, many poems also express the loving desires of the crucified Jesus, who is suffering from love's wounds and longing for the love of the faithful soul. Johann Heermann focuses on Christ's blood as the epitome of his love:

Die Seit ist offen: schau hinein
Wo mag doch grosser Liebe seyn /
Als hier in meinem Hertzen?
Die Füsse sind genagelt an /
Daß ich von dir nicht weichen kan /
Auch in den grösten Schmertzen.
Mein Leib ist Blutroth und verwund:
Ein jeder Tröpflein macht dirs kund /
Das von mir ist geronnen:
Ich zehle für dich aus mein Blut
Und thue / was kein Bräutgam thut /
Der sein Lieb lieb gewonnen[25].

Like Heinrich Müller (see above: «Was hat dann diß Blut deinem Erlöser außgedrungen? Nichts anders als die Liebe»), Heermann describes Jesus' blood as the sign, even the result of his love. In such mystical texts, the connotation of Jesus' blood as a sign of love is emotionally intensified. Moreover, the love signified by Christ's blood is an explicitly physical one[26]. For these reasons it is hard to distinguish

---

24. S. von Birken, *Teutsche Rede-bind- und Dicht-Kunst*, Nürnberg 1679, 134ff.
25. J. Heermann, *Geistlicher Poetischer Erquickstunden Fernere Fortsetzung*, Nürnberg 1656, 108. Quoted after Zell, *Johann Heermann*, 200.
26. See also M.-L. Wolfskehl, *Die Jesusminne in der Lyrik des deutschen Barock*, Giessen 1934, 136.

between the imagery of this religious love lament and that of a worldly, petrarchan one.

Devotional blood discourses thus acquired an erotic dimension through the implementation of worldly and mystical love imagery in Lutheran theology of the cross. Christ's death on the cross was depicted as a love death; his wounds, signs of his loving desire, became the physical location of a unification in love with the faithful soul. As a consequence, the borders between erotic descriptions of worldly love and the love for Jesus often became unclear. Gottfried Feinler's poem about Jesus' breasts continues: «Oh how beautiful and very lovely your life-giving breasts are / which are suckling me / dearest JESUS!»[27]. Here, the descriptions of the physical beauties of the loved one, which are common to both worldly petrarchism and Song of Songs-mysticism, are applied to the breasts of Jesus, from which the reconciliating blood of the communion is flowing. Jesus' blood is described as a part of his physical beauty. Such explicit, almost worldly descriptions of the sensual aspects of religious love doubtlessly added to the pedagogical working of Lutheran devotional literature.

Blood and tears: a (mystical) exchange of bodily fluids?

The metaphors of blood and love in devotional literature regarding Passion, penance and communion are often combined with metaphors referring to tears and crying. In a Passion poem of one of Bach's text writers, Paul Gerhardt, the believer seems to want to counteract the blood of Christ with his own tears:

O daß mein Herze offen stünd
Und fleißig möcht auffangen
Die Tröpflein Bluts, die meine Sünd
Im Garten dir abdrangen!
   Ach daß sich meiner Augen Brunn
Auf täte und mit Stöhnen
   Heiße Tränen
Vergösse, wie die tun,
Die sich in Liebe sehnen[28].

---

27. Similarly, Heinrich Müller speaks of Jesus' «lovebreasts»: «Diß sind die zwo Liebes=Brüste GOttes» (Müller, *Himmlischer Liebes=Kuß*, 315).
28. P. Gerhardt, *Gedichte. Ausgewählt von Albrecht Goes*, Frankfurt/M. 1969, 129.

The tears wept under the cross are signs both of mourning, of contrition and of bittersweet mystical love. Whilst feeling great love for the crucified Jesus, the believer is tormented by the realisation of his own guilt and unworthiness. These accumulated emotions result in a flood of tears: tears of sadness about the death of Christ, tears of contrition for the sins that Christ is dying for, and tears of love caused by the desire for mystical unification with Jesus. The three types of tears are closely connected to each other, as mourning Jesus results from loving Jesus, loving Jesus results from guilty thankfulness, and contrition at the sight of the cross is a reaction to Jesus' loving sacrifice. Within this intricate emotional and religious constellation, I would like to take a closer look at tears of contrition.

Tears of contrition occur in many theological writings regarding penance. Schwarzburg author of devotional literature Ahasver Fritsch, whose texts were set to music by amongst others Dieterich Buxtehude, argues that the contemplation of Christ's loving vicarious penance should arouse a heartfelt contrition in the faithful soul. In a paraphrase of Jer 8: 23 [29], Fritsch exclaims:

> Ach! daß ich Wasser genug hätte in meinem Haupte / und meine Augen Thränen=Quellen wären / daß ich Tag und Nacht beweinen möchte meine vielen / grossen und schweren Sünden / die dem allerheiligsten Sohne GOttes / meinem theuresten Heylande / Blut und Thränen gekostet / die so viel tausend Blutstropffen aus seinem Hertzen und Augen gepresset haben. [...] Er muß büßen / wa sich verschuldet / und bezahlen / was ich geraubet habe. Ihr meine Augen! rinnet doch mit Wasserbächen / fliesset / und lasset nicht ab / weinet Blut / lasset blutige Thränen die Backen herab lauffen / über den grossen Jammer / schwere Pein und Schertzen / der (ach leider!) meiner Sünden wegen den Sohn GOttes / den frommen unschuldigen Heyland und meinen liebsten JESUM / betroffen hat. Meine Seele! gib Blut umb Blut / Thränen umb Thränen [30].

Fritsch urges the believer to cry rivers of tears, even to «let tears of blood run down [his] cheeks», as if the heart were crying blood in ultimate contrition, in order to compensate for the sins that crucified Jesus.

Just like the blood metaphors, the tear metaphors in the cited texts are used, complementary to their penitential significance, as indicators of the believer's love for Jesus. Theologian Johan Jacob Rambach

---

29. Neumeister, like many other theologians, quotes the same passage in his *Gnaden=Stuhl*, 21.
30. Fritsch, *Blut und Thränen*, 6-7.

wrote an elaborated treatise about the tears and sighs spent by Jesus during the Passion. He believes that they are «love-tears», and «love-sighs» resulting from a «sad and compassionate love»[31]. Rambach argues that the believer and Jesus are connected in the Passion by tears of love, as one cries for guilty, the other for compassionate love[32]. Through these signs of love, Jesus seeks to arouse the same emotion in the believer, who should cry tears of contrition and of love during his meditations upon the Passion. The 'hard heart' of the believer should change into «a source of sincere penitential and love-tears»[33]:

> Diese weinende Liebe würde dein Hertz zerschmeltzen, wenn es auch als ein Stein wäre: sie würde die versöhnende Kraft ihrer Thränen über dich ausbreiten, und wie mit ihrem Blute dich besprengen, also mit diesem Wasser dich abwaschen, und dich als ein gebadetes weisses Lamm in den Schooß ihres himmlischen vaters überliefern[34].

After crying of true contrition, a temporary unification with Christ was possible in the communion. But here, again, the soul wept, this time out of bittersweet desire for Jesus the idealised heavenly bridegroom. A famous expression of the tears cried before the communion can be found in the fourth stanza of Johann Franck's communion song «Schmücke dich, o liebe Seele», which was often set to music by baroque composers:

> 4. Ach, wie hungert mein Gemüte,
> Menschenfreund, nach deiner Güte!
> Ach, wie pfleg ich oft mit Tränen
> Mich nach dieser Kost zu sehnen!
> Ach, wie pfleget mich zu dürsten
> Nach dem Trank des Lebensfürsten!
> Wünsche stets, daß mein Gebeine
> Sich durch Gott mit Gott vereine.

The Lutheran axiom of heartfelt contrition is deeply imbedded in baroque mystical love discourse: 'wahre Buße' is a proof of the soul's real love for Christ, and just as Jesus has cried and bled for love, the

---

31. J. J. Rambach, *Betrachtung der Thränen und Seufzer JESU CHRISTI* [...], Halle 1731, 24 and 57; see also 21, 24, and 68. Fritsch similarly argues that Christ's tears are «Liebes=Thränen» (*Blut und Thränen*, 6).
32. Rambach, *Thränen und Seufzer*, 22.
33. *Ibid.*, 49-50.
34. *Ibid.*, 25. Cf. 47.

believer does the same. By crying floods of tears, he will both wash his sins away and show his desire for unification in love with Jesus. This loving 'exchange of bodily fluids' found a theological background in the doctrine of the Flood and the Covenants of the Old and the New Testament.

Floods of blood, tears, and love

Christian theology considers Christ's bloodshed as a second flood, the fulfilment in faith of the oldtestamental Covenant between God and man. Like the Flood in the history of Noah, Jesus' bloodshed on the Cross drowned the sins of the world and offered reconciliation and new life (cf. 1Petr 3: 18-22). This completion of the Old Testament established the new Covenant between God and man celebrated in the sacrament of the communion[35]. This doctrine finds a famous expression in the aria «Am Abend da es kühle war», movement 64 from Bach's *St. Matthew Passion*, in which the evening after Christ's death on the cross is linked to the moment when a dove brings an olive leave to the Ark (Gen. 8: 11). The text was written by poet Salomon Franck:

> Am Abend, da es kühle war
> Ward Adams Fallen offenbar
> Am Abend drücket ihn der Heiland nieder.
> Am Abend kam die Taube wieder
> Und trug ein Ölblatt in dem Munde.
> O schöne Zeit, o Abendstunde!
> Der Friedenschluß ist nun mit Gott gemacht
> Denn Jesus hat sein Kreuz vollbracht.

In a devotional text written from the perspective of the crucified Jesus, Greiffenberg uses exaggerated blood metaphors to depict the fulfilment of the Covenant by Christ's bloodshed:

---

[35]. See J. Hempel, L. Gorpett, P. Jacob and W. Wiener, «Bund» in *Religion in Geschichte und Gegenwart*[3], Berlin 2000 (Digitale Bibliothek, XII), hereafter *RGG*, 5156-83; also J. Pelikan, «'Blut ist ein ganz besonderer Saft: Am färbigen Abglanz haben wir das Leben.' Die Aria 'Erwäge, wie sein blutgefärbter Rücken' in J.S. Bach's Saint John Passion», in A. Clement (ed.), *Das Blut Jesu und die Lehre von der Versöhnung im Werk Johann Sebastian Bachs*, Amsterdam etc. 1995, 205-13.

Dieses blut / brennet und dränget mich in meinem leibe: so gierig ist es / für euch vergossen zu werden / eure blutrote sünde schneeweiß zu waschen. [...] Es ist der rechte Regenboge / der gelb / und purpurfarb scheinet / von blut und wein / da dieser sichtbar / jenes unsichtbar ist. In diesen bestehet der rechte neue Bund: die vergebung der sünden / vereinigung im Geist / und versiglung mit dem Blut [...]. Es ist ein fluß der vergessenheit / und zeugnis / daß GOtt ihrer nimmermehr gedenken will![36]

Greiffenberg refers to Christ's blood as to the rainbow, God's sign of forgiveness and reconciliation in the Covenant (Gen. 9: 13). This rainbow of Jesus' blood also appears in movement 19 from Bach's *St. John Passion* (see below).

Both the Lutheran sacraments are related to the Covenant. Whereas the water of baptism serves as a renewal of the reconciliation of God and man after the Flood[37], the *Abendmahl* is a celebration of the completion of the Covenant through Jesus' bloodshed on the cross. Luther's choral *Christ unser HErr zum Jordan kam* demonstrates how the two sacraments are connected through the Covenant. In verse 1, Luther states that Jesus baptises the believer in the cleansing bath of his blood; the last verse repeats that the water of baptism should be seen by the eye of faith as «a red Flood / coloured by Christ's blood / which heals all damage / inherited from Adam»[38].

Both theologically and liturgically between the two sacraments, however, stands confession. Luther explicitly redefined confession as a confirmation of the mortification of sin in baptism; Lutheran penitence was therefore not only connected to, but also dependent on baptism[39]. Without confession, moreover, participation in the communion was impossible.

As we have seen, the central element of confession was true contrition, which expressed itself through tears[40]. In a «Song of contrition», Salomon Franck makes it clear that the truly repentant believer does not merely cry drops, but rather floods of tears:

---

36. Greiffenberg, *Leiden und Sterben*, 43-4.
37. See E. Dinkler, F. H. Kettler, E. Sommerlath and W. Kreck, «Taufe» in *RGG*, 32245-305.
38. Regarding text and theology of *Christ unser Herr zum Jordan kam* as well as Bach's organ chorale based on this text, see A. Clement, *Der dritte Teil der Clavierübung von Johann Sebastian Bach. Musik-Text-Theologie*, Middelburg 1999, 213-42.
39. See «Taufe» in *RGG*; G. Mensching and P. Meinhold, «Bußwesen» in *RGG*, 5255-93.
40. Regarding confession in Lutheran theology and devotional practice of the sixteenth and seventeenth centuries, see W. D. Myers, *'Poor, sinning folk'. Confession and Conscience in Counter-Reformation Germany*, Ithaca and London 1996, chapter 2.

ACh! weint ihr Augen Tag und Nacht /
Ach! laßt verblaßte Thränen fließen /
Und sie wie starcke Ströhme schießen /
Die Rach' [of God] entbrennt mit gantzer Macht!
[...]
Drum weint ihr Augen für und für /
Gießt Fluthen aus / und nicht nur Tropffen /
Laßt euch Verstockung nicht verstopffen /
Ach weinet fort ihr Augen ihr![41]

Franck's poem is exemplary for penitential poetry of the Baroque, which concentrates almost fully on abundant crying. The most common crying metaphors were those of floods, rivers, baths or lakes of remorseful tears or even blood[42], inspired by biblical imagery taken from the (penitential) psalms, Job's and Jeremiah's Lamentations, Jeremiah 8: 23, Peter's contrition and others. It is interesting to note the link between these floods of tears and the biblical Floods in the Old and New Testaments.

Penitential tears had been considered to be a renewal of baptism through tears since early Christianity; the notion of a 'baptism through tears' (*Tränentaufe*) originates from the third century BC[43]. Though not a sacrament, confession had the same theological weight in protestant liturgy as it had in Catholic rites. Just like the water of baptism, the water of the believer's tears were meant to wash his sins away with the help of God's grace; they renewed baptism and as such confirmed the bond between God and man. Thus, crying floods of tears could remind the remorseful believer of the Floods of water and blood in the Old and the New Testament. Many of the Bible verses referring to penitential weeping have similar connotations (for instance the penitential psalm 51 and Lamentations 3: 48-56). Just like the water of baptism in *Christ unser Herr zum Jordan kam*, the tear floods of contrition should - before the eyes of faith - be mixed with Christ's blood in order to acquire their cleansing effect:

---

41. S. Franck, *Geistliche Poesie*, Weimar 1685, 37-38.
42. Bach's cantata *Mein Herze schwimmt in Blut* (BWV 199) thematises the tears of blood evoked by heartfelt contrition, and the reconciliation with God through the meeting of these tear floods with the blood of Christ. Cf. «Blute nur, du liebes Herz», movement 8 from the *St. Matthew Passion*.
43. See C. Benke, *Die Gabe der Tränen. Zur Tradition und Theologie eines vergessenen Kapitels der Glaubensgeschichte*, Würzburg 2002, 294f., 335ff.

Jedoch müssen wir in in solch Thränen=Wasser [of daily penitence] etliche Tröpfflein von dem Blut JEsu Christi mengen / daß eine Lauge darauß wird / die die Adams Haut recht wegbeist / geschicht / wann wir uns mit leydträgender Seelen im Glauben / durch die Krafft deß Bluts Jesu außsöhnen / auch solche Krafft deß Bluts zu unserer Reinigung empfinden[44].

Summarising, blood and tear metaphors acquired an extended significance in devotional literature of the seventeenth and eighteenth centuries. They grew to be symbols of the loving Covenant between God and man on both an affective and a theological level. Firstly, Jesus' blood and the believer's tears were interpreted as manifestations of the love which was the origin and the result of the Passion history. Secondly, the floods of blood and tears spent during Passion and confession served as remembrance of the Flood in the Old Testament and of the old and new Covenants. The new Covenant between God and man was thus reflected in devotional discourse as an 'exchange of bodily fluids'; the flood of Christ's blood and the flood of the believer's tears meet and establish a physical manifestation of their loving bond. This theme found its most emphatic expression in mystical poetry, in which the bond between Christ and the faithful soul was depicted as a highly emotional and often sensual love relationship. A «Song of tears» by Georg Philipp Harsdörffer illustrates the manner in which the theology of the Covenant was conveyed in the individualised, emotional language of Lutheran mysticism:

> O Liebesquell! O Freudenflamm!
> O Bußerpreßte Thränen!
> Ihr fallet in das Hertz zusamm/
> Die Sünde zu versöhnen.
> Gleichwie der Schmied erhitzt die Glut/
> Besprützend selbe mit der Flut;
> So brennt der Thränen=Regen;
> Der von der Reu entstanden ist;
> Die in uns wircket Jesus Christ/
> Mit reichen Liebes=Segen[45].

44. Müller, *Himmlischer Liebes=Kuß*, 368.
45. G. Ph. Harsdörffer, «Thränen=Lied» in J. M. Dilherr, *Göttliche Liebes=flamme: Das ist / Christliche Andachten / Gebet und Seufftzer / über das Königliche Braut=Lied Salomonis / Darinnen ein Gottseliges Hertz / fürnemlich zu eiveriger Betrachtung der unverschuldeten Liebe Christi / und seiner schuldigen Gegen=liebe / wird angemahnet*, Amsterdam 1672, 173.

Blood and tears in J.S. Bach's vocal work

Blood and tears flow abundantly in both text and music of Johann Sebastian Bach's vocal works. As an illustration of the way in which Bach correlated his composing to the theological doctrines he was conveying, I shall briefly analyse a few movements from his passions.

Picander's libretto for the *St. Matthew Passion* incorporates the personal, often very emotional reactions of the individual believer to the events of the Passion. As in the devotional literature studied in this article, the reflection on Jesus' suffering, his bleeding and the love which underlies it frequently evokes floods of tears. The believer's heart swims in tears upon the installation of the Supper in movement 12, the soprano arioso «Wiewohl mein Herz in Tränen schwimmt»:

Wiewol mein Herz in Tränen schwimmt,
Daß Jesus von mir Abschied nimmt
So macht mich doch sein Testament erfreut:
Sein Fleisch und Blut, o Kostbarkeit,
Vermacht er mir in meine Hände.
Wie er es auf der Welt mit denen Seinen
Nicht böse können meinen,
So liebt er sie bis an das Ende

The flowing triplets in parallel thirds and sixths in the oboe d'amore parts – instruments with an obvious affective connotation – have been described as «waves of heartfelt love moved to tears by the absence of Jesus»[46]:

---

46. M. P. Bangert, «'This is my Blood of the New Testament'. The Institution of the Lord's Supper in Bach's Matthew Passion: An Exemplar for Hearing the Passion» in Clement, *Blut Jesu*, 221.

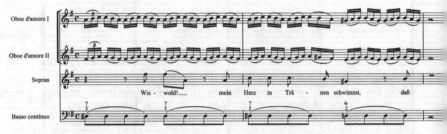

J.S. Bach, «Wiewol mein Herz in Tränen schwimmt» (*St. Matthew Passion*, mvt. 12), bars 1-2[47].

The triplets are evidently musical depictions of the believer's tears; the fact that these are not only sad tears of mourning and contrition, but also tears of (bittersweet) love for Jesus is conveyed musically through the 'sweet' consonant sound of the parallel thirds throughout this arioso.

In movement 52, the soprano aria «Können Tränen meiner Wangen», the believer expresses compassion and contrition after the violent descriptions of Jesus' flagellation, emotions expressed physically in tears:

Können Tränen meiner Wangen
Nichts erlangen,
O, so nehmt mein Herz hinein!
Aber laßt es bei den Fluten,
Wenn die Wunden milde bluten,
Auch die Opferschale sein!

In a typically mystical metaphor[48], the believer expresses his desire to participate emotionally in both the flagellation and the love of which Jesus' sacrifice is a proof. The believer prays that Jesus' loving and reconciliating blood would flow directly into his heart, to generate forgiveness, love and mystical unification there. The tears of the believer are represented musically in syncopated vocal motives (so-called sigh-figures). Again, these tears are not only aroused by sorrow and contrition, but also by love; the *andante* tempo and the repeated cadences on the (minor) tonic g in the violin part soften the sad affections in the text:

---

47. I would like to thank Norbert Bartelsman for digitally processing my musical examples.
48. A. Langen, *Der Wortschatz des deutschen Pietismus*, Tübingen 1954.

'LET TEARS OF BLOOD RUN DOWN YOUR CHEEKS'

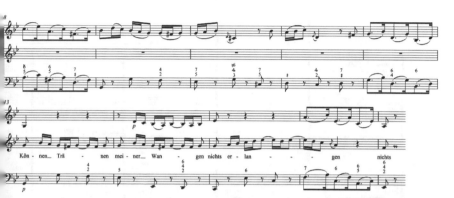

J.S. Bach, «Können Tränen meiner Wangen» (*St. Matthew Passion*, mvt. 52), bars 8-17.

In Bach's *St. John Passion*, both Christ's bloodshed and the tears of the repentant soul are linked explicitly to the Covenant. Movement 20, the tenor aria «Erwäge, wie sein blutgefärbter Rücken», can be compared to the statement of Greiffenberg quoted above: The rainbow of the Covenant appears upon Christ's bloodshed, which washes away the sins of the world like a second flood[49]:

> Erwäge, wie sein blutgefärbter Rücken
> In allen Stücken
> Dem Himmel gleiche geht!
> Daran, nachdem die Wasserwogen
> Von unsrer Sündflut sich verzogen,
> der allerschönster Regenbogen
> Als Gottes Gnadenzeichen steht.

The floods of Christ's blood are represented musically in a manner very similar to the floods of tears in both movements from the *St. Matthew Passion* described here: word painting motifs consisting of flowing sixteenth- and thirtysecond notes combined with sigh-figures move in parallel thirds and sixths in two viola d'amore parts (note, again, the affective significance of the instrumentation). Whereas the aria is in a minor key (c), and the tempo is slow, the aria's harmony is consonant, to indicate the affective simultaneity of sorrow and joy. On the word «Regenbogen», Bach establishes a large musical bow depicting the rainbow of the Covenant:

---

[49]. Regarding the theology of this aria text see also Pelikan, «Blut ist ein ganz besondrer Saft».

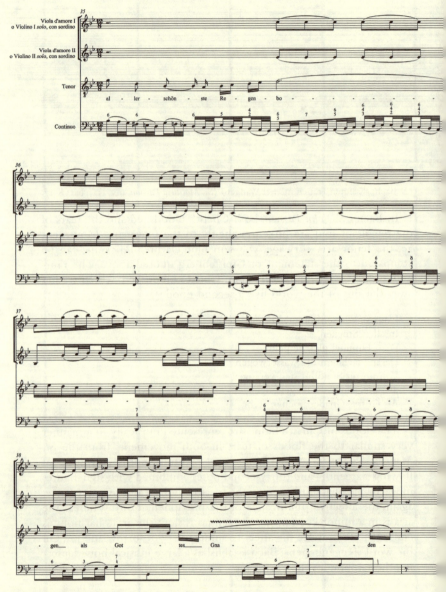

J.S. Bach, «Erwäge, wie sein blutgefärbter Rücken» (*St. John Passion*, mvt. 20), bars 35-38.

The believer's tear flood follows after Jesus' death on the cross in movement 35, the aria «Zerfließe, mein Herze, in Fluten der Zähren»:

Zerfließe, mein Herze, in Fluten der Zähren,
dem Höchsten zu Ehren!
Erzähle der Welt und dem Himmel die Not:
Dein Jesus ist tot!
Zerfließe, mein Herze, in Fluten der Zähren,
dem Höchsten zu Ehren!

Just like Rambach prescribed (see above)[50], these «floods of tears» are signs of the believer's loving sadness and true penitence aroused by Christ's vicarious penance. Significantly, the believer's tears are described as new Floods in Barthold Heinrich Brockes original libretto for the *St. John Passion*: «Ersticke / Gott zu Ehren / In einer Sündfluht bittrer Zähren»[51].

Whereas the text of this aria speaks only of the sorrow and remorse caused by Jesus' passing, Bach softens these emotions by adding musical elements of love to the expressions of grief. As elsewhere, syncopated sigh-motifs moving in parallel thirds and sixths depict the tear floods of the believer in the flute-, hobo- and soprano parts. Other representations of sadness are the slow tempo, the (f) minor key and the repetitive descending lines in the bass part ('lamento bass'). Simultaneously, the generally consonant harmony, the triple measure and the third- and sixth parallels function as musical expressions of love:

---

50. Bach owned Rambach's *Thränen und Seufzer JESU CHRISTI*, cf. R. Leaver, *Bachs theologische Bibliothek: eine kritische Bibliographie. Bach's theological library: a critical bibliography*, Neuhausen/Stuttgart 1983 (Beiträge zur theologischen Bachforschung, 1).
51 B. H. Brockes, *Der / Für die Sünde der Welt / Leidende und Sterbende JESUS / Aus Den IV. Evangelisten [...] In der Fasten=Zeit Musicalisch aufgeführet*, Frankfurt/M. 1716, 37. Regarding this passage cf. E. Axmacher, *«Aus Liebe will mein Heyland sterben.» Untersuchungen zum Wandel des Passionsverständnisses im frühen 18. Jahrhundert*, Neuhausen/Stuttgart 1984 (Beiträge zur theologischen Bachforschung 2), 131ff.

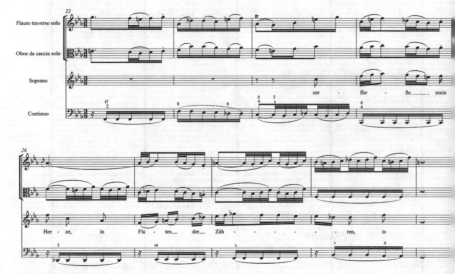

J.S. Bach, «Zerfließe, mein Herze» (*St. John Passion*, mvt. 35), bars 22-29.

Naturally, much more can be said about Bach's musical representations of the floods of blood and tears in contemporary Passion and contrition theology[52]. I hope to have demonstrated, however, that the imagery of blood and tear floods were treated just as consistently in devotional music as they were in literature. In all the examples described here, Bach depicts the floods of blood or tears in flowing motifs in faster notes, whose sad affects are softened by movements in parallel thirds and sixths. The recurring combination of minor keys and andante tempo with harmonic consonance further illustrates the affective simultaneity of sorrow and joy which the floods of blood, tears *and* love indicate theologically. The abundant floods of blood and tears in devotional literature thus gained conscientious musical equivalents. In both arts, the seemingly exaggerated language of baroque mystical love discourse was used to convey the theological doctrine of the Covenants in the Old and New Testaments. This development resulted in literary and musical imagery of blood and tear floods which confirmed both the Covenant and the love which underlay this bond between God and mankind.

52. Regarding Bach's musical depiction of tears see also U. Ringhandt, *Sunt lacrimae rerum. Untersuchungen zur Darstellung des Weinens in der Musik*, Berlin 2000, 159-190.

Thomas Schauerte

WALLDÜRN

ANMERKUNGEN ZUR BAROCKEN WALLFAHRTSKIRCHE
ZUM HL. BLUT UND IHRER AUSSTATTUNG

Die Wallfahrt und ihre Legende

Im Jahre 1930 beging die Stadt Walldürn im Odenwald feierlich das 600-jährige Wallfahrtsjubiläum, doch muss zur Frühgeschichte der Heiligblutwallfahrt festgestellt werden, daß die legendarische Entstehung für 1330 urkundlich nicht belegbar ist. Wahrscheinlicher noch wäre die historiographische Alternative 1408, doch sind Nachweise für einen lebhafteren Wallfahrtsbetrieb − und auch dieser zunächst nur mit Zuspruch aus der unmittelbaren Umgebung − kaum vor 1500 nachweisbar[1]. Kirchengeschichtlich herrschte ein rechtlicher Schwebezustand, der in der weltlichen Oberhoheit des Erzstiftes Mainz einerseits und der seelsorgerlichen Zuständigkeit des benachbarten Bistums Würzburg andererseits bestand; erst das Jahr 1656 verzeichnet eine Klärung zugunsten von Mainz, dem nun auch die Besetzung der wohlhabenden Pfarrei oblag.

Die Bezeichnung «Heiligblut-Wallfahrt» lässt zunächst unweigerlich an die Aufbewahrung und Verehrung von Partikeln jenes Blutes denken, das Christus selbst bei seinem Erlösungstod vergossen hatte, wie dies etwa im oberschwäbischen Weingarten der Fall ist. Betrachtet man unter diesem Gesichtswinkel die Walldürner Heiligblut-

---

1. Vgl. zur Geschichte der Wallfahrt noch immer grundlegend W. Brückner, *Die Verehrung des Heiligen Blutes in Walldürn. Volkskundlich-soziologische Untersuchungen zum Strukturwandel barocken Wallfahrtens*, Aschaffenburg 1958 (Veröffentlichungen des Geschichts- und Kunstvereins Aschaffenburg 3); soweit nicht anders angegeben, beruhen die Referenzen zur Geschichte der Wallfahrt auf seinen Forschungen; vgl. dazu auch Id., *Wallfahrts- und Pfarrkirche Walldürn* (Kunstführer Nr. 774, erstmals 1963), Regensburg 2002[8]; schließlich seine gesammelten späteren Beiträge zu diesem Thema in Id., *Kulturtechniken. Nonverbale Kommunikation, Rechtssymbolik, Religio carnalis*, Würzburg 2000 (Gesammelte Schriften 9).

Gebete, wie sie bis in die Gegenwart gepflegt werden, dann lässt dies auch hier unweigerlich den Schluss zu, es werde in Walldürn tatsächlich eine Ampulle mit dem Blut Christi verehrt: Bis in den unscheinbarsten Nebensatz hinein wird ausschließlich vom Blut Christi bzw. vom Vollzug der Transsubstantiation des Meßweines gesprochen, während der eigentliche Gegenstand der Verehrung selbst keine ausdrückliche Erwähnung findet. Bei diesem handelt es sich um ein geweihtes Kelchtuch, auf dem sich infolge sträflicher Unachtsamkeit eines Priesters durch verschütteten Messwein der Gekreuzigte inmitten von elf dornengekrönten Christusköpfen ('Veroniken') abbildete[2]. So heißt es etwa im Eröffnungsgebet der aktuellen Auflage der 'Blutandacht', die man als Oktavheft vor Ort erwerben kann:

Sei gegrüßt, Du kostbares Blut unseres Herrn, am Kreuz vergossen als lauterstes Zeichen Seines Gehorsams gegen den Vater und Seiner Liebe zu den Menschen[3].

Die dort allgegenwärtige Wendung des vergossenen oder fließenden Blutes ruft in den Texten also wieder und wieder das Bild der Passion ins Gedächtnis. Dies bezieht seine Berechtigung aus der vollkommenen Gleichsetzung des gewandelten Meßweins mit dem realen Blut Christi[4], wie sie der zeitweilig in Walldürn selbst wirkende Kapuziner und vielgelesene geistliche Schriftsteller Martin von Cochem in seiner überaus verbreiteten, erstmals 1698 erschienenen 'Meß=Erklärung' dem Gläubigen in eindringlichen Worten nahebringt[5]:

---

2. Das Corporale ist ein quadratisches weißes Leinentuch von etwa einem halben Meter Saumlänge, auf dem während der Wandlung von Brot und Wein die Hostie ruht. Es verleiht der Vorstellung von der Realpräsenz Christi in der Hostie Ausdruck, die dadurch so kostbar wird, daß sie eben nicht wie ein gewöhnlicher Gebrauchsgegenstand einfach «abgelegt» werden kann. Da das Corporale schon frühzeitig eigens geweiht werden musste, verbanden sich mit ihm seit jeher volkstümlicher Wunder- und Aberglaube und entsprechende Verehrung.
3. *Walldürner Blutandacht*, ed. vom Katholischen Pfarramt St. Georg, Walldürn o. J., 4.
4. Die meisten Blutwunder ereigneten sich infolge frevelhafter Verletzungen oder Missbräuchen von Hostien oder Kruzifixen, die daraufhin als Zeichen der Realpräsenz Christi dessen Blut verströmten, vgl. S. Fritsch, *Blutwunder und Hostienfrevel*, in *Zeichenstein und Wunderbaum. Österreichs Kirchen und Klöster in ihren Ursprungslegenden*, Kat. Ausst. Stiftsmuseum Klosterneuburg, Klosterneuburg 2000, 31-38.
5. Martin von Cochem, *Medulla missae Germanica. Das ist Meß Erklärung Über Hönig süß* [...], Köln (Hermann Mertens) 1736³; vgl. zu seiner Person Stw. 'Martin von Cochem' in *Enzyklopädie des Märchens*, IX (1997), 345-58 (W. Brückner).

Wunderlich ist es auch zu hören

[...] / daß die Händ / Füß und Seiten Christi in der Meß geistlicher Weiß verwundet / und widerumb Blutfliessend werden. [...] Dasselbige Blut / welches aus der Seithen Christi geflossen / ist im Kelch [...][6].

Und weiter verweist er auf die – bis heute ja unverändert gesprochenen – Worte der Wandlung:

Dise Wort sprechen auch alle Priester auß dem Geheiß Christi: sie sprechen aber selbige nicht allein narrativè, das ist / Erzehlungs = Weiß / als wolten sie am Altar nur erzehlen / was Christus über dem Kelch gesprochen habe. [...] sonder die Priester sprechen dise Wort auch assertivè, Bestättigungs = Weiß: nemblich daß seye die Wahrheit [...]: da nemblich der Wein in das warhafftige Blut Christi verwandlet wird[7].

Dennoch ist das Blut Christi nicht im materialen, sondern nur im übertragenen Sinne Gegenstand der Verehrung, wie der Wunderbericht Martins (Cap. 10, § 2) unter der betont emotionalisierenden Überschrift Wie das H. Blut für uns schreye referiert: Es sei eine der Gnaden und Wohltaten für die Meßbesucher, «[...] daß das Göttliche Blut Christi / wann es auff dem Altar vergossen wird / für sie zu Gott schreye / und ihnen Barmhertzigkeit erbitte»[8]. Diese Segenswirkung des Blutes belegt Martin nun durch mehrere Beispiele jener seit dem 13. Jahrhundert «epidemisch auftretende(n) Eucharistiemirakel»[9], so zunächst durch die Bekehrung einer Zweiflerin durch ein Corporale, auf dem ein Priester durch Unachtsamkeit mit dem Messwein Blutflecken verursacht habe, wie Cäsarius von Heisterbach – damit die Walldürner Legende im Kern vorwegnehmend – um 1220 berichtet[10]. Bei Martin von Cochem folgt nun die Blutwunder-Erzählung der berühmten 'Messe von Bolsena', bei der von einer Hostie in den Händen eines zweifelsüchtigen Priesters das Blut «[...] gleich wie ein zarter Regen von den Wolcken herab tröpfflet» und das Corporale schließlich fast völlig durchtränkt. Das anwesende Volk hielt mit seiner Erschütterung nicht hinterm Berg, indem es

---

6. Martin, *Meß=Erklärung*, 154.
7. *Ibid.*
8. Der Geistliche adaptiert hier das auch heute noch geläufige Bild der «zum Himmel schreienden» Sünden, gegen die das Blut Christi im Meßopfer anschreie, wie das vergossene Blut Abels einst zu Gottvater geschrien habe. *Ibid.*, 169.
9. W. Brückner, *Liturgie und Legende. Zur theologischen Theorienbildung und zum historischen Verständnis von Eucharistie-Mirakeln*, in Id., *Kulturtechniken*, 460.
10. Martin, *Meß=Erklärung*, 155 ss.

[...] anfieng laut auffzuschreyen: O heiliges Blut! was bedeutet diß? O göttliches Blut! Wer ist Ursach deiner Vergießung? [...] O rosenfarbes blut! fliesse auff unsere Seelen / und reinige unsere Macklen. O kostbares blut! verzeyhe uns unsere Sünden / und schreye zu Gott um barmhertzigkeit[11].

Auf dieses Wunder wurde dann legendarisch die Einsetzung des Fronleichnamsfestes 1264 als dem eigenen Hochfest des Altarsakraments zurückgeführt.

In diese Fronleichnamsoktav sollte nachmals auch die alljährliche Hochphase der Walldürner Blutwallfahrt fallen, deren Schilderung bei Martin den folgerichtigen Abschluss des Blut-Kapitels bildet:

[...] Anno 1330. [hat] Otto der Pfarrer selbigen Orts unter der H. Meß den consecrirten Kelch auß Unachtsamkeit umgestossen / und das hochheilige Blut auff das Corporal vergossen [...]. Sihe Wunder! Alsbald erschiene in Mitten desselbigen Christus am Kreuz hangend / und zu beyden Seyten des Crucifix eylff gecrönte und mit Blut überronnene Häupter Christi / so natürlich und künstlich / daß kein Mahler dergleichen mit Farben hätte abmahlen können[12]. Uber diß grosse Mirackel erschracke der Pfarrer so gar / daß er erzitterte / und sich einer grossen straff Gottes und seiner Obrigkeit beförchtete. Nach vollendeter Meß / als alles Volck auß der Kirchen gangen / brache er einen stein auß dem Alltar / steckte das blutige Corporal hinein / und vermachte das Loch / so gut er könte. Gleichwol hatte er nimmer ruhe in seinem Gewissen / und nahme diß geschicht so gar zu Hertzen / daß er darüber in eine tödtliche kranckheit fiele. Er geriethe endlich in schwere todts=nöthen / und ward an Leib und Seel so hart gepeiniget / daß er zu sterben verlangte. Da er nun lang mit Todt ringend weder leben noch sterben konnte / gedachte er bey sich / daß ihm dise bittere todts=nöthen daher entstünden / dieweil er das H. Corporal vergraben und versteckt hatte. Wegen dessen liesse er einen benachbarten Pfarrer beruffen / beichtete ihm seine begangene Unachtsamkeit in Verschüttung des H. Kelchs / und erzehlte ihm / wohin er das blutige Corporal versteckt hatte. Nach dessen Todt suchte gemelter Pfarrer das H. Corporal / küste es mit hertzlicher Andacht / und zeigte es allem Volck / mit Erzehlung / wie diß Mirackel geschehen seye. Auff daß aber diß Wunder bestättiget würde / truge er es zu der geistlichen Obrigkeit / und auß deren Geheiß nach Rom zu dem damhligen [sic] Pabst Urbano V. welcher diß Mirackel bekräfftiget / und allen / so es besuchen würden / Ablaß verlyhen hat.

11. *Ibid.*, 164.
12. Die früheste Holzschnittdarstellung des Blutcorporales von 1589 legt die Elfzahl der *Veronikae* um das Kruzifix und damit das seither unveränderte Signet der Wallfahrt verbindlich fest: Es referiert leicht fasslich und piktogrammartig das Wundergeschehen um den vergossenen Messwein und wird bei den großen traditionsreichen Fußwallfahrten noch heute vorweggetragen.

Bereits damals scheint es allerdings schwer gewesen zu sein, die Wundererscheinung auf dem Corporale noch zu identifizieren, denn Martin fügt an, daß

[...] man zwar zu jetziger Zeit die H. Häupter nicht eben klärlich sehen kann; Dannoch so man bey dem noch ganz unverwesenem H. Corporal stehet / so sihet man noch mer etliche Flecken an denjenigen Orthen / wo die H. Häupter gewesen seynd.

Nüchterner sprach zu Zeiten der Aufklärung – wenngleich als gläubiger Katholik und mehrfacher Walldürn-Besucher – Clemens Brentano 1804 von dem «wunderthätige[n] Kelchtuch [...], welches einem Alten Lümpchen ähnlich sieht da von dem Blut nichts mehr zu sehen ist»[13]. Eine Untersuchung mit ultraviolettem Licht im März 1950 ergab zwar keine Blutspuren auf dem Corporale selbst mehr, doch hatte sich auf das hinterfangende Tuch aufgrund chemischer Veränderungen in der Lichtdurchlässigkeit des Corporales das Negativbild des Gekreuzigten projiziert[14].

Die bei Martin zitierte Bulle von 1445 ist als Abschrift erhalten. Darin bestätigte Papst Eugen IV. am 31. März die Walldürner Wallfahrt,

[...] weil allda das wunderwerkliche Blut Christi in einem Corporale in der Form und Gestalt, in der Christus an dem Holze des gnadenreichen Kreuzes gehangen, auch mit mannigfaltigen Figuren der Veronika, erscheint [...][15].

Ein Jahr später sollte derselbe Papst – gegen den Rat des Nikolaus von Kues[16] – Ablass für eine andere Wallfahrt ausstellen, die als die berühmteste Blutwallfahrt des Spätmittelalters jenen Spitzenrang beanspruchte, den Walldürn erst seit Ende des 16. Jahrhunderts und vor allem im Barockzeitalter dann für sich reklamieren konnte[17]. Indessen verzichtete Martin von Cochem auf die Erwähnung der 'Sensationswallfahrt' im brandenburgischen Wilsnack, von der hier

---

13. *Clemens Brentano. Sämtliche Werke und Briefe*, XXXI: Briefe III. 1803-1807, ed. von L. Kinshofer, Stuttgart, Berlin, Köln 1991, 347.
14. Vgl. die Angaben zur Untersuchung bei Brückner, *Walldürn*, 34.
15. Übersetzung des 19. Jahrhunderts nach einer Abschrift der Bulle von 1571, abgedruckt bei P. Assion, «Aus der Geschichte der Walldürner Wallfahrt», in Id. (ed.), *650 Jahre Wallfahrt Walldürn*, Karlsruhe 1980, 14.
16. Brückner, *Walldürn*, 38.
17. *Ibid.*, 22. Vgl. auch *Wallfahrts- und Pfarrkirche Walldürn*.

die Rede ist, bei seiner Aufzählung. Dort hatten zwar 1383 fünf Hostien einen Kirchenbrand unversehrt überstanden und in der Folge Heilungswunder bewirkt. Doch kein geringerer als Jan Hus gutachtete 1405 über die Echtheit des Wilsnacker Blutwunders und kam bereits 20 Jahre nach dem Geschehen zu einem negativen Ergebnis[18]. Nach zunächst schwindelerregendem Zulauf hatte dann bereits die Reformation der Wallfahrt ein rasches Ende bereitet.

Fast das gesamte 16. Jahrhundert hindurch blieb der Ruf Walldürns weiterhin regional begrenzt, bis im Zuge der Gegenreformation der stark jesuitisch geprägte Jodocus Hoffius als Seelsorger in Walldürn über 40 Jahre hinweg energisch für eine Neubelebung der Wallfahrt sorgte. 20-30000 Pilger erschienen nun auch aus ferneren Gegenden des Reiches an den auf drei erweiterten besonderen Blut-Feiertagen um Fronleichnam. Dies erhöhte nicht zuletzt den ohnehin überdurchschnittlichen Wohlstand der Pfarrei in einer ansonsten eher kargen Gegend nachhaltig.

Auch danach erleichterte es ein vergleichsweise glimpfliches Schicksal während des Dreissigjährigen Krieges, die erlittenen Einbrüche nicht nur zu überwinden, sondern ein erneutes Aufblühen zu ermöglichen, das während des ganzen 18. Jahrhunderts anhielt: Zur Neuweihe der Wallfahrtskirche 1728 erschienen in Walldürn innerhalb der nun auf 14 Tage erweiterten Festzeit der Reliquienweisung eine solche Masse von Pilgern, daß man 116000 ausgeteilte Kommunionen[19] und an die 7000 gehaltene Messen zählte. Die Stadt war so überfüllt, daß man für ein notdürftiges Obdach die Kirche auch nachts geöffnet halten musste[20].

Diese beiden ausgeprägten Glanzzeiten haben ihre äußere Entsprechung zunächst im vergrößernden Kirchenumbau von 1626 und im Blutaltar von Zacharias Juncker, schließlich in jenem barocken Neubau von 1693 bis 1728 gefunden (Abb. 1), der noch heute das architektonische und geistliche Wahrzeichen Walldürns ist. Die Wallfahrts- und Pfarrkirche St. Georg wurde 1962 durch Papst Johannes XXIII. zur Basilica minor erhoben.

---

18. P. Browe, *Die eucharistischen Wunder des Mittelalters*, Breslau 1938, 166 s.

19. Da die katholische Kirche die tägliche Einnahme der Kommunion als möglich ansieht, ist diese Zahl nicht mit der tatsächlichen Zahl der Wallfahrer gleichzusetzen.

20. Zu den beiden vorstehenden Absätzen vgl. Brückner, *Walldürn*, 48-62 und 109-22.

Die vorbarocken Bauten

Das bis heute bestehende Patrozinium St. Georg wurde besonders für Kapellen von Adelsburgen bevorzugt und verweist auf den funktionalen Zusammenhang mit der einst ausgedehnten Burganlage der Herren von Dürn, deren Reste im benachbarten Schloß, der heutigen Gemeindeverwaltung, fortleben[21].

Die Sakristei der Zeit um 1650 mit dem eigenwilligen Pagodendach birgt den spitzbogigen Zugang zum Untergeschoß des Nordturmes, das deutlich unter deren Bodenniveau liegt und einst die gleiche Funktion erfüllte. Sein Kreuzrippengewölbe weist ihn ebenso wie die zwei darüberliegenden Geschosse mit der ehemaligen Glockenstube in den Beginn des 14. Jahrhunderts, als die einstige Pfarrkirche wohl als schlichter Saalbau mit eingezogenem $^3/_8$-Chor errichtet worden war, wie der gegen 1697 gefertigte Riss zeigt (Abb. 2)[22]. 1958 traten bei Bauarbeiten im Chor Reste eines vermutlich stauferzeitlichen Vorgängerbaus zutage[23].

Eine erste Erweiterung der bestehenden kleinen Kirche ist für 1497 belegt, der Anbau der oblongen Wallfahrtskapelle, dem heutigen Nordquerhaus, erfolgte dann mit der ersten großen Blüte der Wallfahrt 1626. Sie steht stilistisch unter dem Eindruck des ausgreifenden, prononçiert gegenreformatorischen Bauprogramms unter dem Würzburger Fürsterzbischof Julius Echter von Mespelbrunn[24]. Der Echter-Stil kann vor allem in seinem Baudekor als repräsentativ für jene Spätrenaissance manieristischer Prägung um 1600 angesehen werden, wie sie das Portal des Nordquerhauses von 1626 vorträgt. Die Architektur bedient sich dabei jedoch konsequent gotischer Formen wie Kreuzrippengewölbe, Polygon-Chorschluss, Fenstermaßwerk, Spitzbogen oder Strebepfeiler als bewußte Anknüpfung an die Zeiten der vorreformatorischen kirchlichen Einheit. Im Falle Walldürns traf sich

---

21. Vgl. zur älteren Baugeschichte A. von Öchelhäuser, *Die Kunstdenkmäler der Amtsbezirke Buchen und Adelsheim*, Tübingen, Leipzig 1901 (Die Kunstdenkmäler des Großherzogthums Baden, Abt. 3, Bd. IV: Kreis Mosbach), 107 ss.
22. K. Lohmeyer, *Die Wallfahrtskirche zum Heiligen Blut in Walldürn*, Augsburg 1929 (Deutsche Kunstführer 43), Abb. 2.
23. W. Brückner, *Wallfahrts- und Pfarrkirche Walldürn* (Kunstführer 774), München 1991[7], 3.
24. Vgl. dazu demnächst: B. Schock-Werner, *Die Bauten im Fürstbistum Würzburg unter Julius Echter von Mespelbrunn 1573-1617. Struktur, Organisation, Finanzierung und künstlerische Bewertung eines umfangreichen Bauunternehmens der Gegenreformation*, Regensburg 2005.

dies mit dem offensichtlichen Wunsch, den ursprünglichen Gnadenort mit dem überlieferten Standort des Heiligblut-Altars erkennbar beizubehalten. Durch die Hanglage auf einem abgesprengten Felsplateau waren einem vollständigen Neubau offenbar Grenzen gesetzt, sodaß der Gnadenaltar nicht etwa im Zentrum der Vierung zu stehen kommen konnte, wie dies im würzburgischen Dettelbach der Fall war [25]. Doch letztlich konnte auch dieser unregelmäßige und zudem recht kleine Bau die wachsenden Pilgermassen im 17. Jahrhundert nicht mehr bewältigen und entsprach wohl auch nicht dem Anspruch einer Wallfahrt von mittlerweile reichsweitem Zuzug.

Der Barockbau

Initiator des Baues ist in den Jahren 1698 bis 1728 einer der mächtigsten Männer des Reiches: Graf Lothar Franz von Schönborn, Fürstbischof von Bamberg, zugleich als Fürsterzbischof von Mainz erster der Kurfürsten und Kanzler des Heiligen Römischen Reiches (1693/1695-1729). Er ist zugleich der bedeutendste Förderer von Architektur und Bildenden Künsten innerhalb seiner an baubegeisterten Mäzenen ohnehin reichen Familie. Doch verbanden den Kirchenmann seit seiner Jugend als Aschaffenburger Jesuitenzögling auch persönliche, deutlich spirituell geprägte Beziehungen mit der Blutwallfahrt am äußersten Ende des Mainzer Fürstbistums [26]. Sein Vertreter vor Ort ist Johann Franz Sebastian von Ostein, mainzischer Oberamtmann im nahen Amorbach. Vor diesem Hintergrund, aber auch vor dem eines weiter gefassten kirchenpolitischen Engagements, innerhalb dessen die Wiederbelebung des Wallfahrtswesens einen wichtigen Stellenwert einnahm, ist der Neubau von Walldürn zu sehen [27].

Er erhebt sich über dem Grundriss des lateinischen Kreuzes als breit gelagerter Wandpfeilersaal mit dreiseitig schließendem Chor, mit Emporen und Seitenkapellen im Langhaus, ausladendem Querhaus und Chorwinkeltürmen (Abb. 3). Der Lichtgaden in der Gewölbezone

---

25. 1610-1613; auch dort ist der 1506 geweihte Chor vollständig erhalten und stilistisch fast konform in den Neubau einbezogen worden.
26. F. Jürgensmeier, «Lothar Franz von Schönborn (1655-1729), ein Verehrer des Heiligen Blutes von Walldürn», in Assion, *Walldürn*, 53-68, hier 54.
27. F. Jürgensmeier, «Politische Ziele und kirchliche Erneuerungsbestrebungen der Bischöfe aus dem Hause Schönborn im 17. und 18. Jahrhundert», in *Die Grafen von Schönborn. Kirchenfürsten, Sammler, Mäzene*. Katalog der Ausstellung Germanisches Nationalmuseum Nürnberg, Passau 1989, 16.

lässt den Raum basilikal erscheinen, doch handelt es sich in den Abseiten nicht um Seitenschiffe, sondern um Folgen von je vier Kapellen, die keine Verbindung zueinander aufnehmen und die zudem optisch vom Gemeinderaum deutlich abgeschnürt sind (Abb. 4)[28].
Der seit dem frühen Christentum bewährte Bautyp der Emporenbasilika, den der erste Raumeindruck suggeriert, war schon während des 17. Jahrhunderts kaum noch gebräuchlich und beschränkt sich auf wenige Beispiele[29]. Maßgeblich wird seit dem Bau der 1663 begonnenen Münchner Theatinerkirche St. Kajetan vielmehr der römische Saalbautypus mit Abseitenkapellen statt der Seitenschiffe, vor allem aber in seiner Fortentwicklung als 'Wandpfeiler-Emporensaal'[30].
In einem kenntnisreichen Aufsatz ist es Kitzing-Bretz unlängst gelungen, die Architektur Walldürns auf plausible Weise enger mit dem Werk der Dientzenhofer in Verbindung zu bringen, als dies bislang möglich war[31]: In der Zisterzienser-Abteikirche Waldsassen erreicht ab 1681/82 das Münchner Vorbild jene Ausprägung, die durch die Bereicherung um eine Emporenzone im Aufriss der Langhauswand den Walldürner Raumtyp zumindest dem Grundsatz nach vorgibt. Damit ist zugleich der erste von mehreren Berührungspunkten gegeben, die die Walldürner Architektur mit der in Böhmen, Bayern und Franken berühmten Baumeisterfamilie der Dientzenhofer verbindet, denn unter dem Prager Architekten und Bauunternehmer Abraham Leuthner war damals der älteste der Brüder, Georg (1643-1689), der ausführende Palier in Waldsassen.
Trotz dieser deutlichen Bezüge bleibt Walldürn in der Ausführung

---

28. Dabei ist jedoch festzuhalten, daß die erhaltenen Pläne im Fürstlich Leiningenschen Archiv in Amorbach ganz offensichtlich zunächst noch mit einem Neubau als (Emporen-?)Basilika rechneten: Vgl. den Grundriss (Abb. 1), der quadratische Säulenbasen, aber keine Seitenkapellen zeigt; eindeutig auch in diesem Sinne die Abbildungen 4 und 5 bei M. Kitzing-Bretz, «Die ehemalige Jesuitenkirche St. Martin in Bamberg als Vorbild für die Wallfahrtskirche in Walldürn und die ehemalige Jesuitenkirche in Heidelberg», *Der Odenwald*, 41 (1994), H. 1, 3-33; H. 2, 57-66.
29. Die 1678 begonnene Benediktiner-Abteikirche Tegernsee hat keine Emporen, während der Nachfolgebau in Benediktbeuern als Werk des dilettierenden Abtes Placidus Mayr statt der Obergadenfenster Apostelfiguren besitzt, vgl. B. Schütz, *Die kirchliche Barockarchitektur in Bayern und Oberschwaben 1580-1780*, München 2000, 66 s. Dagegen erfolgt der Neubau der Abteikirche im nahen Amorbach in Anlehnung an den romanischen Vorgängerbau noch 1742-47 als Basilika, während die dortige Pfarrkirche – ohne einen gleichgearteten Vorgängerbau – als echte Halle noch 1751-1753 den bevorzugten Raumtyp der Spätgotik aufgreift. Hier könnte die Nähe zum barocken Hallenbau der Klosterkirche Schöntal a. d. Jagst anregend gewesen sein.
30. Schütz, *Barockarchitektur*, 42-50.
31. M. Kitzing-Bretz, *Jesuitenkirche*, 3-33 passim.

als Werk Lorenz Gassners aus Amorbach, eines Baumeisters von nachgeordnetem Rang, hinter der architekturgeschichtlich bedeutenden Vorgabe in Waldsassen merklich zurück. Dies betrifft zunächst vor allem die ovale Öffnung der Waldsassener Kapellenräume zum darüberliegenden Emporenjoch im Gewölbescheitel; sodann die dortige Wandgliederung durch doppelte Kolossalpilaster, und schließlich auch die Deckenstruktur: Während in Waldsassen die Abfolge flacher Pendentifkuppeln mit Steigerung zur Vierung hin bestimmend ist, schließt der Raum in Walldürn mit einem einfachen Kreuzgratgewölbe, einer schlichten, angesichts der breiten Proportionen des Langhauses aber auch stabilen Deckenform. Sie mutet jedoch reichlich konventionell an und ist zu dieser Zeit in anspruchsvolleren Sakralbauten so gut wie nirgends anzutreffen. So spricht denn auch die Vierungskuppel im Walldürner Raumeindruck kaum mit.

Dennoch bleibt festzuhalten, daß der Bau in Walldürn in mehr als einer Hinsicht mit Georg Dientzenhofers jüngerem Bruder Leonhard (1660-1707) in Verbindung zu bringen ist: Dieser bewirbt sich im November 1697, als der entscheidende Impuls zum Walldürner Neubau bereits gegeben war, gerade angelegentlich um die vakante Stelle des kurmainzischen Hofbaumeisters. So macht er Anfang September 1698 vom Kloster Schöntal im Jagsttal aus, wo er später die Bauleitung über die neuen Konventbauten bekommen sollte, dienstbeflissen einen Abstecher ins sieben Wegstunden entfernte Walldürn, um sodann zurück nach Bamberg zu reisen, wo er im Auftrag Lothar Franz von Schönborns für die Weiterführung und Vollendung der Bamberger Bischofsresidenz zu arbeiten fortfuhr. Auch um den Großauftrag Walldürn bewarb sich Leonhard bei seinem fürstlichen Brotherrn mit fast dringlichem Unterton. Jedoch wurden sowohl seine Bewerbung für den Kirchenneubau wie auch für das Mainzer Hofbaumeisteramt abschlägig beschieden[32]. Vielmehr übernahm auf Vorschlag des federführenden Freiherrn Ostein der Amorbacher Lorenz Gassner die Bauleitung in Walldürn, der zuvor in Schöntal – wohl unter Leonhards Aufsicht – tätig gewesen war. Dort erreichte Dientzenhofer am 13. August 1702 dann lediglich der kurfürstliche Befehl, über einen Bauschaden am südwestlichen Vierungspfeiler des Walldürner Neubaus zu gutachten, einen Kostenvoranschlag zu erstellen und den Schuldigen zu ermitteln, was alsbald geschah[33].

---

32. M. Vilímková/J. Brucker, *Dientzenhofer. Eine bayerische Baumeisterfamilie des Barock*, Rosenheim 1989, 38 s.
33. *Ibid.*, 41.

Was nach der Quellenlage zunächst nur als Fußnote der Baugeschichte erscheint, gewinnt dadurch eine gewisse Bedeutung, daß Leonhards ältester Bruder Georg nicht nur am Neubau von Waldsassen (s. o.), sondern als verantwortlicher Architekt seit 1685 maßgeblich auch an jenem der Bamberger Jesuitenkirche Zum Namen Jesu, heute St. Martin, mitgewirkt hatte. Dort übernahm Leonhard nach Georgs Tod ab 1689 die Bauleitung, während er um 1685 wohl auch in Waldsassen als Mitarbeiter des Bruders und Angestellter bei Abraham Leuthner tätig gewesen war[34]. Vor allem ist die Tatsache ins Feld zu führen, daß Lorenz Gassner 1699 von Walldürn aus nach Bamberg entsandt worden war, um dort einen Abriss der sechs Jahre zuvor geweihten Jesuitenkirche anzufertigen[35]. Daß derlei nötig war und daß zudem ein Bau seines Konkurrenten Leonhard Dientzenhofer Gegenstand von Gassners Studien sein sollte, läßt Spielraum für Spekulationen; doch zeigen die beiden Kirchenbauten letztlich nur geringe Übereinstimmungen[36]. Immerhin mochte die Anregung für die illusionistischen Scheinkuppeln Marchinis in Walldürn (Abb. 4) von seiner dort 1714 geschaffenen Vierungsausmalung herrühren, denn da für den oberen Raumabschluss in Walldürn in Gestalt des Kreuzgratgewölbes eine altertümlich wirkende Lösung gewählt wurde, war es naheliegend, sie optisch aufzuwerten. Mit Francesco Marchini war ein damals hochbegehrter Freskant verpflichtet worden, dessen Spezialität illusionistisch gemalte Architekturphantasien waren. Dennoch entbehrt die Walldürner Scheinarchitektur bei näherem Hinsehen weitgehend der tektonischen Logik: Die Malerei in den Anwölbungen illusioniert zwar auf etwa halber Höhe konsolartig ausladende Kranzgesimse, doch wird das Aufliegen des Kuppelansatzes nicht einleuchtend verdeutlicht. Nur in der Vierung und in den beiden Querarmen öffnet sich der Raum optisch und zeigt eine Himmelsvision, während im Langhaus die Ansätze von kassettierten Kuppeln zugleich als Rahmen für die drei runden Deckenbilder fungieren, die keinerlei illusionäre Raumweitung anstreben. Die gleichfalls kassettierte Scheinkuppel im Chorquadrum bedient sich im

---

34. Er heiratete dort im Januar dieses Jahres eine Schwägerin Georgs, vgl. *ibid.*, 25.
35. Öchelhäuser, *Kunstdenkmäler*, 109; Kitzing-Bretz, *Jesuitenkirche*, 4 ss. und Abb. 6.
36. Da auf dem Plan von 1697 (Abb. 1) noch keine Seitenkapellen eingezeichnet sind, könnte die Reise dieser Änderung gegolten haben; dies wäre dann auch für die Emporen zu überlegen.

Gegensatz zum älteren Vorbild in der Bamberger Jesuitenkirche nicht des Rückgriffs auf das kunstvolle Stichwerk Andrea Pozzos. Es existiert hier auch keine vollgültige Hauptansicht, denn nur die Kuppellaterne ist perspektivisch konsequent auf den Blick von Westen ausgerichtet und bleibt somit qualitativ weit hinter dem Bamberger Vorbild, zugleich auch hinter anderen Arbeiten Marchinis, vor allem hinter den aufwendigen Scheinarchitekturen an der Langhausdecke von St. Mauritius in Wiesentheid sowie in den Schönbornschlössern in Bruchsal und Pommersfelden zurück.

Aus der Walldürner Perspektive ist schließlich auch die bislang offenbar unbeachtete Tatsache zu vermerken, daß Leonhard Dientzenhofer bereits um 1690 seine Dienste für den Neubau einer Heiligblut-Wallfahrtskirche angeboten und zahlreiche Entwürfe eingereicht hatte – auch hier allerdings vergeblich[37]. Burgwindheim lag in der Würzburger Nachbardiözese, stand jedoch unter der Observanz des nahen Zisterzienserklosters Ebrach, für das Dientzenhofer zu dieser Zeit ausgiebig tätig war[38]. Es handelt sich dabei vorwiegend um ehrgeizige, bisweilen fast maßlos wirkende Pläne für Zentralkuppelbauten in insgesamt neun Varianten auf zwanzig erhaltenen Blättern, bei denen der überlieferte locus sanctus im Zentrum der Grundrisse steht[39]. Pate stand dabei in vieler Hinsicht die 1689 geweihte Wallfahrtskirche zur Hl. Dreifaltigkeit in Kappel bei Waldsassen vom Bruder Georg, deren so prägnante Gestalt Leonhard vor allem mit longitudinalen Konzepten in Reaktion bringt[40]. Letztlich bewirkte wohl vor allem das wachsende Engagement der Ebracher Äbte im eigenen Klosterneubau schließlich den völligen Verzicht auf eine neue Wallfahrtskirche[41], doch es mochte auch ihre unverkennbare

---

37. M. Brandl, *Burgwindheim. Pfarrkirche, Wallfahrtskirche und Schloß*, Gerchsheim 2002, 24 s.
38. *Die Dientzenhofer. Barocke Baukunst in Bayern und Böhmen*, Katalog der Ausstellung Rosenheim 1991, Rosenheim 1991, 144 ss.
39. Würzburg, Universitätsbibliothek, Sign. Delin. I/1.29, I/2.1-8, 10-20. Verf. bereitet dazu eine separate Publikation vor.
40. Einzig bei der unbeschrifteten und undatierten Signatur Delin. I/2.4 handelt es sich um einen reinen Longitudinalbau in Wandpfeiler-Bauweise mit Emporen, schwach vortretendem Querhaus und unbelichteter Vierungskuppel. Der zweischalige, zweigeschossige Umgangschor, bei dem der Hochaltar vor einem breiten mittelaxialen Durchblick zu stehen kommt, lässt zwar auch hier einen Wallfahrtsbau möglich erscheinen, doch ist der Entwurf mit keiner gebauten Kirche – und zumal einer der hier besprochenen – in sinnvollen Zusammenhang bringen.
41. Brandl, *Burgwindheim*, 25.

Extravaganz einer der Gründe für die Ablehnung der Burgwindheimer Pläne Leonhard Dientzenhofers gewesen sein[42]. Darüberhinaus verbindet die mutmaßliche Tätigkeit des Mainzer Hofstuckators Georg Hennicke aus Bamberg im Festsaal des Ebracher Amtsschlosses zu Burgwindheim den Ort mit Walldürn[43]. So gelangte in Burgwindheim schließlich nur der 1690 geweihte Heilig-Blut-Brunnen über der Heilquelle nach Dientzenhofers Entwurf zur Ausführung, während für Walldürn lediglich das Gutachten von 1702 zu verzeichnen ist[44].

Doch allen Verbindungen zur süddeutschen Barockarchitektur und ihrer Ausstattung zum Trotz bleibt für den Walldürner Kirchenbau vor allem eine stark konservative Baugesinnung prägend: So dürfte es als Akt der Pietät gegen die Ursprünge der Wallfahrt aufzufassen sein, daß noch heute Wesentliches des älteren Baubestandes leicht zu erkennen ist (Abb. 1): Im Blick von Osten fallen neben den zugesetzten Spitzbögen in den Turmgeschossen des 14. Jahrhunderts am nachhaltigsten die Chorfenster auf, die auf den ersten Blick gotisch wirken, sich bei näherem Hinsehen aber ihrerseits als gotisierende Zitate erweisen. Wie sie können vor allem im Fürstbistum Würzburg zahlreiche weitere Beispiele als untrügliche Merkmale der 'Nachgotik' Echterscher Prägung gelten. Obwohl ihr rundbogiger Abschluß einer Barockisierung – die ansonsten von der durchgreifenden, oft entstellenden Anverwandlung romanischer oder gotischer Bauten wenig Aufhebens machte – stark entgegenkam, blieb ihre dreibahnige Struktur mit den schlichten Abschlüssen erhalten. Ein von Brückner aufgefundenes, in Kupfer gestochenes Bamberger Andachtsbildchen verdeutlicht[45], daß das inzwischen zugesetzte, gotisierende Spitzbogenfenster der

42. Dies hätte auch für die Hypothese zu gelten, daß er sich mit denselben Entwürfen für Walldürn beworben hätte, zumal keiner davon mit vertretbarem Aufwand auf die baulichen Gegebenheiten dort projizierbar gewesen wäre.
43. Das Ebracher Amtsschloss wurde 1720/25 wohl als Frühwerk Balthasar Neumanns errichtet, vgl. C. Wenzel, *Die Curie in Burgwindheim. Ein Frühwerk Balthasar Neumanns*, München 1988 (Schriften aus dem Institut für Kunstgeschichte der Universität München 39); die Stuckaturen im Festsaal stammen vermutlich von Hennicke, der im übrigen – laut dem ungedruckten Verzeichnis von 1960 – auch einige der unausgeführten Zentralbaupläne für Burgwindheim gezeichnet zu haben scheint.
44. Auch sonst weist die Bau- und Wallfahrtsgeschichte zum Hl. Blut von Burgwindheim trotz des unterbliebenen barocken Neubaus einige Parallelen zu Walldürn auf: Aus der Kapelle von 1467 wurde 1594/97 ein nachgotischer Bau echterscher Prägung, und das Altarblatt zeigt ebenfalls das Abendmahl, hier 1651 von Hans Rottenhammer aus Augsburg gemalt.
45. W. Brückner, «Neue Beiträge zur Walldürner Wallfahrt. 1. Ein Bildzeugnis zum Blutaltar», *Der Odenwald*, 8 (1961), H. 3, 67-73.

Kapellenerweiterung von 1626 in der Ostwand des heutigen Nordquerhauses nicht schon dem barocken Neubau zum Opfer gefallen war. Es unterstrich also die archaisierende Tendenz bei der Umgestaltung der Ostpartie[46]. Daß sich mit dem dadurch prätendierten hohen Alter der Wallfahrt Prestigefragen verbanden, zeigt die Bildunterschrift, die von der 'uhralten H. Miraculosen Wallfahrt zu Walthürn' spricht[47]. Neben den Fenstern ist es aber vor allem die Chorlösung als Dreiachtelschluß mit Strebepfeilern (Abb. 1), die deutlich auf die spätmittelalterliche Architektur des ältesten erhaltenen Walldürner Kirchenbaus von etwa 1330 verweist und dessen Fundamente z. T. weiterbenutzt (Abb. 2). Diese ausdrückliche Bezugnahme auf das historisch Überlieferte prägt in mancher Hinsicht auch die Ausstattung der Wallfahrtskirche, der nun die Aufmerksamkeit zu gelten hat.

Zur Ikonographie

Da der zurückhaltend instrumentierte Außenbau aus rotem Sandstein (Abb. 1) unverputzt geblieben ist, scheint man mit der Kontrastwirkung zum großzügigen und reich ausgestatteten Innenraum gerechnet zu haben.

Bestimmend ist hier zunächst der Hochaltar (Abb. 5), der die gesamte Apsis dominiert und das Ziel des Fernblicks von Westen her bildet. Er forderte auch für den Blutaltar eine optische Aufwertung, die zwischen 1726 und 1730 in Gestalt der aufwendigen Baldachinarchitektur erfolgte und den hundert Jahre älteren Blutaltar wirkungsvoll in das barocke Erscheinungsbild des Neubaus einbindet, ohne ihn in seiner Substanz anzutasten (Abb. 6). Indem sie selbst auf jede Ikonographie verzichtet, verleiht sie ihm darüberhinaus ein imaginäres Gehäuse und erhöht so den Altar in seiner Gesamtheit zu einer quasi-Reliquie: War ursprünglich nur sein Inneres in Gestalt des Blutcorporales als heilig im engeren Sinne anzusprechen, so ist er nun aufgrund seines ehrwürdigen Alters und seines unveränderten Standorts am überlieferten Schauplatz des heiligen Geschehens in seiner Gesamtheit zum Heiligtum geworden[48].

---

46. Die Stuckaturen gehen an der Westwand des nördlichen Querhauses, schräg gegenüber dem Blutaltar, sogar so weit, durch einen Blendspitzbogen auch dort ein gotisches Fenster anzudeuten, wo im Vorgängerbau keines gesessen haben konnte.
47. Brückner, *Beiträge*, 67.
48. Ein Indiz dafür, daß dies auch heute noch so empfunden wird, liefert der unverändert gepflegte Wallfahrtsbrauch, den Altar zu berühren. Diese Praxis wurde

Dieser Altar mit dem Patrozinium Corporis Christi ist das bedeutendste Relikt der alten Wallfahrtskirche, zugleich das bedeutendste Kunstwerk Walldürns überhaupt. Mit ihm hat der wohl gegen 1580 in Walldürn, nun aus Würzburg heimgekehrte Zacharias Juncker († ca. 1657) von 1622 bis 1626 für die Vaterstadt sein Meisterwerk geschaffen[49]. Er führt die spätgotische Tradition der Verschließbarkeit des Schreines durch bemalte Flügel fort. Dies hat allerdings im vorliegenden Fall auch funktionale Gründe, denn es bestand die Notwendigkeit, für das Wunder-Corporale einen zugleich sicheren und repräsentativen Aufbewahrungsort zu finden, der auch den liturgischen Ver- und Enthüllungs-Anforderungen entsprach.

Das Schreinretabel präsentiert sich als wohlproportioniertes Ensemble architektonischer Versatzstücke aus grauem Sandstein, das mit einer bewegten Fülle von Reliefs und Freiplastiken aus Alabaster über und über besetzt ist. Stilistisch markiert es auf fast exemplarische Weise den Übergang des Spätmanierismus, der noch immer mit der wuchernden Fülle der ausklingenden Gotik arbeitet, hin zu den organisch inspirierten Formen des Frühbarock, wie sie sich hier vor allem im Auszug zeigen.

In der Predella mit dem Abendmahl, auf dessen Tischlaken Juncker signiert hat, werden den trostsuchenden Wallfahrern mit der Fußwaschung (links) und Christus am Ölberg Szenen der Demut und des Flehens in äußerster Not beziehungsreich vor Augen geführt[50]. Darüber steht der Schrein mit dem Corporale im Zentrum des Altars. Bei geschlossenen Flügeln wird im Relief und in vier Tafelbildern von Ulrich Büchler die Wallfahrtsgeschichte wiedergegeben, während die Innenseiten in geöffnetem Zustand vier Bilder aus der Passion Christi zeigen[51]. Sie werden von den Hll. Magdalena und Elisabeth

und wird mit solcher Intensität gepflegt, daß erst im Jahre 1956 jener so archaisch anmutende Treppenumgang angelegt wurde, der den Wallfahrern auch bei geschlossenem Schrein eine größtmögliche Nähe zum Gegenstand der Verehrung, aber auch ein – denkmalpflegerisch vergleichsweise unbedenkliches – Berühren des Altars ermöglicht.
49. Vgl. dazu W. Brückner, «Zum Walldürner Blutaltar und seinen Meistern 1616-1684», in P. Assion (ed.), *Ländliche Kulturformen im deutschen Südwesten. Festschrift für Heiner Heimberger*, Stuttgart 1971, 261-83.
50. Die Nähe zu den Bildwerken war vor Errichtung der überproportional großen Mensa 1940 noch unmittelbarer.
51. In herkömmlicher Leserichtung von links oben her: Verstecken des verunehrten Corporales, Beichte des nachlässigen Priesters, Auffinden des Kelchtuchs und Approbation durch Papst Eugen IV.; darunter: Pilger auf dem Weg nach Walldürn, Prozession zur Wallfahrtskirche, Prozession mit dem Corporale und schließlich die Anbetung des Corporales rechts unten; Passionsszenen: Geißelung,

flankiert, deren Konsolreliefs mit Christus bei Magdalena und der Armenspeisung Elisabeths Motive der Sündenvergebung und der Barmherzigkeit thematisieren. Zwei korinthische Vollsäulen tragen ein durchlaufendes, seitlich rückspringendes Gebälk, vor dessen Kranzgesims mittig das Wappen des Mainzer Fürsterzbischofs und Reichskanzlers Johann Schweikard von Kronberg (1604-1626) von zwei Putti getragen wird. Das Zentrum des Auszuges zeigt eine Szene mit einem Geistlichen vor einem Altar, die noch eingehender zu besprechen sein wird (Abb. 7). Sie wird von zwei knienden Leuchterengeln flankiert, denen sich außen in Muschelnischen links der Hl. Nikolaus, rechts Katharina anschließen. Die emporgehaltenen Gegenstände der beiden freistehenden Putti wurden bislang nicht korrekt identifiziert, obwohl dies mit Blick auf die arma Christi leicht möglich ist: Der linke trägt eine Laterne als Verweis auf die nächtliche Gefangennahme Jesu im Garten Gethsemane, der rechte das nahtlose Gewand Christi, um das die Schergen bei der Kreuzigung würfeln. Die Altarbekrönung zeigt in einer grandiosen Vorwegnahme barocker Himmelsvisionen ein Medaillon mit der Dreifaltigkeit, das von einem dichten Ensemble aus Voluten, Festons, Fruchtgebinden und Engelsfiguren eingefasst wird. Die beiden Engel auf den äußeren Voluten tragen mit Kreuz und Geißelsäule die beiden vornehmsten der arma Christi. Der Auferstandene beschließt als Freiplastik die Komposition. So verweisen die ikonographischen Schwerpunkte des Altarprogramms auf die Wallfahrtsgeschichte, auf Leiden, Tod und Auferstehung Christi sowie auf einige Patrone der abgegangenen Altäre des Spätmittelalters, deren Ikonographie noch in Umrissen zu erschließen ist. 1497 wurden etwa zum bestehenden Hochaltar fünf Nebenaltäre konsekriert, deren Patrozinien z. T. in den Altären der Seitenkapellen fortleben[52]. Doch bergen auch die Szenen des Gnadenaltars zwei historische Fingerzeige, denen im Folgenden kurz nachzugehen ist.

Sie betreffen zunächst den verlorenen gotischen Hochaltar: Im linken oberen Relief versteckt der legendäre Priester Heinrich Otto das blutige Corporale im Angesicht eines Retabels, das den Schmerzensmann in ganzer Figur zeigt (Abb. 8); da nun auch die Bekrönung des Altars den auferstandenen Christus in dieser Haltung zeigt, konnte jeder Gläubige vermuten, daß es sich um das einstige Altarbild

---

Dornenkrönung, Kreuzigung und Kreuzabnahme; vgl. dazu ausführlich Brückner, *Blutaltar*, 278 ss. und Abb. 2.

52. P. Assion, «Die ältere Walldürner Wallfahrtskirche und neue Funde zu ihrer Ikonographie», *Denkmalpflege in Baden-Württemberg*, 2 (1973), H. April/Juni, 28-33.

von 1330 handelte. Dagegen wird in den späteren Wunderdarstellungen des Barock stets ein Georgsaltar gezeigt, also der vermutliche Hauptaltar der alten Georgskirche. Daß dieser nicht der Wunderaltar gewesen sein kann, sondern offenbar eine vom Patrozinium der Kirche angeregte Erfindung ist, erhellt aus der zunächst etwas merkwürdigen Szene im Zentrum des Auszuges: Sie zeigt vor einem Retabelaltar einen knienden Geistlichen, auf dessen Kasel rückwärtig Engel ein blutendes Kruzifix umschweben und die Blutströme in Kelchen auffangen (Abb. 7). Die beiden flankierenden Schreinwächter des Retabels sind als die alten Walldürner Patrone Georg (rechts) und Martin leicht zu identifizieren. Da sie noch am heutigen Hochaltar in gleicher Weise erscheinen, kniet der Geistliche also offenbar vor einer Renaissance-Darstellung des alten gotischen Hochaltars. Das Hauptbild wird aus unerfindlichen Gründen seit jeher als 'Himmelfahrt Mariae' bezeichnet[53], doch handelt es sich tatsächlich um die Anbetung des Kindes durch die Hirten und Engel. Folgt man diesen Überlegungen, dann hat im Zentrum des einstigen spätgotischen Hochaltars, den Juncker und seine Auftraggeber ja noch vor Augen hatten, weder St. Georg noch das Abendmahl gestanden, sondern die Anbetung der Hirten. Weiterhin fanden sich zu Beginn der 1970er Jahre in der nahen Walldürner Filialkirche zu Reinhardsachsen zwei gotische Holzplastiken, die St. Barbara und St. Katharina als Halbreliefs wiedergeben[54]. Sie waren um 1730 neben anderen, nicht näher bezeichneten Teilen des einstigen gotischen Hochaltars – vermutlich als Reste der Schreinaußenseiten – abgegeben worden, nachdem dieser ab 1722 durch den mächtigen barocken Nachfolger ersetzt wurde[55]. Beide Heilige leben als Assistenzfiguren des Franziskus-Altars in der ersten Seitenkapelle der Nordseite fort, den Lothar Fanz von Schönborn seinem Namenspatron durch Georg Hennicke als ersten hatte errichten lassen[56]. Trifft es nun prinzipiell zu, daß zum einen das Schreinbild des alten Hochaltars eine Anbetung der Hirten

---

53. So bei Brückner, *Walldürn*, 24.
54. Assion, «Wallfahrtskirche», 28.
55. So erklärt sich auch der Irrtum auf dem Historienbild in der Josephskapelle mit der Auffindung des Corporales: In der Annahme, das Blutwunder habe sich am einstigen Hochaltar zugetragen, wird dort im Zentrum des Schreinaltars St. Georg den Drachen tötend und flankiert von Katharina und Barbara gezeigt. Da das Gemälde von Johann Anton Glantschnig erst um 1750 entstanden war, wußten offenbar weder Maler noch Auftraggeber um die Ikonographie des gegen 1722 abgebrochenen gotischen Hochaltars.
56. Assion, «Wallfahrtskirche», 30.

gezeigt hat, und daß weiterhin die Ikonographie dieses Altars durch die barocke Ausstattung teilweise aufgenommen wird, dann lassen sich dort weitere Bestandteile seines Bildprogramms vermuten. Da die Anbetung der Hirten in Bethlehem sowohl Bestandteil des Marienlebens als auch der Kindheit Christi ist, kommen dafür die entsprechenden Szenen der Deckenbilder in Frage: so die beiden völlig zusammenhanglos wirkenden Szenen aus der Flucht nach Ägypten im ersten und dritten Langhausjoch, die zudem durch die Mantelteilung St. Martins voneinander getrennt werden; so auch die drei Marienzenen in den Wölbungen der Südkapellen mit Verkündigung, Heimsuchung und Geburt Christi[57]. Sie alle wären für ein Christus-Marienprogramm als Tafelbilder oder Flachreliefs der Schreininnenseiten eines gotischen Altars gut vorstellbar.

Eine zweite Reihe von Überlegungen knüpft sich erneut an den Miniatur-Altar im Auszug des Blutaltars. Da sich der Kniende in einer Achse mit dem direkt unterhalb angebrachten Wappen des Mainzer Kurfürst-Erzbischofs Johann Schweikard von Kronberg (1604-1626) befindet, wäre eine Identifizierung der Skulptur mit ihm naheliegend. Indem auch sonst die Profildarstellung eines Knienden vor allem von Epitaphien geläufig ist, wäre dieser Teil des Blutaltars somit der Memoria Bischof Johanns gewidmet, der im Jahr der Altarweihe 1626 verstarb[58]. Dagegen spräche – neben der fehlenden Stifterinschrift –, daß der Geistliche nicht mit den gefalteten Händen verstorbener Stifter, sondern als Zelebrant mit ausgebreiteten Händen wiedergegeben ist. Daß hier allerdings erneut der Priester der Wunderlegende dargestellt werden sollte, ist noch unwahrscheinlicher, denn zum einen ist hier keine identifizierbare Szene der Wallfahrtsgeschichte wiedergegeben, zum anderen ist auf die grundverschiedenen Realitätsebenen der Darstellungen hinzuweisen: Die

---

57. Für ein spätmittelalterliches Altarprogramm ungewöhnlich wären allerdings auf der Nordseite die *Heimkehr des verlorenen Sohnes*, der *Gute Hirte* und die *Einsetzung Petri*.

58. Mit seinem Tod setzt merkwürdigerweise eine bis 1678 reichende Folge von Mainzer Erzbischöfen ein, die trotz der großen mittelalterlichen Tradition kein Epitaph, sondern nur eine Grabplatte erhielten. Kronberg war in einer inzwischen zerstörten Gruft vor dem von ihm gestifteten Kreuzaltar, der gleichfalls verloren ist, beigesetzt worden. Vgl. N. Beyer, «Künstlerischer Ausdruck der Ansprüche und Stellung der Mainzer Erzbischöfe in der frühen Neuzeit. Das Beispiel von Grabdenkmälern», in P. Claus (ed.), *Kurmainz, das Reichskanzleramt und das Reich am Ende des Mittelalters und im 16. und 17. Jahrhundert*, Stuttgart 1998 (Geschichtliche Landeskunde 47), 187 ss. Andererseits ließ Kronberg 1606 seinem Vorvorgänger Wolfgang von Dalberg ein Epitaph setzen (189).

Wallfahrtsgeschichte vollzieht sich in Reliefs, die mit den Mitteln der Perspektive und der Licht- und Schatteneffekte einen Bildraum illusionieren, während der Betende im Auszug als vollrunde Freiplastik vor einem gleichfalls vollplastischen und frontal stehenden Altar kniet. Vor allem zeigt der Vergleich mit dem linken oberen Relief, das den Geistlichen beim Verstecken des entehrten Corporales wiedergibt (Abb. 8), daß dieser nicht gemeint sein kann: Denn er trägt dort im Gegensatz zu dem Oranten einen kurzen Kinnbart, und schließlich wäre auch der deutliche Unterschied zwischen den Miniatur-Altären für den Betrachter zu verwirrend gewesen, um sie beide als Blutaltar identifizieren zu können. So scheint es sich doch um zwei verschiedene Altäre zu handeln: Der Priester Heinrich Otto begeht seinen Frevel im Angesicht eines Altars, der sich als vage ikonographische Verdichtung von Zacharias Junckers Heiligblutaltar deuten lässt. Der Schmerzensmann im Zentrum wird hier von zwei Engeln mit Kreuz und Geißelsäule flankiert, wie dies auch im Auszug des realen Altars der Fall ist. Daß nun offenbar ebendieser gemeint ist, belegt nicht zuletzt das erneute Kronberg-Wappen im Auszug des Miniatur-Altars. Durch die identische Heraldik wird hier also die Unterscheidung zwischen 'altem' und 'neuem' Gnadenaltar relativiert. Das Altärchen im Zentrum des Auszuges dagegen zeigt nach den oben angestellten Überlegungen Erzbischof Johann von Kronberg vor dem alten Hochaltar beim Zelebrieren einer Messe[59]. Als ein weiteres Indiz für die Benennung des Knienden ist schließlich eine vergleichbar eigenwillige Darstellung des Reichskanzlers an dem von ihm 1614 gestifteten Hochaltar der Kapelle im Schloß Johannisberg zu Aschaffenburg, das Kronberg von 1613 bis 1616 hatte errichten lassen. Das Meisterwerk von Hans Juncker (1582-nach 1623), dem hochbedeutenden Bruder des Zacharias, zeigt seinen Auftraggeber mit dem Modell des Schlosses in der Rechten als gleichgroßes Pendant zum Standbild des Bistumspatrons St. Martin, einer völlig ungewöhnlichen, fast blasphemisch wirkenden Art der

---

59. Doch zeigt der Gnadenaltar Junckers im unteren der beiden rechten Reliefs noch ein drittes Miniatur-Retabel vor dem die Schar der Gläubigen andächtig kniet. Der Blutaltar hat also sein Aussehen wiederum gewandelt: Im Mittelschrein hält ein Engel das wundertätige Corporale empor, das diesmal von Statuen der Hll. Petrus (links) und Paulus flankiert wird. Der Auszug zeigt wiederum den Schmerzensmann. Dieser und das Corporale wurden also offenbar als ausreichend für die Identifizierung erachtet, wobei man es mit der Ikonographie nicht allzu genau nahm.

Stifterdarstellung. All dies rechtfertigt einen kurzen Blick auf die möglichen Beziehungen auf Kronbergs Beziehungen zu Walldürn[60].
Als Stifter der Mainzer Erzbruderschaft vom Allerheiligsten Altarsakrament (18. April 1624) und entschiedener Förderer der Gegenreformation dürfte ihm an einem Aufblühen der Blutwallfahrt sehr gelegen haben, zumal er in Dettelbach das äußerst erfolgreiche Modell einer gezielt geförderten Wallfahrt durch seinen Würzburger Amtsbruder Echter von Mespelbrunn vor Augen hatte. Zugleich war er der bedeutendste Auftraggeber Hans Junckers und könnte bei der Verdingung von dessen in Würzburg hochverschuldeten Bruder Zacharias fördernd tätig gewesen sein. Als (Mit-)Stifter des Blutaltars wird Johann zwar nirgends benannt, doch ist zu berücksichtigen, daß die Rechnungsjahrgänge ab 1615 bis 1628 schwere Lücken aufweisen[61] und daß er im Sinne einer energischen Rekatholisierung nach Würzburger Vorbild durchaus Interesse an einer populären Blutwallfahrt in seiner Erzdiözese gehabt haben dürfte.

Nicht zuletzt das gegenreformatische Engagement dieses bedeutenden Amtsvorgängers mochte hundert Jahre später Lothar Franz von Schönborn zum persönlichen Einsatz für den Kirchenneubau bewogen haben. Die Weihe konnte 1728 und damit rechtzeitig zum 400. Jubiläum der Wallfahrt im Jahre 1730 erfolgen[62].

Den ersten Rang nimmt unter den wandfesten Bestandteilen der Ausstattung der deutlich französisch beeinflusste, 1724-28 entstandene Bandelwerkstuck des Mainzer Hofstuckators Georg Hennicke († 1739) ein (Abb. 9). Er gilt als ein Hauptwerk seiner Art in Deutschland. Gleichwohl bleibt sein Werk reines Decorum, wird kaum je gegenständlich und allegorisiert nirgends Motive aus dem Umkreis von Passion oder Blutwallfahrt. Lediglich die Kreuzweg- und Passions-Medaillons sind davon auszunehmen. Sie befinden sich als hochovale Kartuschen auf halber Höhe der Pilasterschäfte und werden zu den Glanzlichtern der Stuckausstattung gezählt.

---

60. Da die Abhandlung A. Litzenburgers, *Der Mainzer Kurfürst Johann Schweikard von Kronberg als Erzkanzler. Mainzer Reichspolitik am Vorabend des Dreißigjährigen Krieges [1604-1619]*, Stuttgart 1984, nur mit Blick auf die Reichspolitik verfasst wurde, ist ihr kein Lebensbild Kronbergs zu entnehmen; vgl. daher noch immer J. B. Alisky, «Johann Schweikard von Kronenberg [sic]», *Jahrbuch für das Bistum Mainz*, 1 (1946), 103-13.
61. Brückner, *Blutaltar*, 263-67.
62. Dies macht Walldürn zum Bestandteil einer in ihrer Gesamtheit noch kaum gewürdigten Welle von 'Jubiläumsbauten', deren Fertigstellung größtenteils in die erste Hälfte des 18. Jahrhunderts fiel, und von denen viele – etwa Weltenburg, Dießen am Ammersee, Weingarten oder Melk a. d. Donau – durch Architektur und Ausstattung einen Spitzenrang in der Kunstgeschichte beanspruchen.

Durch die Blut- und Abendmahlsthematik, der die Walldürner Wundergeschichte ja unmittelbar entstammt, ist der Kreuzwegs-Ikonographie von vornherein besonderes Gewicht beizumessen. Zu unterstreichen scheint dies auch die auffallende Tatsache, daß die herkömmliche Zahl von 14 Stationen[63] um fünf auf insgesamt 19 erweitert wurde[64]. Dies überrascht, da es zu Beginn des 18. Jahrhunderts gerade der Franziskanerorden war, dessen Form der Kreuzwegandacht mit 14 Stationen 1731 und 1742 von der Ablasskongregation sanktioniert worden war. In Walldürn sind zwar alle vertreten, doch kamen fünf Szenen der Passion Christi hinzu, die bislang irrig als weitere Kreuzwegstationen gezählt worden sind. Es sind dies Christus am Ölberg, Fußwaschung, Gefangennahme, Geißelung und Dornenkrönung. Sie befinden sich an den beiden Stirnwänden des Querhauses bzw. im Chor[65]. So ergibt sich für die Reihenfolge der Kreuzweg-Medaillons folgendes Bild: Sie beginnt regulär mit der Verurteilung durch Pilatus (Abb. 10) und der Kreuzaufnahme an den Pilasterstirnen des südöstlichen Vierungspfeilers und springen dann über das Südquerhaus hinweg zum Ersten Fall unter dem Kreuz am südwestlichen Vierungspfeiler neben der Kanzel. Dann durchläuft die Folge

---

63. Laut Art. «Kreuzweg», in E. Kirschbaum (ed.), *Lexikon der christlichen Ikonographie* II, Rom u. a. (1970), 654 (F. Dambeck) sind die gängigen 14 Stationen die folgenden: I. *Christus vor Pilatus* – II. *Christus nimmt das Kreuz auf* – III. *Erster Fall unterm Kreuz* – IV. *Christus begegnet Maria* – V. *Simon von Cyrene* – VI. *Schweißtuch der Veronika* – VII. *Zweiter Fall unterm Kreuz* – VIII. *Christus begegnet den Frauen* – IX. *Dritter Fall unterm Kreuz* – X. *Entkleidung Christi* – XI. *Kreuzannagelung* – XII. *Kreuzestod*. Hinzu kamen durch den spanischen Franziskaner A. Daza 1625 noch die beiden Stationen: XIII. *Kreuzabnahme* – XIV. *Grablegung*.

64. Beginnt man die Zählung am zweiten Pilaster rechts neben dem Hochaltar und durchläuft damit – unter Auslassung der fünf Passionsmedaillons im Querhaus – im Uhrzeigersinn den Raum bis zum Hochaltar zurück, so ergibt sich nachstehende Folge:

1. *Christus vor Pilatus*
2. *Christus nimmt das Kreuz auf*
3. *Erster Fall unterm Kreuz*
4. *Christus begegnet Maria*
5. *Simon von Cyrene*
6. *Schweißtuch der Veronika*
7. *Zweiter Fall unterm Kreuz*
8. *Christus begegnet den Frauen*
9. *Dritter Fall unterm Kreuz*
10. *Entkleidung Christi*
11. *Kreuzannagelung*
12. *Kreuzigung*
13. *Kreuzabnahme*
14. *Grablegung*

Die ungerade Zahl von 19 Medaillons ergibt sich durch das Aussetzen der Folge am Kanzelpfeiler.

65. Die Vierergruppe des Querhauses hat zudem eine andersartige, merklich schlichtere und farbig nicht weiter abgesetzte Einrahmung durch das Stuckdekor. Dies gilt nicht für Christus am Ölberg rechts des Hochaltars, dessen Einfassung mit denen der Kreuzwegstationen identisch ist. Es käme im übrigen zu chronologischen Ungereimtheiten, wenn man sie als Kreuzwegstationen nach der Lesrichtung im Uhrzeigersinn einbezöge.

das Langhaus einschließlich der beiden Pfeiler der Westempore, um schließlich – nun das Nordquerhaus überspringend – mit der Grablegung links des Hochaltars zu endigen.

Die Auswahl der fünf Passionsszenen erfolgte im übrigen nicht beliebig. Denn zum einen wird die Abendmahlsszene im Hochaltar von zwei Medaillons flankiert, die einen konkreten ikonographischen Bezug zum Altarblatt aufweisen: Während die Grablegung links auf das Tabernakel als eucharistisches Hl. Grab verweist, das den Leib Christi als Hostie in immerwährender Präsenz birgt, ist das Relief mit Christus am Ölberg (Abb. 9) die Szene in der Passionsgeschichte, die unmittelbar auf das Abendmahl folgt. Auf dieser Ebene wird auch das Altarblatt Joseph Scheubels in den Passions- und Kreuzwegzyklus Hennickes eingebunden. Zum anderen nehmen die vier Passionsreliefs im Querhaus Szenen auf, die wiederum auch am Heiligblutaltar Junckers auf den Innenseiten der Schreinflügel vertreten sind: im Südquerhaus Fußwaschung und Gefangennahme, die in der Predella das Abendmahl flankieren; gegenüber Geißelung und Dornenkrönung. So erfolgt durch Hennickes Reliefs auch ein deutlicher ikonographischer Verweis auf den Blutaltar.

Doch trotz derartiger Ansätze möchte man in Walldürn nur mit Einschränkung von einem regelrechten 'Ausstattungsprogramm' sprechen, wie es zeitgleich für viele Barockkirchen so charakteristisch ist. Wohl laufen mehrere Zyklen nebeneinander her: die Folge der Deckenbilder und der Altarpatrozinien, der Bildzyklus der Wallfahrtsgeschichte in Chor und Seitenkapellen, die Apostelfolge mit dem Credo im Lichtgaden und schließlich die Stuckmedaillons Hennickes; doch es finden sich nur wenige motivische Verschränkungen und inhaltliche Wechselbeziehungen. Auch fehlen Anhaltspunkte für einen erkennbaren Rückgriff auf ein geschriebenes Programm oder sonstiges theologisches Werk, obwohl in Walldürn seit Mitte des 17. Jahrhunderts nur noch promovierte Geistliche als Pfarrer amtierten und es so an gelehrten Häuptern nicht mangelte. Dies gilt auch für die Schönborn-Zeit, als mit Leonhard Nimis ein Professor der Universität Mainz die Pfarrpfründe in Walldürn innehatte[66]. So verzichtete man auch darauf, etwa die merkwürdige Elfzahl der Veronika-Häupter auf dem Corporale emblematisch oder allegorisch fruchtbar zu machen.

Doch vor allem erscheint die Ikonographie der Deckenbilder auf

---

66. Brückner, *Walldürn*, 90.

den ersten Blick als recht wahllos zusammengestellt[67]. Die Dominanz der gemalten Scheinarchitektur von der Hand des begehrten Francesco Marchini reduzierte zwar von vornherein die Möglichkeit, die Decke mit einem szenischen Bildprogramm auch inhaltlich zu einem Ausdrucksträger zu machen; doch wo andernorts großflächige Himmelsvisionen die Jochgrenzen zu sprengen beginnen, wirken die Walldürner Fresken umso zurückhaltender: In der Vierung etwa, dem architektonisch herausgehobenen Ort der Kreuzung von Lang- und Querhaus, weist die Decke zwar auf das Georgspatrozinium hin (Abb. 11), allerdings mit der legendarisch nicht überlieferten und nur schwer identifizierbaren Szene der Aufnahme des Heiligen in den Himmel. Immerhin war man sich offenbar bewußt, daß die Vierungskuppel auch in Walldürn als die obligate Stelle für Himmelsvision, Triumph und Apotheose anzusehen war. Während eine Darstellung des von Engeln angebeteten Lammes in der Apsiswölbung verloren ist, folgt an der Decke gegen Westen zu die Hl. Familie, sodann die Mantelteilung des hl. Martin als dem Patron des Erzbistums Mainz; sodann die Flucht der Hl. Familie nach Ägypten. Schließlich zeigen die Decken der Querhausarme nördlich über dem Blutaltar das in den Himmel versetzte und von Engeln gehaltene Corporale, südlich das Schweißtuch der Veronika mit jenem Antlitz Christi, das sich elfmal auf dem Corporale abgebildet hatte[68]. Von einem kohärenten Bildprogramm oder einer schlüssigen Folge von Szenen oder Allegorien kann also keine Rede sein.

Schließlich bietet auch der wohlproportionierte Hochaltar (Abb. 5) – abgesehen von den zwei Putti mit dem Blutcorporale im Auszug – keine allzu elaborierten Heiligblutbezüge, denn im Zentrum steht das wohlvertraute Letzte Abendmahl, bei dem Christus die Einsetzungsworte der Eucharistie sprach. Neben den Freiplastiken Georgs und Martins folgt nach oben zu auf das Schönbornsche Kurwappen[69] die

---

67. Sie wurden allerdings bereits 1766 durch Pietro Maria Raineri restauriert.

68. Das paarweise Gegenüber des Corporales mit dem Schweißtuch impliziert seine Gleichrangigkeit mit dem hochverehrten Sudarium, das als eine der «Großen Reliquien» im Petersdom aufbewahrt wird. In der ursprünglichen Planung für die Altarflügelbilder von 1619 hätte das Schweißtuch in der Predella dargestellt werden sollen (Brückner, *Blutaltar*, 274), wie dies etwa am 1610 im Mainzer Dom errichteten Bassenheimer Altar von Zacharias' Bruder Hans Juncker der Fall war.

69. Das Wappen des Kurfürsten vollzieht durch die Anbringung an vier Stellen den Kreuzgrundriss der Wallfahrtskirche nach: Westportal, Franziskusaltar in der nordöstlichen Kapelle, Hochaltar und Kanzel.

Dreifaltigkeit in der Gloriole. Gerade beim Hochaltar jedoch hat man sich als Grundlage aller programmatischen Erwägungen vor Augen zu führen, daß sich zum einen das Blutwunder seiner Natur gemäß in der Eucharistie bei jeder Messe und allerorten vollzog, und daß es zum anderen auf diese Weise in Konkurrenz zu allen anderen Blutwallfahrten stand. Denn durch die Realpräsenz Christi im Messopfer ist ja die paradox erscheinende Tatsache gegeben, daß jene Phiole mit dem echten Blut Christi vom Berg Golgatha, die etwa in Weingarten verehrt wird, in keinem Sinne höherwertig oder authentischer ist, als das lediglich dem Messkelch entflossene Walldürner Wunderblut. Dessen war man sich offenbar bereits im ausgehenden 17. Jahrhundert durchaus bewußt, wie die 5. Strophe eines Wallfahrtsliedes auf einem Flugblatt zum Ausdruck bringt[70]:

So mancher Tropff verflossen war / So manches Haupt erschein alldar / O Allmacht GGOTTES [sic] überall / Zwar, jedoch mehr im Corporal / allej. all.

So kann für die ikonographischen Grundlagen der Walldürner Ausstattung einstweilen das folgende Resümee gezogen werden: Zunächst herrscht der Eindruck einer möglichst unmittelbaren Eingängigkeit vor, die im gegebenen Zusammenhang nachgerade als 'Volkstümlichkeit' bezeichnet werden könnte[71]. Hinzu kommt das deutliche Bemühen um die wiedererkennbare Bewahrung des Altvertrauten, allem voran des Heiligblutaltars im Nordquerhaus: Trotz des durchgreifenden Neubaus wollte man offensichtlich jeden Bruch mit der als 'uralt' empfundenen Tradition so weitgehend wie möglich vermeiden und den Wallfahrern anscheinend auch keine allzu elaborierte Ikonographie zumuten. Weiterhin spiegeln sich in den Hauptbestandteilen der Ausstattung – Deckenfresken, Stuckmedaillons und Altäre – die Bildthemen des ehemaligen Hochaltars, vor allem aber des Blutaltars. Dessen Ikonographie wird durch die Barockausstattung nun in den gesamten Kirchenraum getragen, doch ohne daß es dabei zu einem theologisch ambitionierteren Programm mit ausgeprägtem Individualcharakter gekommen wäre, wie es so viele bedeutende Barockkirchen vortragen.

70. Vgl. Assion, «Geschichte», Abb. nach 42 (StA Wertheim, Abt. LW Rosenberg, Best. A, Nr. 2100).
71. Volkstümlich-belehrend wirkt in diesem Sinne etwa auch die Apostelfolge im Lichtgaden des Langhauses mit dem Text des *Credo* auf sechs Tafeln.

Hinter alldem steht indes die besondere Natur der Walldürner Ikonographie: Das Blutcorporale hat mit allen eucharistischen Wundern gemeinsam, daß seine theologische Dimension auch im herkömmlichen und alltäglichen Meßritus vollständig enthalten ist; anders ausgedrückt hatte damit die gewöhnliche Meßliturgie a priori Verweischarakter: auf das Opferblut Christi im allgemeinen, auf das in Walldürn verehrte Wunderblut im besonderen. So trugen die herkömmlichen Bildmotive aus der Passion Christi offenbar in ausreichendem Maße die Verweise auf Blutfrömmigkeit, göttliche Barmherzigkeit und Sündenvergebung in sich.

Kunstgeschichtlich im Schnittpunkt der Fürstbistümer Bamberg, Würzburg und Mainz gelegen, erwies sich der mitunter betont konservierende Charakter der Bau- und Ausstattungsmaßnahmen als besonderes Merkmal der Walldürner Ikonographie: Der Erweiterungsbau von 1626 bewahrte Turm und Chorform der spätgotischen Georgskirche und belebte sogar den Spitzbogen als deren hervorstechendstes Stilelement neu, während der Blutaltar Junckers am unveränderten Ort ikonographisch auf den alten Wallfahrtsaltar der Georgskirche verweist. Schließlich ließ auch der barocke Neubau unter Lothar Franz von Schönborn das Überlieferte erkennbar fortbestehen, wie die erneut beibehaltenen Spitzbogenfenster, wie aber auch der Umgang mit dem Wunderaltar bestätigt, der am alten Platz lediglich einen schreinartig wirkenden, barocken Überbau erhielt.

Die Wallfahrt zum Heiligen Blut in Walldürn bewahrt in ihrem Kirchenbau und seiner Ausstattung letztlich eine besondere Form der Blutfrömmigkeit, deren Wurzeln im Hochmittelalter zu suchen sind und die im Kern unverändert bis in unsere unmittelbarste Gegenwart reicht.

Dominique de Courcelles

SANG DES FEMMES, SANG DE DIEU DANS LE CHRISTIANISME

LA MYSTIQUE DU SANG À PORT-ROYAL AU XVIIe SIÈCLE

Article: **SANG**
Dictionnaire Universel contenant généralement tous les mots français tant vieux que modernes et les termes de toutes les sciences et des arts: divisé en trois tomes. D'Antoine Furetière. Préfacé par Pierre Bayle, 1690.

SANG. Subst. masc. La plus noble des quatre humeurs qui sont dans le corps de l'animal, et qui entretient sa vie. Harvée est celui qui a découvert en notre temps la circulation du sang par les veines et les artères, par le cœur et par le foie. Voyez *Circulation*. Louwet est celui qui en a fait le premier la transfusion du corps d'un animal dans un autre. Voyez *Transfusion*. On n'a pas encore décidé en Anatomie, si c'était le cœur, ou le foie, qui faisait le *sang*. Dans la lèpre toute la masse de *sang* est corrompue. Le *sang* extravasé cause les abcès et les pleurésies, se convertit en pus. Le venin ne tue que par la coagulation du *sang*, qui empêche qu'il ne circule, quand il se fige, quand il se caille. On lui a tiré trois palettes de *sang*. On a fouetté cet écolier jusqu'au sang. Robert Boyle a écrit l'Histoire naturelle du *sang* humain, et dit que, si on le dessèche jusqu'à le réduire en poudre, elle s'allume à la chandelle et pétille comme le sel marin et qu'elle se liquéfie en une substance noire comme de la poix. Il dit que l'esprit ou le sel volatile du *sang* est un bon instrument pour dissoudre le cuivre et prendre les teintures de plusieurs corps. Quand on regarde le *sang* avec des microscopes, on y remarque de petites boulettes rouges qui nagent dans une liqueur aqueuse; et si en filtrant le *sang* ces boulettes ne passent point, il n'aura plus de couleur. M. Lewenhoeck qui en a fait l'observation dit que ces globules sont vingt-cinq mille fois plus petits qu'un grain de sable, afin qu'ils puissent passer par les veines capillaires...
SANG se dit aussi en parlant de meurtre et de carnage. Il y eut une grande effusion de *sang* dans cette bataille, il coulait des ruisseaux, des rivières de *sang*. Les tyrans étaient altérés, affamés du *sang* chrétien. Le *sang* des martyrs était une semence de chrétiens, disait Tertullien; ils ont cimenté la foi de leur *sang*; leur *sang* crie vengeance à Dieu; ils ont été baptisés dans leur *sang*.

L'Église abhorre le *sang*, ne condamne personne à la mort; elle est profanée par l'effusion de *sang*. Néron trempa ses mains dans le *sang* de sa mère. A la prise de cette ville on mit tout à feu et à *sang*.

SANG se prend quelquefois pour la vie qui s'entretient par le *sang*. Il faut donner sa vie, jusqu'à la dernière goutte de son *sang*, pour la religion et pour son prince. Je signerai cette vérité de mon *sang*. Il a payé de son *sang*, il a lavé cette lâcheté dans son *sang*. On le dit aussi des travaux et des peines extraordinaires. Il a sué *sang* et eau pour achever cet ouvrage. C'est une perte qu'il faut pleurer avec des larmes de *sang*. Je voudrais qu'il m'eût coûté une pinte de mon *sang* et que cela fût fait.

En termes de théologie, on dit que Jésus Christ nous a rachetés de son *sang*, qu'il a versé pour nous tout son *sang*. Il nous a donné son corps et son *sang* dans l'Eucharistie.

SANG se dit figurément en choses spirituelles. L'Écriture dit, Ce n'est point la chair et le *sang* qui nous ont révélé les mystères. Ceux qui ont lavé leurs vêtements dans le *sang* de l'Agneau.

SANG se prend quelquefois pour le bien. Les chicaneurs, les concussionnaires, les maltotiers sucent le *sang* du peuple, vivent de son *sang*. Tirer de l'argent de la bourse de cet avare, c'est lui tirer le *sang* des veines.

SANG se dit aussi de la parenté, de la race, de la communication qui se fait du *sang* par la génération. Les princes du sang sont ceux qui sont descendus du *sang* royal, les proches parents du roi. Tous les héros de l'Antiquité se disaient issus du *sang* des dieux. Il est de noble sang, d'illustre famille.

Je reconnais mon *sang* à ce noble courroux.

Il connaît mieux mon *sang*, il sait mieux son devoir, dit Corneille dans le Cid, et dans les Horaces. Il a trahi son *sang*, sa naissance. Il ne veut pas avoir pitié de son *sang*, de son fils.

Si le *Dictionnaire* d'Antoine Furetière explique bien en 1690, en tenant compte des acquis désormais incontestés de la science, que le sang est au principe de la vie des individus, des familles et des sociétés, il montre également que le sang ressortit à l'histoire chrétienne, celle du Christ fondateur du christianisme, celle des martyrs, celle de l'ensemble des sauvés qui s'en nourrissent avec la chair divine. Au principe de la foi chrétienne est en effet Jésus le Christ, Homme Dieu qui reste sous le nom, que lui a promis le prophète Isaïe, de l'«Homme des Douleurs». Car l'Homme Dieu est, selon la tradition, un homme mis à mort en étant retenu au bois d'une croix par des clous plantés dans ses mains et dans ses pieds. Sa tête est ensanglantée d'épines. Une fois mort, il est encore transpercé au côté. L'apôtre Jean a écrit en citant le prophète Zacharie: «Ils regarderont vers celui qu'ils ont transpercé» (Jn 19, 37). Car le corps martyrisé et ensanglanté est celui d'un sauveur venu racheter par sa passion et sa mort un péché originellement commis par les hommes contre leur créateur, et la dévotion aux plaies et au sang versé par le Christ ne cessera de constituer la dévotion par excellence du christianisme.

Les stigmates, ou marques corporelles des plaies de la passion du Christ, sont attestés pour la première fois au XIIIe siècle chez un homme, canonisé, saint François d'Assise. Jusque-là inconnus ou considérés comme des impostures sacrilèges, les stigmates prennent une grande importance en raison de leur reconnaissance officielle par les plus hautes institutions ecclésiastiques. De nombreux discours sont alors développés par les franciscains et repris en dehors de l'ordre, destinés à présenter la gloire de saint François d'Assise. Le saint est comparé au Christ et toute une iconographie voit le jour, aussi abondante que la littérature. Au XVIIe siècle, comme l'a montré Jacques Le Brun, de nouveaux discours commencent à s'élaborer et à s'imposer, liés aux découvertes médicales ou exégétiques. Les discours religieux tendent à marginaliser la stigmatisation, à privilégier la douleur intérieure et la similitude. Toute blessure, morale ou physique, peut devenir stigmate, manifestant dans la similitude même, la «radicale impossibilité de la présence»[1]. C'est dans ce contexte que s'inscrit la mystique du sang développée par la Mère Angélique de sainte Madeleine Arnauld, Abbesse réformatrice de l'abbaye cistercienne de Port-Royal.

Au départ, il y a l'histoire d'une femme, vouée dès son enfance par sa famille à être religieuse cistercienne et Abbesse du couvent de Port-Royal, consciente de la violence de son enfermement qui est aussi une véritable mise à mort. A partir de 1609, en choisissant de réformer le couvent de Port-Royal, elle revendique hautement cet enfermement et cette mise à mort en lui donnant l'interprétation spirituelle de la mort du Fils de Dieu. Ainsi décide-t-elle de mêler au flux de la grâce et du sang divin son propre sang et son propre anéantissement, également ceux de sa famille et en particulier de ses sœurs, de sa mère, de ses nièces qu'elle attire dans son monastère, de ses frères, de ses neveux, de son père qui viennent demeurer à proximité. Les *Mémoires pour servir à l'Histoire de Port-Royal et à la Vie de la Révérende Mère Marie Angélique Arnauld Réformatrice de ce Monastère*, parus

---

1. J. Le Brun, «Les discours de la stigmatisation au XVIIe siècle», dans *Cahier de L'Herne 'Stigmates'*, sous la direction de Dominique de Courcelles, Paris, Éd. de L'Herne 2001, 103-18.

en trois volumes à Utrecht en 1742, sont composés des récits des Religieuses et de leurs proches qui furent recueillis par la nièce de la Mère Angélique, la Mère Angélique de saint Jean; y figure également un mémoire composé «par obéissance» par la Mère Angélique et interrompu à la date de l'emprisonnement de Saint-Cyran à Vincennes en 1638[2]. Ils permettent de comprendre de façon tout à fait exceptionnelle l'intention de l'Abbesse réformatrice de Port-Royal[3].

Lorsque l'Abbé de Saint-Cyran intervient en 1623 dans le cours de l'histoire de Port-Royal et de son Abbesse, il est, pour cette dernière, le «médecin qui prépare les âmes» à la séparation et au silence parfait de la mort par la mémoire incessante du sang divin versé et qui veut hâter ce moment ultime: il est véritablement un sacrificateur. A ce prix seulement, les Sœurs peuvent devenir «les pierres fondamentales d'une Maison de Dieu dans l'Église» (I, 342). Dès 1623, il écrit à l'Abbesse cette lettre étonnante, prouvant qu'il a parfaitement perçu l'enjeu de sa réforme et qu'il est prêt à en assurer la direction: «Je ne prétends pas vous refuser ni refuser la part que Dieu m'a acquise par son Sang à votre Maison, de laquelle je me souviens tous les jours plus que de beaucoup d'autres... au défaut du martyre et des occasions de perdre la vie» (I, 215).

Saint-Cyran apporte à la Mère Angélique les formulations et les certitudes théologiques qu'elle a ardemment souhaitées. Il lui dit que le fait d'avoir reçu en «modèle... Jésus Christ anéanti» est un perpétuel avertissement qu'elle doit souffrir une «mort mystique» qui soit «semblable en quelque façon» à celle que le Christ a réellement subie. Dans ses *Considérations sur la mort*, il écrit dans la ligne de la théorie sacrificielle du P. de Condren qu'elle a bien connu: «En l'honneur de cette donation que Dieu nous a faite de ses biens, surtout de son corps, nous sommes tenus de lui offrir tous nos biens et surtout notre corps, avec dessein qu'il les détruise et les consomme par qui que ce soit lorsqu'il lui plaira» (*Considérations sur la mort*, 1675, 115: Orcibal, 31)[4]. «Le péché mortel, dit encore Saint-Cyran, est non pas tant une

---

2. Ces *Mémoires* constituent la principale source de cette étude, en particulier les deux premiers volumes. Le troisième volume contient presque uniquement les relations des vies des religieuses de la famille Arnauld et de la sœur Jacqueline de sainte Euphémie Pascal. La référence donne les numéros du volume et de la page correspondante.

3. A cette «intention» de l'Abbesse de Port-Royal j'ai consacré mon essai *Le sang de Port-Royal*, Paris 1994.

4. Les références données ici sont extraites de J. Orcibal, *La spiritualité de Saint-Cyran avec ses écrits de piété inédits*, Paris 1962.

figure de la mort et Passion de Jésus Christ qu'une autre mort et une autre Passion et une autre effusion faite du sang de Jésus Christ dans nous pour nous-mêmes… Dieu a marqué dans le sang d'Abel celui de Jésus Christ qui demande vengeance après sa mort» (*Port-Royal*, Ms 31, 403, 401: Orcibal, 384).

Ayant choisi le nom de sainte Madeleine, la Mère Angélique est bien une nouvelle Madeleine «grande pécheresse et criminelle», comme elle ne cesse de se désigner, proche du corps divin à la veille de sa passion et de sa mort. L'écoulement, cette onction liquide et durable des larmes, des cheveux, des baisers, du parfum de Madeleine est avant tout une préfiguration des soins dus au corps ensanglanté du Crucifié, une figure funéraire. Dans la sacrifice et la Passion, le corps du Christ sera lui-même oint de son propre sang s'écoulant durablement des blessures de sa tête déchirée d'épines et de ses mains et de ses pieds percés par les clous. De fait, le Christ épuisé par ces pertes de sang et par les souffrances intolérables qu'elles lui causaient meurt assez vite, plus vite que les deux larrons crucifiés à sa droite et à sa gauche, comme le constate l'homme qui lui transperce le côté et en fait jaillir du sang et de l'eau. Dans l'*Épître aux Hébreux*, Paul affirme: «Le Christ… entra une fois pour toutes dans le sanctuaire, non pas avec le sang de boucs et de jeunes taureaux, mais avec, son propre sang, nous ayant acquis une rédemption éternelle… D'ailleurs, selon la Loi, presque tout est purifié par le sang, et sans effusion de sang il n'y a point de rémission (*Ép. Aux Hébreux*, IX, 11-12 et 22).

C'est dans et par l'écoulement purificateur du Crucifié, de cette fluidité divine, que s'effectue au présent le transit du matériel à l'immatériel, du temps à l'éternité, et que s'institue le jeu différentiel de l'acte de foi entre l'effusion sanglante et l'absence du corps mort dans le tombeau vide. Madeleine qui voit le Crucifié ensanglanté et mort sur la croix est celle qui, après la mort du Christ, n'a pu ni oindre son corps mort ni toucher son corps glorieux. A son tour, la Mère Angélique, dans l'austère et effrayant désert de Port-Royal où s'écoule sa vie, noue le mode d'être de la Madeleine sur cette fascination d'un corps sanglant, martyrisé, sur la dévotion au sang d'un Dieu sacrifié. Ce faisant, elle est fidèle à une tradition théologique ancienne qu'elle porte à son accomplissement et peut-être à son achèvement. Sa gloire – et celle de Port-Royal – doit être une manière de défiguration, de difformité, c'est-à-dire un sacrifice sanglant et un martyre. Imiter le Christ, c'est répéter un processus: tout à la fois oindre le Christ comme la Madeleine, et être avec lui écorchée, crucifiée, sacrifiée, oindre le Christ du sang de Port-Royal. Son corps et les corps des Sœurs sont le lieu même du sacrifice christique de celui qui a versé telle goutte de son sang pour elle, l'Abbesse, et pour ses Sœurs et Filles, jusqu'à la fin du monde. Elle tend ainsi vers ce qui signifie la catastrophe, l'angoisse par excellence: produire en soi un sang christique, le sang de Dieu, détourner en soi le Divin Anéanti, être la vérité de l'Image divine. Tel est aussi pour la Mère Angélique le seul sens du flux du temps, métaphore d'un autre flux, d'un autre écoulement, celui du sang christique de Port-Royal.

Or, en tant que vierge consacrée, la Mère Angélique est comme ses Sœurs soumise en son corps à l'écoulement du flux menstruel, à la différence des autres femmes qui, avant de mourir jeunes, connaissent de successives grossesses et très peu de cycles. Cet écoulement du sang menstruel n'est autre que la scène infiniment répétée du manque qui engendre le désir. La Mère Abbesse et les Sœurs se trouvent donc par nature porter en leur corps, durant une longue et importante partie de leur vie, l'inscription de la représentation de leur désir de se conformer au Crucifié, d'être les plaies vivantes du Christ et l'efficacité silencieuse de l'Image divine. Le sang menstruel est peut-être l'indice par excellence de leur capacité d'identification féminine au Crucifié, à une époque d'exaltation christique du sacerdoce des prêtres dans la perspective de la Contre Réforme, et leur permet de ne pas éprouver en fin de compte une excessive angoisse de l'anéantissement et de la perte. Son flux peut allumer et aviver leur désir de difformité et de conformité au Divin défiguré, en déviant l'excitation sexuelle sur une activité érotique du désir de la kénôse divine . Ainsi le corps traditionnellement irreprésentable de la femme, jugé comme «rien», non visible et non vu, dans la mesure où il est celui de femmes vierges et consacrées au Christ, renvoie à l'irreprésentable d'un Divin christique sanglant et Anéanti. Leur médecin Jean Hamon écrit: «La gloire des Filles de Port-Royal, ces Vierges Sages, vient du Sang du Christ» (*Lettre XXI, Recueil de lettres et opuscules de Jean Hamon*, Amsterdam, 1734). Et il dit encore que Port-Royal est «de ces maisons qui ne se bâtissent que sur la pierre vive et avec le Sang de Jésus Christ» (*Lettre XXVII*).

L'Église a toujours répugné à voir couler le sang, préférant la flamme des bûchers ou les tortures diverses par compression ou étirement des membres des suppliciés. La vigne, le vin, les grenades constituent les images favorites des théologiens et des spirituels qui ont médité sur le sang du Christ. La représentation sanglante du corps divin a en effet quelque chose de vénérable mais d'abject, d'insoutenable. Le rouge paraît une couleur effrayante: couleur du sang, c'est aussi la couleur des robes des prostituées, ce qu'a été Madeleine, la pécheresse pénitente. Le sang du Christ a précisément pour mission de racheter l'infidélité, le «péché» par excellence, du monde. A Port-Royal, on choisit de s'ensevelir dans ce sang.

Le sang, comme le soutient alors Descartes dans son traité *Les Passions de l'âme* daté de 1649, s'écoulant à travers «la machine du corps» grâce à la contraction du cœur que provoque sa chaleur résultant à son tour de son frottement incessant et rapide dans tout l'organisme, assure la jonction ou l'union de l'âme et du corps, de la pensée et de l'action. Il est donc principe de vie, servant de nourriture à toutes les parties du corps et faisant avoir à l'âme divers sentiments par les mouvements qu'il suscite dans le cerveau. Cette chair du sang contient un feu sans lumière entretenant un mouvement toujours réamorcé par lui-même et donc ininterrompu, mais bien décomposable et mesurable dans le corps. Descartes aime citer les versets bibliques: «L'âme de toute chair est dans le sang parce qu'il y a dans le sang l'âme de la chair» (Lv 17, 14), et: «Le sang tient lieu d'âme» (Dt 12, 13) (Descartes à Plempius au sujet des remarques de M. Froidmont).

Or, c'est bien ainsi, sans assurément connaître Descartes, que la Mère Angélique de sainte Madeleine Arnauld veut que fonctionne «la machine» de Port-Royal. La mémoire de l'effusion du sang du Christ, clairement signifiée par le port généralisé du scapulaire à la grande croix écarlate à partir de 1647, constitue la trame durable du temps de Port-Royal, est l'âme de Port-Royal, qu'il s'agisse des Offices liturgiques ou des activités quotidiennes de chaque Sœur. Le flux du temps comme le flux du sang des corps mortifiés des Religieuses désigne le flux divin auquel il convient de prendre part et de donner sa propre durée temporelle et son propre sang afin d'avoir la vie ininterrompue en l'éternité. La «machine» de Port-Royal est ainsi mue par le flux continuel et uniforme du sang christique, ce flux de grâces, seul capable de mouvoir les Sœurs et elle-même. De cette réalité de l'incarnation de Port-Royal, Saint-Cyran a donné une description admirable: «Les mérites de Jésus Christ sont comme une mer et une source de grâces en la main de Dieu qui les accepte, de sorte qu'il ne faut pas s'étonner si elles coulent dans nos âmes par une infinité d'endroits et par toutes sortes de moyens [...] de sorte que, comme dans le corps humain la source du sang est si abondante qu'elle en répand dans toutes les parties et on en trouve à la moindre piqûre qu'on y fait, ce qui fait qu'au plus petit lieu où l'on pince on tire du sang dont la raison est l'abondance de sa source, et comme la mer communique ses eaux en tous les endroits de la terre et en quelque endroit qu'on creuse on trouve de l'eau à cause de l'abondance de la source, ainsi, parce qu'il y a une source de prix et de mérites de Jésus Christ en la main de Dieu [...], jamais nous ne manquons de l'obtenir à cause de l'abondance de la source qui suffirait à dix mille mondes» (*Port-Royal*, Ms 31, 494-495: Orcibal, 471).

Plus tard, Pascal, que la pensée cartésienne prépare à élaborer sa propre pensée et à assurer les bases rationnelles de sa foi, tout en échappant à «l'esprit de système», tout en préférant la vérité à la certitude, médite longuement sur les conséquences de la participation et de l'appartenance au corps et au sang du Christ. Évoquant lui aussi ce «flux continuel de grâces que l'Écriture compare à un fleuve» (Ps 64, 10), il écrit: «Tout ce qui est arrivé à Jésus Christ doit se passer et dans l'âme et dans le corps de chaque chrétien» (Lettre à Monsieur et Madame Périer, 17 octobre 1651, Pléiade, 498). Et encore, dans un dialogue entre le Christ et l'être humain: «-Veux-tu qu'il me coûte toujours du sang de mon humanité, sans que tu donnes des larmes ? [...] – Il faut ajouter mes plaies aux siennes et me joindre à lui, et il me sauvera en me sauvant» (*Le mystère de Jésus, Pensées*, 736 <89>, <99>, Pléiade, 1314-1315).

Précisément, la Mère Angélique, en tant que nouvelle Madeleine et Mère du couvent de Port-Royal, est singulièrement susceptible de donner et d'ajouter quotidiennement des larmes, des souffrances et du sang au sang du Christ. Peu à peu, tout un dispositif se met en place autour de l'effusion de sang du Christ, un véritable dispositif de mutation et de confusion de la Mère et des Sœurs, de leur souffrance spirituelle et corporelle, qui doit aboutir à la réalité suivante: la véritable incarnation en Port-Royal du Christ versant son sang en sacrifice, qui rend compte de la relation non spéculaire entre le sacrifice de Port-Royal et le sacrifice du Christ. Acte d'incarnation, non de mimésis. Ainsi, par exemple, chaque jeudi soir, les Sœurs doivent éprouver le «sanglant regret» de leurs péchés qui ont causé la sueur de sang du Christ au jardin des Oliviers.

Dans ce dispositif l'Institut du Saint-Sacrement, dont la fondation est envisagée dès les années 1625 et achevée en 1633, mais qui est dissous en 1647, a une grande importance. Il constitue dans l'histoire de Port-Royal, et malgré ses difficultés et son éphémérité puisqu'il est uni à Port-Royal en 1647, la figurabilité non mimétique de l'imitation du Christ versant son sang sur la croix. La Mère Angélique en est naturellement la première Supérieure jusqu'en 1636. La grande croix sanglante sur fond blanc laiteux du scapulaire donne bien la couleur du martyre, en incluant non la semblance proprement dite – la croix du Christ avait évidemment la couleur du bois – mais la condition d'imitation, la vertu sanglante d'imitation qui est celle de l'incarnation en laquelle toute Sœur est vouée à s'anéantir: le sang christique.

En portant désormais toutes, à partir de 1647, l'habit de cet ancien Institut du Saint-Sacrement, les Filles de Port-Royal, cisterciennes, s'engagent solennellement à être plus que jamais «des hosties pures et nettes» et à «ne faire qu'un sacrifice avec celui que le Christ offre incessamment sur les autels» (I, 599), comme l'expriment clairement les Constitutions de l'Institut devenues celles de Port-Royal, et comme le leur a proposé, dès 1623, Saint-Cyran. Mais c'est bien là ce qui est vécu à Port-Royal depuis les premiers temps de la réforme en 1609. Versant le sang même du Christ, participant à son immolation, les Sœurs s'ensevelissent dans la mort du Verbe incarné, dans cette divine fluidité. Parmi elles, les sœurs de la famille Arnauld, qui ont rejoint leur sœur et Mère Abbesse à Port-Royal, se doivent d'être exemplaires, la vertu sacrificielle de Port-Royal. Saint-Cyran écrit de façon explicite dans une lettre du 4 juillet 1623: «N'oubliez pas de me faire ressentir dans mon éloignement les effets de votre sacrifice devant Dieu; faites aussi que mes Sœurs Catherine, Agnès, Marie, Anne et Madelon vous imitent en cela, et je vous rendrai par celui qui s'immole tous les jours dans mes mains plus que la pareille de toutes les prières que vous ferez pour moi, qui ne sauraient avoir de force et d'efficace que celle qu'elles tireront de ce divin sacrifice […]» (I, 215). Quant à la Mère Angélique elle ne cesse de rappeler que le sang du Christ, cette «divine substance liquide», est l'enjeu de leur vie et de leur mort, de leur refus de toute maîtrise. Par exemple: «Elle nous dit un jour de saint Laurent que nous devions avoir une dévotion particulière à ce saint, dont il y avait anciennement une chapelle en ce lieu-ci, avant que le Monastère fût bâti […] parce que les saints Pères ont remarqué que la raison pour laquelle il a été si fort et si invincible dans les plus cruels tourments, c'est qu'il avait bien bu et mangé à la table du Seigneur et qu'étant diacre et dispensateur du sang du Fils de Dieu il s'était enivré de ce vin céleste; qu'il fallait le prier qu'il nous obtînt d'en faire comme lui un bon usage et d'annoncer la mort du Seigneur par toute notre vie, qui devait être une vie de mortification et de martyre […]» (II, 68). C'est ainsi qu'«elle se rendit la plus exacte de toutes à l'assistance et à la veille devant le S. Sacrement» (I, 512).

La Mère Angélique se sait en effet porteuse d'une «inclination de grâce» qui domine sa liberté. Parce qu'elle a choisi de se consacrer et de consacrer ses Sœurs au Saint Sacrement, d'être elle-même une «hostie», une victime sacrifiée, elle devient le dynamisme du temps de Port-Royal. Elle noue le flux du temps de Port-Royal à la durabilité sans fin de l'écoulement du sang divin et, d'abord, elle doit donner elle-même son sang. A la douleur et au sang du Christ sacrifié, elle prend la responsabilité de mêler la première, en participation et en expiation, sa douleur à elle et son propre sang. Elle ne se contente pas en effet de marquer et creuser régulièrement son corps par des brûlures de cire fondue. Elle l'écorche aussi gravement, car elle porte en permanence «des chemises d'une grosse toile de filasse où les chenevottes tenaient encore», qu'elle s'est fait en cachette, et elle lave ellemême son linge et ses draps tâchés de sang, afin de ne pas susciter l'admirative et émue curiosité des Sœurs. Un jour, alors qu'elle a paradoxalement prié une Sœur de lui donner la discipline, c'est-à-dire de la fouetter sur le dos: «Quoiqu'elle eût choisi la nuit et qu'elle eût éloigné la chandelle pour être moins vue, la Sœur ne laissa pas de voir que ses épaules étaient toutes écorchées, ce qui toucha si fort cette Sœur qu'elle se jeta à ses pieds et lui dit: Ma Mère, vous êtes toute écorchée, hé! Que voulez-vous donc que je vous fasse davantage? Elle lui répondit avec force, de sorte que la Sœur fut contrainte de lui obéir [...]» (I, 530). La Mère Angélique parvient à cacher les mortifications sanglantes de son corps, parce qu'elle demande toujours à des Sœurs différentes de lui donner la discipline. Elle interdit très vivement aux Sœurs de l'imiter et toutes lui obéissent. Elle porte intérêt à la permanence unique de sa souffrance sanglante, dans la mesure où cette souffrance lui permet d'organiser l'image christique de son corps, à la fois sien et autre. Le sang de ses plaies donne toute sa valeur à la représentation figurative des plaies christiques mais agit en elle comme incarnation, non comme imitation. Marbrant sa peau, son sang relève d'une sorte de transsubstantiation et est tout aussi bien le singulier et miraculeux sang du Christ. Elle est ainsi la vertu d'incarnation de Port-Royal.

Or, l'amour que la Mère Angélique Arnauld éprouve pour ses Filles «s'étendait à tous leurs besoins, aussi bien à ceux qui ne regardaient que le soulagement de leurs corps dans les maladies qu'à ceux qui concernaient la direction de leurs âmes... Ce fut afin de les pouvoir secourir plus à propos qu'elle voulut apprendre à saigner; en quoi ayant parfaitement réussi, elle le faisait en toutes rencontres jour et nuit, quand il y avait nécessité, sans avoir égard à ses propres incommodités» (I, 62). La Mère a donné aux Sœurs le loger, le vêtir, le nourrir: tous ces rapports maternels. Elle devient spécialiste en l'art de la saignée de leurs corps. Le plus grand étonnement des Filles qui entrent à Port-Royal est de voir la Mère occupée avec une patience passionnée à saigner les malades à l'infirmerie ou dans leurs chambres. Elle ne veut pour rien au monde se laisser décharger de cette tâche, même lorsque les Sœurs sont atteintes de maladies contagieuses et que les médecins lui déconseillent de rester auprès d'elles. En tant que Mère de Port-Royal, elle a la conviction que c'est à elle qu'incombe l'écoulement du sang. Une Sœur raconte qu'«elle ne se pouvait remettre d'admiration de voir Madame, comme on l'appelait encore, lui tenir près de deux heures le pied dans l'eau pour la saigner, à quoi elle était fort difficile, jusqu'à en être si échauffée et si lasse que de grosses gouttes d'eau lui en tombaient du visage et elle le faisait avec un cœur qui valait encore cent fois mieux que l'action» (I, 63). Lorsqu'un jour «une fille assez jolie, pleine d'esprit et qui n'avait nulle inclination ni pour le mariage ni pour la Religion» vient rendre visite à une amie Religieuse à Port-Royal, elle ne trouve pas son amie mais est convoquée au parloir par la Mère Abbesse qui lui parle avec une force et une violence surprenante, lui disant qu'elle se perdra dans le monde, si elle n'entre pas dès l'heure même dans le monastère. C'est la Mère Angélique elle-même qui raconte: «Elle consentit à mes paroles comme malgré elle, étant tellement troublée qu'en entrant dans le Monastère elle se donna de la tête contre une muraille... Le trouble et l'agitation de son esprit en produisit une telle dans son corps, qu'il lui prit aussitôt une pleurésie où je la saignai cinq fois en deux jours. Dieu la guérit après, et elle fut novice...» (II, 323). A sa parole forte et contraignante la Mère Abbesse a joint la saignée, introduisant ainsi irrémédiablement la Fille dans le mouvement christique qui est celui de Port-Royal. Lorsque la Mère Jeanne de Chantal, qu'elle admire beaucoup, lui rend visite, la Mère Angélique la saigne: «La Mère Angélique de son côté avait une telle opinion de sa vertu que cette bonne Mère s'étant fait saigner de la main de la Mère Angélique pendant qu'elle fut en cette Abbaye, on fit sécher de son sang (que nous avons encore) pour le conserver comme des Reliques. Nous en donnons présentement en cette qualité à ceux qui souhaitent d'en avoir, dans l'opinion qu'on a de sa sainteté» (I, 160). Mais le sang écoulé et coagulé en relique de cette Fille de François de Sales, dont la Mère Angélique envie la filiation privilégiée mais dont elle ne manque pas d'affirmer que l'Ordre de la Visitation n'est pas aussi conforme à l'imitation du Christ que le sien, n'est somme toute qu'une substance perdue, séparée, désignant clairement l'aporie d'un statut substantiel du sang christique, cependant que se poursuit le flux rédempteur du sang christique en Port-Royal et par Port-Royal. Car la Mère Angélique a toujours hautement dit sa méfiance pour les reliques et autres objets de cette sorte. Ainsi soulageant et affaiblissant les corps des Sœurs par la pratique de la saignée, elle est celle qui perce la surface de leur peau et donc franchit les limites de l'extérieur de leur corps en pénétrant dans une veine grâce à sa lancette, selon une délicate violence apparentée à la défloration, aux limites également de l'amour et du meurtre. Saignant les corps en les conformant au corps blessé et transpercé du Christ, elle s'autorise de son propre désir d'anéantissement et de perte en le Divin Anéanti, en la fluidité divine. Elle prend le contrôle, par cette transgression des limites, de l'intérieur des âmes des Sœurs vouées à l'anéantissement et à l'écoulement du sang christique. Une Sœur, parmi d'autres, témoigne: «J'ai remarqué en beaucoup de rencontres, quand elle nous parlait, soit en particulier soit en général, qu'elle connaissait toutes nos dispositions intérieures. Une fois elle me dit des choses qui me regardaient, que qui que ce soit ne pouvait savoir» (II, 507).

C'est à ce prix du sang que la Mère Angélique de sainte Madeleine Arnauld est une mère féconde. Lorsque son neveu Antoine Le Maître lui dit que, seul, le sang versé par l'archevêque Thomas de Cantorbery pour rétablir et faire vivre l'Église qu'il défendait a été efficace, et lorsqu'il mentionne les persécutions dont elle est l'objet «pour défendre la grâce du Fils de Dieu», elle associe de façon significative ce qu'il vient de dire à sa double pratique de la lecture des textes salutaires et de la saignée des corps: «J'ai toujours demandé à Dieu qu'il me retirât sur la fin de mes jours dans une cellule [...] Je porterais avec moi des lunettes et des lancettes, les unes pour lire, les autres pour secourir des malades qui auraient besoin d'être saignées. Les unes seraient pour la vérité et les autres pour la charité. Du reste je me tiendrais dans un profond silence [...]» (II, 367). Vertu d'incarnation, trans-substance du sang divin, il est alors inévitable qu'elle fasse surgir de Port-Royal le flux sanglant figurateur de l'incorporation du flux christique qui est le seul dispensateur charitable de mort et de vie. En s'écoulant, le sang des Sœurs devient opérateur de conversion du temps de Port-Royal en éternité, opérateur d'anéantissement définitif dans le divin Anéanti. Et c'est la Mère Angélique Arnauld, nouvelle Madeleine, qui fait s'épanouir, rayonner la coulée même de ce sang christique dans la fatigue et les larmes de son travail de saignée, d'écoulement du sang. Elle dont le corps n'est qu'une plaie sanglante, elle dont la vie est l'histoire d'un violent anéantissement.

L'histoire de la Mère Angélique Arnauld, comme l'histoire de Port-Royal, est donc une histoire de sang. Il s'agit de l'histoire de la mort de tout être humain et de l'histoire de la mort du Christ, le Vivant par excellence, qui a versé son sang pour donner la vie à l'homme. Les *Mémoires pour servir à l'Histoire de Port-Royal et à la Vie de la Révérende Mère Marie Angélique Arnauld Réformatrice de ce Monastère* sont en 1742 des paroles ruinées mais patientes, venues des décombres de Port-Royal détruit mais toujours espérant pour le présent.

Anja Lauper

DAS BLUT DER VAMPIRE

> «Die Heilung ist [...] eine Verkehrung der Krankheit [...] in Gesundheit [...]: Daher fordert die Erkenntnis und Heilung der Krankheiten eine Wissenschaft derjenigen Lehren, welche erklären, was das Leben und die Gesundheit des Menschen seye; und diese erlanget man in der Physiologie»[1]

Im Laufe seiner 18-jährigen Tätigkeit als Kompanie-Bataillons- und Regimentschirurg der k. k. Kriegsheere sollte Georg Tallar zum Vampir-Experten erster Güte avancieren. Während sein Beisein in fünf akuten Fällen einer Vampirepidemie, die entlang der im letzten Türkenkrieg von 1718 befreiten Gebiete aufflammte, ihm die Gelegenheit gab, die Toten zu sezieren und die Erkrankten zu examinieren, wies er eine Argumentationslinie zum vornherein als «Irr- und Aberglauben»[2] zurück: die Anleihe beim mythologischen System des Vampirglaubens selbst[3]. Die Verkündigung des «Evangelium[s]»[4] von lebenden Toten, die «den Gesunden das Blut aussogen, und demnach

---

1. G. van Swieten, *Gerardi van Swieten, med. doct., Commentaria in Hermanni Boerhaave Aphorismos de cognoscendis et curandis morbis*, I, Leyden 1747; im Folgenden wird aus der dt. Übersetzung zitiert: *Des Freyherrn Gerhards van Swieten Erläuterungen der Boerhaavischen Lehrsäze von Erkenntnis und Heilung der Krankheiten*, I, Wien 1755, 14.
2. G. Tallar, *Visum Repertum Anatomico-Chirurgicum, oder Gründlicher Bericht von den sogenannten Blutsäugern, Vampier, oder in der wallachischen Sprache Moroi, welche eine eigends dahin abgeordnete Untersuchungskommission der löbl. k. k. Administration im Jahre 1756 erstattet hat*, Wien, Leipzig 1784, 11. Tallars Lebensdaten sind unbekannt; das *Medicinische Schriftsteller-Lexikon* verweist lediglich auf Tallars *Visum Repertum*, während er dem *Biographischen Lexikon der hervorragenden Ärzte aller Zeiten und Völker* keinen Eintrag wert ist. A. C. P. Callisen, *Medicinisches Schriftsteller-Lexikon*, Reprint der Ausgabe Copenhagen 1830-45, Nieuwkoop 1962-64, 76.
3. Diesen Gestus teilt Tallar mit allen Medizinern und Theologen, die sich seit dem Kasus im serbischen Medwegya von 1732 in einer Flut von Traktaten dem Phänomen des Vampirismus zuwenden. K. Hamberger, *mortuus non mordet. Dokumente zum Vampirismus 1689-1791*, Wien 1992, 13.
4. Tallar, *Visum Repertum*, A5.

zu Tode beförderten»[5] war für ihn ein simpler Betrug[6], verübt von illiteraten Popen an einer unwissenden und wankelmütigen Landbevölkerung, zum einzigen Zweck der Befestigung ihrer Autorität[7] und der Füllung ihrer Taschen. Die Finanzierung der Praxis des Aberglaubens hatte nicht nur den Unwillen Maria Theresias erregt, die zu Beginn ihrer Regierungszeit mit leeren Staatskassen und einem maroden Steuersystem konfrontiert war[8]. Die Kontamination des ökonomischen Kreislaufs durch die Bereicherung des Klerus auf Kosten von Volk und Staat hatte auch Voltaire dazu veranlasst, gegen die katholischen Mönche als die «wahren Vampire» zu polemisieren[9].

Tallar war um eine Begründung seiner schlichten These nicht verlegen: Denn gesetzt der Fall, es gäbe Blut saugende Tote, warum labten sie sich dann ausschließlich am Lebenssaft der walachischen Bauern, während Soldaten und deutsche Siedler in derselben Gegend verschont blieben? Nicht in ihrer Eigenschaft als Blutsauger gerieten die Vampire in den Fokus von Tallars medizinischem Interesse, vielmehr machte er das Blut der Vampire zum Gegenstand seiner Untersuchung.

Erstmals war er im siebenbürgischen Deva in seiner Funktion als Kompaniearzt Zeuge einer Vampirepidemie geworden. Der zweite Kasus ereignete sich 1728 unweit von Oburscha in der Walachei. Anschließend war er anlässlich des Ausbruchs der Seuche in drei Ortschaften im Banat zugegen, und die beiden letzten Vorfälle führten ihn unter Fürst Lobkowitz erneut nach Siebenbürgen[10]. In drei Fällen war Tallar »der Besuch und die Besorgung der Kranken, auch Eröfnung der Todten mit Befehl aufgetragen worden«, zwei Mal befand er sich lediglich als Augenzeuge vor Ort[11].

Allerdings erfolgte die von der kaiserlichen Landes-Administration in Wien angeordnete Aufklärung der Ursachen dieser rätselhaften Seuche nicht aus freien Stücken. Erst die Entschlossenheit der Wehrbauern, angesichts des grassierenden Vampirismus ihre Ortschaften am

---

5. *Ibid.*, A2/ 1.
6. *Ibid.*, 85.
7. *Ibid.*, 47.
8. F. T. Brechka, *Maria Theresa*, in: Ders., *Gerard van Swieten and his World, 1700-1772*, The Hague 1970, 98-110.
9. «Les vrais vampires sont les moines qui mangent aux dépens des rois et des peuples», F.-M. A. Voltaire, «Vampires», in: *Dictionaire philosophique*, t. 14, Paris 1809, 125.
10. Tallar, *Visum Repertum*, 15s.
11. *Ibid.*, 15.

östlichsten Verteidigungsgürtel des Reiches zu verlassen, machte das Unterfangen notwendig, «das Volk von seinem langjährigen Irrwahne zu reinigen, und dieses Übel aus der Wurzel zu heben»[12]. Denn nicht nur drohten die unlängst befreiten Gebiete dem türkischen Widersacher schutzlos anheim zu fallen; der Schaden am Landvolk war auch beträchtlich, «indem wirklich einige hundert Kontribuenten bisweilen in einem Komitat jährlich hinfielen»[13]. Diesen Schaden zu begrenzen und aus den walachischen Bauern allererst eine Bevölkerung zu formieren, war Tallar an die Ost-Grenze der zivilisierten Welt beordert worden. Dort fand er Patienten vor, die trotz eines von Furcht und Schrecken umnebelten Verstandes die Identität ihrer verstorbenen Peiniger zu bezeichnen wussten, und nicht müde wurden, ultimativ zu fordern, «man solle die Gräber öffnen, und Moroi suchen, sonst müssten Sie alle sterben»[14].

Tallar hatte seine Ausbildung an der hohen Schule zu Mainz und im salzmannischen Kollegium zu Straßburg genossen. Wenn auch selbst ein Praktiker und Mediziner der zweiten Garde, so war er doch mit den geläufigen anatomischen, physiologischen und chemischen Theorien seiner Zeit vertraut; er dachte gleich seinen Zeitgenossen die Physiologie selbstverständlich nach dem von Harvey gelieferten Modell als Kreislauf[15], hatte Willis' *essay of the pathology of the brain*[16] gelesen und kannte die Stahl'sche *Zymotechnia fundamentalis* ebenso wie die Boerhaavische Chemie[17].

Die Formulierung der Summe seiner im Rahmen der Visitationen bei den an Vampirismus Erkrankten gewonnenen Erkenntnisse nahm er jedoch vor allem unter Anleitung eines Werkes vor, dessen erster Teil ein Jahr vor der Abgabe des Berichts *von den sogenannten Blutsäugern*[18] in deutscher Übersetzung erschienen war und das als Gesamtes das Lehrbuch der Medizin der zweiten Hälfte des 18. Jahrhunderts schlechthin darstellte[19]. Es handelt sich dabei um den ersten Band der

---

12. *Ibid.*, A3.
13. *Ibid.*, A2/ 1; 14.
14. *Ibid.*, 23.
15. J. Vogl, *Kalkül und Leidenschaft. Poetik des ökonomischen Menschen*, München 2002, 224.
16. T. Willis, *An essay of the pathology of the brain and nervous stock, in which convulsive diseases are treated of*, London 1681.
17. G. E. Stahl, *Zymotechnia fundamentalis Oder allgemeine Grund-Erkänntniß der Gährungs-Kunst*, Frankfurt, Leipzig 1734; H. Boerhaave, *Elementa Chemiae, Oder: Anfangs-Gründe der Chymie*, Leipzig 1753 (1732).
18. Vgl. Anm. 2.
19. *Maria Theresia und ihre Zeit. Zur 200. Wiederkehr des Todestages*. Ausstellung

Kommentare Gerhard van Swietens zu den Aphorismen seines Leydener Lehrers Herman Boerhaave mit dem Titel *Des Freyherrn Gerhards van Swieten Erläuterungen der Boerhaarvischen Lehrsätze von Erkenntnis und Heilung der Krankheiten*, der in lateinischer Sprache erstmals 1747 erschienen war[20]. Tallars *Visum Repertum* liest sich wie eine punktgenaue Einlösung der darin vom Leibarzt Maria Theresias, *Protomedicus, Bibliothecarius* der kaiserlichen Hofbibliothek und ersten Zensor[21] entwickelten Grundsätze der ärztlichen Heilkunst[22]. Vor allem drei Forderungen setzte der Regimentschirurg bei seiner Untersuchung des Vampirismus in Siebenbürgen in die Praxis um: Erstens die Instrumentalisierung eines *anatomischen* Wissens für ein *physiologisches* Wissen von dem als Kreislaufphänomen gedachten Leben, zweitens die damit verbundene Integration einer Oberflächen bezogenen medizinischen *Semiotik* in eine Physiologie der notwendigen Lebens*handlungen* (actiones vitales)[23] und drittens die Orientierung der medizinischen Praxis am Narrativ einer Kranken*geschichte*.

im Auftrag der österreichischen Bundesregierung veranstaltet vom Bundesministerium für Wissenschaft und Forschung, 13. Mai bis 26. Oktober 1980, Wien, Schloss Schönbrunn, 469.
   20. Vgl. Anm. 1. Gerhard van Swieten hatte 30 Jahre lang an seinem opus magnum geschrieben, der fünfte Band erschien kurz vor seinem Tod im Jahre 1772. Vgl. dazu Brechka, *van Swieten*, 75; 141. Die Kommentare waren aufgrund von stenographischen Wort-für-Wort-Mitschriften der Boerhaaveschen Vorlesungen entstanden. Van Swieten verwendete dafür das stenographische System, wie es von Charles Ramsay um 1680 entwickelt worden war. Seine exakten Mitschriften machten ihn zum besten Boerhaave-Kenner seiner Zeit. *Ibid.*, 73s. Van Swietens Kommentare folgten den Aphorismen des Lehrers, der die antike Medizin (i. e. L. Galen und Hippokrates) mit seiner eigenen, v. a. im chemischen Labor dem anatomischen Theater gewonnenen experimentellen Erfahrungen synthetisiert hatte und fügte ihnen seine Erläuterungen an. *Ibid.*, 55; 76.
   21. *Niederländer, Europäer, Österreicher. Hugo Blotius, Sebastian Tengnagel, Gérard Freiherr van Swieten, Gottfried Freiherr van Swieten. Vier Präfekten der kaiserlichen Hofbibliothek in Wien*. Ausstellung im Foyer zum Hauptlesesaal der Österreichischen Nationalbibliothek, 26. April bis 15. Mai 1993, Wien, 18-45.
   22. Vgl. zu den epistemischen Verschiebungen in der Medizin und Physiologie nach 1800 M. Foucault, *Die Geburt der Klinik. Eine Archäologie des ärztlichen Blicks*, München 1973; M. Foucault, *Die Ordnung der Dinge. Eine Archäologie der Humanwissenschaften*, Frankfurt/ M. 1991 (1971).
   23. Van Swieten, Erläuterungen, A2 «Daher ist derjenige kein guter Arzt, der allein die Zeichen (phaenomena) anmerket; sondern der verdienet diesen Nahmen, der solche überleget, und was daraus nothwendig folgen muß, bestimmet. Van Swieten, *Erläuterungen*, 33.»Dann es äussert sich bey einer Krankheit kein Zeichen, das nicht zugleich eine Handlung, welche in dem gesunden Stande verrichtet wurde, sollte verlezet seyn, und es erstreket sich ihre Grösse der Krankheit so weit als diese von der Gesundheit abweichet», *Ibid.*, 34.

Vampirphysiologie

Als Voraussetzung einer Lehre von den Krankheiten und ihrer Heilung galt van Swieten das Wissen von den Ursachen des Lebens und der Gesundheit: «[...] wer folglich die Ursachen des Lebens und der Gesundheit nicht weiß; der wird auch ihre Mängel, nemlich die Krankheiten, nicht erkennen können»[24] Um ein fundiertes physiologisches Wissen vom Leben zu erlangen, war der Rekurs auf die Untersuchung des toten Körpers jedoch unerlässlich, weil nur sie einen Einblick in die Vorgänge im Innern des Organismus erlaubte. Van Swieten ist deshalb ein vehementer Befürworter der anatomischen Sektion und beklagt die moralischen Bedenken seiner Zeit, die dazu führten, die Zergliederung der Leiber der Verstorbenen im Dienst an den Lebenden auf wenige Verbrecher zu beschränken.

O daß es öffters möchte erlaubt seyn die Körper der Verstorbenen zu untersuchen! Wie vorsichtig würden die Ärzte zu Werke gehen, wann sie wüssten, daß sie nach dem Tode aus den erblassten Leibern erweisen müssten, ob sie wol oder übel von der Beschaffenheit der Krankheit geurtheilet haben: Wie viel verborgene Ursachen der Krankheiten würden nicht hierdurch entdeket werden[25].

Hier spricht der künftige Reformator der österreichischen Medizin, unter dessen Ägide 1754 die bei Boerhaave erlernte klinische Methode in die Wiener Hospitäler eingeführt wurde[26] und der ab 1757 die Jesuiten entmachtete, die Wiener Universität reorganisierte und neben dem Studium der Botanik und der Chemie die klinische Methode im Lehrplan verankerte[27].

24. Van Swieten, *Erläuterungen*, 12.
25. *Ibid.*, 29.
26. Van Swieten holte im Jahr 1754 den Boerhaave-Schüler Anton de Haen nach Wien und betraute ihn mit der Leitung des Wiener Bürgerspitals, in dem 1400 Personen versorgt wurden. De Haens eigentliche Klinik war allerdings nicht größer als Boerhaaves 12-Betten-Institut in Leyden. Brechka, *van Swieten*, 137 u. V. Hess, *Der wohltemperierte Mensch. Wissenschaft und Alltag des Fiebermessens (1850-1900)*, Frankfurt/ New York 2000, 43.
27. Brechka, *van Swieten*, 135-37. In Leyden hatte van Swieten das Handwerk der anatomischen Sektion erlernt. Die Universität blickte auf eine lange Tradition der Sektion am Menschen zurück: Die ersten öffentlichen Sektionen waren von Petrus Pauw bereits 1589 durchgeführt worden. Einige Jahre später wurde in der Alten Akademie ein anatomisches Theater eigens für diesen Zweck in Betrieb genommen. *Ibid.*, 55.

Gestützt auf das Wissen der Anatomie und Harveys *de motu cordis*[28] bestimmte van Swieten als «nothwendige oder sogenannte Lebens-Handlungen des Körpers (actiones vitales)»[29] die Tätigkeiten des Herz- und Blutkreislaufs sowie die ungehinderte Bewegung des über die Leitung der Nerven mit dem Gehirn verbundenen Nervensaftes[30]. Da das Leben dazu tendierte, sich selbst zu zerstören, wenn ihm nicht die entzogenen Teile durch Nahrungsaufnahme und Verdauung wieder zugeführt wurden, war zur seiner Erhaltung die Maschine des Körpers notwendig, deren Funktionen dafür sorgten, dass «Speise und Trank in unsere Natur verkehret»[31] wurden. Ort der Verwandlung von Nahrung zu Nahrungssaft; und schließlich, dank der Tätigkeit des Kreislaufs, in Blut, war der Magen-Darmtrakt, dem deshalb die besondere Aufmerksamkeit des Arztes zu gelten hatte. Krank war, wessen Lebenshandlungen in ihrer ungehinderten Bewegung gestört waren; und Heilung bedeutete folglich eine Verkehrung der Krankheit in Gesundheit durch vollständige Wiederherstellung der Bewegungen des Kreislaufs. In diesem Prozess kam der «Erkenntnis der Materie, der Zubereitung und des Gebrauchs der Nahrungs-Mittel» eine herausragende Rolle zu[32].

Tallar erweist sich deshalb als gelehriger Schüler van Swietens, wenn er als Ursache der vampiristischen Erkrankung die schädliche Fastendiät der Walachen bestimmte. Bestätigt wurde diese These durch den Umstand, dass die Krankheit in der Regel in den letzten zwei Wochen der fünf- bis sechswöchigen Weihnachtsfastenzeit auszubrechen pflegte[33]. Mit van Swieten machte er den übermäßigen Genuss roher Pflanzen für die Entstehung eines «feisten leimigten Schleim[s]» verantwortlich, der die Gärungsprozesse im Magen behinderte[34]. Der Verzehr von Rohkost wie rohe Zwiebeln, Knoblauch, Rettich, rohes Sauerkraut, aus dem Wasser gezogener Kürbis

---

28. W. Harvey, *Exercitatio anatomica de motu cordis et sanguinis in animalibus*, Frankfurt 1628.
29. Van Swieten, *Erläuterungen*, A2.
30. *Ibid*. Van Swieten folgte hier dem hydromechanischen Modell des Kreislaufs, das sich durch die cartesianische Rezeption des Harveyschen Kreislaufmodells durchgesetzt hatte. Hess, *Der wohltemperierte Mensch*, 31.
31. Van Swieten, *Erläuterungen*, 8.
32. *Ibid.*, 15.
33. Tallar, *Visum Repertum*, 19.
34. *Ibid.*, 30; Van Swieten, *Erläuterungen*, 196. Bei der Hypothese, dass das *acidum rude* mit dem *alcalo rudi* keinen Gärungsprozess einging, stand Tallar Stahls chemischer Versuch mit Vitriolgeist und Weinsteinsalz Pate, Stahl, *Zymotechnia*, unpaginierter Vorbericht des Übersetzers, (o)/ Anm.1.

und Gartengemüse; der Verzicht auf Schmalz sowie der Genuss von ungesäuertem Brot führten zur Bildung des zähen Schleims (glutinosum spontaneum), der sich im Magen in eine rohe Säure (acidum rude) verwandelte[35]. Dies hatte «eine Ausdrocknung der nothwendigen Flüßigkeiten, und Säften im Körper, und schließlich eine Verminderung in den Verrichtungen der Seele oder Natur» zur Folge[36]. Damit ist auf elegante Weise eine Erklärung der ethnischen Diskrimination des Vampirismus gefunden. Wenn weder deutsche Siedler noch Soldaten der Seuche erlagen, so deshalb, weil sie eine ausgewogenere Diät genossen. Wegen der einseitigen Betroffenheit der Walachen bestimmte Tallar die Krankheit folgerichtig als endemisch und wandte sich damit gegen die These einer Epidemie[37].

Mit der so gewonnenen Ätiologie des Vampirismus stellte sich jedoch die Frage nach dem Weg vom Speisesaft zur Vernunft bzw. der Seele. Tallar löste sie unter Rekurs auf das Wissen der Anatomie: Nachdem durch die Vermischung des im Magen scharf widerstreitenden rohe Sauren mit dem rohe Laugenhaften (alcalum rude) der zähe Schleim des Speisesaftes (succus gastricus) «verschärfet, oder verbittert wird»[38], leitet die Magenschleimhaut den Reiz über das achte Willissche Nervenpaar an das verlängerte Mark des Kleinhirns weiter. Von da aus entsteht durch die Erregung von Gesichts-, Geschmacks- und Gehörssinn der Affekt der Leidenschaft; die Sinne werden benebelt, wodurch sich in der Seele die «falschen Sinnbilder» des vampiristischen Deliriums einstellen[39].

Ein Problem bleibt ungelöst, nämlich, wie der Zusammenhang von Speisesaft und Lebensgeistern zu denken sei[40]. Diese Frage führt den Regimentschirurgen weg von der Anatomie, deren Einsichten er für eine Physiologie des Blutes fruchtbar macht. Während die medizinische und theologische Traktatliteratur als Regel das frische, den Toten nach ihrer Exhumation zu Mund, Nasen und Ohren austretende Blut lediglich als das paradigmatische vampiristische Zeichen zitierte, das

---

35. Tallar, *Visum Repertum*, 30-32.
36. Ibid., 31.
37. Ibid., 42.
38. Ibid., 37.
39. Ibid.
40. Ibid., 38. Der Zusammenhang der Säfte war durch den Übergang vom humoralen Leib der alteuropäischen Tradition zum in sich verschlossenen neuronalen Organismus problematisch geworden, vgl. dazu A. Koschorke, *Körperströme und Schriftverkehr. Mediologie des 18. Jahrhunderts*, München 1999.

an der Oberfläche des Körpers sichtbar wurde[41], avanciert das Blut und sein Umlauf bei Tallar zum Herzstück einer Physiologie des Vampirismus.

Die Nennung der drei Hauptbestandteile des Blutes, die er als «Viscos», Serum und die «terrestrischen» roten Blutkügelchen bestimmt[42], bildet dabei den Ausgangspunkt seiner Argumentation. Endet das Leben des Blutes, so endet auch das Leben des Körpers und unterwirft diesen den Prozessen der Verwesung[43]. Das Blut ist das Medium, in dem die Lebensgeister sich bewegen; deshalb stört seine Verderbung die Lebensgeister in ihren Verrichtungen, wodurch «die Zusammenfügung der Seele, und Lebensgeistern getrennet werden [...] und das Ende des Lebens erfolgen müsse»[44] Minutiös widmet Tallar sich im Folgenden den Vorgängen der Blutzirkulation. Wird der Speisebrei (Chymus) durch den Genuss ungereinigter Speisen und die Gärungsprozesse im Magen-Darmtrakt bösartig, so ist auch der aus ihm entstehende Milchnahrungssaft (Chilus) kontaminiert. Durch die Haargefäße gelangt er in Nieren und die Brustmilchader und vermischt sich nach Durchlaufen der Schlüsselblutader mit dem Blut, was eine Entzündung beider Säfte verursacht. Das entzündete Blut wird mittels der Hohlader in die rechte Herzkammer geleitet, um über Lungenpuls- und Lungenblutader in die rechte Herzkammer zu gelangen. Über die große Pulsader und die Pfortader wird es durch die Leber geleitet und fließt schließlich zurück zum Herzen[45]. Nachdem Tallar auf diese Weise «den Weeg gezeigt, der zum Leben führt»[46], wendet er sich den Gräbern und insbesondere der Unverweslichkeit der vampiristischen Körper sowie der Frage nach der

---

41. Vgl. z. B. M. Ranft, *M. Michael Ranfts Diaconi zu Nebra Tractat von dem Kauen und Schmatzen der Todten in Gräbern, Worin die wahre Beschaffenheit derer hungarischen Vampyrs und Blut-Sauger gezeigt, Auch alle von dieser Materie bißher zum Vorschein gekommene Schrifften recensiret werden*, Leipzig 1734; A. Calmet, *Des hochwürdigen Herrn Augustini Calmet, Abbtens des Gotteshauses Senon in Lotharingen, Ord. S. Bened. Gelehrte Verhandlung der Materi, Von Erscheinungen der Geisteren, Und denen Vampiren in Ungarn, Mahren e. c.*, Augsburg 1753 (1752); W. S. G. E., *Curieuse Und sehr wunderbare Relation, von denen sich neuer Dingen in Servien erzeigenden Blut-Saugern oder Vampyrs, aus authentischen Nachrichten mitgetheilet, und mit Historischen und Philosophischen Reflexionen begleitet von w.s.h.E.*, o. O. 1732.
42. Tallar, *Visum Repertum*, 58. Auch hier folgt Tallar van Swieten, der die Beschreibung der drei Bestandteile des Blutes auf die «Leeuwenhoekischen Erfahrungen» gründet. Van Swieten, *Erläuterungen*, 273.
43. Tallar, *Visum Repertum*, 59.
44. *Ibid.*, 59.
45. *Ibid.*, 60s.
46. *Ibid.*, 61.

Ursache des Blutverlustes der Lebenden zu. Erst das Skandalon der Unverweslichkeit der Toten lässt Tallar das Wissen nutzen, das er durch seine Sektionen in drei der fünf Vorfälle gewonnen hatte. Die Antwort ist einfach: das zu Nasen, Ohren und Mund austretende, vermeintlich frische Blut ist durch die Verwechslung von lebendem mit bereits verwesendem Blut zu erklären. Was den Augen verborgen bleibt, wird unter dem Vergrößerungsglas sichtbar; die roten Blutkörperchen lösen sich in ihre Teile auf. Durch den Gärungsprozess produzieren sie Gase, die für das Austreten des Blutes verantwortlich sind[47].

Ursache des Blutverlustes der Lebenden ist hingegen eine Praxis, die mit der Durchsetzung des Kreislaufmodells im 18. Jahrhundert zunehmend in theoretischen Verruf geraten sollte[48], bei Tallar jedoch ihre Funktionalität in der Behandlung des Vampirismus beibehält, solange sie mit Maß angewendet wird: Wenn die Kranken «wegen Mangel an Geblühte, den Sie wegen der Aussaugung der Moroi litten, sterben mußten; so hätte Sie dieser Unglückliche Fall wegen den wiederholten Aderlässen eher treffen sollen»[49].

Semiotik und Narrativ

Van Swieten kritisierte die gängige Praxis der Ärzte, ihr Urteil nicht auf Beobachtung der Zeichen zu gründen, sondern zu «glauben, es seye schon hinlänglich, wann Sie anzeigten, was sie von der Krankheit halten, und hernach das, was vorzunehmen ist, der gemeinschaftlichen Berathschlagung zu bestimmen überlassen»[50]. In seinem Urteil verdiente den Namen eines Arztes mit Recht, wer «Alles, was einem Kranken auf das, so er gethan, genossen, bey sich behalten, von sich gegeben, oder äusserlich gebraucht hat, währender Krankheit

---

47. Ibid., 66-68.
48. Trotz der zunehmenden theoretischen Umstrittenheit wurde der Aderlaß noch im 19. Jahrhundert praktiziert. Vgl. C. Beauchamp, *Le Sang et l'Imaginaire médical. Histoire de la Saignée aux XVIIIème et XIXème Siècles*, Paris, 2000.
49. Ibid., 42. Vgl. dazu Koschorke, *Körperströme*, 'Die Verschließung des Körpers', 54-66.
50. Van Swieten, *Erläuterungen*, 35. Van Swieten nimmt hier Bezug auf den Streit zwischen Rationalisten und Empiristen und versucht den Konflikt zu schlichten, indem er die Beobachtung zur Grundlage des ärztlichen Blicks macht, während der Vernunftschluss bei der Synthetisierung der pathologischen Zeichen zum Krankheitsbild und der Findung einer geeigneten Kur zur Anwendung kommt.

begegnet ist, erzehlet»[51]. Nichts anderes tut Tallar, wenn er auf die infektiöse und die Todesraten steigernde Praxis der Kranken hinweist, sich mit dem Blut der vermeintlichen Vampire zu beschmieren[52], um wie gezeigt im Hauptteil seines Traktats ausgiebig die schädliche Fastendiät der Walachen zu verhandeln, wobei er auch ihren übermäßigen Brandtweingenuss während des übrigen Jahres nicht unterschlägt[53]. Er weist darauf hin, dass sich die Landbevölkerung trotz guter Erfolge in der Regel weigert, Medikamente einzunehmen und stattdessen die Seligsprechungen der «alten Weiber» favorisiert[54].

Der Reihe nach beschreibt Tallar sämtliche vampiristischen Symptome, und gelangt wie von van Swieten gefordert durch die Integration der einzelnen Zeichen in eine umfassende Klassifikation im Rahmen der Beschreibung des Krankheitsverlaufs zur vollständigen Deskription des Krankheitsbildes. Den Anfang der unbekannten Krankheit machten Schauer und Brechreiz; Tallar notiert, dass diejenigen, die beim Erbrechen «viel von sich gaben», meist gesund wurden[55]. Die Patienten klagten über empfindliche Schmerzen im Magen-Darmtrakt sowie ein Stechen auf der Brust. Sie litten unter starken Kopfschmerzen und unstillbarem Durst, hatten trübe, vereiterte Augen, ein schwaches Gehör; empfanden starke Furcht und führten Wahnreden darüber, dass bestimmte Tote ihnen erschienen. Die Zunge war zunächst weißlichgelb belegt, um am zweiten Tag auszutrocknen und eine braunrote Farbe anzunehmen. Der Puls ging schwach (parvus) und unregelmäßig (caprinus), bis endlich am dritten Tag ein rascher Tod eintrat. Post mortem zeigten sich um die Weichen (loca hypochondrica) und auf beiden Seiten des Halses sowie eine Spanne unter dem Schlüsselbein die vampiristischen blauen Flecken; im Gegensatz zu der unmittelbar nach dem Tod eintretenden Leichenstarre der Gesunden wurden die Verstorbenen erst nach sieben bis acht Stunden steif[56].

Wichtig ist dabei, dass Tallar nicht bei der Erstellung einer Klassifikation der Krankheit durch die Lektüre der Zeichen an der Körperoberfläche stehen bleibt, sondern über den Einbezug der durch das Relais des Magens miteinander verbundenen Kreisläufe von Nervensaft

---

51. *Ibid.*, 31; 37.
52. Tallar, *Visum Repertum*, 24; 54.
53. *Ibid.*, 80s.
54. *Ibid.*, 20; 46; 51.
55. *Ibid.*, 26.
56. *Ibid.*, 26s.

und Blut die medizinische Semiose in den Dienst einer Analyse der Beeinträchtigung der Lebens erhaltenden Handlungen stellt[57]. Damit erfüllt er eine wesentliche Anforderung van Swietens an den Arzt, die medizinische Semiotik in eine Physiologie der notwendigen Lebenshandlungen zu integrieren.

Vor allem aber nimmt Tallar van Swietens Gebot der Erstellung einer Krankengeschichte als ersten Schritt hin zu einer Ätiologie ernst, indem er noch vor der Auflistung der einzelnen Symptome das Krankengespräch buchstäblich und in Form eines Dialogs aufschreibt.

Sobald wir bey jenen Kranken, die von den Blutsäugern angefochten seyn sollten, angekommen sind; so fragten wir Sie: wie lang Sie bettlägerig wären? Antwort: 2 bis 3 Tage. Was Sie klagen? – Das Herz thäte ihnen wehe. Wo ligt denn das Herz? Und Sie zeigten uns die Gegend des Magen, und der Gedärmen. Diesen Schmerzen im unrechten Herzen klagte ein Jeder. Ob sie Schlaf hätten? Sie hätten wohl Schlaf, aber, sagten einige [...], wenn Sie einschlaffen wollten; so seye gleich der Moroi (Blutsäuger) da. Wie sieht denn dieser aus, und wer ist er? Dieser verstorbene Mann, jenes verstorbene Weib. Was macht dann dieser Moroi? Er stünde nur vor Ihnen, oder in jenem Winkel. Ob er auch itzt, da wir mit Ihnen reden, gegenwärtig wäre? Nein. Und einige sagten, Sie sehen die Moroi, wenn Sie schlafen, bisweilen wenn sie wachen, und dergleichen Irreden mehr, wie jene, welche mit einer hitzigen Krankheit behaftet sind[58].

Mit dem Einbezug der Semiotik in das Narrativ einer Krankengeschichte hören die Krankheiten jedoch tendenziell auf, selbständige Arten zu sein, die sich in einem Ensemble von Zufällen und Symptomen an der Oberfläche des Körpers vollständig ablesen lassen und werden zu einem semiotischen Prozess auf der Zeitachse, der in seiner Gesamtheit nur von dem totalisierenden Auge des Arztes zur Sichtbarkeit gelangen kann[59].

Das Krankengespräch ist zugleich die einzige Stelle, an der Tallar eine explizite Analogie zur Ätiologie der Tertianfieber mit ihrem Krankheitsherd des Magens herstellt. Symptome wie Ekel, Müdigkeit, Schauder, Kopfschmerz und Pulsschwäche hatten in der vampiristischen

---

57. Vgl. dazu das Kap. «Vampirphysiologie».
58. *Ibid.*, 21-23.
59. W. Schäffner, «Die Zeichen des Unsichtbaren. Der ärztliche Blick und die Semiotik im 18. und frühen 19. Jahrhundert», in: I. Baxmann, M. Franz und W. Schäffner (ed.), *Das Laokoon-Paradigma. Zeichenregime im 18. Jahrhundert*, Berlin 2000, 480-510; 494s.

Traktatliteratur zu einer Einordnung des Vampirismus in die Wechselfieber geführt, wobei entsprechend den drei- bis viertägigen Intervallen des Paroxysmus summarisch Tertian- und Quartanfieber unterschieden wurden. Die Lokalisierung des vampiristischen Krankheitsherdes im Magen, wie sie die Tertiana auszeichnet, war dabei nahezu unbestritten, während die Leber als Organ der Quartana kaum berücksichtigt wurde[60]. Nichtsdestotrotz partizipiert seine Argumentation implizit am zeitgenössischen Diskurs der Fieber. Dies zeigt sich nicht erst an Tallars Symptombeschreibung, sondern bereits anhand seines Rekurses auf das hydromechanische Modell des Blutkreislaufes. Gemäß der Konzeption der Hydromechanik wurde Gesundheit mit der ordentlichen Ausscheidung aus einem frei zirkulierenden Blut erklärt. Damit verbunden war das Postulat, dass jede Verstopfung von Ausführungsgängen eine behinderte Zirkulation und Herztätigkeit und mithin eine Fiebererkrankung zur Folge habe[61]. Über diesen Konnex von Kreislaufmodell und Blutzirkulation war der Diskurs der Fieber also immer schon aufgerufen. Tallar kommt es in seiner Beweisführung indessen nicht auf eine Fiebertheorie an, sondern auf eine vampiristische Physiologie des Blutes und seines Umlaufs.

Mit der Integration der an der Körperoberfläche abgelesenen Zeichen in das Narrativ einer Krankengeschichte kündigt sich in Tallars Vampirphysiologie jenes entstehende Feld der Physiognomik, medizinischen Semiotik und Kriminalpolitik des 18. Jahrhunderts an, in deren Rahmen Beobachtung und Lektüre der Zeichen des Körpers einen konstitutiven Charakter für die Künste gewinnen sollten[62]. Die van Swietensche Vorgabe lenkt den ärztlichen Blick auf eine möglichst umfassende Beschreibung der Lebensumstände und garantiert auf diese Weise das Funktionieren der medizinischen Semiose. Die Beobachtung des Arztes wird zur Ausschlag gebenden ästhetischen Aktivität, durch welche die Zeichen zu ihrer Sichtbarkeit gelangen. Damit gerät der Arzt, der die Kunst einer Entzifferung der Zeichen des kranken Körpers beherrscht, in die Nähe des seit Mitte des 18. Jahrhunderts entstehenden Konzepts des Dichter-Genies[63]. Und in der Tat weckt die Dramaturgie von Tallars Kranken-Dialog in ihrer

---

60. Hamberger, *mortuus*, 11.
61. Hess, *Der wohltemperierte Mensch*, 31.
62. Schäffner, «Zeichen», 481. Vgl. allg. zur Ablösung einer medizinischen Semiotik durch eine statistische Medizin im 18. und frühen 19. Jahrhundert *Ibid.*, 480-510.
63. *Ibid.*, 482.

Kombination von genauer Beobachtung und parodistischen Qualitäten Assoziationen an den literarischen Diskurs.

Die Kur: Biopolitik

Tallar war nicht der einzige, dem der enge Bezug der vampiristischen Seuche zur damaligen, eben erst nach Osten verschobenen Grenze der zivilisierten Welt aufgefallen war. Unter anderen hatte ein Autor, der unter den Initialen W. S. G. E. publizierte, darauf hingewiesen, dass die Vorfälle im serbischen Medwegya von 1732 «an denen noch Barbarischen Gräntzen der Türckey»[64] stattgefunden hatten und wiederholt war moniert worden, dass der Vampirismus die Hauptstädte des Westens, Paris, London oder Wien lediglich medial als Infektion seiner eigenen Theorie[65] und nicht als physische Seuche heimgesucht hatte.

Die Bezugnahme auf die Grenze ist in der Traktatliteratur eine doppelte: bestimmt einerseits der Vampirtraktat seinen Gegenstandsbereich als den liminalen Bereich eines Wissens, dessen Grenzen durch die theoretische Scheidung von verbürgter Erkenntnis und verworfenem Aberglauben allererst gesetzt werden müssen, so werden *ignorantia* und *superstitio* zugleich als Effekte einer in ehemals türkisches Hoheitsgebiet verschobenen geographischen Grenze begriffen. Es ist das Charakteristikum des serbischen Vampirismus, stets die «befreiten» Regionen heimzusuchen, und als reine Hinterlassenschaft der Vorkriegszeit die Linien des militärischen Einmarsches zu markieren[66].

Der Frieden von Passarowitz hatte 1718 Nordserbien mit Belgrad, ein Landstrich im nördlichen Bosnien, den Banat mit Temesvar und die kleine Walachei der österreichischen Militärverwaltung unterstellt; dafür waren eigens die beiden Generalkommandaturen von Belgrad (Serbien und Bosnien) und Temesvar (Banat und Siebenbürgen) ins Leben gerufen worden. Unter der Legislatur Carl Alexander Prinz von Württembergs (1684-1737) ereigneten sich vier Vampirepidemien: Possega in Slawonien erlebte in den 20-er Jahren ein erstes Aufflammen der Seuche, 1725 waren die Rätzen im slawonischen Kisolova von der Plage betroffen. 1732 wurde das serbische Dorf Medwegya zum Schauplatz desjenigen Vampirskandals, der eine Flut

---

64. W. S. G. E., *Relation*, 23.
65. Hamberger, *mortuus*, 41.
66. *Ibid.*, 19. Die folgenden Ausführungen beruhen auf *Ibid.*, 18-22.

von vampiristischen Traktaten nach sich ziehen und damit die Aufmerksamkeit der aufgeklärten Welt erregen sollte. Noch im selben Jahr wurde ein Vorfall im benachbarten Kucklina ruchbar.

Gemeinsam mit flüchtigen Heyduckenführern gründete Claudius Florimund Graf von Mercy (1666-1734) im Gebiet der Temesvarer Generalkommandatur die «Banater Landmiliz», deren Angehörige unbebaute «Prädien» besiedelten und damit einen Grenzer ähnlichen Status erlangten. Wie unter den Bewohnern von Siebenbürgen und der kleinen Walachei, die im Frieden von Belgrad 1739 zusammen mit Nordserbien und -bosnien erneut ans osmanische Reich fielen, grassierten unter den Milizionären eine Reihe von Vampirepidemien; mit der Untersuchung von vier der Vorfälle wurde der Regimentschirurg Georg Tallar betraut, der sich damit als Vampirexperte für den Banat empfahl. In Deva und Kronstadt (Brasow) flammte der Vampirismus bis Ende der 50-er Jahre wiederholt auf, und Temesvar meldete Vorfälle selbst dann noch, als die Banater Landmiliz schon der zivilen Landesadministration unterstellt war und den Sonderstatus abgabefreier Wehrbauern verloren hatte.

Die favorisierten Zonen des virulenten Vampirismus zeichneten die Federstriche temporärer Friedensschlüsse nach, es handelte sich um strategisch sensible Gebiete wechselnder Herrschaft, die von abgabefreien Wehrbauern oder nomadisierenden Hirten befestigt wurden[67]. Damit war eine latente Kriegsmaschine installiert, deren Rauschen bis in die Zentren westlicher Macht zu vernehmen war[68]. Paradigmatisch für einen solchen «Angstapparat»[69] waren die österreichische Militärgrenze und die unter Militärverwaltung gestellten Neoacquisita des letzten Türkenkrieges von 1718. Der Gürtel der Türkenabwehr, der sich von Slawonien bis zur Bukowina erstreckte, ist die Heimat des Vampirs im engeren Sinn; der eroberte Norden Bosniens und Serbiens wurde zur Bühne seines ersten Auftretens.

Die Militärgrenze war im 16. Jahrhundert mit der Besiedelung durch griechisch-orthodoxe Flüchtlinge aus dem osmanischen Reich etabliert worden, die als Preis für ihre prekäre Freiheit nun die Furcht

---

67. Hamberger, *mortuus*, 19.
68. «Die Macht suchte oder sucht das Zentrum einzunehmen. Wenn sie von diesem Zentrum aus wirken, ihre Wirksamkeit bis an die Grenzen des Raumes entfalten, wenn sie bis an die Peripherie reichen soll, so ist es notwendig, daß es kein Hindernis gibt, daß der Raum um ihre Aktion homogen ist. Kurz, der Raum muß frei von Rauschen, von Parasiten sein. [...] Der Herr der militärischen Funktion bewacht die Ränder [...]», M. Serres, *Der Parasit*, Frankfurt/ M. 1987 (1981) 145s.
69. Hamberger, *mortuus*, 19.

vor dem grassierenden Vampirismus in Kauf zu nehmen hatten: Wurden die drei Ethnien der Rätzen in Slawonien, Heyducken im Banat und Nordserbien und Walachen in Siebenbürgen von der Traktatliteratur als prädisponierte Opfer des Vampirismus identifiziert, so galten ihre Wehrdörfer als seine Brutstätten[70].

In dieser Situation, in der sich der Vampirismus seinen Weg auf der politischen Landkarte des 18. Jahrhunderts als «ziviler Wundbrand»[71] entlang der militärischen Verletzungen Westeuropas fraß; analysierte Tallar ihn als ein Phänomen, das am politischen Körper der mit der Türkenabwehr betrauten Grenzer parasitierte und dessen Kreislauf damit Lebens wichtigen Saft entzog[72].

Musste der aufgeklärte Vampirtraktat der Anfälligkeit der exponierten Gebiete Rechnung tragen, indem er deren diätetische, klimatische und politische Gegebenheiten in die Reflexion mit ein bezog, so bestand die Kur der barbarischen Praxis, die verdächtigen Gräber zu öffnen, den Toten die Köpfe abzuschlagen und ihnen entweder einen Pfahl durch das Herz zu treiben oder sie zu verbrennen[73] in konzertierten politischen Bestrebungen zur Herstellung einer Bevölkerung. Gestützt auf juridische, statistische, sanitäre und bildungspolitische Reformen vollzieht sich im theresianischen Österreich der zweiten Hälfte des 18. Jahrhunderts unter van Swietens Federführung der Wandel von einer «Symbolik des Blutes» zu einer «Analytik der Sexualität»[74]. Van Swietens Ruf: «Wo sind die Gesetze?»[75] als Antwort auf den Olmützer Skandal von 1755, als am Wiener Hof bekannt worden war, dass das bischöfliche Konsistorium 1731 neun Vampire hatte verbrennen lassen, darunter sieben Kinder, verhallte bei Maria Theresia nicht ungehört. Auf sein Anraten hin unterzeichnete sie am 1. März 1755 ein fürstliches *Rescriptum*, das Vampirexekutionen scharf bestrafte und die Aufklärung des vampiristischen Rätsels der «politischen Instanz» unterstellte[76]. Es sollten weitere 13 Jahre vergehen, bis 1768 mit der *Constitutio Criminalis Theresiana* erstmals ein für das gesamte österreichische Hoheitsgebiet geltendes Recht in Kraft trat,

---

70. *Ibid.*, 20.
71. *Ibid.*, 21.
72. Tallar, *Visum Repertum*, 14.
73. Tallar, *Visum Repertum*, 10.
74. M. Foucault, *Sexualität und Wahrheit, I, Der Wille zum Wissen*, Frankfurt/ M. 1979 (1977), 176 u. 176-79.
75. G. Van Swieten, *Abhandlung des Daseins der Gespenster, nebst einem Anhange vom Vampyrismus*, Augsburg 1768 (1753-55), zit. nach Hamberger, *mortuus*, 254.
76. Erlass Maria Theresias (1. 3. 1755), zit. nach Hamberger, *mortuus*, 85s.

das den Grundstein zur Schaffung des zentralistischen Staates im 19. Jahrhundert legen sollte[77].

Tallar schreibt sich in diesen Prozess nicht nur mit der erstmaligen Formulierung einer gegen den Vampirismus wirksamen Heilmethode ein, der Verabreichung von Brechmitteln[78]. In Übereinstimmung mit Maria Theresias Bevölkerungspolitik, die 1754 die erste Volkszählung in Österreich und 1771 die erste für die ganze Monarchie unter Einbezug Ungarns gültige Volkszählung durchführen ließ, Anstrengungen, die mit der Einrichtung des «administrativen statistischen Dienstes», der Vorläuferbehörde des «Statistischen Zentralamtes» im Jahr 1829 institutionalisiert werden sollten[79]; gab Tallar erschöpfende Auskunft über die politischen, religiösen, geographischen und klimatischen[80] Gegebenheiten Siebenbürgens. In Übereinstimmung mit Maria Theresias Bildungspolitik, die ab 1773 unter van Swietens Anleitung zur Verstaatlichung der universitären Bildung und 1774 zur Verstaatlichung der Schule sowie der Einführung der allgemeinen Schulpflicht in Österreich führen sollte, beklagt Tallar das darnieder Liegen der Wissenschaften in den Walachischen Grenzregionen und macht als Ursache von Unwissenheit, Vorurteil und Aberglauben unter der Bevölkerung Siebenbürgens wie ihrer geistlichen Würdenträger das Fehlen hoher und niederer Schulen verantwortlich[81]. Seine diätetischen Überlegungen stehen schließlich im Einklang mit der theresianischen Sanitätsgesetzgebung, die mit der 1753 nach dem Vorbild Preußens erlassenen *Hauptmedicinalordnung für Böhmen* einsetzt[82]

---

77. *Maria Theresia und ihre Zeit*, 510.
78. Selbst Tallars Therapie war nicht originell, er hatte sich mit der Verabreichung von Brechmitteln einer Methode bedient, die von Van Swieten aufgrund ihrer Unwirksamkeit in der Bekämpfung der Quartanfieber zugunsten der Fieber-Rinde verworfen worden war. Van Swieten, *Erläuterungen*, 22.
79. *Ibid.*, 509.
80. Obschon van Swieten in den Jahren 1735 bis 1744 ein akribisch geführtes meteorologisches Journal führte, in dem er versucht hatte, die Wetterbedingungen mit seinen Sterbestatistiken zu korrelieren, konnte es Tallar 1756 nicht bekannt gewesen sein, da es erst postum als *Constitutiones epidemicae et morbi potissimum Lugduni-Bavatorum observati*, von Maximilian Stoll in zwei Bänden herausgegeben, 1782 in Wien und Leipzig erschien. Brechka, *van Swieten*, 79 u. Anm. 144. Den Versuch, Erkrankungen – v. a. epidemische Fieber – auf geographische Faktoren zurückzuführen, hatte bereits Sydenham unter Berufung auf die hippokratischen Epidemien vorgenommen. Hess, *Der wohltemperierte Mensch*, 38f. Tallar reiht sich hier also in eine alte Tradition ein. Neu am Vorgehen van Swietens und seiner Zeitgenossen ist hingegen die Korrelation von meteorologischen Bedingungen und statistischer Methode.
81. Tallar, *Visum Repertum*, 46.
82. *Hauptmedicinalordnung für Böhmen*, zit. nach *Maria Theresia und ihre Zeit*, 474.

und die Bevölkerung in der Folge einer an zentralistischen Vorgaben orientierten Biopolitik unterwirft. Spätestens mit dem vollständigen Eintreten des Vampirs in das Dispositiv einer Politik, die nicht mehr sterben lässt, sondern Leben macht[83], endet die Ära der kontaminierten physiologischen und ökonomischen Kreisläufe und der Vampir tritt Ende der 60-er Jahre seinen Totenschlaf an, bevor ihm Polidoris Fälschung «The Vampyre» anfangs des 19. Jahrhunderts an den Gestaden des Genfersees eine wiedergängerische Auferstehung bescheren sollte.

---

83. M. Foucault, *In Verteidigung der Gesellschaft. Vorlesungen am Collège de France (1975-76)*, Frankfurt/M. 1999, 284.

Karin Stukenbrock

CHLOROTISCHE MÄDCHEN UND BLUTARME KNABEN
GESCHLECHTSZUSCHREIBUNGEN IN ANÄMIEKONZEPTEN DES FRÜHEN 20. JAHRHUNDERTS

In den Statistiken, die die Schulärzte zu Beginn des 20. Jahrhunderts über ihre Untersuchungen von Schulkindern aufgezeichnet haben, stößt man immer wieder auf die Diagnosen Anämie, Blutarmut, Bleichsucht oder Chlorose. Im Vergleich zu anderen Diagnosen, die die Ärzte stellten, war die Häufigkeit dieser Krankheiten enorm hoch, teilweise bis zu 30%. D.h., dass 30% der als krank eingestuften Kinder an dieser Krankheit litten. Aus dem Jahresbericht des schulärztlichen Überwachungsdienstes der Volksschulen in Breslau für das Schuljahr 1906/07 beispielsweise geht hervor, dass in diesem Jahr bei 321 Jungen und bei 512 Mädchen eine Anämie festgestellt worden war[1]. Das sind in diesem Schuljahr insgesamt 32% der Kinder. Im Vergleichsjahr davor waren es nur unwesentlich weniger: nämlich 31,7% der Kinder. Sieht man sich die anderen aufgelisteten Krankheiten an, so fällt auf, dass diese Häufigkeit nur einmal übertroffen wurde: beim herabgesetzten Sehvermögen. Hier waren 745 Knaben und 806 Mädchen betroffen. Alle anderen Diagnosen hielten sich bei den absoluten Zahlen im wesentlichen im ein- oder zweistelligen Bereich.

Die weite Verbreitung von Anämie und Chlorose wird durch den Hallenser Schularzt Wilhelm von Drigalski (1871-1950) bestätigt[2]. Wilhelm von Drigalski hatte ab 1907 das Amt des Stadtarztes in Halle inne und war in dieser Funktion ebenfalls seit 1907 Leiter der Schularztstelle. Er hat dieses Amt knapp 20 Jahre lang ausgeübt, bis er 1925 zum Medizinalrat und Leiter des Berliner Gesundheitswesens berufen

---

1. Rubrik «Schulärztliches», *Gesunde Jugend. Zeitschrift für Jugendpflege in Schule und Haus,* 8 (1909), 114-21: 117.
2. Zu W. von Drigalski siehe http://www.catalogus-professorum-halensis.de/drigalskiwilhelm.html, Zugriff vom 3. Mai 2004.

wurde. Gleichzeitig stellte er seine ebenfalls über diesen Zeitraum von knapp zwanzig Jahren dauernde Vorlesungstätigkeit an der Universität Halle ein. Zwei Jahre später – 1927 – wurde er Mitglied des Reichsgesundheitsamts. In den Jahren, die Drigalski in Halle verbrachte, hat er sich vehement für das Schularztwesen in der Stadt engagiert und etliche Schriften, die auf seinen praktischen Erfahrungen beruhten, zu diesem Thema veröffentlicht. In seiner Schrift *Schulgesundheitspflege. Ihre Organisation und Durchführung* aus dem Jahre 1912 ordnete er die Blutarmut und Chlorose den Beeinträchtigungen des Stoffwechsels zu und berichtete, dass diese Erkrankung von Eltern, Lehrern und Ärzten häufig als «die Schulkrankheit» bezeichnet wird[3].

Die hohen Erkrankungszahlen und die Beurteilung der Blutarmut als herausragende Schulkrankheit, die bei Mädchen häufiger als bei Jungen diagnostiziert wurde, scheinen im Widerspruch zu stehen zu den Einschätzungen, die sich in der Literatur zu diesem Thema finden. Da ist zum einen die im frühen 20. Jahrhundert gängige Auffassung der Bleichsucht oder Chlorose als eine typische Krankheit der Töchter aus wohlhabenden Familien. Eine vergleichbare Krankheit trete bei Söhnen nicht auf[4]. Im 18. und 19. Jahrhundert machten Ärzte für die Krankheit, die bei zarten Mädchen nach dem Einsetzen der Geschlechtsreife auftrat, eine ungesunde, verweichlichende Lebensweise dieser jungen, wohlhabenden Mädchen verantwortlich, «die zu wenig an die frische Luft gingen, den Tag sitzend und in eine Schnürbrust oder ein Korsett gezwängt in stickigen Räumen am Schreibtisch, Spieltisch oder Stickrahmen verbrachten, sich falsch ernährten und lange schliefen»[5]. Eine zweite Auffassung, die in der gegenwärtigen Forschungsliteratur zum Thema vertreten wird und in diesem Zusammenhang interessant erscheint, ist die Ansicht, die Bleichsucht verschwinde Anfang des 20. Jahrhunderts[6]. Als mögliche Erklärung werden Fortschritte in der Behandlung der Anämie, eine gesündere Ernährung, Kleidung und Lebensweise der jungen Frauen sowie ein verändertes weibliches Schönheitsideal angeführt.

Die offensichtliche Diskrepanz zwischen diesen Befunden in der

---

3. W. von Drigalski, *Schulgesundheitspflege ihre Organisation und Durchführung. Ein Leitfaden für Ärzte, Lehrer und Verwaltungsbeamte*, Leipzig 1912, 95.
4. J. Bleker, «Hysterie–Dysmenorrhoe–Chlorose. Diagnosen bei Frauen der Unterschicht im frühen 19. Jahrhundert», *Medizinhistorisches Journal*, 28 (1993), 345-74: 345 und I. Hardach-Pinke, *Bleichsucht und Blütenträume. Junge Mädchen 1750-1850*, Frankfurt, New York 2000, 116.
5. Hardach-Pinke, *Bleichsucht*, 118.
6. *Ibid.*, 119 und Bleker, «Hysterie», 345.

Literatur und den Zahlen in den Tabellen wirft Fragen nach möglichen Veränderungen in der Beschreibung und Diagnose des Krankheitsbildes auf. Was verstanden Wissenschaftler, Schulärzte und Laien Anfang des 20. Jahrhunderts unter Blutarmut-Chlorose-Bleichsucht-Anämie? Und wie verhielt es sich mit der Geschlechtszuschreibung dieser Krankheiten, von denen im 18. und 19. Jahrhundert ausschließlich junge Frauen betroffen waren, die dann aber – zwar immer noch vermehrt bei Mädchen, aber in hohem Maße auch bei Jungen – diagnostiziert wurden?

Um diesen Fragen näher zu kommen, soll zunächst kurz auf die Krankheitsauffassungen, die Krankheitsbilder und die sozialen Bedingungen der Chlorose, Bleichsucht und Anämie im 18. und 19. Jahrhundert eingegangen werden. Vor diesem Hintergrund werde ich in einem nächsten Schritt anhand einiger Beispiele von Schriften aus dem frühen 20. Jahrhundert Konzepte der wissenschaftlichen Medizin und aus populärwissenschaftlichen Gesundheitsbüchern vorstellen. Dann komme ich noch einmal auf die Jahresberichte der Schulärzte zurück, um der wissenschaftlichen Ebene die Alltagspraxis oder zumindest den alltäglichen Umgang mit diesen Konzepten hinzuzufügen oder entgegenzustellen.

Chlorose als 'Krankheit der besseren Stände'?

In Zedlers-Universallexikon von 1735 heißt es zur Erklärung der Krankheit, nachdem man über die 'Bleichsucht' zur 'Chlorose' und von dort zur «Jungfern-Krankheit» geleitet wurde:

> Jungfern-Krankheit, Jungfern-Sucht, bleiche Sucht, weisse gelbe Sucht, Chlorosis, scheinet eine Art der Leacophlegmatie [sic!] zu seyn; denn es findet sich neben der bleichen Farbe Müdigkeit, Herzklopfen, Magendrücken, Geschwulst derer Schenckel und Beine, die Haupt-Ursache ist ein Mangel derer Mensium und die Verstopffung derer Vasorum Uteri, Hierzu kommet öffters heimliche Liebe und untersagter Beyschlaff, imgleichen verdorbene Säffte derer Geburtsglieder. In der Cur dieses Anfalls hat man auf die Ursachen zu sehen[...][7].

---

7. Artikel «Jungfern-Kranckheit», *Zedlers Universallexikon*, Halle, Leipzig 1735, XIV, 1613. Vgl. auch Hardach-Pinke, *Bleichsucht*, 117-18.

Entsprechend wurde als erstes Gegenmittel der «Beyschlaff gelobet», und erst wenn dieser nicht «zuläßig» war, der Aderlass und andere Medikamente empfohlen[8].

Zedler beschreibt hier eine Vielzahl von Beschwerden und Krankheitsäußerungen, die aus heutiger Sicht als somatische und psychosomatische Erscheinungen beschrieben werden können. Obwohl ausschließlich junge Frauen als Betroffene beschrieben sind, handelt es sich sowohl bei den Symptomen als auch bei den Ursachen nicht ausschließlich um gynäkologische Zustände. Herzklopfen, Magendrücken oder Müdigkeit sind zunächst eben so wenig gynäkologisch wie Liebeskummer. Einzig der Hinweis auf eine zu geringe Menstruation und auf verstopfte Gefäße der Gebärmutter als Ursache der Beschwerden scheint eine ausschließliche Diagnose bei jungen Frauen zu rechtfertigen.

Zedler folgt hier der im 18. Jahrhundert entwickelten Auffassung, nach der Erscheinungsweisen von Krankheiten bei Männern und Frauen auf geschlechtsspezifische Unterschiede zurückgeführt wurden. Die als typische Frauenkrankheiten beschriebenen Zustände, wie z. B. auch die Hysterie, sollten auf eine erhöhte Reizbarkeit des Nervensystems zurückgehen. Es handele sich um eine Fehlfunktion des Nervensystems, die auch zu Veränderungen der Empfindung führen könne. Bleker referiert einen Autor, der zu der Erklärung kam, dass

> bei den Frauen das Großhirn kleiner, dafür das Schleimhautsystem ausgeprägt und die Sinnesempfindungen stärker entwickelt [seien] als beim Mann. Entsprechend sei bei den Männern vor allem das Verdauungssystem betroffen, während bei Frauen Blutandrang in verschiedenen Organen und veränderte Sinnesempfindungen häufiger seien. Außerdem sei bei der Frau fast immer das Geschlechtsleben involviert. Denn im Leben des Mannes sei die Fortpflanzung 'nur Nebensache', bei der Frau aber 'Lebenszweck'[9].

Entsprechend deutete man die Gemütslage und die Verhaltensweisen der Frauen geschlechtsspezifisch.

Der Schwerpunkt der Beschreibung der Chlorose lag allerdings mehr bei den körperlichen Erscheinungsformen. Eines der wesentlichen Zeichen war die Amenorrhoe, außerdem Blässe, Mattigkeit und Abmagerung, Appetitlosigkeit und Erbrechen. Die Ursachen waren hierbei ebenso unklar wie bei der Hysterie. Eine Auffassung war, dass

---

8. Artikel «Jungfern-Kranckheit», 1613.
9. Bleker, «Hysterie», 349.

sie auf einem Fehler der Blutmischung beruhe. Eine nervöse Konstitution, ungesunde, zu frühe Reizung des Geschlechtstriebes und die Lebensweise der höheren Stände nahm man als Ursachen an. Aber auch schwächende Einflüsse waren in der Diskussion, wie z. B. schlechte Wohnverhältnisse, verdorbene Speisen, feuchte Luft sowie Erschöpfung durch starken Blutverlust, langes Stillen, zu häufige Geburten oder Krankheiten. Als Folgekrankheiten, die auch zum Tode führen konnten, benannte man Krankheiten des Herzens und Wassersuchten, Lungenschwindsucht und Auszehrung [10].

Mit diesen Konzepten hatte man auch im 19. Jahrhundert gearbeitet, die Klientel war allerdings eine andere. Johanna Bleker hat bei ihrer Untersuchung des Krankenjournals der Inneren Abteilung des Würzburger Juliusspitals zwischen 1820 und 1830 gehäuft die Diagnosen Hysterie, Dysmenorrhoe und Chlorose gefunden. Das Juliusspital zählte zu Beginn des 19. Jahrhunderts zu den wenigen großen allgemeinen Krankenhäusern in Deutschland. Es diente nicht wie üblicherweise die Hospitäler der Versorgung von Kranken, Armen, Alten und Sterbenden, sondern war ausdrücklich für die Behandlung und Heilung von Krankheiten vorgesehen. Die Patienten waren vor allem zugereiste Handwerksgesellen und in Würzburg beschäftigte Dienstboten, die im Krankheitsfall meistens nicht auf soziale oder familiäre Bindungen zurückgreifen konnten und deshalb unversorgt und ohne Pflege blieben. Für beide Gruppen gab es sogenannte 'Institute', die dafür sorgten, dass ihre Mitglieder im Krankenhaus unentgeltlich aufgenommen und behandelt wurden. Dies erklärt auch die soziale Zusammensetzung der Patienten des Juliusspitals: 40% waren Dienstboten, und über zwei Drittel der Patienten waren relativ jung, zwischen 15 und 30 Jahren [11].

Bei knapp einem Viertel der Patientinnen fanden sich geschlechtsspezifische Diagnosen, wie z. B. starke Blutungen, Entzündungen oder Tumoren von Gebärmutter und Eierstöcken, aber auch Hysterie, Dysmenorrhoe und Chlorose (1328 geschlechtsspezifische Befunde, davon 620 Hysterie, 277 Dysmenorrhoe und 84 Chlorose). Bei den letztgenannten handelte es sich um Krankheiten, die nach gängiger Auffassung vor allem bei Frauen der höheren Stände auftreten sollten. Dazu zählten die Patientinnen des Juliusspitals sicherlich nicht. Als Dienstbotinnen gehörten sie ausnahmslos der Unterschicht an [12].

10. *Ibid.*, 351-52.
11. *Ibid.*, 357-58.
12. *Ibid.*, 360.

Die Chlorose verlief anscheinend chronisch, denn die Mehrzahl der Patientinnen blieben länger als vier Wochen in Behandlung. Auch bei der Mortalität zeigt sich, dass die Krankheit so harmlos nicht war: Sie lag bei 7,5%. Bei der Hysterie lag sie dagegen lediglich bei 1%. Viele der Chlorose-Patientinnen, die das Krankenhaus verließen, taten dies nicht in einem 'geheilten' Zustand, sondern lediglich in einem 'gebesserten' oder auch in einem 'ungeheilten' Zustand[13].

Für die Patientinnen des Juliusspitals kann also festgehalten werden, dass alle bleichsüchtigen Mädchen, die dort behandelt wurden, entgegen der gängigen Auffassung aus der untersten, noch unterhalb der Armutsgrenze lebenden Bevölkerungsschicht stammten. Chlorose wurde aber ganz überwiegend bei sehr jungen Frauen diagnostiziert. Dies wiederum entspricht der Definition als einer mit der Pubertät verbundenen Krankheit. Eine Erklärung für diese Verschiebung ist natürlich, dass diese jungen Frauen aus der Unterschicht in früheren Zeiten kaum in den Blick der ärztlichen Behandlung gerieten. Wesentlicher erscheint mir allerdings – insbesondere im Hinblick auf die Schuluntersuchungen des frühen 20. Jahrhunderts –, dass sich die Kausalitäten verschoben hatten: Die als Chlorose bezeichneten Krankheiten waren nicht mehr ausschließlich die Leiden bürgerlicher Frauen, sondern erhielten eine soziale Komponente, indem Mangel und Erschöpfung als Ursachen benannt wurden[14].

Chlorose in der Literatur des frühen 20. Jahrhunderts

Vor dem Hintergrund dieser Ergebnisse stellt sich die Frage, mit welchen Konzepten man Anfang des 20. Jahrhunderts arbeitete. Als Beispiele solcher Konzepte aus der Literatur des frühen 20. Jahrhunderst dienen ein populärwissenschaftliches Gesundheitsbuch für Laien, ein Lehrbuch für Studenten aus dem Bereich Innere Medizin und als drittes die *Soziale Pathologie* von Alfred Grotjahn. In allen diesen Werken, die ganz unterschiedliche Intentionen und Ansätze verfolgten sowie an ein unterschiedliches Publikum gerichtet waren, wurde über Bleichsucht, Chlorose, Blutarmut, Anämie gesprochen. Die Krankheit war also zu diesem Zeitpunkt nicht verschwunden.

Das populärwissenschaftliche Werk kommt der Konzeption des 18.

---

13. *Ibid.*, 361.
14. *Ibid.*, 365-68.

und 19. Jahrhunderts am nächsten. Es handelt sich um das Buch *Der Weg zur Gesundheit. Ein getreuer und unentbehrlicher Ratgeber für Gesunde und Kranke*[15], das 1935 bereits in der 54. Auflage erschienen ist, also ein sehr verbreitetes Werk war. Zunächst fällt auf, dass Blutarmut und Bleichsucht nicht unter den Krankheiten, die das 'weibliche Geschlecht' betreffen, abgehandelt werden, sondern dem Kapitel 'Stoffwechselkrankheiten' zugeordnet sind[16]. Auf den ersten Blick erscheint damit die Geschlechtsspezifik herausgenommen – dem ist allerdings nicht so. Mit dieser Verschiebung der Fachgebiete hören die Veränderungen gegenüber dem 19. Jahrhundert schon auf. Es folgt die erwähnte zweigleisige Interpretation der Krankheit: also einerseits eine Krankheit aus Mangel und Erschöpfung, und andererseits ein Leiden bürgerlicher Frauen. Erstere bezeichneten die Autoren als Blutarmut, letztere als Bleichsucht. Bei der Blutarmut handelte es sich um eine Verringerung der Blutmenge, bei der Bleichsucht hingegen um eine Verschlechterung des Blutes[17].

Die Blutarmut, die als Mangelkrankheit charakterisiert wurde, konnte sowohl Mädchen als auch Jungen treffen. In diesem Fall schafften es die blutbildenden Organe nicht, das verbrauchte Blut in entsprechender Menge zu ersetzen. Obwohl dieser Vorgang für beide Geschlechter zutreffe, wurden die Ursachen geschlechtsspezifisch interpretiert. Während die Körper der Mädchen durch die Veränderungen der einsetzenden Geschlechtsreife und der Menstruation verbunden mit Appetitmangel und Überforderungen in der Schule nicht in der Lage seien, die erforderliche Blutmenge zu produzieren, schafften die Körper der Jungen dies nicht, weil sie falsch oder zu gering ernährt werden. Eine zusätzliche Schwächung erfolge durch Überanstrengungen und durch Samenverluste durch Onanie[18]. Bei den Mädchen wurden demnach die Ursachen überwiegend im Körper selbst gesucht, bei den Jungen dagegen nach außen verlagert. Die Symptome waren dagegen identisch: dürftige Körperentwicklung, blasse Gesichtsfarbe, Appetitlosigkeit, Kopfschmerzen.

Von der Blutarmut wurde die Bleichsucht abgegrenzt. Hier handelte es sich um eine Verschlechterung des Blutes, was hauptsächlich an einer Verminderung der roten, eisenhaltigen Blutkörperchen lag.

15. U. Müller, R. W. Schlecht, A. Früh, *Der Weg zur Gesundheit. Ein getreuer und unentbehrlicher Ratgeber für Gesunde und Kranke*, II, Berlin 1935^{54}.
16. Müller, *Der Weg zur Gesundheit*, Inhaltsverzeichnis, VI-VII.
17. *Ibid.*, 168-69.
18. *Ibid.*, 169.

Die blutbildenden Organe bemühen sich zwar, den Anforderungen des Organismus gerecht zu werden, es gelinge ihnen aber nicht, neben der nötigen Quantität Blut auch die nötige Qualität zu schaffen, da ihnen das nötige Rohmaterial, wie z. B. Eiweiß und Eisen fehle. Die wahrnehmbaren Symptome unterschieden sich nicht von der Blutarmut: blasse Gesichtsfarbe, schwächliche Konstitution, Herzklopfen bei Überanstrengung usw. Das Entscheidende an der Bleichsucht war jedoch etwas ganz anderes, und das machte sie so gefährlich: Die Bleichsucht konnte den Boden ebnen für ganz andere Erkrankungen. Diese wiederum traten ausschließlich beim weiblichen Geschlecht auf. Es könnten Erscheinungen einer nervösen Überreizung auftreten, die auf eine beginnende Hysterie oder Nervenschwäche deuteten: Die «Hysterie macht auf dem Boden der Bleichsucht bedeutende Fortschritte und drückt dem Gefühls- und Empfindungsleben der heranwachsenden Jungfrau ihren Stempel auf und vergiftet ihre schönsten Jahre»[19].

Diese relativ stringent erscheinende Einteilung der Krankheitsbilder mit ihrer feinen geschlechtsspezifischen Unterscheidung wurde allerdings im Text immer wieder ad absurdum geführt. Dies wird bereits bei der Beschreibung der Symptome deutlich. Sie wurden für Jungen und Mädchen getrennt aufgeführt, meinen aber nichts unterschiedliches. Die Autoren selbst haben erkannt, dass

> im Laufe der Zeit beide Begriffe so sehr zu einem einheitlichen verschmolzen [sind], auch gehen beide in ihren Erscheinungen und Folgen so sehr ineinander über, daß es praktisch fast unmöglich scheint, sie getrennt voneinander zu besprechen, zumal auch die Behandlung fast durchweg dieselbe ist[20].

Außerdem träten Blutarmut und Bleichsucht häufig gemeinschaftlich auf.

Diese Tendenzen lassen sich auch in den wissenschaftlichen Lehrbüchern erkennen, obwohl sie hier wissenschaftlich fundierter erscheinen. Im *Lehrbuch der Inneren Medizin* von Josef von Mering (1849-1908)[21], das 1913 in der achten Auflage erschien, sind die

19. *Ibid.*, 170.
20. *Ibid.*, 168.
21. J. von Mering, *Lehrbuch der Inneren Medizin*, I, Jena 1913[8]. J. von Mering habilitierte sich 1879 in Strassburg für innere Medizin. 1890 wurde er zur Leitung der medizinischen Poliklinik an der Universität Halle mit dem Lehrauftrag für innere Medizin und Laryngologie berufen. 1894 wurde er zum ordentlichen Professor

«Anämie» und die «Chlorose (Bleichsucht)», als eigenständige Krankheiten des Blutes aufgeführt[22]. Die Anämie gehe auf eine Abnahme des Hämoglobins und der Blutkörperchen zurück, insofern wird die Anämie als eine Begleiterscheinung fast aller Bluterkrankungen beschrieben. So gehöre die Anämie zu den Symptomen bei chronischen septischen Erkrankungen, bei verschleppter Syphilis, aber auch bei malignen Tumoren. In diesen Fällen war also eine Grunderkrankung da, die eine Anämie auslösen könne. Allerdings könnten auch eine mangelhafte Ernährung, schlechte hygienische Verhältnisse, Überanstrengung, Kummer und Sorgen oder eine ausschweifende Lebensführung zu einer Anämie führen. All diese Faktoren wirkten zwar nicht blutzerstörend, aber nach Ansicht des Autors in «irgendeiner Weise» abschwächend auf die Blutneubildung. Wie dies im einzelnen geschehe, sei noch vollkommen unklar. Als Symptome wurden auch hier die bereits mehrfach genannten aufgeführt[23].

Mering unterschied von diesem Krankheitsbild deutlich die Chlorose oder Bleichsucht[24]. Sie sei eine Form der Anämie, die nur bei weiblichen Individuen vorkomme. Im Blutbefund, im Verlauf und in der Reaktion auf therapeutische Maßregeln böten sich Besonderheiten dar. Er ging davon aus, dass bei Frauen von den Geschlechtsorganen normalerweise Anregungen auf die blutbildenden Organe übertragen werden. Bei den an Chlorose erkrankten Frauen sei diese Anregung mangelhaft. Die Ursachen konnte er nur hypothetisch erklären: «Die Chlorose beruht [...] auf einer mangelhaften Blutbildung, die durch irgendwelche Einwirkungen [...] von den weiblichen Sexualorganen aus veranlaßt wird»[25]. Konnte man diese Vorgänge nicht genau erklären, so schienen doch die Blutbefunde eine eindeutige Sprache zu sprechen: Der Hämoglobingehalt sollte erheblich stärker sinken als die Erythrozytenzahl – zumindest bei den frischen und reinen Fällen von Chlorose. Außerdem sollten die roten Zellen auch anders aussehen. Sie erschienen sehr blass gefärbt und zeigten oft eine auffallend geringe Dellenbildung. Diese Blutbefunde und auch die anderen Symptome der Chlorose, so wurde gleich einschränkend

---

ernannt und erhielt 1900 die Direktion der medizinischen Klinik in Halle. Neben zahlreichen wissenschaftlichen Arbeiten hat ihn insbesondere sein «Lehrbuch» in Fachkreisen und bei den Studenten bekannt gemacht. H. Winternitz, N. Zuntz, «Josef v. Mering», *Münchener Medizinische Wochenschrift*, 55 (1908), 400-2.
22. v. Mering, *Lehrbuch der Inneren Medizin*, Inhaltsverzeichnis, XI.
23. *Ibid.*, 732-37.
24. *Ibid.*, 742-46.
25. *Ibid.*, 742.

hinzugefügt, treffe man allerdings gelegentlich auch bei Kindern lange vor dem Beginn der Geschlechtsreife an – und zwar beim weiblichen wie beim männlichen Geschlecht. Man vermutete allerdings, dass in diesen Fällen wohl eher eine angeborene Schwäche des hämatopoetischen Systems vorliege, weshalb bei der Definition der Chlorose «die Beziehungen zwischen Blutbildung und weiblichen Sexualorganen nicht preisgegeben werden dürfen»[26].

Auch an diesem Beispiel wird deutlich, dass man an der geschlechtsspezifischen Konzeption des Krankheitsbildes der Anämie festhielt und dies mit naturwissenschaftlichen Methoden zu untermauern versuchte. Die Blutuntersuchungen sollten diese Annahmen festigen. Die Ergebnisse waren allerdings anscheinend so vage, dass man sich nicht auf Eindeutigkeiten festlegen konnte.

Eine etwas andere Konnotation erhielt die Problematik in der *Sozialen Pathologie*[27] von Alfred Grotjahn (1869-1931). Um die Wende zum 20. Jahrhundert setzte sich die Erkenntnis durch, dass nicht alle Krankheiten alle sozialen Schichten der Gesellschaft gleichermaßen betrafen, sondern dass es vielmehr Krankheiten gab, die auffällig häufig bei bestimmten Bevölkerungsgruppen auftraten. Diese Erkenntnis führte zur Etablierung einer neuen Fachrichtung innerhalb der Medizin, der Sozialhygiene[28]. Im Mittelpunkt des Interesses standen hier die sozialen Ursachen der Krankheiten. Nicht mehr der einzelne Mensch und seine unmittelbare Umgebung, sondern bestimmte Gruppen innerhalb der Bevölkerung rückten in den Blickpunkt. Grundlegend war hierbei die Annahme, dass sich diese bestimmten Gruppen in gesundheitlicher Hinsicht von der Gesamtbevölkerung unterschieden. Politisch bestanden enge Verbindungen der Vertreter dieses Konzepts zur Sozialdemokratie und zu linksliberalen bürgerlichen Gruppierungen. Die Sozialhygiene wurde in dieser Zeit zur führenden Wissenschaft der Gesundheitspolitik. Ihr Konzept mit dem Ziel der Verbesserung der sozialen Umwelt bestand

---

26. *Ibid.*, 743.
27. A. Grotjahn, *Soziale Pathologie. Versuch einer Lehre von den sozialen Beziehungen der menschlichen Krankheiten als Grundlage der sozialen Medizin und der sozialen Hygiene*, Berlin 1915².
28. L. Sauerteig, *Krankheit, Sexualität, Gesellschaft. Geschlechtskrankheiten und Gesundheitspolitik im 19. und 20. Jahrhundert*, Stuttgart 1999 (Medizin, Gesellschaft und Geschichte, Beiheft 12), 42-44 und A. Labisch, «Experimentelle Hygiene, Bakteriologie, soziale Hygiene: Konzeptionen, Interventionen, soziale Träger – eine idealtypische Übersicht», in *Stadt und Gesundheit. Zum Wandel von «Volksgesundheit und kommunaler Gesundheitspolitik im 19. und frühen 20. Jahrhundert*, J. Reulecke, A. Gräfin zu Castell Rüdenhausen (ed.), Stuttgart 1991, 37-47, 40-41.

in einer umfassenden medizinischen Überwachung und Kontrolle der als gesundheitlich gefährdet angenommenen Gruppen, der Diagnose der als typisch angesehenen Erkrankungen sowie der Vermittlung erkrankter Personen zur Behandlung. Flankiert wurden diese Maßnahmen durch eine umfassende gesundheitliche Aufklärung und Erziehung der Bevölkerung[29]. Daraus entwickelte besonders der sozialdemokratische Arzt Alfred Grotjahn, der von 1921 bis 1924 für die SPD Mitglied des Reichstags war, das Konzept einer 'Sozialen Pathologie'.

Obwohl auch Grotjahn an den bereits bekannten Konzepten festhielt – an der 'echten' Bleichsucht als eine Krankheit des Entwicklungsalters vorwiegend des weiblichen Geschlechts und an anämischen Zuständen, die aus einem angeborenen Missverhältnis der blutbildenden Organe zu den Anforderungen des Körpers herrührten und als vorwiegend durch Erbanlagen bedingt aufzufassen waren[30] –, legte er seinen Schwerpunkt bei der Beschreibung und Bewertung des Krankheitsbildes auf soziale Aspekte. Er sprach in diesem Zusammenhang von einer «Verkümmerungs-Bleichsucht»[31], die überwiegend bei Mädchen und Frauen der unteren Volksschichten in der Großstadt und in den Fabrikgegenden zu finden sei. Diese Art Bleichsucht sei weniger eine besondere Krankheit des Blutes als vielmehr eine allgemeine Herabminderung der körperlichen Energie, verbunden mit mannigfachen Störungen an allen möglichen Organen. Er machte die einförmige Arbeit in geschlossenen Räumen, Mangel an frischer Luft und Bewegung und eine unzureichende Ernährung für diese Zustände verantwortlich. Aber nicht nur die Frauen, auch die männliche arbeitende Bevölkerung und die Kinder seien von diesen «Verkümmerungszuständen» betroffen. Grotjahn bezeichnete diese Art der Blutarmut als eine typische Schulkrankheit, die so verbreitet sei, dass viele großstädtische Lehrer überhaupt nicht mehr wüssten, wie blühende Kinder aussehen. Die Folgen seien gravierend: Bei diesem schlechten Allgemeinzustand war der Boden bereitet für andere chronische Erkrankungen, wie z. B. der Lungentuberkulose. Entsprechend dieser sozialen Bedingtheit des Krankheitsbildes hielt Grotjahn es von vornherein für unwahrscheinlich, dass ärztliche Maßnahmen irgendwelchen nennenswerten Nutzen

---

29. Sauerteig, *Krankheit*, 42-44.
30. Grotjahn, *Soziale Pathologie*, 152.
31. *Ibid.*, 152.

brächten. Er setzte auf soziale Maßnahmen, wie eine Verkürzung der Arbeits- und Schulzeit, eine Wohnungsreform und Maßnahmen zur Bekämpfung der Unterernährung[32].

Obwohl Grotjahn also die geschlechtsspezifischen Zuschreibungen erwähnte, hielt er doch die sozialen Umstände für wesentlicher. Der entscheidende Aspekt war hier nicht mehr die Geschlechtszugehörigkeit, sondern die Zugehörigkeit zu einer bestimmten sozialen Schicht, die für das Krankheitsbild ausschlaggebend war.

Zusammenfassend lässt sich bis hierher feststellen, dass in der Literatur kein einheitliches Bild der Erkrankungen, die als Chlorose, Bleichsucht, Anämie oder Blutarmut bezeichnet werden, zu erkennen ist. Die Krankheitsbezeichnungen verschwinden nicht, sie scheinen aber bei jedem Autor eine eigenständige Deutung zu bekommen. Bei jeder der vorgestellten Arbeiten zeigt sich eine individuelle Schwerpunktbildung. Beim *Gesundheitsbuch* wird auf Konzepte aus dem 18. und 19. Jahrhunderts zurückgegriffen, Mering formuliert in seinem *Lehrbuch der Inneren Medizin* einen naturwissenschaftlichen Begründungsversuch, und Grotjahn richtet den Blickwinkel in seiner *Sozialen Pathologie* auf soziale Aspekte. Daneben bleibt jedoch – und das erscheint wesentlich – der geschlechtsspezifische Ansatz bei allen Autoren bestehen und unangetastet. Er bleibt gewissermaßen wie ein fest stehendes Prinzip erhalten. In allen Konzepten wird eine Sonderform der Erkrankung ausgewiesen, die ausschließlich das weibliche Geschlecht treffen kann, da die Ursache letztlich auf eine Funktionsstörung der Sexualorgane zurückgeht. Das Krankheitsbild selbst blieb also bestehen, obwohl es nicht eindeutig beschrieben werden konnte. Auch Paul Morawitz (1879-1936)[33], der der Nachfolgegeneration Merings im Bereich der Inneren Medizin zugerechnet werden kann, hielt an diesem System fest. Ähnlich wie Mering verfolgte er den Ansatz über die Hämoglobinwerte und die Funktion der Ovarien, schloss dann aber auch die Drüsen mit innerer Sekretion in seine Überlegungen über die Ursachen der Chlorose ein. 1910 stellte er fest, dass in den letzten zehn Jahren keine neuen Erkenntnisse gewonnen worden seien. Diese Erkenntnis und seine eigenen

---

32. *Ibid.*, 153-55.

33. P. Morawitz wurde 1909 Direktor der medizinischen Poliklinik in Freiburg. Über Greifswald und Würzburg kam er 1926 nach Leipzig, wo er die Innere Medizin vertrat. Einer seiner Forschungsschwerpunkte, die er während seines gesamten Forscherlebens verfolgte, waren die Studien über das Blut. L. v. Krehl, «Paul Morawitz», *Münchener Medizinische Wochenschrift*, 83 (1936), 1397-98.

unbefriedigenden Forschungsergebnisse verleiteten ihn allerdings nicht zu dem Schluss, das Konzept selbst in Frage zu stellen, sondern er forderte weitere intensive Forschung, um dem komplexen Krankheitsbild näher zu kommen [34]. Dass die Ursachen der Chlorose bisher unbekannt geblieben waren, war in den Augen der Autoren demnach zurückzuführen auf einen Mangel an einschlägiger Forschung. Der Gedanke an eine soziale Konstruktion des Krankheitsbildes kam ihnen naturgemäß nicht in den Sinn.

Die von Mering vertretene Ansicht und das Festhalten am Krankheitsbild der Chlorose blieben mindestens bis zum Ende der zwanziger Jahre erhalten, denn in der 15. Auflage des *Lehrbuchs der Inneren Krankheiten* von Mering von 1925 sind gegenüber der erwähnten 8. Auflage von 1913 keine grundsätzlichen Veränderungen zu bemerken. Allerdings richtete man zur Erklärung der Chlorose den Blick vom weiblichen Blut weg auf die weiblichen Keimdrüsen und stellte eine «ausgesprochene Heredität» fest [35].

Die Umsetzung in die Alltagspraxis

Dieses diffuse Bild der Krankheitszuschreibungen findet seine Fortsetzung in den eingangs erwähnten Jahresberichten der Schulärzte. Sie zeigen die Umsetzung dieser Konzepte in die Alltagspraxis.

Die Forderung nach Schulärzten bestand schon lange vor der Einrichtung entsprechender Stellen. Im letzten Drittel des 19. Jahrhunderts verfolgte man dieses Ziel auf verschiedenen Seiten. Vereine, so z. B. der *Deutsche Verein für öffentliche Gesundheitspflege*, verlangten auf ihren Jahresversammlungen, dass jeder Schulbehörde ein Arzt angehören solle. Der Kinderarzt Baginsky veröffentlichte 1877 das erste *Handbuch der Schulhygiene*. 1888 wurde die *Zeitschrift für Schulgesundheitspflege* ins Leben gerufen und zwei Jahre später der *Deutsche Verein für Schulgesundheitspflege* gegründet [36].

Etwa in dieser Zeit richtete man auch die ersten kommunalen Schularztstellen ein. Für großes Aufsehen hatte 1896 eine Reihenuntersuchung von 7000 Schülern in Wiesbaden gesorgt. Als Ergebnis

---

34. P. Morawitz, «Untersuchungen über Chlorose», *Münchener Medizinische Wochenschrift*, 57 (1910), 1425-30.
35. J. von Mering, *Lehrbuch der Inneren Medizin,* II, Jena 1925[15], 113.
36. G. Lilienthal, «Kopfläuse, Skoliose und Zahnverfall. Anfänge der Schulgesundheitspflege in Mainz», *Ärzteblatt Rheinland-Pfalz* (April 1999), 127-30: 127.

kam heraus, dass 25% der untersuchten Kinder einer ärztlichen Behandlung bedurften, vor allem wegen Augenkrankheiten, Rückgratverkrümmungen oder Ungezieferbefall. In Wiesbaden stellte man daraufhin vier Schulärzte ein, um die Schülerinnen und Schüler für die Dauer ihres Schulbesuchs zu überwachen und darüber Buch zu führen[37]. Das Wiesbadener System wurde zum Modell: 1911 waren in Preußen bereits etwa 1200 Schulärzte tätig. Nur zehn Jahre später waren es schon mehr als doppelt so viele[38]. Es kristallisierten sich folgende Aufgaben für die Schulärzte heraus: Eine körperliche Untersuchung der Schüler und Schülerinnen sowie die Dokumentation der Ergebnisse, die Organisation von Maßnahmen zur Ansteckungsverhütung und Fürsorge, die Betreuung von Sonderschülerinnen, die bau- und einrichtungshygienische Überwachung, Zurückstellungen vom Schulbesuch bzw. von einzelnen Fächern und die Information der Eltern und Weiterbildung der Lehrer[39]. All diese Tätigkeiten sollten in Jahresberichten festgehalten und veröffentlicht werden.

Wie an dem eingangs erwähnten Beispiel aus Breslau deutlich wird, war der Anteil anämischer und chlorotischer Kinder an den erkrankten Kindern relativ hoch. Breslau ist hier kein Einzelfall: die Prozentzahlen schwankten, das Verhältnis war in anderen Städten und Untersuchungsjahren jedoch ähnlich. Manchmal lagen die Augenkrankheiten vorn, manchmal die Blutarmut. Auch das Geschlechterverhältnis blieb in anderen Berichten konstant: Es waren immer mehr Mädchen als Jungen erkrankt, das Verhältnis war nie umgekehrt.

Soweit erstaunt dieses Ergebnis nicht und korrespondiert auch mit den Ergebnissen aus der Literatur. Was allerdings erstaunt, sind die in den Jahresberichten verwendeten Begrifflichkeiten, d.h., wie die Diagnosen benannt wurden. Wenn man von den dargestellten Beispielen aus der Literatur ausgeht, könnte man vermuten, dass die Diagnosen eben so fein spezifiziert worden sind, wie sie dort beschrieben wurden. D.h., dass ein Konzept herangezogen wurde, um genau zu diagnostizieren, ob es sich z. B. um eine Bleichsucht oder um eine Blutarmut handelte. Der eingangs erwähnte Wilhelm von Drigalski, der lange Jahre der Leiter der Schularztstelle in Halle war, hat dies

---

37. *Ibid.*, 127.
38. S. Schleiermacher, «Ärztliche Schulaufsicht. Ein neues Berufsfeld für Ärztinnen im Kaiserreich und in der Weimarer Republik», in *Barrieren und Karrieren. Die Anfänge des Frauenstudiums in Deutschland*, E. Dickmann, E. Schöck-Quinteros (ed.), Berlin 2000, 167-75: 169.
39. *Ibid.*, 169.

auch in seinem Werk *Schulgesundheitspflege. Ihre Organisation und Durchführung* getan. Er differenzierte zwischen der Blutarmut, die nach seiner Auffassung in einem Mangel an Hämoglobin bestand, und der Bleichsucht, die nur beim weiblichen Geschlecht vorkomme, und deren Entwicklung in die Pubertät falle. Die Bleichsucht habe ätiologische Beziehungen zu den Sexualorganen, welche auf irgendeine Weise an der Fehlerhaftigkeit der Blutbildung beteiligt seien[40].

Um so mehr erstaunt es, dass die Diagnosen in den Jahresberichten gewissermaßen «wild durcheinander gehen». In Breslau war es die Anämie ohne weitere Unterscheidung, es tauchen aber auch Bleichsucht, Chlorose und Blutarmut auf. Es ist immer nur eine dieser Diagnosen, die in den Tabellen genannt wird. Die Kategorien werden lediglich in einigen Fällen erweitert: In Berlin[41] kommt zur Blutarmut der ungenügende Kräftezustand, in Bonn[42] zur Blutarmut die Nervosität, in Chemnitz[43] werden Anämie und Chlorose gemeinsam genannt. Eine Spezifizierung, wie sie in der Literatur vorgenommen wird, gibt es in den Jahresberichten nicht. Es gibt eine Diagnose, die für Mädchen und Jungen gleichermaßen genommen wird. D.h., wenn die Diagnose in der Tabelle Chlorose heißt, dann sind auch die Knaben chlorotisch, heißt sie dagegen Anämie, dann sind auch die Mädchen anämisch.

Von Drigalski lieferte hierfür die Erklärung. Die Bedeutung der verschiedenen Formen der Anämie für die Schule und ihr Symptomenkomplex erlaubten ihm eine einheitliche Behandlung. Es war also für den praktisch tätigen Schularzt nicht relevant, ob es sich der Definition nach um eine Blutarmut oder Bleichsucht handelte, wichtig war vielmehr, ob der Erkrankung ein besonderes Grundleiden zugrunde lag oder ob die Erkrankung ein Leiden an sich darstellte, etwa bedingt durch eine fehlerhafte Lebensführung. War die Ursache der Blutarmut beispielsweise eine Tuberkulose, so war diese zu behandeln. Lag eine solche Grunderkrankung nicht vor, sondern war ein Kind z.B. chronisch unterernährt, dann war die Lebensführung in der Familie des Kindes der Ausgangspunkt des Schularztes für die weiteren

40. v. Drigalski, *Schulgesundheitspflege*, 95-96.
41. «Bericht über die Tätigkeit der Berliner Schulärzte», *Gesunde Jugend. Zeitschrift für Jugendpflege in Schule und Haus*, 8 (1909), 81-87: 81.
42. «Aus den Berichten der Schulärzte der Stadt Bonn», *Gesunde Jugend. Zeitschrift für Jugendpflege in Schule und Haus*, 8 (1909), 114.
43. «Schulärztlicher Bericht für die städtischen höheren Schulen der Stadt Chemnitz», *Gesunde Jugend. Zeitschrift für Jugendpflege in Schule und Haus*, 8 (1909), 320-29: 322.

Maßnahmen. In all diesen Fällen galt es für den Schularzt zunächst festzustellen, ob ein Kind schulfähig war, also ob es körperlich in der Lage war, weiterhin am Schulunterricht teilzunehmen[44].

Schluss

Die Berücksichtigung der schulärztlichen Praxis hat gezeigt, dass zwischen dem theoretisch-diagnostischen Bereich und der alltäglichen Umgangsweise mit den Krankheiten erhebliche Diskrepanzen bestanden. Die wissenschaftliche Auffassung hatte sich nicht grundsätzlich geändert. Allerdings gab es nicht nur ein Erklärungsmuster, sondern viele verschiedene. Dass dies nicht unbedingt zur Klärung beitrug, wird in einer Rezension des Buches *Blutarmut und Bleichsucht. Wesen, Ursachen und Bekämpfung* von 1908 deutlich. Der Rezensent lobte das Buch und seine klare Gliederung. Gleichzeitig erläuterte er die verschiedenen Theorien zur Entstehung der Bleichsucht, der er dann – wie sollte es anders sein – seine eigene hinzufügte[45].

Die in allen Theorien durchgängig erkennbare Geschlechtszuschreibung ließ sich in der Praxis nicht halten. Man suchte zwar im Blut selbst nach den chlorotischen Zellformen, die ausschließlich bei Mädchen vorkommen sollten, aber diese Diagnostik fand keinen Eingang in die schulärztliche Praxis. Dass es trotzdem mehr Mädchen waren, die in den Statistiken auftauchten, erklärten die Schulärzte mit einer höheren Belastung der Mädchen, da diese im Gegensatz zu den Jungen neben der Schule vermehrt zu Hausarbeiten in den Familien herangezogen wurden. Erschöpfungszustände seien daher vermehrt bei Mädchen aufgetreten. Damit wurde – zumindest in der Praxis – auch bei den Mädchen die Krankheitsursache nicht mehr in der weiblichen Konstitution, sondern im sozialen Umfeld der Betroffenen gesucht. Um der Frage nachzugehen, inwieweit die in den Theorien erkennbare Geschlechtszuweisung dann allerdings im Verlauf der Behandlung der Mädchen und Jungen relevant wurde, muss anhand weiteren Quellenmaterials untersucht werden.

44. v. Drigalski, *Schulgesundheitspflege*, 95-99.
45. Rezension des Buches von K. B. Martin, «Blutarmut und Bleichsucht, Wesen, Ursachen und Bekämpfung», München 1908, *Zeitschrift für Schulgesundheitspflege*, 21 (1908), 676-77.

Stefan Schulz

ZWISCHEN PARABIOSE, REIZEN UND ORGANTRANSPLANTATIONEN

DIE WIEDERENTDECKUNG DER BLUTTRANSFUSION IM DEUTSCHSPRACHIGEN RAUM ANFANG DES 20. JAHRHUNDERTS

Nimmt man den 1913 erschienen 14. Band der *Real-Encyclopädie der gesamten Heilkunde* zur Hand und schlägt unter dem Stichwort «Transfusion» nach, so stößt man auf ein überraschendes Phänomen. Mehr als 10 Jahre nach der Entdeckung der Hauptblutgruppen[1] durch Karl Landsteiner (1868-1943) behauptet der Text, dass «die Transfusion heute eine sehr bescheidene Rolle spielt, dieselbe ist ersetzt durch die Infusion, in erster Linie des Kochsalzes (...)»[2]. Der Autor räumte daher der Bluttransfusion nur zwei Seiten der *Real-Encyclopädie* ein. Was für ein Unterschied zu den Auflagen des späten 19. Jahrhunderts! In der zweiten Auflage aus dem Jahre 1890 war der Artikel «Transfusion» 10 mal so lang, in der dritten Auflage von 1900 war er noch umfangreicher gewesen[3]. Offensichtlich hatte sich etwas Erstaunliches ereignet: Gerade in der Zeit um die berühmte und 1930 mit einem Nobelpreis gewürdigte Entdeckung Landsteiners herum hat die Bluttransfusion nicht etwa schlagartig an therapeutischer

---

1. K. Landsteiner, «Zur Kenntnis der antifermentiven, lytischen und agglutinierenden Wirkungen des Blutserums und der Lymphe», *Centralblatt für Bakteriologie, Parasitenkunde und Infektionskrankheiten*, 27 (1900), 357-62; K. Landsteiner, «Ueber Agglutinationserscheinungen normalen menschlichen Blutes», *Wiener klinische Wochenschrift*, 14 (1901), 1132-34.
2. F. Coste, «Transfusion», in *Real-Encyclopädie der gesamten Heilkunde*, XIV, A. Eulenburg (ed.), Berlin, Wien 1913[4], 609-11. Mit «Infusion von Kochsalz» bezeichnete man verkürzend die Infusion von Kochsalzlösungen. Um 1910 transfundierte man meist eine 0,65% - 0,9%ige Kochsalzlösung, teilweise mit Zusätzen, wie etwa 3-5% Zucker; Angaben nach L. Dreyer, «Transfusion und Infusion», in *Ergebnisse der Chirurgie und Orthopädie*, VI, E. Payr und H. Küttner (ed.), Berlin 1913, 76-108.
3. L. Landois, «Transfusion», in *Real-Encyclopädie der gesammten Heilkunde*, XX, A. Eulenburg (ed.), Wien, Leipzig 1890[2], 32-52; L. Landois, «Transfusion», in *ibid.*, XXIV, A. Eulenburg (ed.), Berlin, Wien 1900[3], 410-36.

Bedeutung gewonnen – sondern sogar verloren! Zunächst mag man – um eine verbreitete Denkgewohnheit zu verteidigen – an einen Zufall glauben und die benutzte Enzyklopädie für nicht repräsentativ halten. Doch die Quellen sprechen eine andere Sprache. Auch der später als Blutspezialist bekannte Paul Oskar Morawitz (1879-1936) stellte 1907 – während seiner Assistenzarztzeit an der Medizinischen Klinik in Straßburg – kurz und bündig fest: «Die Behandlung schwerer Anämien durch Bluttransfusionen, die vor 15-20 Jahren eine große Rolle spielten, scheint jetzt fast nicht mehr geübt zu werden»[4].

Verlässt man die Ebene der qualitativen Analyse exemplarischer Aussagen und benutzt quantitative Methoden, so werden die zeitgenössischen Urteile bestätigt. Kurz nach 1900 war nach einer Statistik von Schlich die Aufmerksamkeit für die klinische Bluttransfusion in der Deutschen Medizinischen Wochenschrift, der Münchener Medizinischen Wochenschrift und im British Medical Journal[5] gering gewesen. Erst in den 1910er Jahren änderte sich dies in den beiden deutschsprachigen Journalen, um 1916-1917 – also während des Ersten Weltkrieges – war dies dann auch im British Medical Journal der Fall[6]. Die Bluttransfusion hatte in den ersten Jahren des 20. Jahrhunderts in diesen drei Publikationsorganen keine Konjunktur.

Schlich hat in seiner Arbeit die *Etablierung* der Bluttransfusion in der klinischen Praxis während und durch die Ereignisse des Ersten Weltkrieges rekonstruiert[7]. Folgt man den Publikationen in der Deutschen Medizinischen Wochenschrift und in der Münchener Medizinischen Wochenschrift, so ereignete sich der Prozess der

---

4. P. [O.] Morawitz, «Die Behandlung schwerer Anämien mit Bluttransfusionen», *Münchener Medizinische Wochenschrift*, 54 (1907), 767-70.

5. Da diese Journale nicht auf einzelne Bereiche der Medizin spezialisiert waren und neben Originalarbeiten auch umfangreiche Literatur- und Kongressberichte aus dem In- und Ausland publizierten, können die erhobenen Daten als Index für die allgemeine Aufmerksamkeit gegenüber der Bluttransfusion in der Ärzteschaft auf der Ebene der medizinischen Literatur gewertet werden – auch wenn sie keine unmittelbaren Rückschlüsse auf die Zahl der tatsächlich durchgeführten Bluttransfusionen erlauben.

6. T. Schlich, «'Welche Macht über Leben und Tod'. Die Etablierung der Bluttransfusion im Ersten Weltkrieg», in *Die Medizin und der Erste Weltkrieg*, W. U. Eckardt und C. Gradmann (ed.), Pfaffenweiler 1996, 109-30, dort 116. Zu einem entsprechenden Ergebnis kommt man auch, wenn man die Publikationen zum Thema in der dritten und vierten Serie des *Index-Catalogue of the Library of the Surgeon-General's Office* auswertet. (Voll. III, Washington 1922[3]; Vol. II, Washington 1937[4]). Auch hier steigt die Anzahl der Publikation erst in den 1910er Jahren an.

7. Zur Rolle des Ersten Weltkrieges bei der Implementierung der Bluttransfusion vgl. Schlich, «Macht über Leben und Tod».

Wiederentdeckung der Bluttransfusion im deutschsprachigen Raum allerdings früher, und zwar um 1910 herum. Wie funktionierte dieser frühe Prozess? Eine Antwort auf diese Frage gibt der folgende Text in zwei Schritten. Im ersten Schritt wird der offensichtliche Bedeutungsverlust der klinischen Bluttransfusion um 1900 herum im Mittelpunkt stehen, im zweiten Schritt der Prozess der Wiederentdeckung der Bluttransfusion im deutschsprachigen Raum selbst[8].

Konjunktur im Labor – Bedeutungsverlust in der Praxis

Mit der vierten, 1913 veröffentlichten Auflage der *Real-Encyclopädie* hatte sich also der Umfang des Artikels «Transfusion» dramatisch verringert. Die These, dass dieses Phänomen mit dem statistisch verorteten Bedeutungsverlust der Bluttransfusion in der Praxis verschränkt ist, muss allerdings den Umstand berücksichtigen, dass von der dritten zur vierten Auflage der Autor für das Thema wechselte. Die Beiträge in den älteren Auflagen hatte nämlich der Direktor des Greifswalder Physiologischen Instituts, Leonard Landois (1837-1902), geschrieben. Autor des Artikels in der vierten Auflage war dagegen ein Chirurg namens Coste, Oberstabsarzt in Magdeburg. Coste schilderte die klinische Bluttransfusion ganz aus der Sicht des Praktikers, dem die Kochsalzinfusion als weit überlegenes Verfahren galt. Landois hatte physiologischen Details und experimentellen Laborergebnissen einen breiten Raum eingeräumt. Der Physiologe berichtete beispielsweise über die Hemmung der Blutgerinnung durch kalziumbindende Salze und über die Abhängigkeit der Blutgerinnung von der Art der Kontaktoberflächen[9]. Landois setzte sich auch mit der konkurrierenden

---

8. Im Mittelpunkt werden hier theoretische und klinisch-praktische Publikationen von deutschsprachigen Ärzten in der medizinischen Fachpresse stehen. Auf der Grundlage dieser Quellen ergibt sich eine ideengeschichtlich und wissenschaftssoziologisch akzentuierte Geschichte. Die Fokussierung auf den deutschsprachigen Raum schließt an die Ergebnisse eigener früherer Arbeiten an, nach denen die Bluttransfusionspraxis im deutschsprachigen Raum während der ersten Hälfte des 20. Jahrhunderts Besonderheiten erkennen lässt; vgl. St. Schulz, «Bluttransfusionsgeräte aus 'echtem' und 'Kunst-Bernstein'», in *Bernstein - Tränen der Götter*, M. Ganzelewski u. R. Slotta (ed.), Bochum 1996, 465-74; St. Schulz, «Vom Paraffin zum Bernstein: Die «Evolution» von Bluttransfusionsapparaten aus gerinnungsverzögernden Materialien im frühen 20. Jahrhundert», *Jahrbuch des Deutschen Medizinhistorischen Museums*, 10 (1999), 221-55.
9. Landois, «Transfusion (2. Aufl.)»; Landois hatte im Artikel «Blut» der zweiten Auflage bereits auf die Hemmung der Blutgerinnung durch Natriumsulfat und

«Kochsalzinfusion» kritisch auseinander. Er bestritt zwar nicht, dass die Infusion von Kochsalzlösungen technisch leichter durchzuführen sei als eine Bluttransfusion, weil bei diesem Verfahren das Problem der Gerinnung keine Rolle spielte. Zwei andere Lehrmeinungen, mit denen für die Infusion von Kochsalzlösungen argumentiert wurde, kritisierte er dagegen scharf: die Theorie vom Volumenersatz als wesentlichem Effekt der Bluttransfusion und die Theorie der sogenannten Fermentintoxikation[10]. Landois hielt die Volumenersatztheorie mit Blick auf schwere Blutungen experimentell für widerlegt, und eine Fermentintoxikation durch sorgfältiges Defibrinieren für vermeidbar[11]. Doch viele Kliniker sahen dies anders. Exemplarisch für den Gegenstandpunkt ist eine 1883 gehaltene Rede von Ernst Bergmann (1836-1907) über «Die Schicksale der Transfusion im letzten Decennium»[12]. Die Bluttransfusion, so der einflussreiche Berliner Chirurg, habe in den frühen 1870er Jahren ihre «Blüthezeit» gehabt[13]. Nun sei aber durch eindeutige und jederzeit leicht wiederholbare Experimente erwiesen, dass man den Verblutungstod durch die Infusion von Kochsalzlösungen auch in schweren Fällen verhindern könne[14]. Diese wiege umso schwerer, als die Gefahr einer Fermentintoxikation[15], wie sie die Transfusion von defibriniertem Blut mit sich bringe, mit dieser Therapie ganz vermieden werden könne:

Magnesiumsulfat hingewiesen, vgl. L. Landois, «Blut», in *Real-Encyclopädie der gesammten Heilkunde (...)*, III, A. Eulenburg (ed.), Wien, Leipzig 1885², 160-85, dort 182; im Artikel «Transfusion» der dritten Auflage schilderte er neben den Versuchen mit Vaseline auch Experimente mit Blutegelextrakten und Natriumoxalat, vgl. Landois, «Transfusion (3. Aufl.)», 417-18.

10. Die Theorie einer Fermentintoxikation postulierte, dass im defibrinierten Blut Fibrinferment zurückbleibe und zu einer Vergiftung des Empfängers führen könne. Defibriniertes Blut wurde damals häufig für Transfusionen verwendet, um einer Gerinnung während der Transfusion vorzubeugen; vgl. Landois, «Transfusion (2. Aufl.)», dort 46-47; Landois, «Transfusion (3. Aufl.)», dort 429-30.

11. Landois, «Transfusion (2. Aufl.)», dort 46, und Id., «Transfusion (3. Aufl.)», dort 429.

12. Vgl. dazu Dreyer, «Transfusion», dort 80: «Somit kam v. Bergmann in seiner bekannten Rede vom 2. August 1883 zu einer völligen Ablehnung der damals geübten Transfusion defibrinierten Blutes»; G. Hotz, «Infusion und Transfusion», in *Handbuch der gesamten Therapie, VI: Chirurgie*, N. Guleke u.a. (ed.), Jena 1928, 115-30, dort 121: «Wegen zahlreicher Schädigungen kam das Verfahren besonders durch die Kritik von Bergmanns wiederum in Verruf. Nur einzelne Internisten: Ziemssen, Morawitz verwandten noch kleine Mengen defibrinierten Blutes zur Behandlung von chronischen Anämien».

13. E. Bergmann, *Die Schicksale der Transfusion im letzten Decennium. Rede, gehalten zur Feier des Stiftungstages der Militärärztlichen Bildungsanstalten am 2. August 1883*, Berlin 1883, dort 7.

14. *Ibid.*, 9.

15. *Ibid.*, 17-19.

Schon ist durch mehrfache Erfahrungen, unter ihnen auch durch Fälle aus meiner Klinik, bestätigt worden, dass die Kochsalzinfusion beim Menschen dasselbe leistet wie die Transfusionen: aus der Bewusstlosigkeit erweckt sie den Verblutenden und lässt seine unfühlbaren Pulse wieder schlagen. Es ist denkbar, dass man einmal auch durch vergifteten Trank [16] einen Verschmachtenden erquickt, aber wenn sich die gefährliche Gabe durch eine bessere und unschädliche ersetzen lässt, so begrüssen wir diese Wendung mit Freuden [17].

Wie die exemplarischen Stellungnahmen und die quantitativen Analysen belegen, konnte sich in der Praxis die Gruppe der Befürworter von 'Kochsalzinfusionen' bis in das frühe 20. Jahrhundert weitgehend durchsetzen. In den Laboratorien wurde das Blut aber weiter erforscht.

Nach verschiedenen Publikationen der letzten Jahre hatten sich analoge Prozesse auch andernorts ereignet [18]. K. Pelis hat beispielsweise in einer 1997 erschienen Studie zur Geschichte der Bluttransfusion in England die 'Kochsalzära' als Teil eines in drei Phasen verlaufenden Prozesses rekonstruiert [19]. In der ersten Phase, der ersten «Wiederentdeckung» der Bluttransfusion, die um 1818 begann, stand demnach die Wahrnehmung des Blutes als einer Lebenskraft spendenden Flüssigkeit im Vordergrund. Bluttransfusionen wurden nicht mit quantitativen, sondern qualitativen therapeutischen Vorstellungen vorgenommen. Zu dieser Zeit transfundierte man daher nur geringe Mengen, d. h. einige wenige Unzen Blut, so dass das Problem der Blutgerinnung weniger wichtig war. In der zweiten, etwa in der Mitte des 19. Jahrhunderts deutlich erkennbaren Phase überlagerte eine mehr biologische Sicht diesen qualitativen Aspekt. Jetzt wurde versucht, bei der Transfusion die Natur zu simulieren und möglichst einfache

---

16. Anspielung auf die Fermentintoxikation, Anm. Schulz.
17. Bergmann, *Die Schicksale*, 23.
18. Zur Ära der Kochsalzinfusionen vgl. als zeitgenössische Einschätzung etwa Bergmann, *Die Schicksale*, 9-10; vgl. auch E. J. Isbruch, *Zur Geschichte der Bluttransfusion*, Med. Diss. Münster 1954, dort 20-21; K. Pelis, «Blood clots: the Nineteenth-Century Debate over the Substance and Means of Transfusion in Britain», *Annals of Science: the History of Science and Technology from the Thirtheenth Century*, 54 (1997), 331-60.
19. Pelis, «Blood clots», vgl. auch K. Pelis, «Transfusion, mit Zähnen», in *Blut – Kunst, Macht, Politik, Pathologie*, J. M. Bradburne (ed.), München, London, New York 2001, 175-93 u. 252-54; vgl. auch den anders motivierten Versuch von P. Voswinckel, *Der Schwarze Urin. Vom Schrecknis zum Laborparameter*, Berlin 1993, dort 101-10, der fünf Phasen rekonstruiert. Vgl. auch B. Elkeles, «Moralische Erwägungen bei der Wiedereinführung der Bluttransfusion im 19. Jahrhundert», *Gesnerus*, 48 (1991), 29-42.

Apparate zu konstruieren, mit denen man die Gefäße und das Herz nachahmte. In der dritten und letzten Phase, die in den späten 1880er Jahren einsetzte, wurde das Blut schließlich den reduktionistischen Analysen der Laboratorien ausgesetzt und als gewöhnliche Körperflüssigkeit entzaubert. Auf dem Boden dieser Entzauberung des Blutes trat nun die Wahrnehmung der *messbaren quantitativen* Effekte einer Bluttransfusion ins Zentrum der Therapie; mit der Folge, dass die Bluttransfusion fast vollständig durch die Infusion von Kochsalzlösungen verdrängt wurde. In diesem Bedeutungsverlust sieht Pelis nun den entscheidenden Grund dafür, dass in der Folge zahlreiche Forschungsergebnisse, wie die Entdeckung der Blutgruppen oder auch die Klärung der Funktion der Kalziumionen bei der Blutgerinnung, von den Klinikern nicht als praxisrelevant eingestuft wurden und daher auch den Weg in die Praxis nicht finden konnten[20].

Die Wiederentdeckung im frühen 20. Jahrhundert

Die Transfusion des Blutes lebte – so die These von Pelis – erst allmählich durch die in Cleveland durchgeführten Schock-Forschungen des Physiologen und Chirurgen George Washington Crile (1864-1943) wieder auf. Crile hatte ab 1906 in verschiedenen Arbeiten publiziert, dass sich der Blutdruck bei Patienten mit schwerem

---

20. Diese verzögerte Umsetzung der Laborerkenntnisse wurde – etwa mit Blick auf die Blutgruppen und die gerinnungsverzögernden Blutzusätze – auch in der älteren medizinhistorischen Forschung wahrgenommen, aber nicht überzeugend gedeutet; vgl. etwa Isbruch, *Geschichte der Bluttransfusion*, 29 («Blutgruppen»); vgl. N. S. R. Maluf, «History of Blood Transfusion», *Journal of the History of Medicine and Allied Sciences*, 9 (1954), 59-107, dort bes. 89-91 («Blutgruppen») und 93-94 («Natriumzitratzusatz»); vgl. H. Buess, «Der Ausbau der Bluttransfusion in neuester Zeit», *Bulletin der Schweizerischen Akademie der Medizinischen Wissenschaften*, 9 (1953), 248-69, dort 255-59 («Blutgruppen») und H. Buess, «Die Bluttransfusion», *Ciba-Zeitschrift (Wehr/Baden)*, 7 (1956), 2610-44 [=Heft 79], dort 2639-40 («Blutgruppen»); vgl. M. Matthes, «Bluttransfusion und Immunhämatologie», in *Einführung in die Geschichte der Hämatologie*, K.-G. v. Boroviczény, H. Schipperges u. E. Seidler (ed.), Stuttgart 1974, 110-18 («Natriumzitratzusatz», «Blutgruppen»); Matthes steht hilflos vor diesem Phänomen: «Es ist uns heute unverständlich, dass die Entdeckung der Ungerinnbarmachung des Blutes durch den Zusatz von Natriumzitrat 1891 durch Freund keine Beachtung fand [...] Erst durch die Wiederentdeckung dieses Phänomens durch Hustin 1914 [...])» (Zitat 112) und «Bis diese bahnbrechenden Entdeckung der Blutgruppen aber Allgemeingut der Ärzteschaft wurde, vergingen noch Jahre. Daher dauerte es auch noch bis in die Zeit des ersten (!) Weltkriegs, bis sich die Bluttransfusion als therapeutische Maßnahme durchsetzen konnte» (Zitat 115).

Schock durch Kochsalzinfusionen nicht ausreichend stabilisierte. Durch Bluttransfusionen konnte dagegen das gewünschte Ergebnis erzielt werden[21]. Blut und Kochsalzinfusionen waren also nach diesen klinischen Beobachtungen *nicht* gleichwertig. Die *Qualität* des transfundierten Blutes rückte nun wieder in die Wahrnehmung der Praktiker. Es entstand ein klinischer Bedarf für die Bluttransfusion und damit auch für die zahlreichen inzwischen erarbeiteten Laborerkenntnisse[22].

Doch lösten diese Ereignisse auch die Wiederentdeckung der Bluttransfusion im deutschsprachigen Raum aus? Wenn dem so wäre, müssten die deutschsprachigen Studien später erschienen sein und Anhaltspunkte dafür bestehen, dass die amerikanischen Bluttransfusionen im deutschsprachigen Raum bekannt waren. Diese grundlegenden Bedingungen sind erfüllt. Bei den ältesten der 42 Publikationen, die in der Münchener Medizinischen Wochenschrift (MMW) und der Deutschen Medizinischen Wochenschrift (DMW) unter den Stichwort «Bluttransfusion» in den Jahren 1905 bis 1914 verzeichnet sind (Abb. 1)[23], handelt es sich nämlich um Literaturberichte zu

21. Vgl. etwa G.W. Crile,»Direct transfusion of blood in the treatment of hemorrhage. Preliminary clinical note», *JAMA*, 47 (1906), 1482-84. Nach eigenen Angaben hat Crile die Bluttransfusionsversuche am Menschen ab Dezember 1905 durchgeführt, vgl. G.W. Crile, *George Crile – an Autobiography. Edited, with Sidelights by Grace Crile in Two Volumes*, I, Philadelphia, New York 1947, dort 164. In einer früheren, tierexperimentellen Publikation zum Schock fehlt die Bluttransfusion noch, vgl. G.W. Crile, *Blood-pressure in surgery: an experimental and clinical research*, Philadelphia, London 1903; vgl. auch P. C. English, *Shock, Physiological Surgery, and George Washington Crile. Medical Innovation in the Progressive Era*, Westport, London 1980, dort 100-03. Vgl. zu Crile auch Buess, «Bluttransfusion», 2636.

22. In schneller Folge implementierte man nun Laborerkenntnisse in die klinische Praxis: Ab 1910 testete man beispielsweise das Blut auf Agglutination und Hämolyse, um Unverträglichkeitsreaktionen zu vermeiden, vgl.W. Schultz, «Ueber Bluttransfusionen beim Menschen unter Berücksichtigung biologischer Vorprüfungen», *Berliner klinische Wochenschrift*, 47 (1910), 1407-09 u. 1457-60, sowie R. Ottenberg; D. Kaliski, «Die Gefahren der Transfusion und deren Verhütung», *Deutsche Medizinische Wochenschrift*, 39 (1913), 2243. Mitte der 1910er Jahre publizierten verschiedene Autoren fast zeitgleich das Verfahren der Zitratbluttransfusion, vgl. L. Agote, «Nuevo procedimiento para la transfusion de la sangre», *Anales del Instituto Modelo de Clínica Médica (Buenos Aires)*, 1 (1914), 24-31; A. Hustin, «Note sur une nouvelle méthode de transfusion», *Annales et bulletin de la Société Royale des Sciences Médicales et Naturelles de Bruxelles*, 72 (1914), S. 104-11; R. Lewisohn, «Eine neue, sehr einfache Methode der Bluttransfusion», *Münchener Medizinische Wochenschrift*, 62 (1915), 708-09; vgl. auch Isbruch, *Geschichte der Bluttransfusion*, 41; Buess, «Bluttransfusion», 2639-40, Matthes, «Bluttransfusion».

23. Die hier publizierten quantitativen Angaben beruhen auf eigenen Auswertungen. Im Unterschied zu Schlich, «Macht über Leben und Tod», wurden die Register der DMW und der MMW für die Jahre 1905 bis 1914 numerisch ausgewertet.

US-amerikanischen Veröffentlichungen. Die älteste Arbeit aus dem Jahre 1906 berichtet über eine Publikation von Crile in der Zeitschrift JAMA[24]. Die beiden ältesten originär deutschsprachigen Publikationen stammen dagegen aus dem Jahr 1909. Nur eine dieser Arbeiten ist klinisch ausgerichtet, bei der zweiten handelt es sich um einen Reisebericht. Nicolai Guleke (1878-1958), Privatdozent für Chirurgie an der Universität Straßburg i.E., hatte Nordamerika bereist und dort mit Crile über Bluttransfusionen diskutieren können[25]. Tief beeindruckt schilderte er Transfusionen, die Crile und Alexis Carrel (1873-1944) durchgeführt hatten. Schließlich sahen verschiedene deutschsprachige Autoren in den amerikanischen Arbeiten auch explizit einen Anlass für die eigenen Bluttransfusionsversuche[26].

Die These von der Induktion der Wiederentdeckung der Bluttransfusion im deutschsprachigen Raum durch amerikanische Bluttransfusionsexperimente wird also auf den ersten Blick untermauert.

Zwischen Originalpublikationen, Kongress- und Literaturberichten wurde nicht unterschieden. Der Umstand, dass in den Registern der DMW und der MMW nicht zuverlässig alle (!) Arbeiten zum Thema Bluttransfusion erfasst sind, die in diesen Wochenschriften publiziert wurden, blieb statistisch unberücksichtigt. Zu den wenigen nicht erfassten Publikationen gehört beispielsweise die Publikation von Morawitz, «Behandlung schwerer Anämien». In der DMW und der MMW sind im Berichtszeitraum auch nicht alle (aber die meisten) zeitgenössischen deutschsprachigen Arbeiten zur Bluttransfusion erfasst, wie etwa ein exemplarischer Vergleich mit E. Koenig, *Internationale Bibliographie der Bluttransfusion und Blutgruppenkunde 1900-1933*, zusammengestellt von E. Koenig, Leningrad 1935, dort 109-23, belegt. Mit der durchgeführten Auswertung wurde nicht das (aus verschiedenen Gründen auch nicht einlösbare) Ziel der «Vollständigkeit» anvisiert, sondern nur der Anspruch verfolgt, einen Index (!) für die allgemeine Aufmerksamkeit für die Bluttransfusion im deutschsprachigen Raum zu gewinnen.

24. G.W. Crile, «Bluttransfusion bei Hämorrhagie [Bericht über Crile, 'direct transfusion']», *Deutsche Medizinische Wochenschrift*, 32 (1906), 1962.

25. N. G. H. Guleke, «Chirurgische Reiseeindrücke aus Nordamerika (Schluss)», *Münchener Medizinische Wochenschrift*, 56 (1909), 2426-28. Gulekes Arbeit wurde etwa von H. Flörcken, «Weitere Beiträge zur direkten Bluttransfusion», *Münchener Medizinische Wochenschrift*, 59 (1912), 2663-64, rezipiert.

26. G. Hotz, «Über Bluttransfusion beim Menschen», *Deutsche Zeitschrift für Chirurgie*, 104 (1910), 603-14, dort 603-04: «Dieses auffallend günstige Verhalten und eine, wie es scheint, unbeachtet gebliebene Publikation von Carrel über direkte Bluttransfusion beim Menschen ermutigten uns, die Blutübertragung in geeigneten Fällen auch beim Kranken zu versuchen»; R. Göbell; A. Poggemann, «Ein Beitrag zur direkten Bluttransfusion», *Deutsche Zeitschrift für Chirurgie*, 127 (1914), 560-90, dort 561: «Einen Anstoß, Versuche mit der Bluttransfusion wieder aufzunehmen, haben wir erst durch die amerikanischen Chirurgen erhalten». Anders aber Flörcken, «Weitere Beiträge», 2663: «Durch die Erfahrungen, die in gemeinsamer Arbeit Enderlen, Hotz und ich im Tierexperiment machten, sind wir unabhängig von den Amerikanern auf die Idee der direkten Bluttransfusion durch Gefässnaht gekommen».

In ihrer pauschalen Formulierung lässt sie aber zahlreiche Detailfragen unbeantwortet, etwa die Fragen nach dem Kontaminationspunkt und den Kontaminationsbedingungen in der deutschsprachigen Ärzteschaft, nach dem Mechanismus der behaupteten Kausalität und nach dem Gewicht der amerikanischen Studien im Prozess der Wiederentdeckung im Vergleich mit anderen Einflüssen [27].

Die Wiederentdeckung im Kreis der Chirurgen

Klammert man die Literaturberichte in der DMW und MMW über nicht deutschsprachige Publikationen aus und differenziert die übrigbleibenden Arbeiten nach 'chirurgischen' und 'internistischen' Autoren, so zeigt sich, dass die US-amerikanischen Studien vornehmlich von einer bestimmten Gruppe von Ärzten aufgegriffen wurden, nämlich den Chirurgen. Außerdem wird deutlich, dass in den ersten Jahren eine einzige Arbeitsgruppe die chirurgischen Publikationen dominierte. Mitarbeiter der Arbeitsgruppe um den Würzburger Ordinarius für Chirurgie und Transplantationsforscher Eugen Enderlen (1863-1940) hatten alle chirurgischen Arbeiten in der DMW und MMW zum Thema in den Jahren 1910 und 1911 veröffentlicht, im Jahre 1912 noch die Hälfte. Die ersten Bluttransfusionen am Menschen hatten diese Ärzte und Forscher im Anschluss an sogenannte 'Parabiose'-Versuche durchgeführt. Durch die Parabiose-Versuche wollten die Chirurgen günstige Voraussetzungen für die Transplantation von Organen erzeugen. Der Kontext dieser Versuche bestimmte die praktische Durchführung und auch die theoretische Deutung der sich anschließenden Bluttransfusionen in weitem Umfang.

Enderlen und seine Mitarbeiter waren – wie die anderen Transplantationschirurgen auch – trotz aller Anstrengungen bei dem Versuch gescheitert, die Grenzen des Individuums zu überschreiten. Eine neue Lösung dieses grundsätzlichen Problems schien ihnen das Konzept der Parabiose zu versprechen, das sich einige Jahre vorher als Experimentiermethode in der Transplantations- und Immunitätsforschung

---

27. Außerdem bleibt die Frage unbeantwortet, warum die Studien von Crile, nicht aber die ähnlichen, schon im späten 19. Jahrhundert erarbeiteten tierexperimentellen Befunde die Aufmerksamkeit der Chirurgen für die Bluttransfusion steigerten; vgl. Landois, «Transfusion (2. Aufl.)» und Landois, «Transfusion (3. Aufl.)».

etabliert hatte[28]. Enderlen und seine Mitarbeiter modifizierten das bisher angewandte Verfahren, indem sie ihre Kompetenz zur operativen Verbindung von Gefäßen nutzten[29]. Sie verbanden die Halsgefäße von Hunden so, dass sie «einen völligen Blutaustausch» erreichten (Abb. 2). Sie hofften, dadurch «die biochemische Individualität» der Tiere zu überwinden, sie quasi zu *einem* Organismus werden zu lassen und damit ähnliche Voraussetzungen wie bei der Organverpflanzung auf einem Individuum zu erzeugen.

Mit operativen Gefäßverbindungen hatten die Transplantationschirurgen schon früher experimentiert, um die Überlebenschance des transplantierten Gewebes zu verbessern und um ganze Organe verpflanzen zu können. Dabei konnten sie auf den Erfahrungen aufbauen, die man um 1900 herum in der Gefäßchirurgie mit End-zu-End-Anastomosen gesammelt hatte[30]. Zwei Techniken waren um 1910 beliebt: die von dem Chirurgen Erwin Payr (1871-1946) entwickelte Technik mit Magnesiumprothesen, publiziert 1900, und die zirkuläre Gefäßnaht nach Alexis Carrel, publiziert 1902 (Abb. 3). Beim vielfach modifizierten Verfahren nach Payr wurde ein Gefäßende durch eine Magnesiumhülse gezogen, dann umgeschlagen und nun das andere Gefäßende darüber gestülpt und festgenäht[31]. Bei der Technik nach Carrel wurden zuerst Haltefäden so durch die beiden Gefäßenden gezogen, dass beim Spannen der Haltefäden eine dreieckige Grundform entsteht. Anschließend wurden die Gefäße aneinandergenäht[32]. Auch der schon zitierte George Washington Crile griff

28. T. Schlich, *Die Erfindung der Organtransplantation. Erfolg und Scheitern des chirurgischen Organersatzes (1880-1930)*, Frankfurt a.M., New York 1998, dort 326, und B. Bauknecht, *Parabiose. Geschichte und Bibliographie von den Anfängen bis zur Gegenwart,* Neumünster 1980 (Kieler Beiträge zur Geschichte der Medizin und Pharmazie, 17). Der Begriff Parabiose wurde nach Bauknecht (S. 37) von Sauerbruch und Heyde kreiert, die das Zusammenleben zweier Organismen in den Kontext der Transplantations- und Immunitätsforschungen stellten.
29. [E.] Enderlen; [G.] Hotz; [H.] Flörcken, «Ueber Parabioseversuche durch direkte Gefäßnaht», *Beiträge zur klinischen Chirurgie*, 70 (1910), 1-19.
30. R. Stich, «Über Gefäß- und Organtransplantationen», in *Ergebnisse der Chirurgie und Orthopädie*, I, E. Payr u. H. Küttner (ed.), Berlin 1910, 1-48, und Schlich, *Erfindung der Organtransplantation*, 27-28.
31. E. Payr, «Beiträge zur Technik der Blutgefäß- und Nervennaht nebst Mitteilungen über die Verwendbarkeit eines resorbierbaren Materials in der Chirurgie», *Archiv für klinische Chirurgie*, 62 (1900), 67-92; zu den folgenden Modifikationen vgl. Stich, «Gefäß- und Organtransplantationen», 19-20.
32. A. Carrel, «La technique opératoire des anastomoses vasculaires et la transplantation des viscères», *Lyon médical*, 98 (1902), 859-64; A. Carrel, »The surgery of blood vessels», *Bulletin of the Johns Hopkins Hospital*, 18 (1907), 18-28.

bei seinen Bluttransfusionsversuchen im Rahmen seiner Schockforschungen auf die Technik der Gefäßnaht zurück, und zwar zunächst auf das Verfahren nach Carrel[33]. Später arbeitete er auch mit Metallringen[34]. Wie groß die Hoffnungen waren, die man in diese neuen Techniken setzte, illustriert nicht zuletzt der Nobelpreis, der Carrel 1912 für seine Arbeiten zur Gefäßnaht sowie zu Gefäß- und Organtransplantationen verliehen wurde[35]. Enderlen selbst hatte Nierenautotransplantationen an Hunden mit Hilfe der Gefäßnahttechnik von Carrel durchgeführt und dabei hervorragende Ergebnisse erzielt. Dagegen scheiterten seine Versuche völlig, mit identischer Technik Nieren von einem Hund auf den anderen zu übertragen[36]. Auch seine Versuche mit Schilddrüsentransplantationen am Menschen scheiterten[37].

Bis zu drei Tage beließen Enderlen und seine Mitarbeiter Gerhard Hotz (1880-1926) und Heinrich Flörcken (1881-1958) die Hunde im Zustand der Parabiose. Anschließend transplantierten sie ihnen wechselseitig ihre Nieren: wieder völlig ohne Erfolg. Die Nieren starben trotz der erreichten Parabiose im fremden Organismus ab. Resigniert stellten sie fest:

Die Zähigkeit, mit welcher die individuellen Eigenschaften vom Organismus festgehalten werden, ist vermutlich viel zu groß, als dass sie sich durch eine Blutvermischung auswischen ließen[38].

Während der Parabiose hatten Enderlen und seine Mitarbeiter allerdings nie eine Schädigung, nie eine Intoleranz gegenüber dem fremden Blut beobachtet. Als sie, wie Gerhard Hotz berichtet, zusätzlich von Bluttransfusionsversuchen Carrels erfuhren[39], fassten sie den Entschluss, mit der gleichen Technik Bluttransfusionen am Menschen

---

33. Crile, «direct transfusion»; vgl. auch English, *Shock*, 100.
34. Crile, *Autobiography*, 167; Guleke, «Reiseeindrücke»; Stich, «Gefäß- und Organtransplantationen», 20.
35. W. Martin (ed.), *Verzeichnis der Nobelpreisträger 1901–1984, mit Preisbegründungen, Kurzkommentaren, literarischen Werkbibliographien und einer Biographie Alfred Nobels*, München u.a. 1985, Artikel «Alexis Carrel».
36. [E.] Enderlen, [M.] Borst, «Beiträge zur Gefässchirurgie und zur Organtransplantation», *Münchener Medizinische Wochenschrift*, 57 (1910), 1865-71.
37. [E.] Enderlen, [M.] Borst, «Über die Transplantation von Gefäßen und ganzen Organen», *Deutsche Zeitschrift für Chirurgie*, 99 (1909), 54-163; vgl. auch Schlich, *Erfindung der Organtransplantation*, 87.
38. Enderlen/Hotz/Flörcken «Parabioseversuche», 14.
39. Hotz, «Bluttransfusion (Deutsche Zeitschrift für Chirurgie)», 604; anders Flörcken, «Weitere Beiträge», 2663.

zu versuchen. Wahrscheinlich hat Hotz die ersten Bluttransfusionen durchgeführt, und zwar ab Oktober 1909. Die ersten 5 Patienten, bei denen er Blut mit Hilfe von arteriovenösen Anastomosen übertrug, litten an schweren postoperativen Blutverlusten oder an Hämophilie. Die Transfusionen setzte Hotz in diesen Fällen – wie er schreibt – als «Ultimum refugium» ein. Alle anderen Therapien hatten vorher versagt[40]. Insgesamt schätzte er die unerwünschten Wirkungen, die sich während und nach den Transfusionen einstellten, als überraschend gering ein, während er den therapeutischen Erfolg als überzeugend gut einstufte. Als Erfolgskontrolle diente dem Chirurgen dabei aber nicht nur das subjektive Befinden der Patienten, sondern auch der gemessene Anstieg des Blutdrucks, der Hämoglobinkonzentration und der Zahl der roten Blutkörperchen. Hotz fügte jeder Fallgeschichte eine Tabelle mit den entsprechenden Messwerten vor und nach der Transfusion bei. Der Einfluss der Bluttransfusion auf die Labordaten war damit dem subjektiven Befinden als Erfolgsparameter mindestens ebenbürtig, wenn nicht sogar überlegen. Gerade bei den schließlich tödlich verlaufenden Fällen war nur durch diese Praktik ein «Erfolg» nachvollziehbar konstruierbar[41]. Damit war der «Erfolg» der ersten Bluttransfusionen aber in großem Umfang an die Labordaten gebunden.

Während wir über die Haltung der Patienten zu diesen Bluttransfusionen kaum etwas erfahren, wird in den Publikationen von Enderlen, Hotz und Flörcken aber deutlich die Euphorie sichtbar, von der die Experimentatoren ergriffen wurden: Trotz der geringen Zahl ihrer Versuche waren sie rasch überzeugt, durch ihre Technik der arteriovenösen Gefäßnaht die altbekannten Probleme der Bluttransfusion gelöst zu haben[42]: Eine Fermentintoxikation hielten sie durch die Transfusion unveränderten Blutes für ausgeschlossen, die Gefahr einer Gerinnung bei technisch einwandfreiem Vorgehen für äußerst gering, da das Blut weder mit Luft noch mit anderen Gewebe oder Materialien in Kontakt kam, sondern nur mit der *natürlichen* Gefäßinnenhaut. Deutlich wird hier die Nähe zur zweiten von Pelis beschriebenen Phase der Wiederentdeckung der Bluttransfusion im 19. Jahrhundert erkennbar, in der man versuchte, den *natürlichen* Blutfluss zu simulieren. Waren im 19. Jahrhundert aber noch Apparate nötig[43], um den

---

40. Hotz, «Bluttransfusion (Deutsche Zeitschrift für Chirurgie)», 609.
41. *Ibid.*
42. Vgl. etwa *ibid.*, 613; Flörcken, «Weitere Beiträge», 2664.
43. Etwa der Apparat nach Aveling, vgl. Pelis, «Blood clots», 343-45.

natürlichen Blutfluss vom Spender auf den Empfänger zu sichern, kam man nun sogar ohne *künstliche* Materialien aus.

In der Zeit von 1910 bis 1912 trugen Enderlen, Hotz und Flörcken bei verschiedenen Anlässen über ihre Bluttransfusionen vor, etwa am 3. März 1910 auf einer Sitzung der Physikalisch-medizinischen Gesellschaft zu Würzburg[44] und am 22. Mai 1910 auf der 57. Versammlung der mittelrheinischen Ärzte[45] und 1912 auf der 84. Versammlung Deutscher Naturforscher und Ärzte in Münster[46]. Schließlich folgten verschiedene Publikationen in angesehenen Zeitschriften[47]. Über die Kongressbeiträge wurde in der DMW und der MMW berichtet, außerdem wurden Literaturberichte über die an anderen Orten publizierten Artikel aufgenommen. Die so entstandene Publikationszahl täuscht leicht darüber hinweg, dass ihnen nur wenige Studien mit wenigen Fällen zugrunde liegen. Die Arbeiten aus der Würzburger Arbeitsgruppe wurden so allerdings schnell in Fachkreisen bekannt und weitere Versuche schlossen sich an, etwa die von 1911 bis 1913 unternommenen Bluttransfusionen des Kieler Professors für Chirurgie Rudolf Göbell (1873-1939)[48], der expressis verbis an Hotz anknüpft. Schnell versuchten auch verschiedene Chirurgen, wie etwa Payr[49], die von vielen als technisch schwierig empfundene Technik der Gefäßnaht zu vereinfachen.

Die Wiederentdeckung der Bluttransfusion erfolgte also im Kreis der Chirurgen im Kontext der Organtransplantationsexperimente. Doch das Konzept der Organtransplantation lieferte nicht nur den Anlass für die Bluttransfusionsversuche – es bestimmte in weiten Bereichen die gesamte Wahrnehmung der Probleme und Erfolge der mit neuer Technik durchgeführten alten Therapie. Die Bluttransfusion

---

44. [G.] Hotz, «Ueber Bluttransfusion beim Menschen», *Münchener Medizinische Wochenschrift*, 57 (1910), 722.
45. [E.] Enderlen, «Zur Behandlung der Hämophilie (Bluttransfusion von Mensch zu Mensch mit Hilfe der Gefäßnaht)», *Münchener Medizinische Wochenschrift*, 57 (1910), 1308.
46. Flörcken, «Weitere Beiträge».
47. Hotz, «Bluttransfusion (Deutsche Zeitschrift für Chirurgie)»; H. Flörcken, «Zur Frage der direkten Bluttransfusion durch Gefäßnaht», *Zentralblatt für Chirurgie*, 38 (1911), 305-07.
48. R. Göbell, «Direkte Bluttransfusion», *Münchener Medizinische Wochenschrift*, 60 (1913), 1574; Göbell/Poggemann, «Beitrag zur direkten Bluttransfusion (Deutsche Zeitschrift für Chirurgie)»; R. Göbell, A. Poggemann, «Ein Beitrag zur direkten Bluttransfusion», *Münchener Medizinische Wochenschrift*, 61 (1914), 1636.
49. E. Payr, «Zur Technik der arteriovenösen Bluttransfusion», *Münchener Medizinische Wochenschrift*, 59 (1912), 793-94; Id., «Technik der arterio-venösen Bluttransfusion», *Deutsche Medizinische Wochenschrift*, 38 (1912), 819.

schien wie eine Organtransplantation zu funktionieren. Nicht ohne Grund schrieben verschiedene Autoren daher expressis verbis von der «Transplantation des Blutes»[50]. Sie traten daher auch – unabhängig von dem Ziel, eine Fermentintoxikation zu verhindern – für die Übertragung *ganzen, unveränderten* Blutes ein[51]. Spannungen zwischen der Bluttransfusion und dem Organtransplantationskonzept wurden dagegen kaum wahrgenommen sondern verdrängt. Solche Spannungen hätten beispielsweise aus der spätestens seit den 1860er Jahren verbreiteten Überzeugung resultieren können, dass das Blut nur ein *temporäres* Produkt des Knochenmarks ist[52], mit dem nicht kausal, sondern prinzipiell nur symptomatisch therapiert werden kann[53]. Hier spielte aber auch eine Theorie eine Rolle, die von den Chirurgen aus dem Kreis der internistischen Ärzte übernommen wurde.

Die Wiederentdeckung im Kreis der Internisten

Die Methoden der direkten Bluttransfusion, mit denen die Chirurgen um 1910 herum experimentierten, waren von den besonderen Fertigkeiten und Wissensbeständen dieser Profession abhängig. Hier wurde geschnitten und genäht. Das war nicht die Welt der internistischen Ärzte. Die Wiederentdeckung der Bluttransfusion funktionierte in dieser Gruppe von Heilkundigen daher anders. Doch auch die «Internisten» bauten letztlich auf dem Konzept der Organtransplantation auf.

Legt man die unter dem Stichwort 'Bluttransfusion' in der DMW bzw. MMW verzeichneten Originalpublikationen und Berichte zugrunde, so ereignete sich die Wiederentdeckung der Bluttransfusion

---

50. Vgl. etwa Flörcken, «Weitere Beiträge»; Göbell/Poggemann, «Beitrag zur direkten Bluttransfusion (Deutsche Zeitschrift für Chirurgie)», 572.
51. Flörcken, «Weitere Beiträge».
52. E. Neumann, «Ueber die Bedeutung des Knochenmarks für die Blutbildung. Vorläufige Mitteilung», *Centralblatt für die medicinischen Wissenschaften*, 10 (1868), 689; zur Geschichte der Entdeckung der Knochenmarksfunktion vgl. Y. Klinger, «*Über die Entdeckung der hämatopoetischen Funktion des Knochenmarks und das Postulat der Stammzelle. Von der Hypothese Ernst Neumanns (30.01.1834 - 06.03.1918) zum experimentellen Beweis*, Med. Diss. Bochum 1993.
53. Vgl. etwa die oben zitierte Kritik von Morawitz, «Behandlung schwerer Anämien»; vgl. auch Bergmann, *Die Schicksale*, zum anfänglich induzierenden Effekt der Gewebetransplantationen auf die Bluttransfusion (S. 10-11) und zum negativen Effekte der Hämolyse- und Gerinnungsforschungen in den 1870er und 1880er Jahren (S. 12-27); zur historischen Rekonstruktion der allgemeinen Organtransplantationsdebatte in dieser Zeit Schlich, *Erfindung der Organtransplantation*.

im Kreis der internistischen Ärzte im gleichen Zeitraum wie die Wiederentdeckung durch die Chirurgen. Die Zahl der erfassten internistischen Arbeiten ist allerdings etwas geringer. 10 Beiträge sind hier im Zeitraum von 1905 bis 1914 erfasst, die von vier verschiedenen Autoren publiziert wurden[54]. Die älteste dieser Veröffentlichungen ist ein Bericht über einen Vortrag von Fritz Voit (1863-1944), Ordinarius für Innere Medizin in Gießen[55]. Diese Zusammenfassung erschien 1909, also im selben Jahr wie der Reisebericht des Chirurgen Guleke und kurz vor den Studien von Enderlen, Hotz und Flörcken. Während Voit auf der 56. Versammlung mittelrheinischer Ärzte aber nur über einen einzelnen Patienten referierte, publizierte sein damaliger Assistent Arthur Ernst Weber (1879-1975) im Deutsches Archiv für klinische Medizin insgesamt sieben Fälle, die in Gießen von Juli 1907 bis September 1908 mit Transfusionen geringer Blutmengen (4-5 ccm) behandelt worden waren[56]. Die Idee, mit kleinen Blutmengen zu therapieren, war in diesen Jahren ungewöhnlich. Dieser Ansatz hatte zwar bereits in der ersten Phase der Wiederentdeckung der Bluttransfusion (nach Pelis) eine wichtige Rolle gespielt, später war er aber der labormedizinischen Entzauberung des Blutes zum Opfer gefallen. Wie kam es zur Reaktivierung dieser alten Idee? Diese Frage weist über die Arbeiten von Voit und Weber hinaus. Die beiden Ärzte hatten diese therapeutische Strategie nämlich nicht selbst entwickelt, sondern führten Überlegungen weiter, die Morawitz am 16. April 1907 in der MMW publiziert hatte[57].

Dieser Beitrag von Morawitz spielte im Prozess der Wiederent-

---

54. Neben Fritz Voit und Werner Schultz publizierten Albert Plehn (1861-1935) und ein gewisser Bennecke in der DMW bzw. MMW; vgl. W. Schul[t]z, «Ueber Bluttransfusion beim Menschen unter Berücksichtigung biologischer Vorprüfungen», *Münchener Medizinische Wochenschrift*, 57 (1910), 1704; A. Plehn, «Große Bluttransfusionen», *Deutsche Medizinische Wochenschrift*, 40 (1914), 1241; A. Plehn, «Große Bluttransfusionen», *Deutsche Medizinische Wochenschrift*, 40 (1914), 2077; A. Plehn, «Große Bluttransfusionen», *Deutsche Medizinische Wochenschrift*, 40 (1914), 2134; A. Plehn, «Grosse Aderlässe und grosse Bluttransfusionen», *Münchener Medizinische Wochenschrift*, 61 (1914), 1311; Bennecke, «Ueber unsere Misserfolge mit der Bluttransfusion bei perniziöser Anämie», *Münchener Medizinische Wochenschrift*, 54 (1912), 571-74; Bennecke, «Mißerfolge bei Bluttransfusionen bei perniziöser Anämie, *Deutsche Medizinische Wochenschrift*, 38 (1912) 620.

55. [F.] Voit, «Ueber Bluttransfusionen», *Münchener Medizinische Wochenschrift*, 56 (1909), 1559.

56. A. [E.] Weber, «Über die Behandlung schwerer Anämien mit Menschenbluttransfusionen», *Deutsches Archiv für klinische Medizin*, 97 (1909), 165-89.

57. Morawitz, «Behandlung schwerer Anämien»; vgl. Weber, «Behandlung schwerer Anämien», 168-169.

deckung der Bluttransfusion im deutschsprachigen Raum – wie weitere zeitgenössischen Zitate und Literaturverzeichnisse belegen – eine entscheidende Rolle[58]. Im Zentrum dieser Publikation stehen 6 Bluttransfusionsversuche an anämischen Frauen und Männern, die der damalige Assistenzarzt 1906 an der Straßburger Medizinischen Klinik durchgeführt hatte. Morawitz hatte zu dieser Zeit schon mehrere Jahre – zunächst in Tübingen – unter Ludolf Krehl (1861-1937) zu Fragen der Blutphysiologie gearbeitet und war fest im zeitgenössischen physiologisch-labormedizinischen Denkstil verankert[59]. Dafür hatte nicht zuletzt der ebenfalls mit Fragen der Blutphysiologie und Pathologie beschäftigte Krehl selbst gesorgt, auf dessen Initiative hin Morawitz zu Beginn seiner Tübinger Zeit zunächst im Physiologischen Institut von Franz Hofmeister (1850-1922) in Straßburg gearbeitet hatte[60]. Morawitz wechselte dann 1904 mit Krehl nach Straßburg.

Seine Transfusionsversuche hatte Morawitz mit defibriniertem Blut durchgeführt[61]. Einem Spender wurden etwa 250 ml Blut in ein sterilisiertes Glas hinein entnommen. Durch Schütteln mit Glasscherben während und nach der Entnahme entfernte er den Gerinnungsstoff aus dem Blut und lies es dann für 20 bis 30 Minuten stehen, um durch Abbau des Fibrinferments einer Fermentintoxikation vorzubeugen. Anschließend wurde das Blut filtriert und in einen Trichter gegossen, der über einen Schlauch mit Glaskanülen verbunden war, die man in eine Vene des Empfängers eingenäht hatte. Morawitz griff damit eine Technik auf, die im Kreis der medizinischen Kliniker etabliert und ohne Hilfe aus anderen Disziplinen – wie der Chirurgie – durchgeführt werden konnte. Tests auf möglicherweise vorliegende Blutunverträglichkeiten führte Morawitz damals nicht durch, obgleich er es für möglich hielt, dass die bei Transfusionen möglichen Krankheitserscheinungen durch «Isolysine und ähnliche Substanzen» ausgelöst werden. Jedenfalls enthalten seine detaillierten technischen Angaben

---

58. Vgl. etwa [D.] Gerhardt, «Die Entstehung und Behandlung der sekundären Anämien», *Deutsche Medizinische Wochenschrift,* 36 (1910), 869-70; W. Schul[t]z, «[Bluttransfusionen]», *Deutsche Medizinische Wochenschrift,* 36 (1910), 869-70; A. Plehn, «Ueber grosse Bluttransfusionen», *Berliner klinische Wochenschrift,* 51 (1914), 1862-64 u. 1892-97; zur Rezeption im Kreis der Chirurgen siehe unten.

59. C. Schmidt, *Leben und Werk von Paul Morawitz unter besonderer Berücksichtigung seiner Leipziger Tätigkeit als Ordinarius und Direktor der Medizinischen Klinik,* Med. Diss. Leipzig 1999, dort 41-61.

60. Schmidt, *Paul Morawitz,* 5, und L. Krehl, «Paul Morawitz gestorben», *Münchener Medizinische Wochenschrift,* 83 (1936), 1397-98.

61. Vgl. die Diskussion um Fibrin als nicht wesentlichen Bestandteil des Blutes in den 1870er Jahren; vgl. Pelis, «Blood clots», 348.

keinen Hinweis darauf[62]. Transfundiert wurden jeweils zwischen 150-200 ml Blut. Im Unterschied zu den Versuchen der Würzburger Chirurgen beobachtete Morawitz allerdings in einigen Fällen sofort auftretenden Schüttelfrost, Dyspnö und andere bedrohlich anmutende Erscheinungen. Die beobachteten günstigen Wirkungen traten dagegen erst mit einiger Verzögerung auf. In einem Fall war die Transfusion sicher ohne Erfolg. Den «Erfolg» der Bluttransfusionen bestimmte Morawitz – ganz wie die Chirurgen – nicht durch die Befindlichkeit seiner Patienten allein, sondern er untermauerte seine Ergebnisse durch Labordaten. So illustriert etwa eine Tabelle, wie nach einer Bluttransfusion am 12. Juli 1906 die Erythrozytenzahl und auch der Hämoglobingehalt des Blutes bei einem Patienten mit schwerer Anämie deutlich und dauerhaft anstiegen[63].

Die festgestellten Wirkungen der Bluttransfusionen deutete Morawitz im Rahmen einer 'Reiztheorie'. Einflüsse der US-amerikanischen Studien spiegeln sich dagegen nicht in seiner Publikation wider. Eine 'Reiztheorie' zur Bluttransfusionswirkung hatte der Berliner Chirurg August Bier (1861-1949) schon 1901 in seiner Arbeit über «Die Transfusion von Blut, insbesondere von fremdartigem Blut»[64] publiziert. In diesem Artikel, der Morawitz gut bekannt war[65], hatte Bier die Wirkung von relativ geringen Mengen artfremden Blutes auf den Menschen als günstig beschrieben und vermutete als wesentliche positive Einflüsse «eine mächtige Anregung des Stoffwechsels und des Appetits» und das «hohe aseptische Transfusionsfieber»[66]. Im Unterschied zu Bier kombinierte Morawitz die allgemeine Vorstellung einer 'Reizung' aber mit neuen Forschungsergebnissen

---

62. Morawitz, «Behandlung schwerer Anämien», 768; vgl. dazu die m.E. abweichende Schilderung von Schmidt, *Paul Morawitz*, 62-64, in der die Chronologie verschiedener Arbeiten von Morawitz bei der Interpretation nicht berücksichtigt wird.

63. Ibid., 768.

64. A. Bier, «Die Transfusion von Blut, insbesondere von fremdartigem Blut, und ihre Verwendbarkeit zu Heilzwecken von neuen Gesichtspunkten betrachtet», *Münchener Medicinische Wochenschrift*, 48 (1901), 569-72; vgl. Buess, «Bluttransfusion», 2635. Isbruch, *Geschichte der Bluttransfusion*, 20, führt diese Arbeit zwar im Zusammenhang mit der Diskussion um die Transfusion artfremden Blutes an, nimmt aber nicht die hier dargestellten Zusammenhänge wahr. Es handelt sich um genau die Forschungsergebnisse, auf denen Biers berühmter Artikel aus dem Jahre 1925 aufbaut, in dem er für eine größere Offenheit gegenüber der Homöopathie plädierte, vgl. A. Bier, «Wie sollen wir uns zu der Homöopathie stellen?», *Münchener Medicinische Wochenschrift*, 72 (1925), 713-17 u. 773-76.

65. Vgl. Morawitz, «Behandlung schwerer Anämien».

66. Bier, «Transfusion», 572 (Zitat).

des Professors für Innere Medizin am Hôtel Dieu in Paris, Paul Carnot (1869-1957). Carnot postulierte die Existenz körpereigener Substanzen, sogenannter 'Hämopoëtine', die «das Knochenmark zu vermehrter Produktion anreizen». Morawitz folgerte: «Das Blut reguliert also selbst seinen Wiederersatz»[67]. Die Bluttransfusion entsprach daher nach der Theorie von Morawitz eher einer *Organtransplantation*, die einen für das transplantierte Organ spezifischen Engpass im Funktionszusammenhang des Organismus beseitigte, nach der Theorie von Bier eher einer *Organotherapie*, also der unspezifischen Behandlung mit Organextrakten, von der man sich eine allgemein stärkende Wirkung versprach[68]. Auch Morawitz stand der üblichen Organotherapie nicht ablehnend gegenüber, versprach sich aber mehr von der Bluttransfusion. Er war überzeugt, daß man die Reizwirkung des fremden Blutes in krankhaften Zuständen ausnutzen könne,

[...] in denen der Anämie zum Teil wenigstens eine mangelhafte regeneratorische Tätigkeit des Knochenmarks zu Grunde liegt, obwohl es, wie der weitere Verlauf lehrt, noch leistungsfähig geblieben ist und durch gewisse Reize zu einer lebhafteren Tätigkeit veranlaßt werden kann[69].

Die Menge des transfundierten Blutes war vor diesem Hintergrund – und hier sah sich Morawitz durch die Ergebnisse von Voit und Weber voll und ganz bestätigt – weniger entscheidend[70]. Insgesamt nahm das Blut so fast den Charakter eines Organs an, das analog der inneren Sekretion der Schilddrüse[71] eine spezifische Regulationsfunktion besaß.

Morawitz gelang es auch, wichtige Details seiner Beobachtungen mit dieser Wirkungshypothese in Einklang zu bringen: Eine festgestellte verzögerte positive Wirkung der Bluttransfusionen deutete er als Reaktionszeit des Knochenmarks, einen negativ verlaufenen Fall

---

67. Morawitz, «Behandlung schwerer Anämien», 770 (Zitat); vgl. auch P. [O.] Morawitz, «Transfusion und Aderlaß», *Deutsche Medizinische Wochenschrift* 36 (1910), 249-52, dort 251-52.
68. Morawitz, «Behandlung schwerer Anämien»; zum Begriff der Organtransplantation und zum Begriff der Organotherapie vgl. etwa Schlich, *Erfindung der Organtransplantation*, 339-41 (Zusammenfassung zum Konzept der Organtransplantation) und 70-75 (Definition der Organotherapie): «Sie zielt nicht auf eine Engstelle im Krankheitsgeschehen, sondern versprach eine unspezifische, allgemein stärkende Wirkung im Sinne einer Verjüngungskur».
69. Morawitz, «Behandlung schwerer Anämien», 767 (Zitat).
70. Morawitz, «Transfusion und Aderlass», und Voit, «Bluttransfusionen», sowie Weber, «Behandlung schwerer Anämien».
71. Schlich, *Erfindung der Organtransplantation*, 48-70.

sah er durch funktionsunfähiges Knochenmark erklärt. Auch die Bewertung der akuten Transfusionswirkungen, des Schüttelfrostes etc., nahm er im Rahmen der Reiztheorie wahr. Morawitz tendierte sogar dazu, die «Kranheitserscheinungen» umzudeuten und ins Positive zu wenden. Er vermutete «[...] dass sich gerade in den Fällen, in denen eine starke Reaktion des Organismus auf die Transfusion erfolgte, das Resultat sich besonders günstig gestalte [...]»[72].

In den folgenden Jahren breitete sich die Reiztheorie immer weiter aus, zunächst im Kreis der Internisten[73]. Auf Kongressen wurde sie allgemein diskutiert. Bei genauer Lektüre finden sich auch Hinweise darauf, dass Autoren wie Werner Schultz (1878-1947), die Morawitz in ihren Arbeiten nicht explizit diskutierten, seine Bluttransfusionsarbeiten kannten[74].

Die Reiztheorie und die Chirurgen

Die Reiztheorie war aber nicht auf die Transfusion defibrinierten Blutes, der technischen Domäne der Internisten – beschränkt. Im Gegenteil. Im Kontext des Organtransplantationskonzeptes erlaubte sie ganz allgemein eine *positive Umdeutung* sonst unerwünschter Effekte und die theoretische Untermauerung einer *langfristigen* Wirkung[75]. Auch die Chirurgen setzten ihr daher kaum einen Widerstand entgegen, so dass die Reiztheorie allmählich auch in ihre Kreise eindrang. Einige Jahre nach den ersten Würzburger Arbeiten, nämlich 1912, bezog sich etwa Flörcken auf Morawitz' Reiztheorie. Im gleichen Jahr folgte Payr[76] und 1914 der Kieler Chirurg Göbell[77].

72. Morawitz, «Behandlung schwerer Anämien», 767.
73. Vgl. die expliziten Zitate folgender «Internisten»: Plehn, «grosse Bluttransfusionen (BKW)», Voit, «Bluttransfusionen», Weber, «Behandlung schwerer Anämien». Zu den Chirurgen vgl. unten.
74. Über Morawitz wurde auf dem 27. Kongress für Innere Medizin in Wiesbaden diskutiert, Schultz war anwesend; vgl. Gerhardt, «Entstehung und Behandlung»; Schultz, «Bluttransfusionen (DMW)».
75. Die temporären Erfolge waren, wie oben bereits angedeutet, das Hauptproblem der Organtransplantation in dieser Zeit; vgl. Schlich, *Erfindung der Organtransplantation*, 279-84.
76. Payr, «Technik der arteriovenösen Bluttransfusion (MMW)».
77. Göbell/Poggemann, «Beitrag zur direkten Bluttransfusion (Deutsche Zeitschrift für Chirurgie)»; vgl. für die folgende Zeit auch [E. F.] Sauerbruch, «Eine einfache Technik der arterio-venösen Bluttransfusion», *Münchener Medizinische Wochenschrift*, 62 (1915) (Feldärztliche Beilage Nr. 45), 1545; K. Henschen, «Rücktransfusion des körpereigenen Blutes bei den schweren Massenblutungen der

Schließlich kam, wie Flörcken schrieb, «die Transplantation des ganzen Blutes in Form der direkten Transfusion [...] dem Ideal erheblich näher» als die Transfusion veränderten Blutes. Dies schloss auch die Überzeugung ein, dass der für die Blutbildung förderliche Reiz durch ganzes, unverändertes Blut stärker sein müsse als bei defibriniertem Blut[78]. Möglicherweise liegt hier auch eine Erklärung für das Phänomen, dass die Transfusion unveränderten Blutes im Kreis der deutschsprachigen Ärzte – anders als etwa im angelsächsischen Raum – besonders lange Konjunktur hatte. Dadurch wurde die Praxis der Bluttransfusion in vielfacher Hinsicht geprägt. In technischer Hinsicht resultierte daraus etwa eine Verfestigung der Transfusion mit Hilfe von Gefäßanastomosen – bis technische Lösungen gefunden wurden, die auf anderen Wegen die Transfusion unveränderten Blutes ermöglichten[79]. Auch die nur langsam verlaufende Implementierung von Testverfahren auf mögliche *Unverträglichkeitsreaktionen*, wie der 1910 von Schultz[80] publizierten 'biologischen Vorprüfung' könnte hier eine ihrer Ursachen besitzen[81].

Brust- und Bauchhöhle», *Zentralblatt für Chirurgie*, 43 (1916), 201-07; H. F. O. Haberland, «Kriegschirurgische Mitteilungen aus dem Völkerkrieg 1914/1918. Nr. 92: Erfahrungen über 80 Bluttransfusionen beim Menschen», *Deutsche Zeitschrift für Chirurgie*, 145 (1918), 382-97; F. Oehlecker, «Bluttransfusion von Vene zu Vene mit Messung der übertragenen Blutmenge», *Zentralblatt für Chirurgie*, 46 (1919), 17-20; K. Schlaepfer, «Über eine vereinfachte Methode der indirekten Bluttransfusion (Brown-Percy)», *Archiv für klinische Chirurgie*, 117 (1921), 512-22.
78. Göbell/Poggemann, «Beitrag zur direkten Bluttransfusion (Deutsche Zeitschrift für Chirurgie)», 572.
79. Vgl. zu diesen Phänomenen auch Schulz, «Bluttransfusionsgeräte»; Schulz, «Vom Paraffin zum Bernstein»; St. Schulz, «Die ‚Ära' der Bluttransfusionsapparate aus gerinnungsverzögernden Materialien im deutschsprachigen Raum», *AINS – Anästhesiologie, Intensivmedizin, Notfallmedizin, Schmerztherapie*, 36, S2, (2001), S87-S90.
80. Schultz, «Bluttransfusionen beim Menschen (Berliner klinische Wochenschrift)»; vgl. Schultz, «Bluttransfusionen beim Menschen (MMW)»; die Entwicklung der «biologischen Vorprüfung» basiert auf experimentellen Arbeiten aus dem Jahr 1905, vgl. W. Schultz, «Bleibt artgleiches Blut bei der Transfusion erhalten?», *Deutsches Archiv für klinische Medizin*, 84 (1905), 541-51; W. Schultz, «Über Isohämolysine und – Hämagglutinine beim Kaninchen», *Deutsches Archiv für klinische Medizin*, 84 (1905), 552-57.
81. Flörcken denkt 1912 erstmals über einen serologischen Test auf Blutgruppenverträglichkeit nach, Göbell hält sie 1914 zwar für angebracht, aber nicht unbedingt nötig; vgl. Flörcken, «Weitere Beiträge»; Göbell/Poggemann, «Beitrag zur direkten Bluttransfusion (Deutsche Zeitschrift für Chirurgie)».

ZWISCHEN PARABIOSE, REIZEN UND ORGANTRANSPLANTATIONEN

Schlussfolgerungen und Zusammenfassung

Im späten 19. Jahrhundert hatte sich vor dem Hintergrund der physiologisch-experimentellen Medizin die Aufmerksamkeit der deutschsprachigen Ärzte bei der Bluttransfusion auf die positive Wirkung der übertragenen Quantitäten, des Volumenersatzes, konzentriert. Gleichzeitig erschien die Bluttransfusion als mit vielen unerwünschten Wirkungen und technischen Problemen behaftet, wie der Fermentintoxikation und dem Problem der Blutgerinnung. Die Bluttransfusion wurde daher in der Klinik weitgehend durch die Kochsalzinfusion verdrängt. Die Grundlagenforschung, die sich weiter mit dem Blut beschäftigte, wurde vor diesem Hintergrund nicht als praktisch relevant wahrgenommen. In den Laboratorien wurde sie aber weiter betrieben.

Die Wiederentdeckung der Bluttransfusion für die Praxis in der Zeit zwischen 1905 und 1914 funktionierte in den Kollektiven der Chirurgen und Internisten unterschiedlich. Beide Gruppen versuchten, die Probleme der Bluttransfusion mit ihren eigenen Mitteln zu lösen. In beiden Kollektiven war aber das Organtransplantationskonzept der wesentliche Wahrnehmungsrahmen, der die neue Aufmerksamkeit gegenüber der Bluttransfusion und die 'Reaktierung' von Ideenbeständen des 19. Jahrhunderts katalysierte (physiologisch: 'qualitative' Wirkung der Bluttransfusion, technisch: 'Nachahmung der Natur'). Gemeinsam war den Chirurgen und internistischen Ärzten auch die Abhängigkeit von labormedizinischen Messwerten zur Konstruktion eines therapeutischen Erfolgs.

In der Gruppe der Chirurgen wurde die Bluttransfusion im Schnittpunkt des Organtransplantationskonzept und gefäßchirurgischer Fertigkeiten um 1910 herum für die Praxis wiederentdeckt; und zwar im Kontext von Versuchen, die Ergebnisse von Organtransplantationen zu verbessern. Die Chirurgen wendeten vor diesem Hintergrund die direkte Transfusion unveränderten Blutes an. Im Zentrum dieser Wiederentdeckung stand in den ersten Jahren eine Würzburger Arbeitsgruppe um den Transplantationschirurgen Enderlen. Die Schockstudien von Crile hatten diese Ärzte wahrgenommen, allerdings zunächst nur über einen Reisebericht von Guleke und Blutransfusionsversuche von Carrel.

Im Kreis der Internisten kam es im Wechselspiel des Organtransplantationskonzept und des Konzepts der Organotherapie mit einer spezifischen Reiztheorie um 1907 herum zur Wiederentdeckung der Bluttransfusion für die Praxis. Vor dem Hintergrund ihrer medizinischen Sozialisation wendeten diese Ärzte die Transfusion defibrinierten Blutes an. In den frühen Studien aus dieser Gruppe, etwa von Morawitz, ist ein Einfluss der US-amerikanischen Arbeiten nicht nachweisbar. Stattdessen wird der Einfluss französischer Forschungen zur Blutphysiologie deutlich.

In einem weiteren Schritt koppelte sich diese Reiztheorie von der Transfusion defibrinierten Blutes ab, kontaminierte das «Bluttransfusionskonzept» der Chirurgen und verfestigte das Ideal der Transfusion unveränderten Blutes, wodurch wiederum das Verfahren der Transfusion mit Hilfe von Gefäßanastomosen gestärkt wurde.

Vor diesem Hintergrund erscheint nun die eingangs aufgestellte These von der Induktion der Wiederentdeckung der Bluttransfusion im deutschsprachigen Raum durch die Schockstudien von Crile in einem neuen Licht. Diese waren nur ein Faktor unter anderen – und im Vergleich mit dem Organtransplantationskonzept von untergeordneter Wirkung. Orientiert man sich an Arbeiten zur Wiederentdeckung der Bluttransfusion im englischsprachigen Kontext, so verlief dort die Wiederentdeckung der Bluttransfusion also anders als im deutschsprachigen Raum.

Myriam Spörri

GIFTIGES BLUT: MENSTRUATION UND MENOTOXIN IN DEN 1920er JAHREN

Verwelkte Rosen

14. August 1919, mittags: Béla Schick, Professor und Assistent an der Universitäts-Kinderklinik in Wien, erhält circa zehn Stück «langstielige sehr frisch aussehende, dunkelrote, kaum aufgeblühte Rosen». Er übergibt sie einer Hausgehilfin. Am nächsten Morgen sind die Rosen welk und verdorrt, wie Schick zu seiner Überraschung feststellen muss:

> Ich vermutete, dass dieses Zugrundegehen nicht mit rechten Dingen zugegangen sei und erkundigte mich bei der Hausgehilfin, was mit den Blumen geschehen sei. Sie antwortete, dass sie schon gestern gewusst habe, dass die Blumen zugrunde gehen werden, sie hätte sie nicht berühren sollen, da sie gerade in der Zeit der Menstruation stehe.

Auch wenn für Schick diese Erklärung «unglaublich» und nach «Schwindel oder Aberglaube» klang, überprüfte er sie experimentell[1]. Beim nächsten Eintreten der Menstruation der betreffenden Hausgehilfin ließ er diese sowie eine nicht-menstruierende Kontrollperson Blumen in der Hand halten. Während die Blumen der Hausgehilfin bereits nach zehn Minuten welk aussahen, waren die Blumen der Kontrollperson nach 48 Stunden noch vollkommen frisch. Die Versuche wurden an den folgenden Tagen wie auch in den folgenden Monaten fortgesetzt: Neben Variationen der Blumenversuche – Berühren mit und ohne Gummihandschuhe, Anhauchen der Blumen, Einstellen der Blumen in Schweiß – wurden Versuche mit Hefeteig durchgeführt, wobei der Hefeteig der menstruierenden Frau weit

---

1. B. Schick, «Das Menstruationsgift», *Wiener Klinische Wochenschrift*, 19 (1920), 395-97, 395.

weniger aufging.Versuche, das «wirksame Agens» im Schweiß, Speichel oder Serum zu lokalisieren, schlugen fehl, allerdings war «der Blutkuchen, also mit allergrößter Wahrscheinlichkeit die roten Blutkörperchen, von intensiver Giftwirkung». Schick schloss daraus: «*Die Tatsache, dass das Gift im Blute zirkuliert, ist also sichergestellt. Mit aller Wahrscheinlichkeit haftet es an den roten Blutkörperchen*». Ausgeschieden werde das Menstruationsgift, das er als «Menotoxin» bezeichnete, mit dem Schweiß und dem Menstruationsblut[2].

Am 23. April 1920 präsentierte Schick seine Beobachtungen in einer Sitzung der Gesellschaft der Ärzte, am 6. Mai 1920 wurden sie in der renommierten Wiener klinischen Wochenschrift unter dem Titel «Das Menstruationsgift» veröffentlicht[3]. In der Immunitätsforschung hatte sich Schick bereits 1913 durch einen Diphterie-Immunitätstest einen Namen gemacht, so dass Schick in der Geschichte der Bakteriologie und Immunologie keineswegs unbekannt ist. Dass Schick aber nicht nur als Begründer des nach ihm benannten 'Schick-Tests' zu gelten hat, sondern mit seinem 1920 publizierten Artikel die Diskussion um ein so genanntes Menstruationsgift wieder ins Rollen brachte, findet in klassischen medizinhistorischen Arbeiten wohl wegen der wenig wissenschaftlich und unseriös klingenden Entdeckung eines 'Menstruationsgiftes' keine Erwähnung[4]. Zwischen den beiden Entdeckungen besteht jedoch nicht nur ein personeller, sondern auch ein struktureller Zusammenhang: Die Serologie, die sich mit dem Blut und dessen Abwehrmechanismen gegen Gifte beschäftigte, kann auch als Humoralpathologie mit «modernem Gesicht»[5] charakterisiert werden, während das «Menotoxin» die Giftigkeit des Menstrualblutes bezeichnet und damit gleichfalls an eine humoralpathologische Tradition anknüpft: Bereits bei Hippokrates findet sich die Vorstellung, dass die Menstruation eine monatliche Reinigung von schädlichen Säften darstelle[6]. Insgesamt können die

---

2. *Ibid.*, 397. Die Bezeichnung «Menotoxin» führte Schick auf den Vorschlag v. Groërs ein.
3. *Ibid.*; die «Aussprache» ist auf Seite 416 in derselben Nummer abgedruckt.
4. Den Umstand, dass Schicks Entdeckung eines Menstruationsgiftes in Vergessenheit geraten ist, beklagt deshalb F. Krogmann, «Béla Schick (1877-1967) und seine Entdeckung: «Das Menotoxin»», *Würzburger medizinhistorische Mitteilungen*, 17 (1998), 21-29.
5. E. M. Klasen, *Die Diskussion über eine «Krise» der Medizin in Deutschland zwischen 1925 und 1935* (med. diss.), Mainz 1984, 29.
6. C. Ausserer, *Menstruation und weibliche Initiationsriten*, Frankfurt a.M. etc. 2003, 21. Neben dieser medizinischen Tradition findet sich die Vorstellung des unreinen Menstruationsblutes und der Unreinheit der Frau zentral im Alten Testament (3. Buch Moses).

GIFTIGES BLUT: MENSTRUATION UND MENOTOXIN IN DEN 1920ER JAHREN

Menstruation als Reinigungsvorgang sowie die Frau als unrein als Topoi in der Geschichte der Menstruation und der Weiblichkeit betrachtet werden[7]. Die Ethnologin Brigitta Hauser-Schäublin hat in einem anregenden und in der kulturwissenschaftlichen Beschäftigung mit 'Blut' bislang wenig beachteten Aufsatz darauf aufmerksam gemacht, dass 'Blut' gemeinhin als Medium diene, «um Unterschiede zwischen Menschen zu postulieren, zu institutionalisieren – und auch zu rechtfertigen»[8]. Es handelt sich dabei jedoch keineswegs um bloße Unterschiede, sondern um die Begründung einer «Ungleichheit zwischen Geschlechtern, Klassen und Rassen»[9]. Diese Ungleichheit wird über Regeln der Reinheit und Verunreinigung gezogen: Standesunterschiede werden über den Besitz von 'blauem Blut', das als rein gilt, hergestellt[10], die rassische Zugehörigkeit formuliert sich ebenfalls über eine 'Reinheit des Blutes' wie auch die Geschlechterdifferenz über den Besitz oder das Ausscheiden von 'unreinem' Blut konstituiert wird.

In den folgenden Ausführungen werde ich das 'unreine Blut' in der medizinischen Diskussion, wie sie sich im Anschluss an Schicks Publikation entfachte, fokussieren. Ausgehend von der These, dass sich das naturwissenschaftliche Reden über die hochsymbolische Substanz 'Blut' von gesellschaftlichen Annahmen, Mythen und Traditionen nicht lösen kann, sondern immer schon von historischen, kulturellen und sozialen Achsen durchkreuzt wird, möchte ich die gesellschaftlichen Spuren, die sich in den modernen naturwissenschaftlichen

---

7. Vgl. zur Menstruation aus der Fülle der Publikationen u.a. E. Fischer-Homberger, «Krankheit Frau – aus der Geschichte der Menstruation in ihrem Aspekt als Zeichen eines Fehlers», in dies., *Krankheit Frau und andere Arbeiten zur Medizingeschichte der Frau*, Bern, Stuttgart, Wien 1979, 49-84; E. Martin, *Die Frau im Körper: Weibliches Bewusstsein, Gynäkologie und die Reproduktion des Lebens*, Frankfurt a.M., New York 1989 (engl. 1987), C. Saxe, «Bloody Mary: Die Unreinheit des Menstruationsblutes in der Kulturgeschichte», *Konkursbuch*, 33 (1997), 120-36; C. Ausserer, *Menstruation*; vgl. zudem die kürzlich erschienene Neuauflage von S. Hering und G. Maierhof, *Die unpässliche Frau: Sozialgeschichte der Menstruation und Hygiene*, Frankfurt a.M. 2002 (1991). Aus ethnologischer Perspektive vgl. den Klassiker T. Buckley, A. Gottlieb (ed.), *Blood Magic*, Berkeley 1988 sowie neuerdings J. Hoskins (ed.) *Blood Mysteries: Beyond Menstruation as Pollution; Special Issue of Ethnology: An International Journal of Cultural and Social Anthropology*, 4 (2002).
8. B. Hauser-Schäublin, «Politik des Blutes: Zur Verkörperung sozialer Ungleichheit als naturgegebene Verschiedenheit am Schnittpunkt zwischen Geschlecht, Klasse und Rasse», *Zeitschrift für Ethnologie*, 120 (1995), 31-49, hier 47.
9. Ibid., 35.
10. Vgl. zum «blauen Blut» S. Malinowski, «Vom blauen Blut zum reinen Blut: Antisemitische Adelskritik und adliger Antisemitismus 1871-1944», *Jahrbuch für Antisemitismusforschung*, 12 (2003), 147-68.

Texten zum Menotoxin finden, verfolgen und damit einen Beitrag zur Geschichte des Blutes leisten[11].

Blut, Schweiß, verdorbener Wein

Wurde unmittelbar nach Schicks Publikation der experimentelle Nachweis eines Menotoxins in Schick'scher Manier fortgeführt und menstruierenden und nicht-menstruierenden Frauen Blumen in die Hand gedrückt sowie keine nähere Spezifizierung des Menotoxins vorgenommen[12], wurden die Versuchsanordnungen mit den Untersuchungen Ernst Sieburgs und Walter Patzschkes aus Hamburg komplizierter und die Suche nach einem spezifischen Menotoxin konkreter: Die beiden analysierten die Auswirkungen des Schweißes menstruierender Frauen auf Froschherzen und Kaninchendünndärme und bezeichneten die chemische Verbindung Cholin als mögliches Menotoxin[13]. In der Folge wurden nicht nur in Hamburg, sondern auch in Basel und Prag menstruierende und nicht-menstruierende Frauen auf kontrollierte Art und Weise – «Reinigung der Haut mit warmem Wasser und Seife, und Alkohol, Aufsaugen des während 30 Minuten

---

11. Dass Wissenschaft nicht abgekoppelt von ihrem gesellschaftlichen und historischen Kontext betrachtet werden kann, wurde bereits 1935 vom Bakteriologen Ludwik Fleck postuliert: L. Fleck, *Die Entstehung und Entwicklung einer wissenschaftlichen Tatsache: Einführung in die Lehre vom Denkstil und Denkkollektiv*, Frankfurt a.M. 1980 (1935). Flecks Monographie kann im übrigen als Beitrag zu einer Geschichte des Blutes gelesen werden, da er seine Lehre anhand des Beispiels der Syphilis und damit auch der Präidee des «verdorbenen Blutes» entwickelte. Vgl. für einen Überblick über neuere Tendenzen in der Wissenschaftsgeschichte u.a. T. Schlich, «Wissenschaft: Die Herstellung wissenschaftlicher Fakten als Thema der Geschichtsforschung», in N. Paul, T. Schlich (ed.), *Medizingeschichte: Aufgaben, Probleme, Perspektiven*, Frankfurt a.M., New York 1998, 107-29 sowie für einige grundlegende Aufsätze M. Hagner (ed.), *Ansichten der Wissenschaftsgeschichte*, Frankfurt a.M. 2001. Die Geschichte des Menotoxins im Gefolge Schicks ist wenig erforscht, wenn auch Schicks Entdeckung in der Geschichte der Menstruation oftmals erwähnt wird, so u.a. von Fischer-Homberger, «Krankheit Frau», 60 und etwas ausführlicher bei Hering/Maierhof, *Die unpässliche Frau*, 80-82. Etwas eingehender, wenn auch hagiographisch Krogmann, «Béla Schick», ausführlich und solide E. Weber, *Gibt es ein Menotoxin?* (diss. med.), Göttingen 1975 und M. Farhang-Rasi, *Bernhard Aschner und seine Menotoxin-Vorstellung* (diss. med.), Bochum 2001.

12. H. Saenger, «Gibt es ein Menstruationsgift?», *Zentralblatt für Gynäkologie*, 23 (1921), 819-22; vgl. auch die einfachen Experimente M. Franks, «Menotoxine in der Frauenmilch», *Monatsschrift für Kinderheilkunde*, 5 (1921), 474-77.

13. E. Sieburg und W. Patzschke, «Menstruation und Cholinstoffwechsel», *Zeitschrift für die gesamte experimentelle Medizin*, 36 (1923), 324-43.

im elektrischen Schwitzkasten abgesonderten Schweißes in sterilen, gewogenen Tupfern»[14] – um ihren Schweiß gebracht und dieser auf seinen Cholingehalt überprüft[15]. In München wiederum kneteten Frauen an der gynäkologischen Universitäts-Poliklinik innerhalb eines festgesetzten Zeitrahmens Hefe, wobei die Gärkraft der Hefe mittels einer eigens modifizierten Apparatur gemessen wurde[16].

Wurden die Experimente auch komplizierter, so ergab sich noch längst keine Antwort auf die Frage nach der Existenz eines im Blut menstruierender Frauen zirkulierenden Giftes; vielmehr waren die Ergebnisse divergent und die Autoren über die Existenz eines Menotoxins uneinig. Einigkeit und Regelmäßigkeit herrschte nur im Rekurs auf *folkloristisches Wissen* um die Menstruation.

Schick hatte in seinem Aufsatz von 1920 ausführlich auf folkloristisches Wissen Bezug genommen. Während sich in der modernen Medizin Schick zufolge keine Hinweise über die schädlichen Wirkungen des Menstrualblutes fänden, seien solche Vorstellungen «im Volke [...] allgemein bekannt»[17]. Auch in eher historisch ausgerichteten Publikationen wie etwa dem Standardwerk «Das Weib» von Hermann Heinrich Ploss und Max Bartels seien Hinweise auf die Giftigkeit des Menstrualblutes verzeichnet: So dürften menstruierende Frauen nicht in den Keller, weil sonst der Wein verderbe und auch beim Wurstmachen und beim Backen mit Hefe sei Vorsicht walten zu lassen[18]. Die Medizin habe deshalb dem «Volke» dankbar zu sein, «dass es an solchen durch mündliche Ueberlieferung fortlebenden Tatsachen zähe festhält. Erst spät kommt oft die Wissenschaft dazu, solche Tatsachen anzuerkennen. Es gibt eben viele Dinge zwischen Himmel und Erde, von denen sich die Schulweisheit nichts träumen lässt»[19]. Durch Schicks Experimente wurde folkloristisches Wissen in naturwissenschaftliches Wissen transformiert, indem sie den wissenschaftlichen Nachweis lieferten, dass traditionelle Vorstellungen durchaus einen Wahrheitsgehalt aufwiesen und nicht auf Aberglauben beruhten.

14. A. Gengenbach, *Menotoxin oder Menstruationszustand?*, Stuttgart 1925, 9.
15. Für Basel vgl. Gengenbach, *Menotoxin oder Menstruationszustand*, für Prag K. Klaus, «Zur Frage des Menotoxins», *Biochemische Zeitschrift*, 163 (1925), 41-50. Vgl. auch die Folgearbeit von Klaus, die näher auf das Cholin eingeht und dieses als Menotoxin ausweist: K. Klaus, «Beitrag zur Biochemie der Menstruation», *Biochemische Zeitschrift*, 185 (1927), 3-10.
16. O. Polano und K. Dietl, «Die Einwirkung der Hautabsonderung bei der Menstruierenden auf die Hefegärung», *Münchener Medizinische Wochenschrift*, 40 (1924),1385-88.
17. Schick, «Das Menstruationsgift», 395.
18. *Ibid.*, 396.
19. *Ibid.*, 397.

Auch David I. Macht und Dorothy Lubin vom pharmakologischen Labor der Johns Hopkins Universität betonten mit Nachdruck die Richtigkeit folkloristischen Wissens bezüglich des Menstruationsgiftes. Die beiden begannen ihren in der Folge breit rezipierten Aufsatz mit dem Hinweis, dass ein «popular belief among all peoples and all races, ancient, medieval and modern» bestehe,

> that a woman at the time of her menstruation is 'unclean' [...] Of course such ideas are classed by modern intellectuals as 'superstitions', figments of the imagination and products of benighted minds; but the fact remains that these beliefs persist today and that references to such a menstrual contagion or poison are found in all classical writers of ancient and medieval times[20].

Angeregt durch das neuerliche wissenschaftliche Interesse im Gefolge Schicks beobachteten Macht und Lubin die Auswirkungen von Blut, Schweiß, Speichel und anderen Sekretionen auf Lupinensamen, Schnittblumen, Hefe etc. und schlossen daraus auf ein Menotoxin. Auf den Wahrheitsgehalt von folkloristischem Wissen wurde ausdrücklich gegen Ende der Mitteilung nochmals hingewiesen[21] und diese Anschauung bildete auch den Abschluss des Aufsatzes: «The experimental data obtained by the authors in the study of menotoxin confirm in a striking degree the empirical observations concerning a menstrual poison prevalent in folklore and handed down in classical literature»[22].

Der Bezug auf folkloristisches und klassisches (humoralpathologisches) Wissen machte einerseits deutlich, dass diesem Wissen ein wahrer Kern innewohnt und nicht als Produkt der Phantasie abgetan werden kann; es erhob dieses folkloristische Wissen gleichsam in einen wissenschaftlichen Status. Gleichzeitig, so lässt sich im Anschluss an den Literaturwissenschaftler und Diskurstheoretiker Jürgen Link argumentieren, verschafften diese Forschenden ihren Arbeiten Legitimation, indem sie mit naturwissenschaftlichen Methoden stereotype Vorstellungen von Blut und Weiblichkeit reproduzierten. Sie koppelten sich dadurch an einen Interdiskurs, worunter Link

---

20. D. I. Macht und D. Lubin, «A Phyto-Pharmacological Study of Menstrual Toxin», *The Journal of Pharmacology and Experimental Therapy*, 6 (1924), 413-66, 413 s.
21. *Ibid.*, 463.
22. *Ibid.*, 465. Die Studie von Macht, Lubin wurde später grundlegend kritisiert: A. Mandelstamm, W. Tschaikowsky und G. Bondarenko, «Experimentelle Untersuchungen zur Frage des Menotoxins», *Archiv für Gynäkologie*, 154 (1933), 636-43.

GIFTIGES BLUT: MENSTRUATION UND MENOTOXIN IN DEN 1920ER JAHREN

«ein stark selektives kulturelles allgemein-wissen»[23] versteht. Spezialdiskurse, wie es wissenschaftlichen Diskurse sind[24], haben die Tendenz, sich mit dem Interdiskurs zu verknüpfen[25]. Spezialwissen ist demnach immer an Alltagswissen gebunden und über den Anschluss an den Interdiskurs besteht für wissenschaftliche Diskurse die Möglichkeit, sich gesellschaftliche Akzeptanz zu verschaffen und Plausibilität zu erlangen[26]. Allerdings ist den Spezialdiskursen auch inhärent, sich zu spezialisieren und nicht mit dem Alltagswissen absolut identisches Wissen zu generieren[27]. Für gewisse Wissenschaftler wurde deshalb gerade der Nachweis des Wahrheitsgehaltes folkloristischen Wissens bezüglich Menotoxin zur Zielscheibe von Kritik.

So schrieb Hans Saenger von der Universitätsfrauenklinik in München 1921, dass durch Schicks Experimente «ein uralter Volksglaube, [...] die Sitten und Gebräuche mancher östlicher und Naturvölker ihre wissenschaftliche Begründung erfahren zu haben» schien[28]. Allerdings konnte Saenger aufgrund seiner eigenen Experimente kein Menotoxin nachweisen und mutmaßte, dass Schicks Versuchsperson Blutspuren an den Händen gehabt habe, welche sich schädlich auf die Blumen ausgewirkt hätten. Von einem *«spezifischen Menstruationsgift»* könne nicht die Rede sein[29]. Zu einem ähnlichen Schluss gelangte Alfred Gengenbach von der Universität Basel, der im Anschluss an Sieburg und Patzschke die Auswirkungen des Schweißes auf Froschherz und Meerschweinchendarm untersuchte[30]. Gengenbach war es aufgrund seiner Experimente nicht möglich, dem Cholin oder

---

23. J. Link, «Noch einmal: Diskurs: Interdiskurs: Macht», *kultuRRevolution*, 11 (1986), 4-7, 5 (Kleinschreibung im Original). Vgl. zur Definition des Interdiskurses auch J. Link, *Versuch über den Normalismus: Wie Normalität produziert wird*, Opladen 1997, 50 sowie J. Link, «Literaturanalyse als Interdiskursanalyse: Am Beispiel des Ursprungs literarischer Symbolik in der Kollektivsymbolik», in J. Fohrmann, A. Müller (Ed.), *Diskurstheorien und Literaturwissenschaft*, Frankfurt a.M. 1988, 284-307.
24. Link, *Versuch über den Normalismus*, 50.
25. Link, «Literaturanalyse als Interdiskursanalyse», 285.
26. *Ibid.*, 293.
27. *Ibid.*, 285. Vgl. zu Verschiebungen und Differenzen, die für den Forschungsprozess konstitutiv sind H. J. Rheinberger, *Experimentalsysteme und epistemische Dinge: Eine Geschichte der Proteinsynthese im Reagenzglas*, Göttingen 2001 (engl. 1997).
28. Saenger, «Gibt es ein Menstruationsgift?», 821.
29. *Ibid.*, 822.
30. Gengenbach, *Menotoxin oder Menstruationszustand?* Die Dissertation Gengenbachs wurde unter demselben Titel nochmals abgedruckt in der *Zeitschrift für Geburtshülfe und Gynäkologie*, 89 (1926), 56-72. Gengenbachs Resultate wurden auch von seinem Doktorvater referiert: A. Labhardt, «Zur Frage des Menstruationsgiftes», *Zentralblatt für Gynäkologie*, 48 (1924), 2626-28.

irgendeinem anderen Stoff die Eigenschaft eines Menotoxins zuzuschreiben. Um dem Menotoxin doch noch auf die Spur zu kommen, schlug Gengenbach einen anderen Weg ein: Er machte sich auf die Suche nach einem ähnlichen Fall, wie ihn Schick hatte beobachten können. Erkundigungen in Gärtnereien und Blumenläden ergaben jedoch kein Resultat. Zwar gaben die Befragten ausnahmslos an, «es sei ihnen wohl bekannt, dass gewisse Frauen während der Menstruation Blumen schädigen; aber auch nicht eine einzige Frau konnte namhaft gemacht werden»[31]. Auch Gengenbachs Korrespondenz mit einem Prokuristen einer großen Konservenfabrik konnte die folkloristische Behauptung, dass menstruierende Frauen Obst und Gemüse schädigten und deshalb in großen Konservenfabriken Menstruationskalender geführt würden, nicht erhärten. Nach langem Suchen dann fand der Basler Mediziner «endlich unter den Patientinnen des hiesigen Frauenspitals eine Frau, in welcher man, nach ihren Angaben, hoffen durfte, eine Trägerin des Menotoxins gefunden zu haben». Frau M. R. hatte zuvor als Saaltochter gearbeitet und gab an, dass während ihrer Menstruation einmal «700 Liter eines vortrefflichen alten Klosterweins zugrunde gegangen seien; sie dürfe auch keine Blumen anrühren usw». Nachforschungen bei ihrem vormaligen Arbeitgeber ergaben aber, dass «200 (nicht 700!) Liter eines gewöhnlichen Krätzers zugrunde gegangen seien. Es hatte sich aber um jungen Wein gehandelt, [...] so dass sein Zugrundegehen also nicht durch das Dazwischenkommen einer menstruierenden Frau bedingt war»[32]. Auch die frisch geschnittenen Nelken, die Gengenbach M. R. in die Hand drückte und danach neben ihrem Bett aufstellte, hielten sich «tagelang tadellos»[33]. Aus seinen Nachforschungen und Experimenten folgerte Gengenbach:

Jedenfalls steht [...] die genaue wissenschaftliche Untersuchung in starkem Gegensatz zu der allgemein verbreiteten folkloristischen Ansicht, die dem Menstruationsblut allerlei phantastische Wirkung zuschreibt, welche sich durch seinen Gehalt an ganz besonderen 'Säftlein' erklären soll[34].

Gengenbach diskreditierte wissenschaftliche Untersuchungen wie diejenigen Schicks oder Macht und Lubins, die sich für eine Existenz

---

31. Gengenbach, *Menotoxin oder Menstruationszustand?*, 14.
32. *Ibid.*, 14.
33. *Ibid.*, 15.
34. *Ibid.*, 17.

des Menotoxins aussprachen, indem er deutlich machte, dass durch einwandfreie wissenschaftliche Untersuchungen die folkloristische Ansicht, dass dem Menstruationsblut eine giftige Wirkung zukomme, nicht gestützt werden könne. Die Delegitimierung der Befürworter eines Menotoxins wurde durch die Anspielung auf den Ausspruch von Goethes Mephistopheles «Blut ist ein ganz besondrer Saft» unterstrichen, indem die Vorstellung eines giftigen Menstrualblutes als aus dem Reich der Literatur und damit Fiktion entstammend ausgewiesen wurde[35]. Die Menotoxin-Gegner erarbeiteten sich also, im Gegensatz zu den Menotoxin-Verfechtern, ihren wissenschaftlichen Status und ihre gesellschaftliche Legitimation mittels dem Widerlegen folkloristischer Behauptungen und indem sie die Befürworter implizit als abergläubisch und deren Forschung als Folklore brandmarkten. Gleichzeitig wurden in der Perspektive der Menotoxin-Gegner aber auch Frauen wie die Saaltochter M. R., die selbst an ein Menstruationsgift glaubten, als abergläubisch und naiv konstituiert. Im übrigen schloss die Verwerfung eines spezifischen Menotoxins längst nicht immer die Konzeptualisierung der Menstruation als Reinigungsvorgang aus. Polano und Dietl aus München betonten zwar, dass die «veränderte Schweißabsonderung der Menstruierenden, die vielfach auf niedere Lebewesen einen schädigenden Einfluss ausübt, nicht als 'Giftwirkung'» bezeichnet werden solle, dass keine Veranlassung vorliege, «*zu einem unbekannten Menotoxin seine Zuflucht zu nehmen*». Nichtsdestotrotz könne von «monatlicher Reinigung gesprochen werden, wie dies insbesondere Bernhard Aschner tue[36].

35. Allerdings tauchte dieses Goethe-Zitat nicht nur in Delegitimierungsstrategien auf, sondern wurde beispielsweise von Immunitätsforschern zur Unterstützung der Plausibilität ihrer Untersuchungen verwendet, vgl. u.a. E. v. Behring und S. Kitasato, «Ueber das Zustandekommen der Diphtherie-Immunität und der Tetanus-Immunität bei Thieren», *Deutsche medicinische Wochenschrift*, 49 (1890), 1113-14, 1114.
36. Polano, Dietl, «Die Einwirkung der Hautabsonderung», 1387. Polanos Doktorand W. Senninger kam 1928 ebenfalls zum Schluss, dass kein spezifisches Menstruationsgift bestehe, «(w)ohl aber können durch das Zusammentreffen verschiedener Verhältnisse mit der Menstruation Stoffe in solcher Konzentration ausgeschieden werden, dass sie imstande sind, schädigende Einflüsse auf bestimmte, leicht zu beeinflussende Vorgänge auszuüben» (*Schwefelstoffwechsel und Menstruation. Ein Beitrag zur Frage des Menstruationsgiftes*, Borna-Leipzig 1928, 19). H. Mommsen wiederum kam ein Jahrzehnt nach der Untersuchung Polano/ Dietls mit einer ähnlichen Versuchsanordnung zum Schluss, dass «(a)n der Tatsache eines Menstruationsgiftes ... ernstlich nicht mehr gezweifelt werden» könne («Zur Frage des Menstruationsgiftes», *Münchener Medizinische Wochenschrift*, 38 (1934), 1458-60, 1459).

Damit war ein Name gefallen, der in der laufenden Menotoxin-Diskussion immer häufiger zitiert wurde und der für eine Situierung der Menotoxin-Diskussion der 1920er Jahre nicht nur von Belang ist, weil Aschner als einer der bedeutendsten Vertreter der Menstruation als Reinigungsvorgang galt. Aschner setzte sich überdies für humoralpathologische Positionen und Praktiken wie beispielsweise den Aderlass ein und figurierte als einer der wichtigsten Exponenten innerhalb der Diskussion einer «Krise der Medizin»[37]. Auch wenn sich ein 'Krisengefühl' bzw. Kritik an der bestehenden Medizin und ihrem kausal-mechanistisch-analytischen Denken bis ins 19. Jahrhundert zurückverfolgen lässt, setzte eine öffentliche Diskussion über die «Krise der Medizin» erst in den 1920er Jahren ein[38]. Gerade diese «Krise der Medizin» ist es, die mir für die Diskussion des Menotoxins und Vorstellungen von Blut in den 1920er Jahren generell von Bedeutung scheint, so dass im folgenden Abschnitt dieser Spur gefolgt werden soll.

Menstruation und Aderlass

Bernhard Aschners erste wissenschaftliche Publikation über die Anatomie der Fußsohlenarterie ließ noch nicht vermuten, dass er sich später hauptsächlich mit gynäkologischen Themen beschäftigen sollte. Tatsächlich hatte Aschner zuerst eine chirurgische Karriere angestrebt, welche aber durch eine nicht zustande gekommene Vertragsverlängerung vereitelt wurde[39]. In der Folge wandte sich Aschner der

---

37. Aschner hatte dieses Schlagwort durch seine gleichnamige Publikation von 1928 auch geprägt: B. Aschner, *Die Krise der Medizin: Konstitutionstherapie als Ausweg*, Stuttgart, Leipzig, Zürich 1928. Als weitere wichtige Exponten galten Hans Much, Erwin Liek, Georg Honigmann, August Bier und Ferdinand Sauerbruch. Vgl. zu dieser «Krise der Medizin» und holistischen Strömungen in der damaligen Medizin u.a. Klasen, *Die Diskussion über eine «Krise» der Medizin*, C. Timmermann, *Weimar Medical Culture: Doctors, Healers, and the Crisis of Medicine in Interwar Germany, 1918-1933* (Ph.D. diss.), Manchester 1999; C. Lawrence, G. Weisz, (eds.), *Greater than the Parts: Holism in Biomedicine, 1920-1950*, New York, Oxford 1998; A. Harrington, *Reenchanted Science: Holism in German Culture from Wilhelm II to Hitler*, Princeton, New Jersey 1996.

38. Klasen, *Die Diskussion über eine «Krise» der Medizin*, 3, 17. Diese «Krise der Medizin» muss selbstverständlich im Kontext der Weimarer Republik situiert werden, worauf ich hier aber nicht eingehen kann, vgl. D. Peukert, *Die Weimarer Republik: Krisenjahre der Klassischen Moderne*, Frankfurt a. M. 1987.

39. Zur Biographie Aschners vgl. ausführlich S. Brunk-Loch, *Bernhard Aschner (1883-1960): Sein Weg von der Endokrinologie zur Konstitutionstherapie* (med. diss.), Mainz 1995, 7. Vgl. auch Farhang-Rasi, *Bernhard Aschner* sowie C. Timmermann,

Gynäkologie und Endokrinologie zu und war nach Ende des Ersten Weltkrieges Vorstand des Frauenambulatoriums am Wiener Allgemeinen Krankenhaus, führte zudem eine große Privatpraxis und hielt Vorlesungen an der Universität[40]. 1922 meldete sich Aschner mit einem Aufsatz über die «praktische Bedeutung der Lehre vom Habitus und die Renaissance der Humoralpathologie als therapeutische Konsequenz der Konstitutionslehre» zu Wort[41]. In den folgenden Jahren sollte Aschner mehrere Aufsätze und Monographien publizieren, in denen er sich für eine Konstitutionstherapie und eine damit einhergehende ganzheitliche Erfassung des Menschen einsetzte[42]. Während einige der Exponenten der Diskussion um eine «Krise der Medizin» die Bakteriologie und u.a. deren Vernachlässigung konstitutioneller Faktoren kritisierten[43], wandte sich Aschner hauptsächlich gegen die im Gefolge Rudolf Virchows ausgebildete «Solidar-, Lokal-, Organ und Zellularpathologie»[44]. Aschner betonte, dass es sich bei diesem offiziellen System der Medizin um ein junges, erst etwa 100-jähriges Gebilde handle. Davor wurde, «weit über 3000 Jahre lang ... bei allen zivilisierten und unzivilisierten Völkern des Ostens und Westens *eine Medizin* gelehrt und vielfach mit großen praktischen Erfolgen ausgeübt, die der heutigen Medizin in vielen Punkten diametral entgegengesetzt ist: die *Humoralpathologie* oder *Säftelehre*»[45]. In diesem humoralpathologischen System standen nicht «die erkrankten

---

«Constitutional Medicine, Neoromanticism, and the Politics of Antimechanism in Interwar Germany», *Bulletin of the History of Medicine*, 75 (2001), 717-39.
    40. Brunk-Loch, *Bernhard Aschner*, 14 s.
    41. B. Aschner, «Die praktische Bedeutung der Lehre vom Habitus und die Renaissance der Humoralpathologie als therapeutische Konsequenz der Konstitutionslehre», *Wiener klinische Wochenschrift*, 4 (1922), 73-77.
    42. Hier seien aus der Fülle der Publikationen Aschners lediglich die Monographien aus dem untersuchten Zeitraum genannt: B. Aschner, *Die Konstitution der Frau und ihre Beziehungen zur Geburtshilfe und Gynäkologie*, München 1924; Aschner, *Die Krise der Medizin*; B. Aschner, *Klinik und Behandlung der Menstruationsstörungen*, Stuttgart, Leipzig 1931. Für die gesamte Bibliographie vgl. Brunk-Loch, *Bernhard Aschner*, 119-32. Für einen Vergleich zwischen Aschners Konstitutionsvorstellungen und anderen prävalenten Konzeptionen von Konstitution, wie sie beispielsweise von Julius Tandler und Ernst Kretschmer vertreten wurden, vgl. Brunk-Loch, *Bernhard Aschner*, 58.
    43. Vgl. dazu J. A. Mendelsohn, «Von der «Ausrottung» zum Gleichgewicht: Wie Epidemien nach dem Ersten Weltkrieg komplex wurden», in *Strategien der Kausalität*, Pfaffenweiler 1999, 227-68 sowie J. A. Mendelsohn, «Medicine and the Making of Bodily Inequality in Twentieth-Century Europe», in J.-P. Gandillière vl., I. Lòwy (ed.), *Heredity and Infection: The History of Disease Transmission*, London, New York 2001, 21-79.
    44. Aschner, *Die Krise der Medizin*, 11.
    45. Ibid., 11.

Organe und Zellen» im Vordergrund, sondern «*das Blut und die übrigen Körpersäfte*», welche «als die hauptsächlichsten Träger des Lebens und der Krankheiten» betrachtet würden[46]. Aschner betonte insbesondere die Heilerfolge der alten Medizin[47], während er der modernen Medizin therapeutischen Nihilismus und Pessimismus vorwarf[48]. Obwohl Aschner zellularpathologische Errungenschaften weiterhin berücksichtig wissen wollte und für eine «*kritische* Wiederaufnahme»[49] der Säftelehre als «*Ausweg*» aus der «Krise der Medizin» warb[50], sprach er doch in klassisch humoralpathologischer Manier von 'Dyskrasien' und betrachtete Krankheiten als Folgen «*des erkrankten Blutes und der gestörten Säftemischung*»[51]. Auch auf therapeutischer Ebene blieb er humoralpathologischen Anschauungen treu und forderte er zur Behebung von Krankheiten eine «*Beinflussung des Gesamtorganismus auf dem Wege des Blutes*»[52], welche insbesondere blutreinigende Praktiken einschloss: Aderlass, Blutegel und Schröpfköpfe standen an erster Stelle[53]. «Denn das Blut selbst [...] ist wesentlich für viele Grundeigenschaften des Individuums und für die Intensität der Lebensvorgänge»[54].

Die Menotoxin-Diskussion muss demnach im Kontext einer Auseinandersetzung um folkloristisches und humoralpathologisches Wissen im Rahmen einer «Krise der Medizin» betrachtet werden, die zu jener Zeit im Gang war und in der der Status von Blut eine Veränderung erfuhr. Denn mit dieser humoralpathologischen Perspektivierung kam

---

46. *Ibid.*, 13.
47. *Ibid.*, 18; für Aschner war überdies «das Wichtigste in der medizinischen Kunst der Heilerfolg» (24).
48. *Ibid.*, 23.
49. *Ibid.*, 5 meine Hervorhebung.
50. *Ibid.*, 6.
51. *Ibid.*, 25.
52. *Ibid.*, 14.
53. *Ibid.*, 44. Aschner war es hauptsächlich ein Anliegen, dem Aderlass in der Gesamtmedizin zum Durchbruch verhelfen (*Die Konstitution der Frau*, 16) und machte sich dafür auch in einigen Zeitschriftenartikeln stark: B. Aschner, «Der Aderlass als Prophylaktikum gegen postoperative Komplikationen und bei Entzündungen innerer Organe», *Münchener Medizinische Wochenschrift*, 9 (1925), 344-45; B. Aschner, «Die Heilwirkungen des Aderlasses in der Chirurgie», *Wiener Medizinische Wochenschrift*, 19 (1926), 574-76. Vgl. zur Geschichte der Blutreinigung B. Wolf, *Zum Konzept der Blutreinigung und der Blutreinigungsmittel in der Schulmedizin von der Antike bis ins 18. Jahrhundert im Überblick* (med. diss.), Tübingen 1989 und zur Geschichte des Aderlasses S. Kuriyama, «Interpreting the History of Bloodletting», *Journal of the History of Medicine and Allied Sciences*, 50 (1995), 11-46 sowie K. C. Carter, «On the Decline of Blood-Letting in Nineteenth-Century Medicine», *Journal of Psychoanalytic Anthropology*, 3 (1982), 219-34.
54. Aschner, *Krise der Medizin*, 38.

dem Blut, nachdem es mit dem Aufstieg der Zellularpathologie seit der Mitte des 19. Jahrhunderts in den Hintergrund gerückt und marginal geworden war, wieder eine zentrale Rolle zu[55].

Den Mediziner Franz Hübotter veranlasste dies 1929 erleichtert zu formulieren: «Virchows Solidar- und Cellularpathologie, die der Weisheit letzter Schluss sein sollte, steht im Begriff, in der Versenkung zu verschwinden, besonders durch unsere Erkenntnisse betreffs der 'inneren Sekretion', durch die Hormone der Körperdrüsen ohne Ausführungsgang. Wir denken wieder 'humoral'! Das Blut ist durch die Antikörper und unsere freilich noch in den Kinderschuhen steckenden Forschungen seiner Morphologie nun wirklich zu einem ganz besonderen Saft geworden, wir müssen umlernen»[56]. Auch wenn Hübotters Ausspruch «Wir denken wieder 'humoral'!» überzeichnet scheint, so lässt sich, wenn nicht von einer humoralpathologischen Wende, so doch zumindest von einer Kritik oder Abkehr von solidarpathologischen Vorstellungen und in Anlehnung an Aschner von einer 'Renaissance des Blutes' in den 1920er Jahren sprechen. Begünstigt wurde diese humorale Sichtweise, wie auch aus Hübotters Aussage deutlich wird, nicht zuletzt durch die populäre Lehre der inneren Sekretion, in der das Blut als Hormonträger figurierte, wie auch durch die Serologie, in der das Blut als Träger von Abwehrstoffen galt[57]. Für Aschner selbst waren zwar die Lehren von der inneren Sekretion und die Serologie «*noch mit allen Fesseln der Zellenlehre behaftet*», galten für ihn aber trotzdem «selbst schon (als) ein Stück Humoralpathologie»[58] oder auch als «Humoralpathologie in modernisierter Form»[59]. Blut wurde in Goethescher Manier zu einem 'ganz besondren Saft', wie dies auch Hübotter formulierte – und dies war keineswegs ironisch oder metaphorisch gemeint. Vielmehr liegt meines Erachtens die Pointe gerade darin, dass sich in den 1920er Jahren alltagssprachliche Aussagen bezüglich Blut, die man als metaphorische

---

55. Vgl. zu Blutkonzeptionen in Altertum, Mittelalter und früher Neuzeit sowie den «Abstieg» des Blutes im Zusammenhang mit der Solidarpathologie: K. G. Boroviczény, H. Schipperges, E. Seidler (ed.): *Einführung in die Geschichte der Hämatologie*, Stuttgart 1974.
56. F. Hübotter, «Die Medizin am Scheidewege», *Deutsche Monatshefte*, 5 (1929), 537-40, 538. Zu Hübotter vgl. H. R. Goldmann, *Franz Hübotter (1881-1967): Ein Arzt zwischen Ost und West*, Berlin 1991.
57. Vgl. auch Brunk-Loch, *Bernhard Aschner*, 48.
58. Aschner, *Die Krise der Medizin*, 23.
59. B. Aschner, «Was können wir aus dem Studium der Werke des Paracelsus und der Geschichte der Medizin überhaupt für die heutige ärztliche Praxis lernen?», *Wiener Medizinische Wochenschrift*, 49 (1926), 1471-73, 1472.

bezeichnen könnte – wie 'Blutreinigung', 'unreines Blut', 'giftiges Blut', 'Blutmischung' – eine naturwissenschaftliche Fundierung erhielten. Diese Bewegung der Transformation alltäglicher Redeweisen in naturwissenschaftlich fundiertes Wissen – metaphorologisch gesprochen von metaphorischer in wörtliche, begriffliche Sprache[60] – lässt sich nicht nur betreffs Humoralpathologie und Menotoxin konstatieren, sondern beispielsweise auch für die rassenanthropogisch orientierte Blutgruppenforschung, die so genannte Seroanthropologie. 'Rasse' und 'Blut' standen dort nicht mehr in bloßer metaphorischer Beziehung, vielmehr ließ sich eine ursächliche Verbindung naturwissenschaftlich nachweisen – 'Rassenmischungen' beispielsweise, so genannte 'Mischungen des Blutes', schlugen sich in der Blutgruppenverteilung der betreffenden Bevölkerung nieder[61]. Diese 'Blutmischungen' galten gemeinhin als gefährlich und den 'Volkskörper' verunreinigend.

Kehren wir aber vom 'unreinen Blut' auf der Ebene der 'Rasse' und allgemeinen Bemerkungen zur eruierten 'Blutspur' zurück zum 'unreinen Blut' der Frau und dessen Konzeptualisierung bei Aschner.

Für Aschner stellte die Menstruation aufgrund seiner humoralpathologischen Ausrichtung den zentralen Faktor in der weiblichen Gesundheit dar. «(D)ie ganze weibliche Pathologie», so Aschner, werde «viel mehr als man gewöhnlich daran denkt, von den Menstruationsvorgängen beherrscht»[62]. Die Menstruation galt ihm als 'Reinigungsprozess', bei dem «Abfallstoffe aus dem Körper» ausgeschieden würden[63]. Diese Vorstellung, so Aschner, finde sich auch in

---

60. Zur Metaphorik in wissenschaftlicher Sprache vgl. aus einer Vielzahl von Publikationen beispielsweise S. Maasen und P. Weingart, *Metaphors and the Dynamics of Knowledge*, London, New York 2000 sowie P. Sarasin, «Infizierte Körper, kontaminierte Sprachen: Metaphern als Gegenstand der Wissenschaftsgeschichte», in *Geschichtswissenschaft und Diskursanalyse*, Frankfurt a.M. 2003, 191-230.

61. Vgl. dazu den Aufsatz von G. Baader in diesem Band sowie u.a. P. Mazumdar, «Blood and Soil: The Serology of the Aryan Racial State», *Bulletin of the History of Medicine*, 64 (1990), 187-219, vgl. auch M. Spörri, «'Reines' und 'gemischtes Blut': Blutgruppen und 'Rassen' zwischen 1900 und 1933», in A. Lauper (ed.), *Transfusionen: Blut-Bilder und Bio-Politik in der Neuzeit,* Berlin, Zürich 2005 (im Erscheinen). Ausführlicher werde ich mich damit in meiner Dissertation zur Kulturgeschichte des Blutes (1918-1933) beschäftigen, welche im Rahmen eines Projektes des Schweizerischen Nationalfonds zur Metaphorik in Bakteriologie und Immunologie (Leitung: P. Sarasin) geschrieben wird.

62. Aschner, *Klinik und Behandlung der Menstruationsstörungen*, 6.

63. B. Aschner, «Die konstitutionelle Bedeutung der Amenorrhoe und ihre Behandlung», *Wiener klinische Wochenschrift*, 51 (1923), 901-5, 52 (1923), 918-20, hier 903. Auf diesen Aufsatz bezogen sich im übrigen Polano und Dietl.

der «Volksüberlieferung und den Ansichten der alten Medizin» sowie insbesondere bei Paracelsus, dessen Werke er auch übersetzt und herausgegeben hatte[64]. Aschner rekurrierte zudem auf Schicks Aufsatz und gestand ein, dass einige Nachprüfungen der Schickschen Versuche ein negatives Resultat ergeben hätten[65]. Allerdings ließ er sich durch diese Ergebnisse wie auch Kritik an seiner eigenen Arbeit nicht beirren[66]. Aschner ging einerseits davon aus, dass mit der Verbesserung der existierenden Untersuchungsmethoden ein Nachweis möglich würde und dass es sich möglicherweise um «Fermente oder andere, bloss mit feinsten serologischen Methoden nachweisbare Agentien» handelte[67]. Andererseits argumentierte er, dass klinische Erfahrung «für das Vorhandensein von Menotoxinen» spreche[68] und dass es «ein falscher Weg zu glauben (sei), dass klinische Symptome erst dann als wirklich existierend anzunehmen sind, wenn sie auch durch Messungen, chemische Untersuchungen u. dgl. nachgewiesen sind»[69]. Auch wenn der wissenschaftliche Nachweis von Menotoxinen noch nicht erbracht oder zumindest umstritten war, hielt Aschner also an einer Vorstellung der reinigenden Menstruation fest. Trat diese Reinigung zu selten, zu spärlich oder gar nicht ein, resultierte dies der Aschnerschen Logik folgend denn auch in «Autointoxikation»[70], in einer «*Menstruationstoxikose*»[71], welche wiederum eine Vielzahl von Krankheiten hervorrufen konnte. Haut- und Augenkrankheiten,

---

64. Aschner, *Klinik und Behandlung der Menstruationsstörungen*, 11; B. Aschner, *Paracelsus' sämtliche Werke in vier Bänden*, Jena 1926-1932. Vgl. zum Revival von Paracelsus als deutschem Hippokrates C. Timmermann, «A Model for the New Physician: Hippocrates in Interwar Germany», in D. Cantor (ed.), *Reinventing Hippocrates*, Aldershot 2002, 302-24.
65. Aschner, *Klinik und Behandlung der Menstruationsstörungen*, 11.
66. Vgl. für eine Kritik der Menotoxin-Vorstellung Aschners: R. Köhler und T. Revesz, «Zur Wertung der Beschwerden Amenorrhoischer», *Zentralblatt für Gynäkologie*, 47 (1926), 2994-3002, vgl. die darauf erfolgte Replik Aschners sowie die erneute Reaktion Köhlers: B. Aschner, «Ist die Menstrualblutung ein für die Gesundheit notwendiger Vorgang oder nicht? (Zugleich eine Erwiderung auf die Arbeit von R. Köhler und T. Revesz: «Zur Wertung der Beschwerden Amenorrhoischer» in Nr. 47, 1926, dieser Zeitschrift)», *Zentralblatt für Gynäkologie*, 10 (1927), 576-95; R. Köhler, «Ist die Menstrualblutung ein für die Gesundheit der Frau notwendiger Vorgang oder nicht?», *Zentralblatt für Gynäkologie*, 27 (1927), 1707-12. Zur generellen Rezeption Aschners vgl. Brunk-Loch, *Bernhard Aschner*, 21-25, 75-80, 84-87 sowie Farhang-Rasi, *Bernhard Aschner*, 102-4.
67. Aschner, *Klinik und Behandlung der Menstruationsstörungen*, 13.
68. *Ibid.*, 12.
69. Aschner, «Ist die Menstrualblutung», 579.
70. Aschner, *Klinik und Behandlung der Menstruationsstörungen*, 2.
71. *Ibid.*, 7.

Neurosen, rheumatisch-arthritisch-neuralgische Erkrankungen und Kopfschmerzen[72] gehörten in die Liste der Krankheiten, die durch gestörte Menstruation ausgelöst wurden. Essentiell war demnach, die Menstruation wieder herbeizuführen, um die Menotoxine auszuleiten, was Aschner gemäß eigenen Aussagen auch in zahllosen Fällen gelang. Bei einem «sehr interessanten Fall», einer etwa 20jährigen Frau, bei der «die Menstruation 2 Monate ausgeblieben war und im 3. Monate nur in sehr spärlichem Ausmaß erschien», trat ein Herpes zoster-Ausschlag im Gesicht auf, den Aschner mit Aderlass und salinischen Abführmitteln zum Verschwinden brachte[73]. Generell plädierte Aschner bei Menstruationsstörungen für die Anwendung von Emmenagoga wie ausleerenden und entgiftenden Methoden überhaupt[74] und setzte den Aderlass und verwandte Mittel auch bei schweren Psychosen ein[75]. Die Praxis schien damit der Existenz eines Menotoxins Recht zu geben: Denn wenn mittels direkten Einwirkungen auf das Blut wie etwa dem Aderlass die Gesundheit von Frauen mit gestörter Menstruation wiederhergestellt wurde, konnte auf ein im Blut zirkulierendes Gift geschlossen werden. Die Menstruation wurde damit zu einer Art weiblicher Aderlass, dem beim Ausbleiben oder bei Störungen mittels blutentleerender und blutreinigender Maßnahmen medizinisch beigekommen werden konnte.

Blühende Dahlien

Auf einem Spaziergang entdeckte Arnold Sack aus Heidelberg, Doktor der Medizin und der Philosophie, im Garten eines Försters «hervorragend schön gediehene Blumen (Fuchsien, Dahlien usw.)». Auf Anfrage verriet ihm die Försterfrau ihr Geheimnis:

Nach dem Waschen ihrer Monatsbinden schütte sie die Waschbrühe auf die Pflanzen aus. *Seitdem sie das tue, wären die Pflanzen und Blumen, die sie auf diese Weise mit ihrem Menstrualblut regelmässig dünge, zu ihrer Ueberraschung wunderbar gediehen, so dass sie es jetzt regelmässig tue*[76].

---

72. Ausführlich dazu *ibid*.
73. Aschner, «Ist die Menstrualblutung», 586.
74. Aschner, *Klinik und Behandlung der Menstruationsstörungen*, 2.
75. Vgl. dazu u.a. *ibid*., 173-99.
76. A. Sack, «Enthält das Menstrualblut ausser den angeblichen Menotoxinen auch noch Wuchshormone oder Auxine?», *Münchener Medizinische Wochenschrift*, 1 (1933), 10-12, 10.

Diese Aussage löste bei Sack einige Verwirrung aus, galt doch das Menstrualblut allgemein als unrein und giftig. Auf der Basis seiner Beobachtung sowie Ergebnissen aus der Hormonforschung ging Sack dann aber davon aus, dass zwischen Schwangerschaft und Menstruation eine Analogie bestehen müsse, so dass Wuchshormone, die im Falle einer Schwangerschaft nach innen abgegeben würden, bei der Menstruation (die in dieser Perspektive einer nicht erfolgten Schwangerschaft gleichzusetzen) mit dem Menstrualblut ausgeschieden würden. Sack publizierte seine Überlegungen 1933 in einem Aufsatz. In diesem Artikel rekurrierte er auch auf Aschner und Schick als Vertreter der Existenz eines toxischen Menstrualblutes[77].

Zwar hatte Schick in seiner Arbeit von 1920 die negativen Folgen des Menstrualgiftes fokussiert – wie wir eingangs gesehen haben – doch machte er an manchen Stellen auch deutlich, dass dieses zuweilen positive Effekte zeitigen konnte: Menstruierende Frauen wurden zwecks Schädlingsvernichtung im Garten herumgeführt[78] und Schick erwähnte den Rummel in einer Frauenklinik, wo «das Volk Menstrualblut zu therapeutischen Zwecken»[79] verlangt hatte. Auch der Einfluss auf die Gärung von Hefepilzen sei teils hemmend, teils aber auch beschleunigend, was Schick veranlasste, lapidar zu bemerken: «Im übrigen ist es bekannt, dass Gifte in geringer Menge die entgegengesetzte Wirkung haben können wie in größeren»[80]. Damit wird deutlich, dass es sich beim Menstrualblut nicht um eine einheitliche Substanz handelt, sondern dass seine Wirkung umschlagen kann – ein Umstand, der in den Schick folgenden Arbeiten keine zentrale Rolle spielte[81] und erst mit Sacks Beobachtung wieder zur Sprache kam[82]. Dabei handelt es sich keineswegs um eine marginale Beobachtung: Vielmehr scheint mir damit eines der wesentlichen Merkmale in der

---

77. Sack, «Enthält das Menstrualblut», 10, 11.
78. Schick, «Das Menstruationsgift», 396.
79. «Aussprache», 416.
80. Schick, «Das Menstruationsgift», 397.
81. Saenger erwähnte nebenbei, dass in Altertum und Mittelalter dem Menstrualblut «bald gefährliche, bald heilsame Eigenschaften» zugeschrieben wurden (Saenger, «Gibt es ein Menstruationsgift?», 819). G. Schubert und O. Steuding verwiesen darauf, dass Blut auch als Düngemittel verwendet werde und dass während der Menstruation entnommenes Venenblut auf Spermatozoen eine belebende Wirkung habe – sie lehnten deshalb den Nachweis eines Menstrualgiftes entschieden ab («Die Menstrualgiftfrage», *Monatsschrift für Geburtshülfe und Gynäkologie* 72 (1926), 201-05, 205).
82. Neben dem Menstrualblut wurde auch Blut generell teilweise als Heilmittel eingesetzt, vgl. den Beitrag von H. Bettin in diesem Band.

Wahrnehmung des Menstrualblutes berührt zu werden. Im Anschluss an den französischen Philosophen Jacques Derrida lässt sich das Menstrualblut denn auch als *pharmakon* begreifen, denn die Wirkung des *pharmakons* kann, wie Derrida ausführt, «ins Gegenteil umschlagen», es kann «das Übel verschlimmern statt es zu heilen»[83]. Derrida zeigt in seiner Analyse der Gebrauchsweisen, Bedeutungen und Resonanzen des *pharmakons* in Platons *Phaidros*, dass das griechische Wort *pharmakon* 'Droge', 'Arznei', 'Zaubertrank', 'Heilmittel' und 'Gift' bedeuten kann, dass es «wohltuend und bösartig» sein kann und zwar sowohl «nacheinander» als «gleichzeitig»[84]. Auch wenn Derrida nirgends darauf verweist, dass auch das Menstrualblut als *pharmakon* gelten könne, lässt es sich doch, wie Dana Medoro in einer Studie zur Symbolik der Menstruation in der amerikanischen Literatur ausgeführt hat, als *pharmakon* schlechthin bezeichnen[85]. Medoro verweist insbesondere darauf, dass das Menstruationsblut wie das *pharmakon* «undecidable» sei, «signalling both the end of one cycle and the beginning of another». Und sie fährt fort:

> Simultaneously the sign of loss and regeneration, spilled menstrual blood infects the life/death opposition. As a cyclical reminder of life as well as mortality, of fertility and its non-event, it assumes the sacred and profane resonances of the *pharmakon*. And, resembling the *pharmakon* in its flux between oppositions, menstrual blood signifies through absence as well as presence – or signifies absence (of fertilization) through its presence[86].

Die Eigenheit des *pharmakon* und damit auch des Menstruationsblutes liegt in seiner fundamentalen Zwiespältigkeit[87], es ist, so Derrida, «eine *Substanz*, mit allem, was dieses Wort wird konnotieren können», während es gleichzeitig «als die Anti-Substanz schlechthin» anerkannt werden müsse[88]. Sein Wesen besteht folglich «in einer gewissen Inkonsistenz..., einer gewissen Uneigentlichkeit»[89], einer gewissen Wesenlosigkeit[90].

---

83. J. Derrida, «Platons Pharmazie», in *Dissemination*, Wien 1995 (frz. 1972/1968), 69-190, 109.
84. Derrida, «Platons Pharmazie», 78.
85. D. Medoro, *The Bleeding of America: Menstruation as Symbolic Economy in Pynchon Faulkner, and Morrison*, Westport/London 2002, 75 s.
86. Medoro, *The Bleeding of America*, 75.
87. Derrida, «Platons Pharmazie», 114.
88. *Ibid.*, 78.
89. *Ibid.*, 133.
90. *Ibid.*, 141.

Daran anschließend aber stellt sich die Frage, ob die Überlegung Medoros, dass das Menstrualblut als *pharmakon* schlechthin bezeichnet werden könne, nicht auf 'Blut' im allgemeinen ausgedehnt werden müsste. Eine Charakterisierung des 'Blutes' als *pharmakon* würde den Blick darauf lenken, dass, worauf ich mit Hauser-Schäublin eingangs hingewiesen habe, dem Blut generell eine Differenz von Reinheit und Unreinheit eingeschrieben ist, dass es sich dabei um eine ambivalente Substanz/Anti-Substanz handelt, die widersprüchliche Bedeutungen problemlos absorbieren und zirkulieren kann. Damit soll einer Rede vom Blut als 'ganz besondrem Saft' kein Vorschub geleistet werden. Vielmehr geht es darum aufzuzeigen, wie auch die Naturwissenschaften diesem kulturellen Zauber erliegen und ihn wissenschaftlich zu beweisen suchen. Der experimentelle Nachweis eines im Menstrualblut zirkulierenden Giftes und die Vorstellung der reinigenden Kraft der Menstruation in den 1920er Jahren können als Beispiele für die Verflechtung von naturwissenschaftlichen Untersuchungen mit gesellschaftlichen Annahmen über die Eigenheiten von 'Blut' gelesen werden[91].

---

91. Eine (vorläufig) endgültige Widerlegung der Existenz eines Menotoxins wurde im übrigen 1958 erbracht (Hering/Maierhof, *Die unpässliche Frau*, 82).

Gerhard Baader

BLUTGRUPPENFORSCHUNG IM NATIONALSOZIALISMUS

Die Entdeckung der Blutgruppen durch den Wiener Serologen Karl Landsteiner 1901[1], für die er 1930 den Nobelpreis für Medizin erhielt[2], mit seiner ersten differenzierten Beschreibung des ABC (seit 1911 AB0)-Blutgruppensystems war ein Durchbruch für die Weiterentwicklung im Bereich der Chirurgie, wenn sie auch in der chirurgischen Praxis aus einer Mehrzahl von Gründen nicht vor 1910 wirklich zur Wirkung kommen sollte. Anders war dies bei der Auswirkung im Bereich der gerichtlichen Medizin. Denn die von Landsteiner zusammen mit dem Gerichtsmediziner Max Richter 1902 auf der 74. Versammlung deutscher Ärzte und Naturforscher in Karlsbad vorgelegte und 1903 veröffentlichte Studie zu dem aufgrund der Antigen-Unterschieden im Blut entwickelten serologischen Fingerabdruck[3] sollte ebenso wie der Precipitin-Test des damaligen Greifswalder Hygienikers Paul Uhlenhuth[4] zur Unterscheidung von tierischem

---

1. P. Speiser, F. G. Smekal, *Karl Landsteiner. Entdecker der Blutgruppen und Pionier der Immunologie. Biographie eines Nobelpreisträgers aus der Wiener Medizinischen Schule*, Wien 1961, 93-97.
2. Speiser, Smekal, *Landsteiner*, 72-81.
3. *Ibid.*, 96s.
4. R. T. Maitra, «*[...] wer imstande und gewillt ist, dem Staate mit Höchstleistungen zu dienen!*», Hans Reiter und der Wandel der Gesundheitskonzeption im Spiegel der Lehr- und Handbücher der Hygiene zwischen 1920 und 1960 [Abhandlungen zur Geschichte der Medizin und der Naturwissenschaften, R. Winau und J. Bleker (ed.), H. 88], Husum 2001, 184; M. Hubensdorf, «'Aber es kommt mir doch so vor, als ob sie dabei nichts verloren hätten'. Public Health in Exile und der wissenschaftliche Unterbau des nationalsozialistischen «Volksgesundheitsdienstes». Zum Exodus von Wissenschaftlern aus den staatlichen Forschungsinstitutionen Berlins im Bereich des öffentlichen Gesundheitswesens», in *Exodus von Wissenschaften aus Berlin. Fragestellungen – Ergebnisse – Desiderate. Entwicklungen vor und nach 1933*, W. Fischer, K. Hierholzer, M. Hubenstorf, P. Th. Walther und R. Winau (ed.), Berlin, New York 1994 (= Akademie der Wissenschaften zu Berlin, Forschungsbericht 7), 374, und Anm. 40.

und menschlichem Blut zur Lösung forensischer Fragen dienen[5]. Um die Unterscheidung von Blutgruppen in der Vaterschaftsfeststellung einsetzen zu können, waren jedoch noch weitere Schritte notwendig. Nachdem 1900 die Mendelschen Gesetze durch Carl Correns, Hugo De Vries und Erich von Tschermak-Seyseneck[6] wiederentdeckt worden waren, konnte der Leiter des wissenschaftlichen Krebsforschungsinstituts an der Universität Heidelberg, der Hygieniker Emil Freiherr von Dungern[7] zusammen mit seinem damaligen Assistenten Ludwik Hirszfeld, der selbst bald ein Pionier der Blutgruppenforschung werden sollte[8], 1910 die Erblichkeit der Blutgruppen postulieren. Aufgrund der von ihnen 1911 vorgenommenen Klärung der Nomenklatur AB0, die 1928 international verbindlich wurde[9], hatte schließlich der immer mehr an genetischen Fragen interessierte Mathematiker Felix Bernstein[10] 1924 die mathematische Basis für die Verbindlichkeit der Vererbung der Blutgruppen und damit ihrer Verwertbarkeit in Vaterschaftsgutachten[11] gelegt. Die Berliner Blutgruppenforscher Fritz Schiff[12] und Leone Lattes[13] aus Modena haben schließlich jeden Zweifel an der Gerichtsverwertbarkeit dieser Verfahren ausgeräumt[14].

Auf Hirszfeld und von Dungern gehen jedoch noch andere Beobachtungen zurück, als sie die Vererbung der Blutgruppen nach den Mendelschen Gesetzen nachwiesen. Da nämlich die Blutgruppenzugehörigkeit von äußeren Verhältnissen unabhängig ist und ihre Konstanz auch bei räumlich sehr weit voneinander entfernten Volksgruppen

---

5. W. H. Schneider, «Chance and social setting in the application of the discovery of blood groups», *Bulletin of the history of medicine*, 57 (1983), 545-62: 551.
6. P. Diepgen, *Geschichte der Medizin. Die historische Entwicklung der Heilkunde und des ärztlichen Lebens*, II, 2. H., Berlin 1965², 50s.
7. I. Fischer, *Biographisches Lexikon der hervorragenden Ärzte der letzten fünfzig Jahre*, II, Berlin, Wien 1932-1933, 340s.
8. H. Schadewaldt, «Ludwik Hirszfeld» in *Dictionary of scientific biography*, VI, Ch. C. Gillispie (ed.), New York 1972, 432-34.
9. Schneider, «Chance», 547s.
10. H. Nathan, «Felix Bernstein», in *Dictionary*, II, Ch. C. Gillispie (ed.), New York 1970, 58s.
11. Schneider, «Chance», 553-55.
12. H. A. Strauss, W. Roeder (ed.), *International biographical dictionary of Central European emigrés 1933-1945*, II, München, New York, London, Paris 1983, 1031.
13. Fischer, *Lexikon*, 870.
14. L. Lattes, *Die Individualität des Blutes in der Biologie, in der Klinik und in der gerichtlichen Medizin*. Nach der umgearbeiteten italienischen Auflage übersetzt und ergänzt durch einen Anhang «Die forensisch-medizinische Verwertbarkeit der Blutgruppendiagnose nach deutschem Recht» von F. Schiff, Berlin 1925, 86-97, 180-90.

gälte, lag die Vermutung nahe, daß die Verteilung der Blutgruppen mit anthropologischen Verhältnissen zusammenhängen könne und auf dieser Grundlage auch eine erbbedingte Definition großer Populationen, besonders von denen, die man damals Rassen nannte, möglich wäre[15]. Es schwebte ihnen eine Erkundung der gesamten Weltbevölkerung vom serologischen Standpunkt vor, eine Aufgabe, für die allerdings ihre Leben nicht ausreichen würden[16]. Auf einer schmaleren Basis nahmen diese Aufgabe jedoch Ludwik und Hanna Hirszfeld in Angriff, als sie während des Ersten Weltkrieges als Militärärzte auf der Seite der Entente am Balkan tätig waren. Dort hatten sie die Möglichkeit Blutgruppenuntersuchungen an Soldaten und Zivilisten der verschiedensten Volks- – oder wie man damals meinte – Rassenzugehörigkeit vorzunehmen. Der daraus resultierende «'biochemische Rassenindex' nach L(udwik) und H(anna) Hirszfeld» – so Leone Lattes und Fritz Schiff unter Bezugnahme auf die Publikationen der Hirszfelds ab 1918 – «d.h. das Verhältnis zwischen allen A und allen B schwankt bei Europäern und Nordamerikanern etwa zwischen 2,5 und 3,0, für die intermediären Typen zwischen 2 und 1; für Asiaten und Afrikaner geht der Index noch unter 1 herunter. Man kann nicht annehmen, daß diese Unterschiede einfach auf klimatischen oder sonstigen Umwelteinflüssen beruhen. Schon aus den Zahlen von L(udwik) und H(anna) Hirszfeld [...] geht hervor, daß die seit mehr als 400 Jahren in Mazedonien wohnenden Juden in ihrer Blutgruppenformel von den anderen Balkanvölkern abwichen; ferner daß die Türken sich anders verhalten als die kleinasiatischen Griechen»[17]. Diese Ergebnisse – wenn auch auf einer geringen Menge von Probanden gewonnen – wurden bald als eine mögliche neue klassifikatorische Grundlage zur Identifikation von Rassen von den Anthropologen begrüßt, die exakter als die gängige klassisch-anthropometrische Methode sein könnte, die insgesamt beim Versuch gescheitert war, auf ihrer Basis eine naturwissenschaftliche Systematik der Menschenrassen aufzustellen[18]. Langfristig erging es ihnen jedoch bei der Verwendung der Ergebnisse der

---

15. Lattes, *Individualität*, 97.
16. L. Hirszfeld, *Les groupes sanguins: leurs applications à la biologie, à la médecine et au droit*, übers. von H. Hirszfeld, Paris 1938, 130.
17. Lattes, *Individualität*, 104.
18. N. C. Lösch, *Rasse als Konstrukt. Leben und Werk Eugen Fischers* [= Europäische Hochschulschriften Reihe III: Geschichte und ihre Hilfswissenschaften, Bd. 737], Frankfurt am Main, Berlin, Bern, New York, Paris, Wien 1997, 152.

Blutgruppenforschung für diese neue – wie sie sie nannten – physische oder Bio-Anthropologie nicht anders. Ihr Versuch, Blutgruppen als Instrument zur Unterscheidung von Völkern einzusetzen, war es, der, da er langfristig nichts zur Aufklärung damals postulierter rassischer Unterschiede zwischen den Menschen beitrug, durch seine Unzulänglichkeiten das Konzept der Rasse selbst hätte in Frage stellen können [19]. In der Blutgruppenforschung selbst spielte der Begriff der Rasse – trotz der Flut von Veröffentlichungen zu dieser Thematik in den 1920er und 1930er Jahren – nur eine marginale Rolle; von Rassen ist überhaupt nur in 6% der Arbeiten zur Blutgruppenforschung dieser Zeit die Rede [20]. Doch in Deutschland sollte die Entwicklung eine andere Richtung einschlagen, und zwar bereits in der Weimarer Republik, obwohl «für die Hirszfelds selbst» – so hat es Katja Geisenhainer in ihrer Studie zu Otto Reche bereits unter Bezugnahme auf Hirszfelds Arbeiten von 1919 ausgedrückt – «wie für die Blutgruppenforschung im Allgemeinen jener Aspekt der Korrelation von Blutgruppe und Rasse nicht von allzu großer Bedeutung war» [21]. Hirszfeld distanziert sich vielmehr selbst 1938 – schon unter dem Eindruck der verhängnisvollen Entwicklung in Deutschland, nicht erst seit 1933 – von denjenigen, die die Blutgruppen mit dem Mysterium der Rasse in Verbindung bringen wollen. Für ihn handelt es sich vielmehr beim Begriff der serologischen Rasse stets nur um einen Analogiebegriff zur biologischen Rasse, wobei die gegenwärtige Verteilung der Blutgruppen auf der Erde nichts anderes als Rassenkreuzungen reflektiert und einen weiteren Beweis liefert, daß die Menschheit in ihrem heutigen Zustand nichts anderes als ein Mosaik von Rassen darstellt [22].

Die Forscher, von denen sich Hirszfeld hier distanziert, sind genau diejenigen, die sich in der 1926 vom völkischen, damals Wiener Anthropologen Otto Reche und dem Marine-Stabsarzt von der bakteriologischen Abteilung der hygienischen Untersuchungsstelle der Ostseestation Paul Steffan gegründeten Deutschen Gesellschaft für Blutgruppenforschung zusammengefunden hatten. Reche, der selbst

---

19. Schneider, «Chances», 560.
20. P. Mazumdar, «Blood and soil: The serology of Aryan racial State», *Bulletin of the history of medicine*, 64 (1990), 187-219: 188.
21. K. Geisenhainer, '*Rasse ist Schicksa*'. *Otto Reche (1879-1966) – ein Leben als Anthropologe und Völkerkundler*, Leipzig 2002 [= Beiträge zur Leipziger Universitäts- und Wissenschaftsgeschichte Reihe A, I], 127s.
22. Hirszfeld, *Groupes*, 152.

der ebenso zusammen mit dem Hygieniker Hans Reichel im Vorstand der 1924 gegründeten Wiener Gesellschaft für Rassenpflege[23] wie auch in führender Position in deutschvölkischen Vereinen wie dem «Deutschen Club in Wien» und dem «Institut zur Pflege deutschen Wissens» tätig war, gehörte schon in seiner Wiener Zeit, nicht anders als Eugen Fischer, dem wissenschaftlichen Ausschuß der in Leipzig angesiedelten «Stiftung für deutsche Volks- und Kulturbodenforschung» an, die schon «in den 20er Jahren eine bedeutende Rolle bei der Etablierung einer interdisziplinären Zusammenarbeit auf dem Gebiet der Volkstumsforschung spielte»[24]. Von hier stammt auch Reches Engagement für die bevölkerungspolitische deutsche Raumforschung, die später in seine Vorschläge zur «Be- und Umsiedlung des bisher polnischen Ostens» münden sollten[25]. Reche war auf Steffan aufmerksam geworden, als dieser 1926 die von Hirszfeld noch geleugnete Möglichkeit der Verwertung der Bestimmung von Blutgruppen als Rassenmerkmale vor der Wiener Anthropologischen Gesellschaft entschieden vertrat. Seine von ihm verwendeten Blutproben stammten von Soldaten, die er ihnen zum Zwecke des Wassermann-Tests hatte abnehmen lassen. Unter Verwendung von ihnen und unter Hinzuziehung fremder Blutgruppenuntersuchungen, darunter wieder der der Hirszfelds, zeichnete er auf einer Weltkarte die Verbreitung der Blutgruppen A und B von West nach Ost ein, wobei ein deutlicher Übergang nahe der damaligen deutschen Ostgrenze stattfände[26]. Somit wäre die Blutgruppe A mit ihren überwiegend blondhaarigen Trägern sowie ihrer Heimat in Westeuropa und besonders in Deutschland auch ein Marker für die – wie auch Reche in Anlehnung an den Theoretiker der nordischen Rasse Hans Friedrich Karl Günther meinte – allen anderen Rassen auch in ihren geistigen Eigenschaften überlegene nordische Rasse[27]. Diese Überzeugung Reches von der Existenz psychologischer Rasseeigenschaften, die als vererbbare rassenspezifisch definierte Faktoren sich auch in der Zugehörigkeit zu bestimmten Blutgruppen widerspiegeln sollten, gab der Rassenkunde mit der Annahme, daß Kultur ohne den Begriff 'Rasse' nicht zu erklären wäre, einen metatheoretischen Charakter. Sie stand damit im diametralen Gegensatz zu einem kulturanthropo-

---

23. Geisenhainer, *Rasse*, 116s.
24. *Ibid.*, 124.
25. *Ibid.*, 346-76.
26. Geisenhainer, *Rasse*, 128; Mazumdar, «Blood», 190.
27. *Ibid.*, 200; Geisenhainer, *Rasse*, 140.

logischen Ansatz, wie bei Franz Boas, durch den «die» – so Katja Geisenhainer – «die Existenz von Rassen» bezweifelt «oder sie höchstens als rein naturwissenschaftliche Kategorie verstanden» wurden[28]. Denn – so hat Franz Boas unter Bezugnahme auf die deutsche Rasseforschung schon 1927 in Bezug auf ihren Rassebegriff ausgeführt – «daß die sogenannten Beweise für einen engen Zusammenhang zwischen Rasse und Kultur einer einigermaßen vorsichtigen Kritik nicht standhalten, und daß, besonders was die großen europäischen Völker betrifft, es viel eher den Tatsachen entspricht, wenn wir das kulturelle Verhalten der Völker als historisch, nicht rassenmäßig bestimmt ansehen»[29]. Diese Kritik an dem – nicht nur bei Reche – die deutsche Rassen- und rassenhygienische Forschung dieser Zeit bestimmenden Primat eines 'biologischen' Rassenbegriffs sowie der Behauptung eines 'in der biologischen Menschennatur' begründeten Rassenbewußtseins[30] bringt Boas auch in Gegensatz zu Eugen Fischer, für den nicht nur die rassisch erbliche Verschiedenheit geistiger Anlagen und Leistungen als wissenschaftlich 'einwandfrei bewiesen' galt'[31], sondern dem es auch erbpathologisch im Sinne von Ernst Rüdin um die Ausschaltung psychologisch bedingter pathologischer Erbmerkmale ging[32]. Für Steffan und Reche manifestieren sie sich weitgehend bei Trägern der Blutgruppe B, die zudem meist dunkelhaarig seien, unter denen der Prozentsatz der minderwertigen, kriminellen, schwachsinnigen, nerven- und alkoholkranken Personen höher sei als bei Menschen der Blutgruppe A, die sich gleichfalls seltener mit Syphilis infizieren würden[33]. Dasselbe hat Reche auch für die jüdische Bevölkerung Deutschlands, trotz anderslautender empirischer Ergebnisse, behauptet[34].

Frühe Mitglieder dieser Gesellschaft sind neben rechtskonservativen Politikern, wie dem zeitweiligen österreichischen Bundeskanzler

---

28. *Ibid.*, 140.
29. F. Boas, «Rasse», *Die medizinische Welt*, 37 (1927), 1417.
30. D. Kaufmann, 'Rasse und Kultur'. Die amerikanische Kulturanthropologie um Franz Boas (1858-1942) in der ersten Hälfte des 20. Jahrhunderts – ein Gegenentwurf zur Rassenforschung in Deutschland», in *Rassenforschung an Kaiser-Wilhelm-Instituten vor und nach 1933*, H.-W. Schmuhl (ed.), Göttingen 2003 [Geschichte der Kaiser-Wilhelm-Gesellschaft im Nationalsozialismus, R. Rürup und W. Schieder (ed.), IV], 310.
31. Zit. nach Kaufmann, «Rasse», 323.
32. P. Weingart, J. Kroll, K. Bayertz, *Rasse, Blut und Gene. Geschichte der Eugenik und Rassenhygiene in Deutschland*, Frankfurt am Main 1988, 490.
33. Mazumdar, «Blood», 200s.; Geisenhainer, *Rasse*, 137.
34. Mazumdar, «Blood», 201s.; Geisenhainer, *Rasse*, 137.

und Wiener Polizeipräsidenten Johannes Schober, dem rassistisch-nordistischen Verleger Julius. F. Lehmann, bei dem auch das seit 1928 bestehende Organ dieser Gesellschaft, die Zeitschrift für Rassenphysiologie[35], erscheinen sollte, Eugeniker wie Eugen Fischer und Erwin Baur, Anthropologen, Prähistoriker und vor allem Mediziner, die auch die Mehrzahl der Mitglieder ausmachten[36]. Unter ihnen befanden sich nicht nur Gerichtsmediziner, für die die Blutgruppenbestimmung für den Vaterschaftsnachweis hilfreich war, sondern auch viele Hygieniker, die schon früh – nicht anders als der Münchener Anthropologe Theodor Mollison[37] – rassenbiologischer orientierter Serologie verpflichtet waren[38]. Zu ihnen gehörte nicht nur der schon erwähnte Greifswalder Hygieniker Paul Uhlenhuth, der schon 1905 angeregt hatte, man möge auf experimentellen Weg auch beim Menschen Rassendifferenzierungen im Blute auffinden[39], sondern auch die Hygieniker Hans Schlossberger[40], der Giessener und später Heidelberger Hygieniker Emil Gotschlich[41], der schon 1924 ohne Umschweife die Hygiene nicht nur als Sozialhygiene, sondern als Volks- und Rassenhygiene definierte[42], sein Heidelberger Nachfolger Ernst Rodenwaldt[43], der dort auch das Fach Rassenhygiene vertrat, der zunächst mit Uhlenhuth verbundene und später Kieler Hygieniker Hermann Dold[44] sowie der Schüler von Schlossberger und Rodenwaldt Werner Fischer[45]. Frühe Mitglieder der Gesellschaft waren von ihnen nicht nur Uhlenhuth, sondern auch der Schüler von Gotschlich Max Gundel[46], Gotschlichs Giessener Nachfolger Philaletes Kuhn[47] sowie der Erbforscher Eduard Schütt[48]. Es fehlen unter

35. Ibid., 130, 169-75.
36. Ibid., 130.
37. I. Schmidt, «Theodor Mollison», in *Geschichte der Biologie. Methoden, Institutionen, Kurzbiographien*, I. Jahn (ed.), Heidelberg, Berlin 2000³, 905.
38. P. Weindling, *Health, race and German politics between national unification and Nazism, 1870-1945*, Cambridge, New York, New Rochelle, Melbourne, Sydney 1989, 465; Hubenstorf, «Public Health», 403s. Anm. 119.
39. P. Uhlenhuth, «Ein Verfahren zur biologischen Unterscheidung von Blut verwandter Tiere», *Deutsche medizinische Wochenschrift*, 31 (1905), 1673-76: 1676.
40. Maitra, *Reiter*, 413 und Anm. 59 und Hubenstorf, «Public Health», 404.
41. Maitra, *Reiter*, 69 Anm. 244.
42. Hubensdorf, «Public Health», 417.
43. Maitra, *Reiter*, 121 Anm. 91.
44. Hubensdorf, «Public Health», 59, 374 Anm. 40, 417s.
45. Ibid., 411 Anm. 141, 424, 445.
46. Ibid., 368 Anm. 31, 411-14.
47. Weindling, *Health*, 465; Hubensdorf, «Public Health», 417s.
48. Maitra, *Reiter*, 143 Anm.154.

den Mitgliedern der Gesellschaft – mit Ausnahme von Landsteiner als ehrenamtlichen ausländischen Mitglied[49] – alle wirklich prominenten, meist jüdischen Forscher auf dem Gebiet der Blutgruppenforschung[50], deren Einfluß auszuschalten Reches klares Anliegen war[51]. Zweck dieser Gesellschaft war – in geschickter Verschleierung ausgedrückt ohne zunächst das Wort Rasse zu gebrauchen – «die wissenschaftlichen Grundlagen der Blutballungsverhältnisse zu erforschen und eine genaue Aufnahme der Ballungsverhältnisse bei den Bevölkerungen Oesterreichs, Deutschlands, des übrigen Europa, und, wenn möglich auch der anderen Erdteile nach einheitlichen Gesichtspunkten durchzuführen und die Ergebnisse wissenschaftlich zu bearbeiten», um festzustellen – wie es bei Reche anderen Orts heißt – «ob sich bei Blutgruppen bei Untersuchung eines umfangreichen Materials irgendeine Koppelung mit sicheren Rassemerkmalen feststellen läßt und zweitens, wie der durchaus nicht ganz geklärte Erbgang der Blutgruppen ist»[52]. Dahinter stand die Erwartung, «endlich einmal einen zuverlässigen Überblick über die rassische Zusammensetzung der europäischen – und später auch anderer Völker zu gewinnen». Das bedeutete nichts anderes, als daß die Blutgruppenforschung zum Königsweg der erbbiologischen Rassenanthropologie erklärt wurde[53]. Es sollte zunächst mit Unterstützung und Mitarbeit von Ärzten, Geistlichen, Archivaren und Lehrern « im Verlaufe des ersten Arbeitsjahres [...] mit der serologischen und morphologischen Untersuchung von je 500 Schulkindern in den etwa 900 Arbeitsbezirken in Oesterreich und Deutschland [...] begonnen werden», bevor das übrige Europa einbezogen werden würde. Als jedoch das Vorhaben am 11 März 1927 im Reichsgesundheitsrat und am 14 Mai im Preußischen Landesgesundheitsrat behandelt wurde, überwogen die Bedenken[54], so daß sogar die bereits vom Württembergischen Innen- und Justizministerium zugesagte Unterstützung einer Untersuchung von 22 Gebieten zu je 500 Kindern in Württemberg widerrufen wurde. Für Eugen Fischer, damals bereits Direktor des Kaiser-Wil-

---

49. Geisenhainer, *Rasse*, 133s.
50. Weindling, «Health», Anm. 465.
51. M. Hesch, «Otto Reche als Rassenforscher», in *Kultur und Rasse. Otto Reche zum 60. Geburtstag*, M. Hesch, G. Spannaus (ed.), München, Berlin 1939, 12; zit. bei Geisenhainer, *Rasse*, 135.
52. Zit. ibid., 129.
53. Weingart, Kroll, Bayertz, *Rasse*, 358.
54. Th. Saretzki, *Der Reichsgesundheitsrat und der Preußische Landesgesundheitsrat in der Weimarer Republik*, Med. Diss. FU Berlin 1999, 360s.

helm-Instituts für Anthropologie, menschliche Erblehre und Eugenik und besonders seiner Abteilung Anthropologie kam diese Ablehnung gerade rechtzeitig. Fischer hatte zwar auch die bisherige klassisch-metrische Anthropologie wegen ihrer Erfolglosigkeit kritisiert, doch war für ihn die Blutgruppenforschung kein Ausweg. Er hatte – wie Reche in einem Brief vom 23 November 1926 schrieb – das instinktive Gefühl, «die Blutgruppen hätten mit 'Rasse' gar nichts zu tun»[55]. Es hatte vielmehr ein anthropobiologisch orientiertes Konstrukt der menschlichen Rasse entwickelt, in dem aufgrund der Untersuchung von Organen und Weichteilen des menschlichen Körpers – nicht mehr nur durch Vermessung seiner knöchernen Merkmalen und Strukturen – Erblichkeit und körperliche Rassemerkmale eine Verbindung eingingen, in dem die Blutgruppen – wenn überhaupt – nur eine marginale Rolle spielten[56]. Den verschiedenen Ansätzen entsprechend gingen bis Ende 1927 bei der Notgemeinschaft der deutschen Wissenschaft auch verschiedene Anträge auf Forschungsförderung aus den Gebieten der Blutgruppenforschung, der Rassenforschung und von klassischen anthropologischen Untersuchungen ein, so daß der Präsident der Notgemeinschaft Friedrich Schmidt-Ott die Antragsteller zu einer Besprechung am 17. Dezember 1927 einlud. Mit der Anregung zur erbbiologischen Erfassung des deutschen Volkes «Blutgruppenforschung in größtem Maße durchzuführen», konnte sich Reche nicht durchsetzen. Vielmehr entschied Schmidt-Ott, daß «die Blutgruppenforschung [...], solange die Grundlagen nicht geklärt seien, nicht gesondert unterstützt werden» sollte[57]. So entspricht Fischers «Plan einer großzügigen Erhebung der rassenkundlichen und erbbiologischen Merkmale unserer Bevölkerung», den er am 2. Februar 1928 der Notgemeinschaft vorlegte, der allgemeinen Meinung der Teilnehmer der Sitzung vom 17. Dezember außer Reche, daß nämlich die Blutgruppenforschung zur Lösung aller dieser Fragen nur von marginaler Bedeutung wäre. Um ein wirkliches Bild der anthropologischen Zusammensetzung Deutschlands zu erhalten, müsse man – so Fischer – es «mit einem Beobachtungsnetz überziehen, das immer enger werden müsse»; auch die Verbreitung von Krankheiten mit pathologischen Erbmerkmalen sei im Sinne der Rüdinschen Erbprognoseforschung dabei miteinzubeziehen. Zu

---

55. Zit. bei Geisenhainer, *Rasse*, 84.
56. Lösch, *Rasse*, 152-59.
57. Zit. bei E. Klee, *Medizin im Dritten Reich. Karrieren vor und nach 1945*, Frankfurt am Main 2001, 161s.

dieser Erfassung des «deutschen Erbstroms», von man sich die wissenschaftliche Aufklärung des «Mysteriums deutscher Erbmasse» versprach, wollte Fischer im Gegensatz zu Reche keine altersspezifische Erhebung durchführen – wie sie diesem bei den Schulkindern vorschwebte –, sondern zunächst eine solche der bodenständigen Bevölkerung unter Berücksichtigung der Einflüsse der sozialen Verhältnisse, um im Sinne der Erbpathologie auch «etwaige Degenerationserscheinungen» oder «die Verteilung erblicher pathologischer Eigenschaften» erfassen zu können. Für eine solche Erhebung sah er Angaben zu Körperbau und äußeren Organen wie Nase, zu Haar- und Augenfarbe entsprechend seines anthropobiologischen Konzepts als unbedingt erforderlich an, jedoch die Angabe der Blutgruppenzugehörigkeit nur als sehr erwünscht. Was ihm in diesem Zusammenhang vorschwebte, war eine Zusammenarbeit aller maßgeblichen Anthropologen und Medizinern, die auf dem Gebiet der Erbbiologie und Erblehre arbeiteten, wobei dieselbe Bevölkerungsgruppe von den Anthropologen auf ihre Rassenmerkmale, von den Medizinern auf ihre «allgemeinen pathologischen Erscheinungen» und von Psychiatern auf die «psychopathologischen Erbmerkmale» untersucht werden sollte. Die anthropologischen Untersuchungen sollten in sieben Untergruppen unter der Leitung jeweils von rassenbiologisch orientierten Anthropologen, Otto Aichel aus Kiel, Theodor Mollison aus München, Walter Scheidt aus Hamburg, Karl Saller aus Göttingen und Otto Reche aus Leipzig sowie des Hamburger Ethnologen Georg Thilenius erfolgen. Die Ergebnisse dieses von der Rockefeller-Foundation mit 100.000 Mark unterstützten Forschungsvorhabens sollten in einer eigens dafür gegründeten Schriftenreihe «Deutsche Rassenkunde» vorgelegt werden, deren erster Band mit Fischer als Herausgeber 1929 erschien[58]. Damit war Reches Institut in Leipzig zwar zum Zentrum der anthropologischen Untersuchungen in Sachsen geworden, doch konzeptuell hatte sich Reche dem Fischerschen Konzept unterzuordnen, das den Blutgruppen keine zentrale Rolle zuteilte. Es überrascht dabei nicht, daß Reche als völkisch orientierter Anthropologe sein Augenmerk bevorzugt auf «das Wendegebiet» und das «Grenzland gegen die Tschechoslowakei» richtete, um «die enge geschichtliche und rassische Verbundenheit des Deutschtums diesseits und jenseits der Grenze» zu bestätigen[59]. Blutentnahme von

---

58. Weindling, *Health*, 468-69; Weingart, Kroll, Bayertz, *Rasse*, 490s.; Lösch, *Rasse*, 199-202; Geisenhainer, *Rasse*, 278-81.

59. Geisenhainer, *Rasse*, 281.

Kindern in der Lausitz ohne Zustimmung der Eltern durch seinen Mitarbeiter Wilhelm Hilsinger zur Blutgruppenbestimmung führten jedoch zu einem Skandal[60]. Insgesamt kann man sagen, daß diese rassenbiologisch orientierte Blutgruppenforschung mit ihren Blutgruppenerhebungen nicht die eindeutigen Zuweisungen an Rassenmerkmale gebracht hat, die sich Reche und andere auch sich als Basis für eine völkische Volkstumspolitik gewünscht hätten. Daran ändern auch Versuche wie die des Prager Sozialanthropologen Karl Wilhelm Müller gemeinsam mit Heinz Zatschek, dem Professor für Volksforschung, ebenfalls von der Deutschen Universität in Prag, nichts, die versuchten, 1941 anhand der aufartenden Wirkung deutscher Erblinien in fremdvölkischen Blutskreisen den Kulturfortschritt der dem Reich einverleibten Tschechen als Ergebnis eines biologischen Aufartungsvorganges nachzuweisen, der die Folge außerordentlich umfangreicher Blutsanleihen beim deutschen Volk, durch Einvolkung großer Bestände an bäuerlichem und städtischem Deutsch-Böhmentums gewesen wäre, dessen sozialbiologischer Elitecharakter schon heute feststeht[61]. War dieser Beitrag im Archiv für Rassen- und Gesellschaftsbiologie erschienen, so wurden vergleichbare Untersuchungen meist weiterhin in der bis 1943 erscheinenden Zeitschrift für Rassenphysiologie veröffentlicht. An den Laien gerichtete Diagramme über die Verbreitung der Rassen mit ihren jeweiligen Blutgruppen standen dabei neben Literaturberichten und Originalarbeiten. «Blutgruppen wurden in Relation zu Pigment und Kopfform, zu Konstitutionstypen, zu Krankheitsdispositionen, zur Augenfarbe und zur Körpergröße und natürlich in Beziehung zur Region untersucht»[62]. Für die medizinische Fachwelt war diese ganze Blutforschung Reches weitgehend unakzeptabel. Weder war die rassenkundliche Bedeutung der Blutgruppen bewiesen noch hatte sich seine fluoreszenz-serologischen Untersuchungen durchgesetzt, in denen er zusammen mit dem Chemiker Johannes Schilling reines Blutserum von Kranken und Gesunden im filtrierten Ultraviolett-Licht untersuchte, um Hinweise auf verschiedene Krankheiten zu gewinnen. Schließlich hat nicht nur Walter Scheidt in einer Sachverständigenberatung vom 6. Dezember 1939 den Beweiswert der Blutgruppenbestimmung für Abstammungsgutachten insgesamt angezweifelt[63]. Doch auch in völkischen

60. *Ibid.*, 300.
61. Klee, *Medizin*, 163.
62. Geisenhainer, *Rasse*, 170.
63. *Ibid.*, 175-77.

Kreisen, denen Reche angehörte, blieb ein gesteigertes Interesse an einer umfassenden Blutgruppenerhebung als Hinweis auf die Verbreitung von Rassen aus. Das Blut hatte zwar einen hohen Stellenwert in den rassentheoretischen und völkischen Ideologien, aber eher in einem metaphorischen als in einem medizinisch-biologischen Sinne. Es galt zwar als Träger des Erbgutes, das sowohl körperliche wie auch geistige, oft als rassenspezifisch definierte Eigenschaften in sich trug, doch wurde der Nachweis dafür auch im Nationalsozialismus genealogisch und nicht durch den Nachweis von Blutgruppen geführt, deren Beweiswert für die Zuweisung zu bestimmten rassischen Eigenschaften unsicher blieb[64]. Am deutlichsten wird diese Distanz der Vertreter des nordischen Gedankens mit ihrer Blut-und-Boden-Romantik Darréscher Prägung zur Erblehre als Wissenschaft beim Verfasser der «Rassenkunde des deutschen Volkes» von Hans Ferdinand Karl Günther[65], dessen 1. Auflage 1922 erschienen war. Er publizierte zwar 1929 in der Zeitschrift für Rassenphysiologie in einer Arbeit über Rassengerüche über einen spezifischen Judengeruch, der der nordischen Rasse gänzlich fehle, doch hatte er kein übermäßiges Interesse am Hauptgegenstand dieser Zeitschrift, nämlich der Rassenbestimmung durch Blutgruppenforschung. Er wies in seiner «Rassenkunde» nur allgemein darauf hin, daß «das Blut der einzelnen Menschenrassen unmittelbar auf seine Unterschiede hin zu erforschen sei». Seine hoffnungsvolle Bemerkung von 1922, daß «hierbei äußerst aufschlußreiche Ergebnisse möglich sind» schränkt er 1933 mit der Warnung ein, daß es unmöglich wäre, schon jetzt «die rassische Zugehörigkeit eines Menschen aus seinem Blut ablesen» zu wollen[66]. Günthers Einfluß auf die SS ist es auch, der nach 1933 dazu führt, daß die Blutgruppenzugehörigkeit kein neuer entscheidender Marker zur Rassenbestimmung wurde und damit die traditionellen genealogischen Kriterien ersetzte. Das gilt bis hin zum Fehlen der Blutgruppe als Rassekriterium bei der Volksgruppenzählung durch die Eignungsprüfer im Warthegau, bei deren Ausbildung sich Günther gegen Reche durchsetzen konnte[67].

In den beiden großen in Berlin beheimateten Forschungsinstitutionen, dem Reichsgesundheitsamt und dem Robert-Koch-Institut

---

64. *Ibid.*, 136s.; Mazumdar, «Blood», 195s.
65. I. Schmidt, «Hans Friedrich Karl Günther», in Jahn, *Geschichte*, 838; Weingart, Kroll, Bayertz, *Rasse*, 452-55; Mazumdar, «Blood», 194s.
66. Geisenhainer, *Rasse*, 170s.
67. Mazumdar, «Blood», 211-16.

hatten jedoch Vorstellungen, wie sie die Deutsche Gesellschaft für Blutgruppenforschung vertrat, keine Vertreter. Vielmehr war es die klinische Serologie, die 1927 am Robert-Koch-Institut in einer allergologischen Forschergruppe unter der Kinderärztin Lucie Adelsberger und dem Serologen Hans Munter ihren Platz gefunden hatte. Sie zogen allerdings aus der Beobachtung der familiären Häufung allergischer Reaktionen, wo ein Bezug zur Vererbungswissenschaft nahegelegen hatte, keine konzeptiven Konsequenzen, anders als der Zürcher Konstitutions- und Vererbungsforscher Ernst Hanhart, der die Befunde Adelsbergers und Munters ab 1927 erbklinisch umdeutete, ganz in Übereinstimmung mit den Vertretern der Deutschen Gesellschaft für Blutgruppenforschung mit ihren zentralen rassenwissenschaftlich-anthropologischen Kategorien[68]. Doch Reche selbst gelang es einzig allein 1927 ganz allgemein das Reichsministerium des Innern zu veranlassen, das Reichsgesundheitsamt zu beauftragen, «sich mit Fragen der Blutgruppenforschung zu befassen»[69]. Aber nicht Reche und seine Schüler, sondern die ebenfalls rassenwissenschaftlich orientierten, vor allem Heidelberger Hygieniker sollten in diesem Forschungsbereich die entscheidende Rolle spielen. 1933 bedeutete mit seinen Entlassungen der jüdischen Mitarbeiter für die beiden Institutionen, das Reichsgesundheitsamt ebenso wie das Robert-Koch-Institut, einen großen Einschnitt, der zudem mit einer engeren Verzahnung von ihnen ebenso wie mit neuen Aufgaben einherging. Für die allergologische Abteilung des Robert-Koch-Instituts bedeutete die Entlassung von Adelsberger im April 1933 aus rassischen Gründen und Munters Tod 1935 das Ende. 1934 war der Gotschlich-Schüler Max Gundel in die Tollwutabteilung des Robert-Koch-Instituts gekommen. Der Rodenwaldt-Schüler Werner Fischer 1938 übernahm eine neue serodiagnostische Abteilung mit der speziellen Aufgabe der Blutgruppen- und Syphilisdiagnostik, die aus der früheren Serologischen Abteilung ausgegliedert wurde. Fischer wird ab 1942 im KZ-Sachsenhausen Blutgruppenversuche durchführen. Mit Immunisierungsversuchen von Mensch zu Mensch mit Blutseren, «die zum Teil von kriegsgefangenen Kolonialtruppen, die ungefähr 1-2 Jahre in Europa lebten» gewonnen waren, versuchte der zeitweise bei Fischer am Robert-Koch-Institut arbeitende SA-Sturmbannführer

68. Hubensdorf, «Public Health», 401-5; G. Baader, «Lucie Adelsberger: A forgotten Jewish pioneer allergist. Korot», *The Israel Journal of the history of medicine and science*, 12 (1996-97), 139-41.
69. Geisenhainer, *Rasse*, 278s.

und Oberarzt am Rassenbiologischen Institut der Universität Königsberg bei Lothar Loeffler «einen Beitrag zur Möglichkeit einer serologischen Rassendiagnose» zu erbringen[70]. Trotz solcher wissenschaftlich nicht vertretbaren Einzelfälle, gehen jedoch die aus Fischers Abteilung hervorgegangenen Arbeiten meist – anders als bei Reche – über ein ideologisch abgestütztes Interesse an rassenbiologisch verwertbaren Blutgruppenuntersuchungen hinaus. Es sind Arbeiten zu serologischen Fragen; Fischer selbst hatte mit dem Gotschlich-Schüler Ernst Krah auch ein eigenes serologisches Forschungsprojekt an das Robert-Koch-Institut mitgebracht. Wichtig wird in Zusammenhang mit diesen serologischen Arbeiten die Entdeckung des Rhesus-Faktors durch Karl Landsteiner und Alexander Wiener 1940. Bei Fischer entstehen in dessen Gefolge Arbeiten, die daraus praktische Konsequenzen für die Geburten- und damit Bevölkerungspolitik zu ziehen versuchen, wie zur Diagnose und Therapie von Unverträglichkeitsreaktionen zwischen Schwangeren und Fetus bzw. Neugeborenen. Hinzukommen schließlich Untersuchungen zu serologischen Vaterschaftsgutachten[71]. Doch bei der Rezeption der Frage der Rhesusunverträglichkeit befand sich die 1942 unter Peter Dahr am Reichsgesundheitsamt eingerichtete Abteilung zur Blutgruppenforschung in Konkurrenz zu Fischers Abteilung am Robert-Koch-Institut. Die aus ihr hervorgegangenen Arbeiten scheinen auf den ersten Blick wissenschaftlich wichtiger und weniger ideologisch zu sein als die aus dem Fischerschen Institut. Wenn auch das militärische Interesse der Wehrmacht die Forschungen zur Bluttransfusion gerade in dieser Zeit zu einer kriegswichtigen machte und dies sicher ein wichtiger Grund der Entstehung dieser Abteilung war, die damit neben die militärische Zentraleinrichtung für Bluttransfusion des ehemals Berliner und später Münsteraner Internisten Viktor Schilling trat[72], so war doch Peter Dahrs Herkunft aus der rassenhygienisch orientierten Hygiene und Serologie offenkundig. Habilitiert 1939 mit dem Spezialgebiet Zusammenhang zwischen Erbkrankheiten und Blutgruppen[73] bei Reiner Müller in Köln, der selbst Richter am Erbgesundheitsobergericht in Köln gewesen war, war Dahr selbst vor seinem

70. Klee, *Medizin*, 163s.
71. Hubensdorf, «Public Health», 411s., 424.
72. *Ibid.*, 428s.; P. Voswinckel, *50 Jahre Deutsche Gesellschaft für Hämatologie und Onkologie*, Würzburg 1987, 33s.
73. Vgl. seinen Beitrag in Ziel und Weg: P. Dahr, «Blutgruppenforschung und Rassenhygiene», *Ziel und Weg*, 9, H. 4 (1939), 98-108.

Wechsel nach Berlin Leiter des Amts für Rassenpolitik der NSDAP Köln-Süd gewesen. Männer wie er waren für die Blutgruppenforschung im Nationalsozialismus letztlich prägender als Reche. Seiner Nachkriegskarriere – ab 1948 als außerordentlicher Professor für Blutgruppenforschung in Göttingen – stand sein ursprünglich rassenhygienisch-serologischer Ansatz nicht im Wege[74].

Zur Blutgruppenforschung im Nationalsozialismus gehört zweifelsfrei auch die Sendung von Blutproben von über 200 Menschen verschiedenster Rassen, Zwillingspaaren und einigen Sippen des Mollison- und später v. Verschuer-Schülers Josef Mengele aus Auschwitz an Otmar von Verschuer im Rahmen seines Forschungsprojekts «Spezifische Eiweißkörper»[75]. Nach Herstellung der Plasmasubstrate ging es darum – so v. Verschuer – «nicht mehr festzustellen, daß der Erbeinfluß bei manchen Infektionskrankheiten von Bedeutung ist, sondern in welcher Weise er in Funktion tritt und was für Vorgänge sich dabei abspielen»[76]. Mit Verschuers Ziel einer Feststellung der Rassenspezifität von Eiweißstoffen zum Nachweis der Erblichkeit bei Infektionskrankheiten und somit einer serologischen Rassendiagnose betreten wir wieder Positionen, wie sie für die Deutsche Gesellschaft für Blutgruppenforschung stets forschungsleitend gewesen waren. Mit Blutgruppenforschung, wie sie im internationalen Feld zu immer größeren Erfolgen geführt hatte, hat dies jedoch kaum etwas zu tun.

---

74. E. Klee, *Das Personenlexikon zum Dritten Reich. Wer war was vor und nach 1945?*, Frankfurt am Main 2003, 100.

75. B. Massin, «Rasse und Vererbung als Beruf. Die Hauptforschungsrichtungen am Kaiser-Wilhelm-Institut» für Anthropologie, menschliche Erblehre und Eugenik im Nationalsozialismus», in Schmuhl, *Rassenforschung*, 213s.

76. Zit. aus B. Müller-Hill, «Das Blut aus Auschwitz und das Schweigen der Gelehrten», in *Geschichte der Kaiser-Wilhelm-Gesellschaft im Nationalsozialismus. Bestandsaufnahme und Perspektiven der Forschung*, D. Kaufmann (ed.), Göttingen 2000 [Geschichte der Kaiser-Wilhelm-Gesellschaft im Nationalsozialismus, R. Rörup und W. Schieder (ed.), I], 210; die Frage nach der direkten Beteiligung von Adolf Butenandt daran ist jedoch weiter unbewiesen. A. Trunk, *Zweihundert Blutproben aus Auschwitz. Ein Forschungsvorhaben zwischen Anthropologie und Biochemie (1943-1945)*, Berlin 2003 [Max-Planck-Gesellschaft zur Förderung der Wissenschaften e.V. Präsidentenkommission «Geschichte der Kaiser-Wilhelm-Gesellschaft im Nationalsozialismus» Ergebnisse 12], 67-73.

Alessandro Barberi

'BLUT UND BODEN'

DISKURSANALYTISCHE ANMERKUNGEN
ZU EINEM MOTIV IM UMKREIS DER JUDENFRAGE

Wenn das Leben, wie die Tradition einer abbildtheoretischen Epistemologie[1] es wollte, beschrieben wird, wenn verschiedene Experimental- und Aufschreibesysteme[2] dafür sorgen, dass es geschrieben wird und wenn sich eine mächtige medizinisch-biologische Diskursformation des 20. Jahrhunderts der Entzifferung des Vitalen als Schrift oder Code verschrieben hat[3], so lassen sich diese Konstellationen selbstredend auch im Umfeld des diskursiven Motivs und epistemologischen Objekts des Blutes ausmachen. Dies steht gerade dann vor Augen, wenn der blaue, rote oder schwarze Körpersaft die Neigung zeigt, von der Erde bedeckt zu werden, im Boden zu versickern oder ins Tellurische zu fließen, um Nationen, Rassen oder Partisanen ins Leben zu rufen.

Im Folgenden werden daher einige diskursanalytische bzw. historisch-epistemologische Anmerkungen zusammengestellt, die sich – gemäß des thematischen Schwerpunkts dieses Bandes – vornehmlich auf das erste Syntagma der Phrase «Blut und Boden» beziehen. Dabei wird der knappe Versuch gestartet, punktuell zu zeigen, welche Rolle das Blut in verschiedenen Wissensordnungen übernehmen kann respektive übernommen hat. Dort und da wird auch seine Verbindung zum Stratagem der Territorialisierung[4] aufblitzen, welche das Blut über die Taktik der Verwurzelung epistemisch mit dem Agrarismus

---

1. E. Cassirer, *Das Erkenntnisproblem in der Philosophie und Wissenschaft der neueren Zeit*, 4 Bde, Darmstadt 1994.
2. H. J. Rheinberger, *Experiment. Differenz. Schrift. Zur Geschichte epistemischer Dinge*, Marburg, Lahn 1992; und F. Kittler, *Aufschreibesysteme. 1800-1900*, München 1995.
3. F. Jacob, *La logique du vivant. Une histoire de l'hérédite*, Paris 1970.
4. G. Deleuze, F. Guattari, *Tausend Plateaus*, Berlin 1992.

verknüpft. Die Aussagefunktion[5] des Signifikanten 'Blut' wird dabei im Umkreis der so genannten «Judenfrage» analysiert und nach einer knappen Einleitung sehr kursorisch und anhand von drei wichtigen Topoi erläutert, die das Blut im untersuchten Wissens- und Textraum besetzt. Dabei wird versucht, die Möglichkeitsbedingungen eines Diskurses auszumachen, dessen Herkunft nur aus heutiger Sicht direkt, kausal und ursächlich zum größten Vernichtungsereignis führt, an das wir uns erinnern können. Denn bereits einige Zeit vor der nationalsozialistischen Endlösung und mit dem Auftauchen von Staatsrassismen am Ende des 19. Jahrhunderts wurden Lösungen der Judenfrage propagiert, die aktualiter nur in irritierender und äußerst verwirrender Form gelesen werden können. Lösungen, die auf unterschiedliche Art und Weise mit dem Rekurs auf ein untergründig fließendes Blut verbunden sind, und ihrerseits wiederum rekursiv auf eine ganze Reihe von Transformationen der Wissensgeschichte um 1800 verweisen[6].

Denn mit dem Aufkommen der Humanwissenschaften am Ende des in der französischen Historiographie sog. klassischen Zeitalters wird die Symbolik des Blutes durch eine neuartige epistemische Disposition ersetzt. Langsam, sehr langsam wird das Blut sich als wuchtige «Realität mit Symbolfunktion zu einer Analytik der Sexualität»[7] transformieren, die im Gegensatz zum Gewicht des Symbolischen die Herstellung von Sinn und Bedeutung regelrecht organisiert:

> Es ist leicht zu sehen, daß das Blut auf der Seite des Gesetzes, des Todes, der Überschreitung, des Symbolischen und der Souveränität steht; die Sexualität hingegen gehört zur Norm, zum Wissen, zum Leben, zum Sinn, zu den Disziplinen und Regulierungen. [...] Lang und breit strömt das Blut durch die Lust – Blut der Marter und der absoluten Macht, Blut des Standes, das man in sich achtet und doch in den Zeremonien des Vatermordes und der 'Blutschande' feierlich fließen läßt, Blut des Volkes, das man nach Lust und Laune vergießt, weil, was in seinen Adern fließt, nicht einmal den Namen verdient[8].

Diese Umstellung führt indes keineswegs dazu, die Symbolfunktion des Blutes als Realität dem Gelächter der Geschichte zu überlassen, denn sie zirkuliert in einer gedoppelten Anordnung weiter, die

---

5. M. Foucault, *Archäologie des Wissens*, Frankfurt am M. 1981, 128-53.
6. J. Vogl (ed.), *Poetologien des Wissens um 1800*, München 1999.
7. M. Foucault, *Der Wille zum Wissen. Sexualität und Wahrheit*, I, Frankfurt am M. 1995, 176.
8. Foucault, *Der Wille zum Wissen*, 176-77.

unterschiedliche Diskurse hin- und herpendeln lässt, was sie *mutatis mutandis* auch in unserer Gegenwart noch tun. J. W. Bernauer formuliert dazu:

> Die Verknüpfung von persönlicher Identität und organischem Leben taucht diese Identität in den Strom des Blutes ein, der auf das Leben wie auf dessen Zerbrechlichkeit verweist. Das Leben blutet; und dergestalt ist das Bekenntnis der sexuellen Identität nicht nur das Bekenntnis zum Leben, sondern auch zu dessen fortwährendem Kampf mit dem Tod[9].

In dieser Klammer zwischen Blut und Sexualität sind es gerade die totalitären Sprachen[10] und insbesondere die völkische Rede von «Blut und Boden», welche samt ihrem Archiv[11] um 1900 ein extremes und gerade deshalb herausragendes Beispiel für diese Überkreuzung bieten, da sie sich genau entlang dieser beiden Achsen entfalten. Im Rahmen dieses Artikels wird vor allem die genannte Symbolfunktion des Blutes als Realität nachgezeichnet, sein Verhältnis zur Sexualität bleibt außen vor. Dabei sind es aus diskursanalytischer Perspektive hauptsächlich drei Funktionen die das Blut übernehmen kann. Drei Funktionen, die sich *in concreto* ihrerseits überlappen und überkreuzen. Denn *erstens* steht das Blut in direktem Zusammenhang mit der Frage des Opfers, wodurch sich zwangsläufig eine Auseinandersetzung mit Wissenselementen der Theologie ergibt. *Zweitens* übernimmt das Blut eine epistemische Funktion angesichts der Abstammung bzw. der Genealogie, womit auf seine legitimationsstrategische Funktion im Verhältnis zur Geschichte verwiesen ist. Und *drittens* spielt das Blut die Rolle eines umkämpften oder begründenden Wertes und zirkuliert im Umkreis der Nationalökonomie oder der Volkswirtschaft als unterwandernde Begründung.

Zur Opferfunktion des Blutes in Wissensordnungen der Theologie

Bereits im 17. Kapitel des dritten Buch Mose wird der Zusammenhang von Blut, Sühne und Opfer manifest lesbar. Es handelt sich dabei

---

9. J. W. Bernauer, «Jenseits von Leben und Tod», in *Foucaults Beitrag zur Rassismustheorie*, A. Magiros, Hamburg 1995, 167-97, hier: 169-70.
10. J. P. Faye, *Totalitäre Sprachen. Kritik der narrativen Vernunft. Kritik der narrativen Ökonomie*, 2 Bde, Frankfurt, M., Berlin u. Wien 1977.
11. J. Derrida, *Dem Archiv verschrieben*, Berlin 1997; W. Ernst, *Das Rumoren der Archive. Ordnung aus Unordnung*, Berlin 2002.

um Sätze, in denen ein herrischer Gott die Inkorporation des Blutes und damit das Verspeisen des Lebens gerade wegen seiner Rolle im religiösen Opferritual unter eine mehr als gestrenge Strafe stellt:

10. Jeder Mann aus dem Haus Israel oder jeder Fremde in eurer Mitte, der irgendwie Blut genießt, gegen einen solchen werde ich mein Angesicht wenden und ihn aus der Mitte seines Volkes ausmerzen.
11. Die Lebenskraft des Fleisches sitzt nämlich im Blut. Dieses Blut habe ich euch gegeben, damit ihr auf dem Altar für euer Leben die Sühne vollzieht; denn das Blut ist es, das für ein Leben sühnt. [...]
13. Jeder unter den Israeliten oder der Fremde in eurer Mitte, der Wild oder für den Genuß erlaubte Vögel erlegt, muß das Blut ausfließen lassen und es mit Erde bedecken [12].

Die zitierten Verse spielen hinsichtlich der jüdischen Speise- und Reinheitsgesetze eine äußerst wichtige Rolle, weshalb hier auch bemerkt sei, dass das hebräische *kaser* (also koscher) sowohl mit /recht/ im Sinne von /rechtens/ oder /rechtmäßig/ als eben auch mit /rein/ übersetzt werden kann. Daher erstaunt es kaum, dass im Anschluss an diese biblische Vernichtungsdrohung Regeln dafür angegeben werden, wie jemand, der ein «verendetes oder zerrissenes Tier ißt»[13] nach dem unreinen Genuss durch Waschungen wieder den Status der Reinheit erreichen kann. Diese Bibelstelle besteht mithin aus mehreren diskursiven Relationen, die sich ausgehend von der rituellen Opferung von Tieren auf dem Altar entfalten lassen und dabei die Erhaltung der Reinheit von Blut und Körper davon abhängig machen, dass das Blut in seiner Unantastbarkeit im Körper des Hauses Israel bleibt, aus dem Körper des Opfertieres aber herausfließt.

Es würde an dieser Stelle nicht nur zu weit führen, entlang einer kontinuierlichen Linie die Verwendungen und Variationen des Blut-Motivs aneinanderzureihen, denn – wie Walter Benjamin bemerkte – ist es prinzipiell fragwürdig, sich eine «Abfolge von Begebenheiten durch die Finger laufen zu lassen, wie einen Rosenkranz»[14]. Statt dessen wird an dieser Stelle ein Text aus dem «Kontinuum der Geschichte»[15] gesprengt, der sich unter anderem auf die genannte

---

12. *Die Bibel in der Einheitsübersetzung der Heiligen Schrift*, Klagenfurt, Klosterneuburg 1986, 123.
13. *Ibid.*
14. W. Benjamin, «Über den Begriff der Geschichte», in *Gesammelte Schriften*, Band I.2, Frankfurt, M. 1991, 704.
15. Benjamin, «Über den Begriff der Geschichte», 701.

Bibelstelle beruft, wenn er in exzessiver und polemischer Form einem Aberglauben entgegentritt.

1892 publiziert Hermann Leberecht Strack (1848-1922), seines Zeichens evangelischer Theologe und zu diesem Zeitpunkt noch außerordentlicher Professor an der Universität zu Berlin, eine Streitschrift mit dem Titel *Der Blutaberglaube in der Menschheit, Blutmorde und Blutritus*[16]. Der Text bündelt rund um das Hauptthema der angeblichen jüdischen Blutschande eine Unzahl von nicht nur theologischen Wissenselementen im Umkreis des Blutes, die in ihrer Hypertrophie fast barock anmuten. Dabei wird schon mit dem ersten Satz die besondere Bedeutung des Blutes für das Leben betont:

> Die Erkenntnis dieses hohen Wertes gab Anlaß erstens zu den blutigen Opfern (ein lebendes Wesen ist das größte Opfer), speziell den Menschenopfern, zweitens zu symbolischen Handlungen, drittens zu der Überzeugung, daß vom Blute, insonderheit vom menschlichen, aber auch vom tierischen außerordentliche Wirkungen ausgehen. Mit dieser Überzeugung hängt nahe zusammen die, daß dem menschlichen Körper, auch dem toten, und seinen Teilen, daß namentlich dem Körper dessen, der eines gewaltsamen Todes gestorben, also des Hingerichteten und des Selbstmörders, ferner dem eines unschuldigen Menschen, also eines kleinen, besonders eines ungeborenen, Kindes und einer Jungfrau, wunderbare Kräfte eignen[17].

In der Folge lässt sich schon anhand einiger Kapitelüberschriften in Erfahrung bringen, dass Menschenblut «zur Bekräftigung des gegebenen Worts»[18] verwendet wurde und dass der rote Körpersaft angesichts von «Wahnsinnigen»[19] eine besondere Rolle übernimmt. Es wird dabei auch auf die «Dreck-Apotheke»[20] verwiesen, und von «Wehrwolf» und «Vampyr»[21] berichtet. Es werden aber auch so

---

16. H. L. Strack, *Der Blutaberglaube in der Menschheit, Blutmorde und Blutritus. Zugleich eine Antwort auf die Herausforderung des «Osservatore Cattolico»*, München 1892.
17. *Ibid.*, 1.
18. *Ibid.*, 9.
19. *Ibid.*, 62ff.
20. *Ibid.*, 82ff. Neben dem Blut ist hier von vielen anderen Körperstoffen und ihrem medizinischen Wert die Rede. So von Urin, Hinter- und Ohrendreck, Speichel, Fleisch, Kot, Schweiß, Ohrenschmalz, Galle oder Samen. *Ibid.*, 2.
21. *Ibid.*, 50. Strack rekurriert hier auf W. Mannhardts *Die praktischen Folgen des Alterglaubens in der Provinz Preußen*, Berlin 1870, 13: «Die durch den Biß des Gierrach [Vampyrs, Blutsaugers, Nachzehrers] Erkrankten werden dadurch geheilt, daß man ihnen von dem Blute (d. h. dem vom Volke so bezeichneten dicklichen Zersetzungsprodukt) des abgeschlagenen Hauptes etwas unter den Trank mischt».

verschrobene Handlungen wie das «Bluttrinken aus Schädeln»[22] oder das Giessen von sog. «Diebskerzen»[23] aufgelistet, um ein Kompendium der das Blut betreffenden Formen des Aberglaubens zu erstellen. Die wichtigste Argumentationslinie bleibt bei alldem jedoch die nachdrückliche Ablehnung der Behauptung, Juden würden Christenblut im Rahmen von Opferhandlungen verspeisen. Es sei dabei vermerkt, dass Strack als angesehener Judaist in einer ganzen Reihe von Ritualmordprozessen das Amt des Sachverständigen übernahm und sich dabei durchwegs für die beschuldigten Opfer engagierte. Dementgegen wird aber sein *Jahrbuch der evangelischen Judenmission*[24] ab 1906 nachdrücklich unter Beweis stellen, dass ihm dabei die Wahrheit des Christentums keineswegs abhanden kam.

Stracks *Tour de Force* durch die Geschichte des Blutes ist gerade ob dieser bemerkenswerten strategischen Doppelstellung seiner diskursiven Angelpunkte ein einzigartiges Dokument, indem die Funktion des Opfers eine zweifache Rolle spielt: Einerseits gilt es, das Judentum hinsichtlich der Schuldzuschreibung angesichts des Vorwurfs ritueller Blutverspeisung von seinem Opferstatus zu befreien. Ein Status, der nach Strack einzig und allein als Resultat des katholischen Antisemitismus zu begreifen ist. Der Untertitel des Bandes findet daher auch seinen Gegner im Umkreis des Vatikan: *Zugleich eine Antwort auf die Herausforderung des «Osservatore Cattolico»*. Es handelt sich beim *Osservatore* um eine Zeitschrift, in der die Figur des 'jüdischen Schlächters' immer wieder reproduziert wurde. Andererseits, und dies wäre die zweite Rolle des Blutes im Wissen der Theologie, finden sich aber auch Aussagen des blanken Entsetzens, wenn Strack gleichsam spiegelverkehrt *das* respektive *sein* Christentum im Allgemeinen dem Vorwurf des Blutopfers ausgesetzt sieht. Dies zeigt sich etwa dort, wo der Bibelkritiker G. F. Daumer zum Stein des Strackschen Anstoßes wird. Dieser habe nämlich

[...] in einem Belesenheit und Scharfsinn bekundenden, in seinen Folgerungen aber geradezu wahnwitzigen Buche *Geheimnisse des christlichen*

---

22. *Ibid.*, 33. Stracks Referenzstelle ist J. Grimms *Geschichte der deutschen Sprache*, 144: «Zu Trier hatten die Mönche den in Silber gefaßten Schädel des heiligen Theodulf und gaben Fieberkranken daraus zu trinken».

23. *Ibid.*, 40ff. Strack zitiert hier U. Jahns *Hexenwesen und Zauberei in Pommern*, Breslau 1896: «Diebskerzen zu verfertigen: Nimm die Eingeweide ungeborener Kinder und gieß Kerzen daraus. Dieselben können nicht mit Milch gelöscht werden, und solange sie brennen, vermag niemand im Hause aufzuwachen».

24. H. L. Strack, *Jahrbuch der evangelischen Judenmission*, Leipzig 1906ff.

Alterthums, Hamburg 1847, 2 Bände, zu zeigen gesucht, daß das Charakteristische der christlichen Religion von ihrem Entstehen an bis zum Ende des Mittelalters in Menschenopfern und Menschenfresserei und Genießen von Menschenblut bestanden habe[25].

Das Blut nimmt in der Konzeption und Funktion des Blutopfers – und das ist der hier hervorzuhebende Punkt – eine eigentümliche konfessionelle Mittelstellung zwischen Christentum und Judentum ein, wobei das Moment der Inkorporation von Christenblut hinsichtlich des Blutopfers auch mit dem Element der Assimilation verbunden ist. Denn der Figur des 'Juden' wird dabei attestiert, dass durch das Essen von Christenblut der Gemeinschaftskörper ausgesaugt werde. Der in seiner Diaspora weit über den Erdboden verstreute 'Blutjude' assimiliert im Fortgang der Geschichte das Leben aller mit ihm in Kontakt stehenden Fremdvölker *parasitär*[26], weshalb sein Blut eben selbst nur aus einer Mischung von fremdem Blut bestehen kann. Und diese Konstellation – in der immer wieder die Reinheit eines Volkes gegen die Unreinheit eines anderen ausgespielt wird – verfügt sich dabei oftmals mit Partikeln des historischen Wissens.

Zur Legitimationsfunktion des Blutes in Wissensordnungen der Geschichte

Schon bei Strack könnte gezeigt werden, dass die Funktion des Blutopfers ohne historische Fundierungen nicht auskommen könnte. 'Die Juden' oder 'die Christen' mit dem Vorwurf der Blutinkorporation zu beflecken bzw. rein zu waschen, setzt voraus, dass man wisse, wie es eigentlich gewesen sei. Und so findet sich die genannte Assimilationsneigung des 'blutsaugenden Juden' beispielsweise bei Houston Stewart Chamberlain, der 1898 mit *Die Grundlagen des 19. Jahrhunderts*[27] – ein Werk, das bezeichnender Weise dem Physiologen Julius Wiesner, damals Rektor der Universität Wien, gewidmet ist – vorgibt, ganz genau zu wissen, was geschehen sei. Denn seine *Arische Weltanschauung*[28] besteht unter anderem darin, «daß diese merkwür-

---

25. Strack, *Der Blutaberglaube*, 68.
26. M. Serres, *Der Parasit*, Frankfurt, M. 1987. Zur diskursanalytischen Weiterführung und Intensivierung des Konzepts: B. Siegert, «Kakographie oder Kommunikation? Verhältnisse zwischen Kulturtechnik und Parasitentum», in *Mediale Historiographien*, L. Engell, J. Vogl (ed.), Archiv für Mediengeschichte, Weimar 2001, 87-101.
27. H. T. Chamberlain, *Die Grundlagen des 19. Jahrhunderts*, München 1915.
28. H. T. Chamberlain, *Arische Weltanschauung*, Berlin 1905.

dige Menschenart – der Semit –, der über die ganze Welt hin sich verbreitet und die erstaunliche Fähigkeit besitzt, sich alles zu assimilieren, nichts berührt, ohne es tief innerlich umzuwandeln»[29]. Deshalb besteht in der permanenten Fähigkeit des Semiten, Germanisches zu assimilieren, die Hauptgefahr:

> Und ich sehe die Semiten vom vorbabylonischen Sumero-Akkadien an bis zum heutigen Europa sich das Kulturwerk fremder Völker in der Weise assimilieren, daß sie es in etwas anderes umwandeln, was ja an und für sich vollkommen berechtigt ist, für uns aber schlimme Folgen mit sich führt, sobald wir dem stärkeren, oder wenigstens aufdringlicheren Willen unterliegen, unser Eigenes entstellen lassen und an der fremden Form doch kein Genüge finden können[30].

Dies führt bei Chamberlain an anderer Stelle dazu, das nicht-arische Blut «der Juden» als gemeinschaftsstiftende Konstante in der Zeit zu konzipieren:

> Die jüdische Nomokratie (d. h. Herrschaft des Gesetzes) vereinigt die Juden, zerstreut wie sie auch sein mögen durch alle Länder der Welt, zu einem festen, einheitlichen, durchaus politischen Gebilde, in welchem die Gemeinsamkeit des Blutes die Gemeinsamkeit der Vergangenheit bezeugt und die Gemeinsamkeit der Zukunft verbürgt[31].

Das Bemerkenswerte dabei ist, dass sich gerade aus der permanenten Assimilation und Umwandlung, die «der Jude» nach Chamberlain in historisch immer stärkerem Maße betreibt, die Unmöglichkeit ergibt, «den Juden» im Rahmen der europäischen Kultur zu assimilieren oder umzuwandeln. Dies ein Grund, warum die Judenfrage keine diskursive Lösung finden kann, sondern umgekehrt immer wieder Anreiz für verschiedenste Diskurse ist. Denn je mehr dem Judentum attestiert wird, dass es assimiliert oder umwandelt – ökonomischer formuliert – dass es *ungerecht* tauscht, umso unmöglicher wird die Integration des Parasiten.

Folgendes sei hier vermerkt: Von der Geschichte des christlichen Antisemitismus in dieser Art und Weise zum rassistischen Diskurs um 1900 zu springen, entspricht dabei *en gros* auch den bisherigen Historiographien des Antisemitismus, die dann in direkter Kontinuität den

---

29. *Ibid.*, 29.
30. *Ibid.*, 30.
31. Chamberlain, *Grundlagen*, 386.

Nationalsozialismus folgen lassen, um ein Ende in der *Vernichtung der europäischen Juden*[32] zu finden. Damit sei ob des gegebenen Zeitrahmens nur kurz auf Raoul Hilbergs Standardwerk verwiesen, das einem derartigen narrativen Schema folgt und aus dieser Perspektive einer eingehenden Analyse bedürfte, die hier nicht geleistet werden kann. Es sei nur angemerkt, dass eine Historiographie der Endlösung, die einen fundamentalen Riss zwischen Tätern und Opfern in der Geschichte des Abendlandes voraussetzt, zumindest problematisch ist. Führt sie doch zu gravierenden diskursanalytischen Schwierigkeiten, die auch mit den Geschichte(n) der Moral und der soeben angedeuteten Opferfunktion des Blutes zu tun haben. Denn eine solche historische Ableitung stellt nur scheinbar eine ethische Solidarität mit dem verlorenen Blut der unterdrückten Opfer und eine klare Opposition gegen die Blutrunst repressiver Täter her. Vielmehr reproduziert auch diese Repräsentationsstrategie oftmals, wogegen sie vorgeht, indem ein mythischer Täter zur Ausrottung schreitet, weil das eigene oder das fremde Blut vergossen wurde. Die Figuren des Juden und seines Volkes werden dabei erneut an eben jener nicht zu assimilierenden Opfer-Stelle platziert, gegen die vorzugehen sich die Verteidigung doch vorgenommen hatte. Sie bleibt damit buchstäblich eine Rede im rhetorischen Modus der *Defensio*, sie bleibt – und dies wohl auch wegen ihrer Berufung auf Geschichte – defensiv.

Nicht zuletzt deshalb ist es äußerst bemerkenswert, dass sich in einem der Gründungstexte des zionistischen Nationalismus – namentlich in Theodor Herzls *Der Judenstaat* von 1896 – befremdliche Rekurse auf das Blut, das Opfer und die definitive Unmöglichkeit der Assimilation der Juden finden. Rekurse, die wiederholt von historischen Argumenten umkränzt und abgestützt werden. Denn in Herzls *Versuch einer modernen Lösung der Judenfrage*[33] heißt es bereits zu Beginn: «Wir sind ein Volk, *ein* Volk!»[34] Es handelt sich bei diesem «Volk» in Abkehr von der einzelnen «starken Einzelpersönlichkeit des Staatsmannes» um die «Gesamtpersönlichkeit einer historischen Gruppe von Menschen»[35], welche im Vergleich zu den europäischen Mitbürgern «vergebens [...] dieselben Opfer an Gut und Blut»[36]

---

32. R. Hilberg, *Die Vernichtung der europäischen Juden*, 3 Bde, Frankfurt, M. 1990.
33. T. Herzl, «Der Judenstaat. Versuch einer modernen Lösung der Judenfrage», in *Theodor Herzl oder Der Moses des Fin de siècle*, Wien, Köln, Graz 1986, 186-259.
34. *Ibid.*, 191.
35. *Ibid.*, 194.
36. *Ibid.*, 191.

gebracht habe. Und es ist die historische Kontinuität des jüdischen Opfers die dieses eine Volk herstellt. Dieser «jüdische(n) Rasseneinschlag»[37] neige überall zur definitiv unmöglichen und auch nicht erwünschten Assimilation und dürfe weder religiös, noch sozial, sondern einzig und allein über die «nationale Frage»[38] bestimmt werden. Daher verurteilt Herzl auch die Mischehe, welche die historische Lösung der Judenfrage nur verschleppe, also die völkerrechtliche Anerkennung der jüdischen Nation und die Zuteilung eines Territoriums verhindere. Dabei würde eben gerade die Geschichte beweisen, dass der Antisemitismus nur dort vorkomme, wo Juden sich bereits eingefunden haben:

> Die Judenfrage besteht. Es wäre töricht sie zu leugnen. Sie ist ein verschlepptes Stück Mittelalter, mit dem die Kulturvölker auch heute beim besten Willen noch nicht fertig werden konnten. Den großmütigen Willen zeigten sie ja, als sie uns emanzipierten. Die Judenfrage besteht überall, wo Juden in merklicher Anzahl leben. Wo sie nicht ist, da wird sie durch hinwandernde Juden eingeschleppt[39].

Herzls populationstechnische Rechnung mit dem «jüdischen Menschenmaterial»[40] führt ihn schlussendlich zu dem Gedanken, dass das wandernde Volk der Juden nur eine Chance habe, die eigene Heimat zu erreichen und einen eigenen Boden zu beackern: und diese Chance besteht einzig und allein im Weiter- im Auswandern, das Herzl meistens und so auch in einer Kapitelüberschrift *Die Verpflanzung*[41] nennt, mit der das «Wurzelwerk» der Juden in einen «besseren Boden»[42] übersetzt werden soll. Denn: «Ganze Äste des Judentums können absterben, abfallen; der Baum lebt»[43]. Nur dass der Stamm des Hauses Israel zwischen *Palästina oder Argentinien*[44] noch keinen ruhigen, unbewegten Boden hatte, in dem er sich verwurzeln hätte können, sondern sich – zumindest in deren Wahrnehmung – eher rhizomatisch und unruhig auf den Böden der äußeren Feinde verteilte, wie man hinzufügen könnte. Doch nach Herzl soll der jüdische

---

37. *Ibid.*, 192.
38. *Ibid.*, 191.
39. *Ibid.*, 191.
40. *Ibid.*, 196.
41. *Ibid.*, 231.
42. *Ibid.*
43. *Ibid.*, 194.
44. *Ibid.*, 207.

Nomade endlich zum Siedler werden. Herzls Diskursstrategie böte noch eine ganze Reihe von Aussagen, bei denen es lohnen würde, sie in diesem Kontext zu thematisieren. So liegt in *Der Judenstaat* z.B. eine lange Serie von Aussagen vor, die der Formation der Nationalökonomie angehören, deren Rechnungen die Verpflanzung gemeinsam mit den *Organen* der *Society of Jews* und der *Jewish Company*[45] sowie unter mithilfe breit genannter technischer Voraussetzungen[46] ermöglichen sollen. Herzl erörtert dabei die Notwendigkeit der Liquidation jüdischer Geschäfte oder die Übergabe des individuellen und familialen Judengeldes an das Organ der jüdischen Gesamtpersönlichkeit. Doch wie einleitend erwähnt wurde, sollen Aspekte des ökonomischen Wissens in einem dritten und zum Ende hin führenden Schritt beschrieben werden.

Zur Wertfunktion des Blutes in Wissensordnungen der Nationalökonomie und Volkswirtschaft

Hier gilt es hervorzuheben, dass das Blut gerade in den nationalsozialistischen Diskursen einen fundamentalen Wert darstellt, der sich in der Verfügung mit dem Boden definitiv und endgültig dem Tausch entziehen und somit zur allgemeinen *moralischen* Begründung der Wirtschaft werden soll. So setzt Adolf Hitler der Behauptung, dass «die Wirtschaft» der Genesung eines Volkes dienlich sein könne, bereits 1924 in *Mein Kampf* folgende Wertung entgegen:

> Erst dann, wenn man begreift, daß auch hier der Wirtschaft nur die zweite oder gar dritte Rolle zufällt und politischen, sittlich-moralischen sowie blutsmäßigen Faktoren die erste, wird man zu einem Verstehen der Ursachen des heutigen Unglücks kommen und damit auch die Mittel und Wege zu einer Heilung zu finden vermögen[47].

---

45. *Ibid.*, 205f.
46. *Ibid.*, 206: «Zuerst werden die Ärmsten gehen und das Land urbar machen. Sie werden nach einem von vornherein feststehenden Plane Straßen, Brücken, Bahnen bauen, Telegraphen errichten, Flüsse regulieren und sich selbst ihre Heimstätten schaffen».
47. A. Hitler, *Mein Kampf*, München 1943, 247. Bemerkenswert ist, dass diese Ausgabe im Personen- und Sachverzeichnis zum Schlagwort *Blut* nur eine Referenzstelle vermerkt. Nämlich Seite 78, die von den *Folgen der blutsmäßigen Verschiedenheit* handelt. Die hier vorgenommene Analyse der Funktion des Blutes in *Mein Kampf* beruht dem entgegen auf einer digital erstellten Serie *sämtlicher* Syntagmen des ersten Bandes, in denen der Signifikant Blut auftaucht und lesbar ist.

Das Blut wird als erster sittlich-moralischer Wert Hitlers auf weite Strecken hin mit ökonomischen Begriffen verbunden. Es geht dabei nicht nur um die sukzessive Gegenüberstellung von einem Wert respektive Unwert des Lebens oder um die Opposition zwischen wertvollem und wertlosem Blut. Auch nicht nur um die Bestimmung unterschiedlicher Rassenwerte, sondern buchstäblich um die Akkumulationsbewegungen hinsichtlich des verflossenen und vergossenen Blutes *als* einem Gut und Wert. Da der Blutwert mithin verloren werden kann, ist es umgekehrt für eine 'gesunde' Nation vonnöten, ihn zu steigern, zu gewinnen, zu *ersparen*. Hitler verdeutlicht dies am Beispiel des Russisch-Japanischen Kriegs, aus dem Japan als – wie man zu sagen beliebt – Sieger hervorging. Ein Sieg den Hitler direkt auf unheilvolle deutsche Verluste – und seien es territoriale – im ersten Weltkrieg bezieht, denen sein Heil entgegengesetzt werden wird: «Das Blut im Jahre 1904 hätte das Zehnfache der Jahre 1914 bis 1918 erspart. Welche Stellung aber würde Deutschland heute in der Welt einnehmen!»[48].

Gemeinsames Blut stellt gemäß dieser Logik also einen nicht zuletzt historisch akkumulierten Reichtum dar, weshalb schon auf der ersten Seite – und damit bereits in Hitlers Elternhaus – hervorgehoben wird: «*Gleiches Blut gehört in ein gemeinsames Reich*»[49]. Ein Reich, dessen Volk vom Blut seiner Helden lebt, weshalb die Nation auch 'blutigen Vergewaltigungen'[50] ausgesetzt ist. Ausgehend von dieser der Tauschsphäre entzogenen – wenn man so will – *fundamentalontologischen* Wertfunktion des Blutes, lässt sich in Mein Kampf ein signifikanter blutroter Faden verfolgen, der sich rund um die Diskursfigur des «Juden» legt. Denn es ist der Semit als «Völkerparasit»[51], der durch die Dispersion seines Blutes dazu verurteilt ist, keinen fundamentalen Wert – und sei es der des Territoriums, sei es der des Bodens – zu kennen. Und da im germanischen Blut der vollkommenste Wert besteht, will er ihn haben und besitzen, weshalb er in ungerechterweise Weise an ihm saugt und nichts zurückgibt. «Er vergiftet das Blut der andern, wahrt aber sein eigenes»[52]. Und so konnte sein intellektuelles «Gift ungehindert in den Blutlauf unseres Volkes eindringen und wirken, ohne daß der Staat die Kraft besaß, der

---

48. *Ibid.*, 155.
49. *Ibid.*, 1.
50. *Ibid.*, 122.
51. *Ibid.*, 334.
52. *Ibid.*, 346.

Krankheit Herr zu werden»[53]. Der «ewige Blutegel» übt dabei nach Hitler eine «blutsaugerische Tyrannei»[54] aus: «Ein wahrer Blutegel, der sich an den Körper des unglücklichen Volkes ansetzt und nicht wegzubringen ist, bis die Fürsten selber wieder Geld brauchen und ihm das ausgesogene Blut höchst persönlich abzapfen»[55].

An dieser Stelle kann darauf verwiesen werden, dass sich in *Mein Kampf* neben diesen ökonomischen Aussageordnungen selbstredend auch jene der Theologie und der Geschichte zusammenstellen lassen. So ist Hitlers Geburtsort Braunau «bayrisch dem Blute nach, österreichisch dem Staate nach» bereits am Beginn von den «Strahlen deutschen Märtyrertums»[56] beleuchtet und hat sich das imperialistische Reich nicht für «sein eigenes Fleisch und Blut»[57] in der Ostmark interessiert. Auch ist es der Rekurs auf eine geschichtliche Erfahrung, welche die Germanen in ihrer Reinheit über andere Völker triumphieren lässt, so wie Hitlers Lieblingsfach zu Schulzeiten im übrigen Geschichte war[58], was nicht nur eine biographische Anekdote darstellt, sondern sich etwa an der Figur Bismarcks zeigen ließe, die an vielen Stellen auftaucht[59] und ihrerseits – wie anzumerken bleibt – eine Vorliebe für die Phrase «Eisen und Blut» hatte.

Um noch ein weiteres metonymisches Beispiel für diese präökonomische Funktion des Blutes im Diskurs der Nationalsozialisten vorzustellen, sei an dieser Stelle auf Richard Walter Darré eingegangen, der von 1933-1942 das in diesem Zusammenhang bezeichnende Amt des Reichsministers für Ernährung und Landwirtschaft innehatte. Wie Heinrich Himmler war er seiner Ausbildung nach diplomierter Landwirt[60]. Darré schrieb in Thüringen bei Kösen 1930

53. *Ibid.*, 268.
54. *Ibid.*, 339.
55. *Ibid.*, 340.
56. *Ibid.*, 2.
57. *Ibid.*, 9.
58. z.B. Seite 12: «Es wurde vielleicht bestimmend für mein ganzes späteres Leben, daß mir das Glück einst gerade für Geschichte einen Lehrer gab, der es als einer der ganz wenigen verstand, für Unterricht und Prüfung diesen Gesichtspunkt zum beherrschenden zu machen. In meinem damaligen Professor Dr. Leopold Pötsch an der Realschule zu Linz, war diese Forderung in wahrhaft idealer Weise verkörpert».
59. Zu Bismarck u. a. 5, 160 oder 170.
60. Eine bemerkenswerte Definition des Nationalsozialismus bietet Michel Foucault im Rekurs auf das Ehepaar Himmler: «Man muss begreifen, daß die Konzentrationslager der gemeinsamen Phantasie einer Krankenhausschwester und eines Hühnerzüchters entsprungen sind. Krankenhaus plus Hühnerhof: Da haben wir das Phantasma, das hinter den Konzentrationslagern lag. [...] Die Nazis waren

sein auf blaues Blut bezogenes programmatisches Werk *Neuadel aus Blut und Boden*[61]. Ein Text, der schon bei der englischen und der französischen Übersetzung bemerkenswerte Schwierigkeiten bereitet. So findet sich eine englische Übertragung des Titels, die nur auf den ersten Blick gänzlich schief wirkt: *new ruling-class rooted in the agrarian community*. Oder eine Französische: *La race, nouvelle noblesse du sang et sol*[62]. Hier geht es aber um den genannten Präökonomismus, den Darré folgendermaßen auf den Punkt brachte: «Man hielt mich für einen Romantiker, weil ich auf dem Wege der Befreiung des deutschen Bauerntums das Blut vor die Wirtschaftsgesetze stellte [...]»[63].

Dieses Davor des Blutes, welches als Erbmasse oder Erbwert zirkuliert und das 'Bluterbe(s)'[64] bestimmt, verbindet sich bei Darré nun also direkt mit der Figur des Bauern und in der Folge auch mit jener

Putzfrauen im schlechten Sinne des Wortes. Sie werkelten mit Wischtüchern und Besen, wollten die Gesellschaft von all dem reinigen, was sie für Jauche, Dreck und Abfall hielten: Syphilitiker, Homosexuelle, Juden, solche unreinen Blutes, Schwarze, Verrückte. Es ist der scheußliche kleinbürgerliche Traum von der rassischen Reinheit, der sich unter dem Nazitraum erstreckte. Eros? Fehlanzeige». M. Foucault, «Sade, Offizier des Geschlechts», in *Dits et Ecrits* – Schriften, I, Frankfurt am M. 2002, 1022. Dies auch als Replik auf die Behauptung, dass Foucault seine Analysen buchstäblich «nie [sic! A.B.] auf das Feld schlechthin der modernen Biopolitik verlegt hat: das Konzentrationslager und die Struktur der großen totalitären Staaten des 20. Jahrhunderts.» G. Agamben, *Homo Sacer. Die souveräne Macht und das nackte Leben*, Frankfurt, M. 2002, 14. Zu einer eingehenden Kritik an Agambens Konzept des «nackten Lebens» H. Rauchenschwandtner, «Biopolitik, Zoopolitik und Zookratie: Diskursive Unterhandlungen und ontologische Abgründe», in *Historische Medienwissenschaft*, ÖZG, 14 (2003), 107-23. Eine erweiterte Diskussion von Agambens Philosophie und der modernen Rassentheorie findet sich in *Tumult. Schriften zur Verkehrswissenschaft*, 27 (2003): Zoopolitik.

61. R. W. Darré, *Neuadel aus Blut und Boden*, Berlin 1937.

62. Dazu die bemerkenswerte Studie von M. Eidenbenz, *'Blut und Boden': Zu Funktion und Genese der Metaphern des Agrarismus und Biologismus in der nationalsozialistischen Bauernpropaganda R.W. Darrés*, Bern, Berlin et. al. 1993, 8. Eidenbenz verweist an dieser Stelle auf J. E. Farquharson, *The Plough and the Swastika. The NSDAP and agriculture in Germany 1928-45*, London 1976, 16; und auf R. W. Darré, *La race, nouvelle noblesse du sang et sol*, Traduit de l'allemand par Pierre Mélon et Arthur Pfannstiel, Paris 1939. Hervorzuheben ist, dass Eidenbenz hinsichtlich des Blut-Motivs in den Schriften Darrés vier Bereiche definiert «an denen das Politische in der 'Blut und Boden'-Ideologie [...] sichtbar wird». Diese Bereiche sind: 1. die Reinheit, 2. die Mobilität, 3. die soziale Energie und 4. die Züchtung. Eidenbenz, *'Blut und Boden'*, 60f.

63. *Skript für eine 'Aussprache des Reichsleiters' mit landwirtschaftlichen Gaufachberatern der NSDAP in Weimar am 24.01.1936*, SAG NL. Darré Nr. 426a, 39, zit. nach Eidenbenz, *'Blut und Boden'*, 10. Eidenbenz fasst diese präökonomische Funktion des Blutes lapidar zusammen: «Die Ökonomie des Blutes hatte für Darré Priorität vor allem anderen», *ibid.*, 67.

64. R. W. Darré, *Das Bauerntum als Lebensquell der nordischen Rasse*, München 1937, 373.

des landwirtschaftlichen Bodens[65]. Es ist im übrigen dieser landwirtschaftliche Aspekt einer Bodenkultur, der es geraten sein lässt, hier eher von *Agrartechnologie*, denn von *Agrarromantik* zu sprechen, wie ideologiekritische Perspektiven es nahe legen würden, die – gemäß ihrer Fortschrittslogik – eine prinzipielle Rückwertsgewandtheit des Nationalsozialismus supponieren. In seinen agrar- respektive populationstechnischen Ausführungen verwendet Darré den Gegensatz von Ariern und Semiten allerdings nicht. Darré setzt an seine Stelle eine Opposition, die uns bereits des Öfteren begegnet ist. Hier der Siedler, dort der Nomade:

> Zum Siedlertum rechnet Verfasser jeden mit dem Boden verwurzelten Menschen, der die Bodenschätze seiner Umgebung von einem festen Wohnplatz aus durch seiner Hände Arbeit für sich erschließt. [...] Zum Nomadentum rechnet Verfasser alle schmarotzenden Menschenstämme. Es ist gleichgültig, ob diese als schweifendes Jägervolk ohne feste Wohnsitze auftreten, oder ob sie als Hirten ihren Herden folgen, oder ob sie schließlich als kriegerische Herrenschicht auf einem Siedleruntergrund schmarotzen [...][66].

Der Siedler wird neben seiner Bodenständigkeit mit dem reinen Blut verbunden und anthropometrisch der «langschädelige(n) Urasse» zugeordnet, wohingegen der Nomade als sog. Rundschädel einer Wanderrasse der Steppe entspricht, die ohne Boden bleiben muss[67]. Dabei ist es keineswegs so, dass «der aus der streng mendelistischen Schule [...] unter Frölich-Halle»[68] hervorgegangene Verfasser die deutschen Bauern *per se* schon im Zustand der bodenständigen Reinheit sieht, so wie der Gedanke eines absolut mischungsfreien Blutes in diesem Wissenssystem auch nur einen hypothetischen Charakter darstellt:

> Eine bewusste, d.h. sog. positive Züchtung gibt es eigentlich noch so gut wie gar nicht. Aller züchterischer Fortschritt beruht zunächst immer nur auf der Ausmerze der Minderwertigen und einem Festhalten des bewährten Blutes. Nur vereinzelte begnadete Zuchtkünstler haben es verstanden, aus

---

65. Dazu insbesondere das Kapitel *Das Bauerntum als Schlüssel zum Verständnis der Nordischen Rasse, ibid.*, 277f.
66. *Ibid.*, 46-47.
67. *Ibid.*, 15f. Auch bei Chamberlain findet sich im Rekurs auf Mortillet die Unterscheidung zwischen *Langschädel (dolichocephal)* und *Rundschädel (brachycephal)*. Chamberlain, *Grundlagen*, 426.
68. Darré, *Bauerntum*, 14.

verschiedenem, aber bewährtem Ausgangsmaterial etwas Neues, Wertvolles zu schaffen. Hält man in der Tierzucht erst einmal etwas wirklich Wertvolles in den Händen, so bewahrt man es ängstlich vor unbekanntem Blut[69].

Dabei ist hervorzuheben, dass das «Züchten» nach Darré eine «Kunst und keine Wissenschaft»[70] darstellt, wodurch es zumindest konzeptuell das rein Biologische übersteigt. Zusammenfassend formuliert, lässt sich mithin bei Darré eine *Ökonomie blutiger Erbanlagen* nachzeichnen.

Epilog

Am Beginn der Auseinandersetzung mit dem soeben knapp Skizzierten stand die Frage nach der Repräsentationsmöglichkeit des Holocaust[71]. Buch und Konzept der *Lingua Tertii Imperii* von Victor Klemperer wurden dabei zum Leitfaden der Lektüren. Dass die Sprache erst am Ende dieses Textes auf Klemperers *LTI* kommt, will nur besagen, dass das Ende immer ein neuer Anfang ist. Die Reflexion und Analyse des Diskurses und der Schrift müssen sich dabei an der Widerständigkeit und Intensität messen lassen, mit der ein «evangelischer Deutscher» seiner sukzessiven Entwertung zum «Blutjuden» widerstand, indem er die Linien der Skripturalität gegen die ubiquitäre Dogmatik des Oralen stellte. Klemperers Tagebücher stellen das Medium eines akribischen Schriftzugs dar, der den Nationalsozialismus in seiner Aktualität und als deiktisch-brutale Übereinstimmung zwischen den Wörtern und den Dingen markiert. Und so findet sich bei Klemperer, dass

[...] die LTI keinen Unterschied zwischen gesprochener und geschriebener Sprache kannte. Vielmehr: alles in ihr war Rede, musste Anrede, Anruf, Aufpeitschung sein. Zwischen den Reden und den Aufsätzen des Propagandaministers gab es keinerlei stilistischen Unterschied, weswegen sich denn auch seine Aufsätze so bequem deklamieren ließen[72].

---

69. *Ibid.*, 364.
70. *Ibid.*, 363.
71. Dazu A. Barberi, *Clio verwunde(r)t. Hayden White, Carlo Ginzburg und das Sprachproblem in der Geschichte*, Wien 2000, 99-151.
72. V. Klemperer, *LTI. Notizbuch eines Philologen*, Leipzig 2001, 35.

Wider die orale Deklamation von Bedeutungen und das lautsprecherische Einhämmern von Inhalten, wider die Vereinfachungen durch den gesunden Menschenverstand und wider die Neigung zur «kollektiven Bewegung» setzt das Konzept der LTI ein zwischen Literatur und Sprachanalyse gelagertes Wissen um die Arbitrarität des Zeichens und die Differentialität der Schrift in Szene. Ein Wissen, das die Herren-Diskurse auch der Wissenschaft – und namentlich der Philologie – vom Drängen des Buchstabens her durchkreuzt[73]. Ein Wissen, das die Möglichkeitsbedingungen jeglicher Gemeinschaft ausgehend von Schriften und Diskursen anvisiert, und damit auch die homogene Konstitution von Kollektivsubjekten («die Deutschen» oder «die Juden») unterwandert[74]. Klemperer, der mit dem Graphem /LTI/ sowohl das Objekt – die Sprache der Nazis – als auch das Subjekt der Analyse – sein sprachanalytisches Projekt – bezeichnete, bringt damit eine skripturale Ökonomie des Ausgleichs ins Spiel, die sich einer Ökonomie des Blutes widersetzt: «Indem der Rassegedanke den Unterschied zwischen Juden und Nichtjuden in das Blut verlagert, macht er jeden Ausgleich unmöglich, verewigt die Scheidung und legitimiert sie als gottgewollt»[75].

Klemperers Notizen standen dabei Pate, wenn es etwa darum ging, Theodor Herzl und Adolf Hitler auf einander folgen zu lassen, die sich in den Tagebüchern – trotz Berücksichtigung der Differenzen – in ein und demselben Sprach- und Denksystem eingeordnet finden[76]. Und es ist der genannte differentielle Blick auf eine totalitäre Sprache, der noch immer zur Vorsicht im Umgang mit Geschichte aufruft, weil Klemperer angesichts der permanenten Verwendung des Begriffs 'Historisch' zu größter Vorsicht aufruft. Denn «Historisch» ist dem Nationalsozialismus

> [...] jede Rede, die der Führer hält, und wenn er hundertmal dasselbe sagt, historisch ist jede Zusammenkunft des Führers mit dem Duce, auch wenn sie gar nichts an den bestehenden Verhältnissen ändert; historisch ist der Sieg eines deutschen Rennwagens, historisch die Einweihung einer Autostraße, [...] historisch ist jedes Erntedankfest, historisch jeder Parteitag, historisch jeder Feiertag jeglicher Art [...]. In wieviel Schlagzeilen, in wie vielen Leit-

---

73. J. Lacan, «Das Drängen des Buchstabens im Unbewussten oder die Vernunft seit Freud», in *Schriften II*, Berlin 1991, 15-59.
74. J. Vogl, Einleitung, in *Gemeinschaften. Positionen zu einer Philosophie des Politischen*, Frankfurt am M. 1994, 7-27.
75. Klemperer, *LTI*, 173.
76. Ibid., 259f.

artikeln und Reden ist das Wort gebraucht und um seinen ehrwürdigen Klang gebracht worden! Man kann ihm gar nicht Schonung genug angedeihen lassen, wenn es sich erholen soll[77].

Verbindet man all diese Elemente von Klemperers LTI mit den Debatten zur Repräsentation des Holocaust[78] und der Frage nach den Möglichkeiten einer Historiographie der Endlösung, so wird man sich von jeder Form des Realismus verabschieden müssen. Jean-Luc Godard hat einen solchen Weg mit *Histoire(s) du cinéma*[79] schon eingeschlagen. Ob eine nicht repräsentierende Historiographie des Holocaust möglich ist? Man wird es sehen. Ob eine künftige Historiographie des Holocaust überhaupt möglich gewesen sein wird? Mit Klemperer lässt sich stellvertretend für alle «Parteigänger(n) des Fragezeichens» abschließend antworten: «Ganz gewiß ist das nicht, aber ganz gewiß ist ein anderes: Blut klebt immer nur an den Händen der Sturen»[80].

---

77. Ibid., 63.
78. S. Friedlander (ed.), *Probing the Limits of Representation. Nazism and the «Final Solution»*, Cambridge, London 1992, und: D. La Capra, *Representing the Holocaust. History, Theory, Trauma*, Ithaca, London 1994.
79. J.-L. Godard, *Histoire(s) du cinéma*, 4 Bde, Paris 1998.
80. V. Klemperer, *LTI*, 95.

PLATES

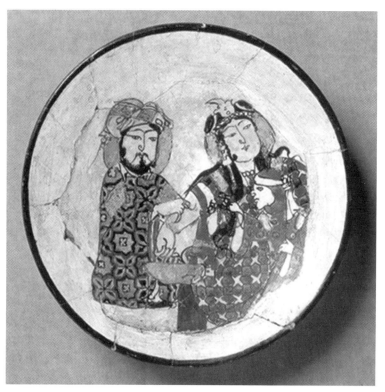

Abb. 1. Faïence-Schale mit Aderlass-Szene aus Rayy (Persien), XIII. Jh., Berlin, Staatliche Museen.

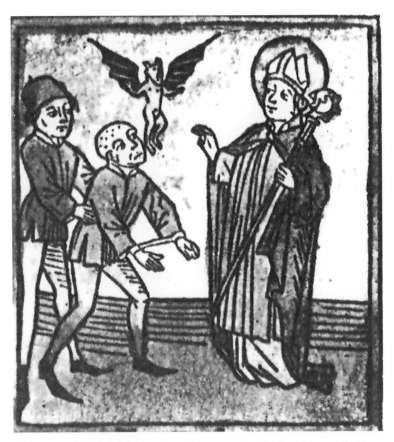

Abb. 1. St. Remigius heilt einen (besessenen) Blinden. Jacopo da Voragine. Legenda Aurea. Winterteil. Augsburg: Günther Zainer 25. Okt. 1471, Paris, Bibl. Nat., Réserve, H 266, fol. 14v.

Rudis fibrarū delineatio, in qua A trāsuerſas indicat, B autem & C utriuſque obliquarū generis differētias, D uerò rectas. At E triplicis fibrarū generis implexū quodāmodo exprimit, quem mox ſubijciēda uena effigies accuratius proponet.

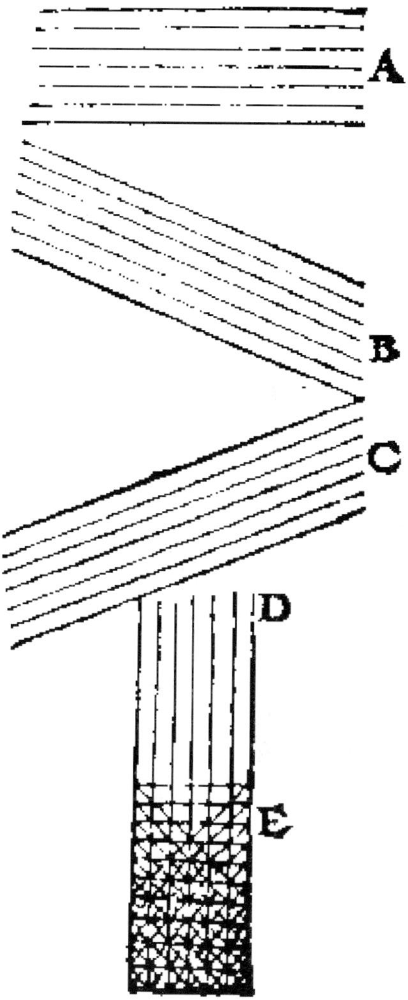

Abb. 1. Aufzeichnung der Venenfaser. A. Vesal, De humani corporis fabrica [...], Basel 1543, Buch 3, Kap. 1, S. 258.

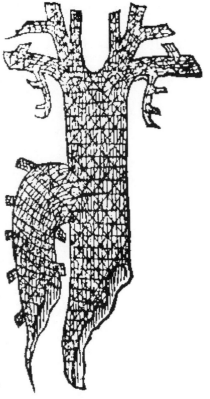

Venæ cavæ portio à dextro cordis sinu ad iugulū usq; conscendens, qua fibrarum in uenarū corpore naturā doctrinæ gratia studiose finximus. Si fortè interim ramorum hîc passim abtruncatorum ratione expetis, hanc uenæ portionē integræ cauæ uenæ delineationi quinti Capitis fini subijciendæ confer, in illa quid D, F, G, H, I, K, N, S, T, & a indicent perpendens.

Abb. 2. Struktur der *vena cava*. A. Vesal, De humani corporis fabrica […], Basel 1543, Buch 3, Kap. 1, S. 258.

262   ANDREAE VESALII BRVXELLENSIS
*VENAE PORTAE ORTVS, IPSIVSQVE
propaginum series. Caput V.*

VENAE PORTAE AB VNIVERSIS QVI-
BVS COMMITTITVR PARTIBVS LIBERAE, INTEGRA
delineatio, in ea proportione expressa, ad quam secundùm præsentem figuram aliquis iecur, bilis uesiculam, uentriculum, lienem, omentum, mesenterium & intestina ex illorum magnitudine, ac insuper in suo situ depingeret.

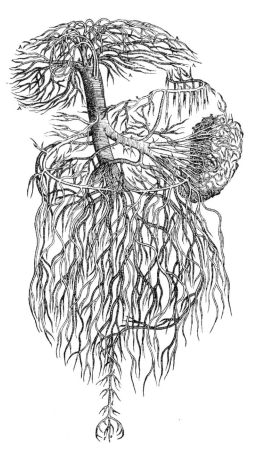

NVDAE VENAE PORTAE DELINEATIONIS
characterum Index.

Abb. 3. Die *vena porta* und ihre Verzweigungen. A. Vesal, De humani corporis fabrica […], Basel 1543, Buch 3, Kap. 1, S. 262.

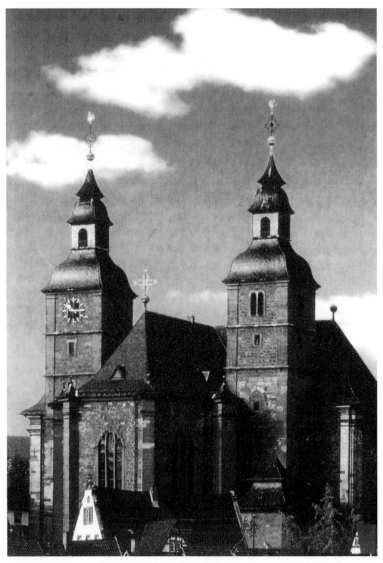

Abb. 1. Blick auf Chorschluß und Turmpaar von Nordosten, 14.-18. Jh.; nach: Kirchenführer 2002 (U. Dettmar).

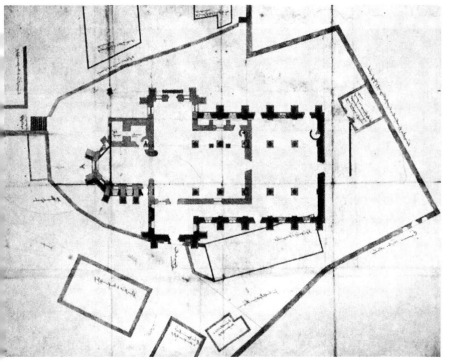

Abb. 2. Planriß von 1697; nach: Öchelhäuser, Kunstdenkmäler 1902.

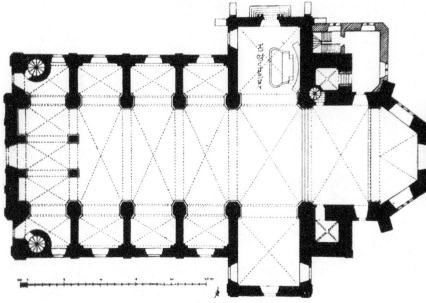

Abb. 3. Grundriß; nach: Öchelhäuser, Kunstdenkmäler 1902.

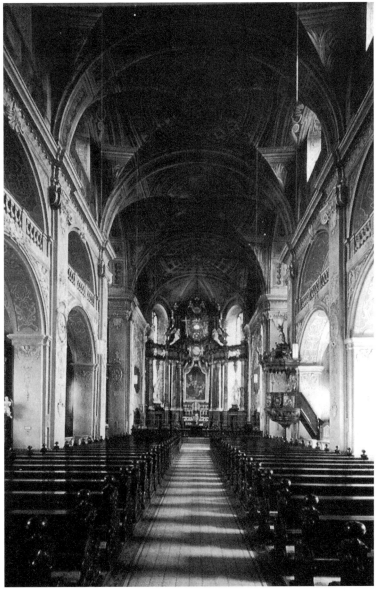

Abb. 4. Blick nach Osten; nach: Kirchenführer 1991 (J. Steiner).

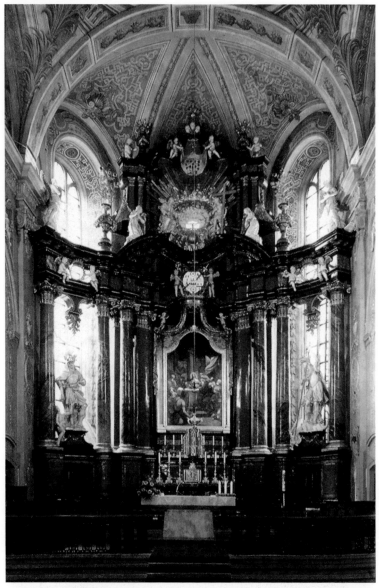

Abb. 5. Hochaltar, ab 1722; nach: Kirchenführer 2002 (U. Dettmar).

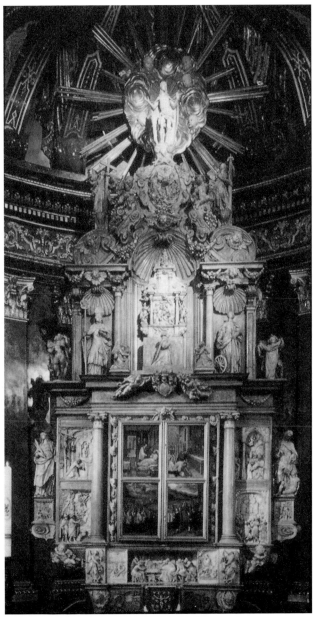

Abb. 6. Zacharias Juncker: Blutaltar, 1622-26; nach: Kirchenführer 2002 (U. Dettmar).

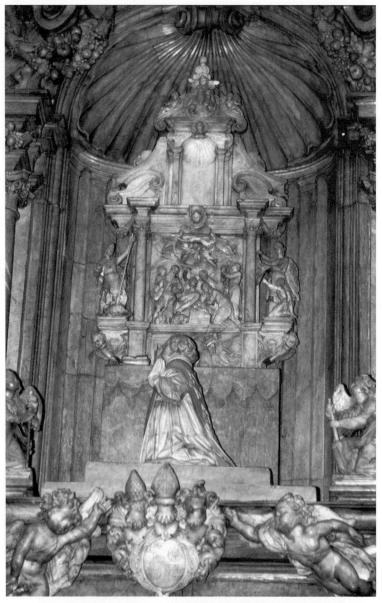

Abb. 7. Zacharias Juncker: Auszug des Blutaltars, Erzbischof Johann Schweickart von Kronberg als Orant (Verf.).

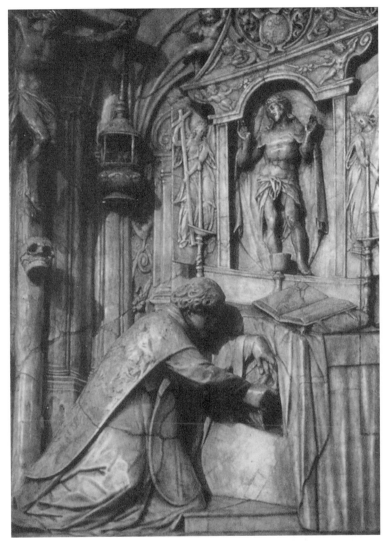

Abb. 8. Zacharias Juncker: Blutaltar, Priester versteckt das Corporale; nach: Kirchenführer 2002 (U. Dettmar).

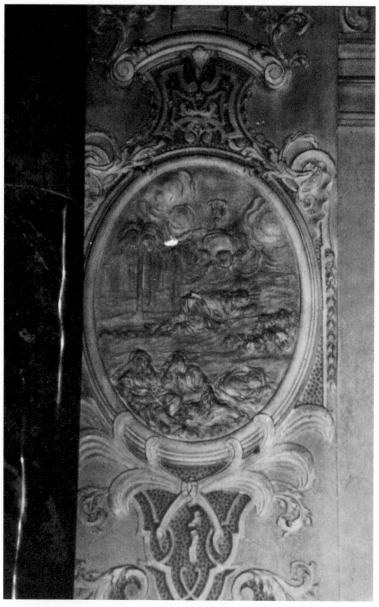

Abb. 9. Georg Hennicke: Christus am Ölberg, Stuckplastik an der südlichen Chorwand, 1724-28 (Verf.).

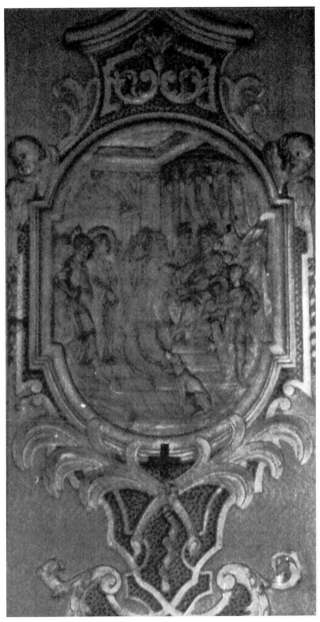

Abb. 10. Georg Hennicke: Christus vor Pilatus, Stuckplastik am südöstlichen Vierungspfeiler, 1724-28 (Verf.).

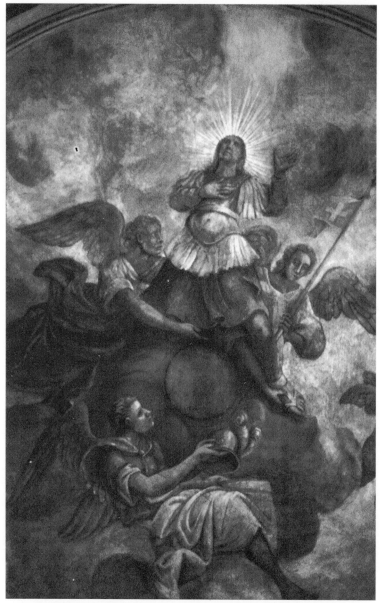

Abb. 11. Giovanni Francesco Marchini: Aufnahme St. Georgs in den Himmel (mehrfach überarbeitet), Vierungsgewölbe, 1723-25 (Verf.).

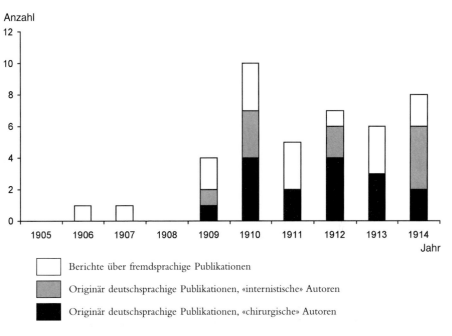

Abb. 1. Anzahl der Publikationen, die in der Münchener Medizinischen Wochenschrift und der Deutschen Medizinischen Wochenschrift unter dem Stichwort «Bluttransfusion» aufgelistet sind.

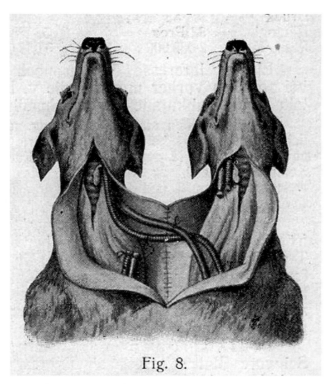

Abb. 2. Parabioseversuche bei Hunden. Aus: Enderlen/Hotz/Flörcken «Parabioseversuche».

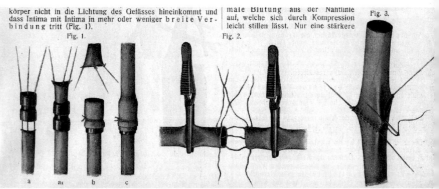

Abb. 3. Gefässanastomosen nach Payr und Carrel. Aus: Enderlen/Borst, «Gefässchirurgie».

INDEX

Index of names (persons, places)

by Mariacarla Gadebusch Bondio

'Adnān al 'Ainzarbī, 44
Abel, 245
Abul Qasim, 85
Adam, 100, 194, 200, 206
Adelsberger, Lucie, 343
Aegidius Corboliensis, 57
Aeneas, 96, 97
Aeschylus, 133
Aëtius, 25
Africa, 117
Agamben, G., 360
Agamemnon, 133
Agote, L., 295
Aichel, Otto, 340
Albertus Magnus, 108-10
Alcmeon, 46
Alexander the Great, 101
Alexander Trallianus, 79-80
Alfonso X. (El Sabio), 44
Al-Gazālīs, Muhammad, 40
Alī ibn al-'Abbās al-Maǧūsī, 42, 45
Alī ibn Ridwān, 39, 44
Alighieri, Dante, 39, 91-93, 96-98, 100-4, 106-18
Alighieri, Francesco (brother), 102
Alighieri, Pietro a. Iacopo (sons), 102-3
Alisky, B., 234
Alkmaion, 25, 28
Alpago, Andrea, 47
Alstermark, H., 70
Amano, H., 87
Amiel, C., 119, 127
Ammersee, 234
Amorbach, 222-24
Anaxagoras, 30
Anchise, 113

Andernach, Guinther of, 142-43
Anderson, Benedict, 124
Angoulvent, A. L., 132-34
Anidjar, Gil, 13
Anshelm, V., 71
Aquapendente, Fabricius, 158
Archigenes, 45
Archimattheus, 55
Argenterio, Giovanni, 158
Argentinia, 356
Aristotle, 10-12, 19-38, 46, 82, 97, 106-7, 115, 139-40, 142, 144, 146, 149, 152, 154, 159
Arnaldus of Villanova (Arnauld de Villeneuve), 70, 79-80, 87, 161, 183
Arnauld, Mère Angélique de Saint Madeleine), 15, 243-53
Arnoldus Doneldey, 73, 75, 78, 86-87
Aschner, Bernhard, 319-27
Asclepius, 39
Assion, P., 219, 229, 231, 238
Auschwitz, 345
Ausserer, C., 312-13
Austria, 269-70, 338
Autenrieth, H., 69
Aveling, Th., 289
Averroes, 142, 152, 159
Avicenna, 10, 45-46, 79-80, 142, 154
Axmacher, E., 198, 213
Azores, 84
Azzolino of Rome, 101

Baader, Gerhard, 17, 49, 81, 324, 343
Bach, Johann Sebastian, 15, 193-94, 197, 205-7, 209-14
Bächthold-Stäubli, H., 71, 75, 184

INDEX

Baginsky, 285
Bainton, R. H., 47
Bak, J., 52
Bamberg, 77, 222-25, 227, 239
Banat, 267, 269
Bangert, M. P., 209
Barbara (St.), 231
Barberi, Alessandro, 16-17, 362
Barhebräus, 43
Barkan, Leonhard, 127
Barman, L., 127
Bartels, Max, 315
Basel, 158, 314-15
Battesti Pellegrin, J., 119
Bauer, H., 40
Bauhin, Caspar, 157-60, 167
Bauknecht, B., 298
Bäumer, F., 144, 146
Baur, Erwin, 337
Bavaria, 223
Baxmann, I., 265
Bayertz, K., 336, 338, 340, 342
Bayle, Pierre, 241
Beatrice, 111
Beauchamp, C., 263
Beck, T., 74, 83
Becker, D., 190
Behring, E. v., 319
Belgrade, 267-68
Benet, J.-L., 9
Benke, C., 207
Bennecke, 33
Benvenuto, 118
Berengario da Carpi, 142
Bergmann, Ernst, 292-93
Berlin, 43, 287, 342, 345, 351
Bernauer, J. W., 349
Bernhard of Gordon, 55, 59-60, 63, 79-80
Bernstein, Felix, 332
Berry, Duc de, 44
Bettin, Hartmut, 13, 76, 327
Beyer, N., 232
Bianchi, M. L., 152, 157
Bidloo, Nikolaus, 138
Bier, August, 305, 320

Birken, Sigmund v., 200-1
Bismarck, Otto v. 359
Blankaard, Steven, 138
Bleker, Johanna, 50, 274, 276-77, 331
Boas, Franz, 336
Boccaccio, Giovanni, 93, 95-100, 117-18
Boerhaave, H., 257-59
Bohemia, 223
Bondarenko, G., 316
Bonn, 287
Bonnet, C., 177
Boot, C., 64
Boroviczeny, K. G., 9, 69, 294, 323
Borst, M., 299
Bosnia, 267-68
Bossier, F., 144
Boulton, S., 190
Boureau, A., 127
Boyle, Robert, 241
Bradburne, J. M., 122, 293
Brain, P., 40-41, 44
Branca, V., 100
Brandl, M., 226
Braunau, 359
Brechka, F. T., 256, 258-59, 270
Brecht, M., 193
Bredekamp, H., 134
Brentano, Clemens, 219
Breslau, 273, 285, 287
Brockes, Barthold Heinrich, 213
Browe, P., 220
Bruckner, J., 224
Brückner, W., 215-17, 219, 227-29, 231, 234, 237
Brunk-Lock, S., 320-21, 323, 325
Bruno, Jakob Pancratius, 137-38, 167
Buchard of Worms, 72
Büchler, Ulrich, 229
Buchs, M., 47
Buckley, T., 313
Buerschaper, R., 50, 52, 55
Buess, H., 294-95, 305
Bukowina, 268
Burgravius, J. E., 175-76, 181, 190
Burnett, Ch., 42

INDEX OF NAMES (PERSONS, PLACES)

Butenandt, Adolf, 345
Buxtehude, Dietrich, 203
Bynum, Caroline Walker, 122, 128
Byzantium, 39

Cacciaguida, 113-14
Cadden, J., 73
Cairo, 44
Calistus I., pope, 112
Callisen, C. P., 255
Calmet, A., 262
Calvin, 47
Camille, M., 184
Camporesi, Piero, 9, 170, 191
Carnot, Paul, 306
Carrasco, R., 119
Carrel, Alexis, 296, 298-99, 309
Carter, K. C., 322
Carugo, A., 170
Cäsarius of Heisterbach, 217
Cassirer, E., 347
Castel Rüdenhausen, A. Gräfin zu, 282
Castelli, Bartolomeo, 137-38, 167
Catahier, Salmane, 46
Cazelles, R., 44
Chamberlain, Houston Stewart, 17, 353-54, 361
Chang, L. S., 87
Chemnitz, 287
Chiavacci Leonardi, A. M., 107
Christ (Jesus), 15, 71, 91-92, 112-13, 117, 122-23, 125, 156, 170, 193-206, 201-11, 213, 215-19, 229-30, 232-39, 242-53
Christine de Pizan, 128-29
Christoffel, H., 49
Claus, P., 232
Clement, A, 205-6, 209
Cleveland, 294
Clifton, J., 122
Cologne, 344-45
Colombo, Realdo, 148-49, 159
Columbus, Christopher, 84
Conradus (Emperor), 114
Constantin the African (Constantinus Africanus), 42-43

Constantinus, 72
Corneille, 242
Correns, Carl, 332
Coste, F., 289, 291
Crete, 98-100
Crile, George Washington, 294-97, 299, 309-10
Cusanus (Nicholas de Kues), 219
Czarnecki, R., 50, 52, 55
Czechoslovakia, 340

d'Imola, Benvenuto, 92, 117
Dahr, Peter, 344
Dalberg, Wolfgang v., 232
Daniel, 99
Darré, Richard Walter, 359-62
Darwin, Charles, 19
Daumer, G.F., 352
De Cartagena, Don Alonso, 125
De Castro, S. R., 183
de Chantal, Jeanne, 251
De Condren, P., 244
De Courcelles, Dominique, 15, 243
De Haen, Anton, 259
De Locques, Nicolas, 14, 171-80, 182-83, 191
De Lubac, H., 128
De Pina, L., 72
De Robertis, D., 109
De Sales, François, 251
De Vega, Christophorus, 156, 159
De Vries, Hugo, 332
Debus, A., 171
Decartes, René, 247
Deleuze, G., 347
Della Vedova, R., 102
Democritus, 20, 28, 30-31, 39
Derrida, Jaques, 328, 349
Dettelbach, 222, 234
Deva, 256, 268
Devereux, G., 190
Devyver, A., 170
Dickmann, E., 286
Dieck, A., 184
Dientzenhofen, Leonhard, 224-27
Dientzenhofen, Georg, 224-26

INDEX

Diepgen, P., 332
Dietl, K., 315, 319, 324
Dilherr, J. M., 208
Dinkler, E., 206
Dionysios of Syracus, 101
Dioscorides, 13, 40, 72-73, 79, 84-85
Dodds, E. R., 183
Dold, Hermann, 337
Dols, M. W., 44
Dorn(aeus), Gerhard, 138, 180-81, 184, 189, 191
Douglas, Mary, 127-28
Dreyer, L., 289, 292
Drigalski, Wilhelm v., 273-74, 285, 287-88
Duminil, M. P., 122
Dungern, Emil Freiherr v., 332
Düring, I., 20-24, 26, 31, 35, 37

Ebrach, 226
Eckardt, W. U., 290
Egypt, 232, 237
Eidenbenz, M., 360
Eis, G., 50
Elias, Norbert, 125
Elisabeth (St.), 229
Elkeles, B., 293
Empedocles, 22, 33
Enderlen, Eugen, 296-99, 301, 303, 309
Engell, L., 353
England, 124, 293
English, P. C., 295
Erasistratos of Ceos, 41
Erchenbrecher, H., 50, 55
Ernst, W., 349
Ettmüller, M., 184
Eugene IV., pope, 219, 229
Eulenburg, A., 289, 292
Europe, 130, 338, 354

Falloppio, Gabriele, 10, 138-39, 148-51, 159
Farhang-Rasi, M., 314, 320
Farquharson, J. E., 360
Faye, J. P., 349

Feher, Michel, 127
Fehringer, B., 49
Feinler, Gottfried, 197, 200, 202
Ferguson, J., 171
Fernel, Jean, 152, 160-67, 183
Ficin, Marsile, 183
Filthaut, E., 109
Fischer, Eugen, 335-40
Fischer, H., 81
Fischer, I., 332
Fischer, Werner, 17, 331, 337, 343-44
Fischer-Homberger, E., 313-14
Fleck, Ludwik, 314
Flörcken, Heinrich, 296, 299-303, 307-8
Florence, 100
Fohrmann, J., 317
Follan, J., 50, 80, 82, 86-87
Forrester, J. M., 166
Foucault, Michel, 17, 125, 258, 269, 271, 348, 359
France, 124, 127
Francis of Assisi (St.), 243
Franck, Johann, 204
Franck, Salomon, 205-7
Franconia, 223
Franks, M., 314
Franssen, P. J. C. M., 199
Franz, M., 265
Frazer, J. G., 187
Frederic II., Emperor, 73
Freiburg, 284
Frenkel, H., 50, 55
Friedlander, S., 364
Fritsch, Ahasver, 193, 203
Fritsch, F., 216
Froidmont, M., 247
Frugardis, Roger, 55
Früh, A., 279
Furetière, Antoine, 241-42
Furley, D. J., 140

Gadebusch Bondio, Mariacarla, 12, 14
Galen of Pergamon, 10-11, 14, 39-47, 72, 122, 140-49, 151, 154-56, 158-59, 167, 258

INDEX OF NAMES (PERSONS, PLACES)

Gamal, A. S., 44
Gandillère, J.-P., 321
Ganzelewski, M., 291
Garofalo, I., 140
Gassner, Lorenz, 224-25
Geisenhainer, Katja, 334-36, 338, 340-43
Gengenbach, Alfred, 315, 317-18
Gentili, S., 91
Genuée, B., 101
George (St.), 221, 231, 237
Gerhard, Johann, 199
Gerhardt, D. 304, 307
Gerhardt, Paul, 202
Geri del Bello, 102-3
Germany, 335, 338-39
Gersdorf, Hans, 62
Gigon, O., 28
Gilbertus Anglicus, 72, 80, 82
Gilles de Corbeil, 50
Gillispie, Ch. C., 45, 332
Glantschnig, Johann Anton, 231
Gmelin, Hermann, 92
Göbell, Rudolf, 296, 301-3, 307-8
Goclenius junior, 181-83
God, 130, 132, 193, 205-8, 213, 241-43, 248, 350
Godard, Jean-Luc, 364
Goethe, Johann Wolfgang v., 319
Goldmann, H. R., 323
Golgotha, 238
Gorpett, L., 205
Gorski, S., 125
Gotschlich, Emil, 337, 343-44
Göttingen, 345, 340
Gottlieb, A., 313
Gradmann, C., 290
Greiffenberg, Catharina Regina v., 195, 200, 205-6, 211
Greifswald, 17-18, 284
Grimm, J., 352
Groethuysen, B., 188
Gross, H. M., 52
Grossel, M. G., 128
Grotjahn, Alfred, 278, 282-84
Grube, H., 190

Guattari, F., 347
Guleke, N., 292, 296, 299, 303, 309
Gundel, Max, 337, 343
Günther, Hans Ferdinand Karl, 335, 342
Günther, K., 50, 55
Guy de Chauliac, 63, 74

Haberland, H. F. O., 308
Habernickel, H., 50
Hagener, M., 314
Halle, 273-74, 280-81, 285
Haly Habbas, 142
Hamberger, K., 255, 266-67, 269
Hamburg, 194, 314, 340
Hamon, Jean, 15, 246
Hanhart, Ernst, 343
Hannibal, 117
Happelius, N. N., 181
Hardach-Pinke, I., 274-75
Harrington, A., 320
Harris, C. R. S., 46
Harsdörffer, Georg Phillipp, 208
Harvey, William, 131, 137, 170, 183, 241, 257, 260
Haug, W., 67
Hauser-Schäublin, Brigitta, 313, 329
Heermann, Johann, 201
Heidelberg, 326
Heilmann, B. M., 66
Helmstedt, 194
Hempel, J., 205
Hennicke, Georg, 227, 231, 234-36
Henry of Mondeville, 63, 65, 74
Henry, J., 166
Henschen, K., 307
Heraclitus, 22
Hering, S., 313-14, 329
Herzl, Theodor, 17, 355-57, 363
Hesch, M., 338
Hess, V., 259-60, 266, 270
Heyde, W., 298
Hierholzer, K., 331
Hilberg, Raoul, 355
Hildegard of Bingen, 49, 62, 73, 75-76, 81-82

INDEX

Hilsinger, Wilhelm, 341
Himmler, Heinrich, 359
Hinricus Krumesse, 75-76
Hippocrates, 39, 41-42, 74, 83, 146, 258, 312
Hirsch, A., 171
Hirszfeld, Hanna, 333-35
Hirszfeld, Ludwik, 332-35
Hitler, Adolf, 17, 357-59, 363
Hobbes, Thomas, 128-35
Hodon, W.V., 125
Hofmeister, Franz, 304
Hombourg, H., 185
Honigmann, Georg, 320
Hoskins, J., 313
Hotz, Gerhard, 292, 296, 298-303
Hovorka, O. v., 71, 75, 82
Huang, J. K., 87
Hubensdorf, M., 331, 337, 343-44
Hübotter, Franz, 323
Huchon, M., 9
Hungary, 270
Hustin, A., 295

Ibn abī Uṣaib'a, 44
Ibn an-Nafīs, 45-47
Ibn Butlān, 43
Imbach, R., 117
Irvine, C., 172
Isaac Judaeus, 57
Isaiah, 196
Isbruch, E. J., 293-95, 305
Isidorus of Seville, 79
Iskandar, A. Z., 45
Israel, 350, 356
Ito, F., 87
Ixion, 95

Jacob, E., 347
Jacob, P., 205
Jacobus de Voragine, 83
Jacquart, D., 42, 122, 167
Jagstal, 224
Jahier, H., 43
Jan Hus, 220
Jankrift, K. P., 144

Japan, 358
Jaquart, D., 122
Jeremiah, 207
Jesus (Christ), 15, 71, 91-92, 112-13, 117, 122-23, 125, 156, 170, 193-206, 201-11, 213, 215-19, 229-30, 232-39, 242-53
Job, 207
Johan van Segen, 70
Johannes Bartscherer, 75
Johannes de Sancto Amando, 50, 55
John (St.), 71, 193, 206, 211-14, 242, 244
John Aquila, 50, 55
John of Salisbury, 128-29
John XXI., pope, 71
John XXIII., pope, 220
Johnstone, P., 45
Jönchers, C. G., 171
Jordan, 207
Jori, Alberto, 12, 21-22
Joubert, Laurent, 153-56, 159-60
Juncker, Hans, 233-34, 236-37, 239
Junker, Zacharias, 220, 229, 233-34, 237
Juno, 95
Jürgensmeier, F., 222
Jütte, R., 52

Kaiser, P., 62, 73
Kaliski, D., 295
Kaluza, Z., 110
Kamen, H., 124-26
Kantorowicz, Ernst, 127, 129
Karlsbad, 331
Katharina (St.), 230-31
Kaufmann, D., 336, 345
Keil, G., 49, 61, 77, 81, 85-86
Kellett, C. E., 144
Kettler, F.H., 206
Kiel, 340
Kinshofer, L., 219
Kirschbaum, E., 235
Kisolova, 267
Kitasato, S., 319
Kitzing-Bretz, M., 223, 225

INDEX OF NAMES (PERSONS, PLACES)

Klasen, E. M., 312, 320
Klaus, K., 315
Klee, E., 339, 341, 344-45
Klein-Franke, F., 44
Klemperer, Victor, 362-64
Kliegel, P., 50, 57
Klinger, Y., 302
Kobayaschi, C., 87
Koenig, E., 296
Köhler, R., 325
Kolberg, 76
Kollesch, J., 39
Konrad of Megenberg, 71, 81
Koschorke, A., 261, 263
Koyré, A., 175
Krah, Ernst, 344
Kreck, W., 206
Krehl, Ludolf v., 284, 304
Kretschmer, Ernst, 321
Krogmann, F., 312
Kroll, J., 336, 338, 340, 342
Kronberg, Johann Schweikard v., 220, 232-34
Kronfeld, A., 71, 75, 82
Kronstadt, 268
Kühn, C. G., 140
Kuhn, Philaletes, 337
Kumar, K., 135
Kuriyama, S., 322
Küttner, H., 289, 298
Kyrannus, 72

La Capra, D., 364
Labhardt, A., 317
Labisch, A., 282
Lacaita, J. Ph., 92
Lacan, J., 363
Lacy, P., 140
Lancia, Andrea, 97, 107-9
Landino, Cristoforo, 116, 118
Landois, Leonard, 289, 291-92, 297
Landsteiner, Karl, 289, 331, 338, 344
Langen, A., 210
Laplantine, F., 190
Lattes, Leone, 332-33
Lauper, Anja, 15, 324

Laurence (St.), 249
Laurens, André, 151-52, 155, 158-59
Lausitz, 341
Lawrence, C., 320
Le Brun, C., 185
Le Brun, Jaques, 243
Le Goff, J., 127
Le Maître, Antoine, 252
Le Rider, J., 66
Leaver, R., 213
Lebenwald, L., 191
Lee, Y. H., 87
Lehmann, Julius F., 337
Leiber, T., 19
Leipzig, 270, 284, 335, 340
Lenhardt, F., 49, 52, 55, 58-62, 64-65
Leonardo da Vinci, 91
Lesky, E., 22, 28, 30-31, 34-35
Leuthner, Abraham, 223, 225
Leuthner, Georg, 223
Lewenhoeck, M., 241
Lewisohn, R., 295
Libavius, Andreas, 138
Liek, Erwin, 320
Lilienthal, G., 285
Lindgren, A., 81, 85-87
Link, Jürgen, 316-17
Linz, 359
Littré, E., 74, 83
Litzenburger, A., 234
Lloyd, G. E. R., 20
Lobkowitz, Fürst, 256
Loeffler, Lothar, 344
Loenhoff, J., 66
Lohmeyer, K., 221
London, 267
Lösch, N. C., 333, 339-40
Lubin, Dorothy, 316, 318
Lucchetta, F., 47
Lucifer, 113
Luis XI., king, 71
Luther, Martin, 206

Maasen, S., 324
Macht, David I., 316, 318
Magdalena (St.), 229-30

INDEX

Magdeburg, 291
Magiros, A., 349
Maierhof, G., 313-14, 329
Mainz, 215, 222, 236-37, 239, 257
Maitra, R.T., 331, 337
Malgaigne, J.-F., 139
Malinowski, S., 313
Maluf, N. S. R., 294
Mandelstamm, A., 316
Mani, N., 143
Manna, Pietro, 150
Mannhardt, W., 351
Manuli, P., 122
Marchini, Francesco, 225-26, 237
Margulensis, Johannes Sigfrid, 149
Maria Theresia, 256-58, 269-70
Martin (St.), 231-32, 237
Martin of Cochem, 216-19
Martin, E., 313
Martin, K. B., 288
Martin, W., 299
Marxer, N., 184
Mary (St.), 235
Maspoli, S., 117
Massin, B., 345
Matthes, M., 294-95
Matthew (St.), 193, 198, 205, 207, 209-11
Maurus of Salerno, 52, 57
Maxwell, W., 190
May Tallmadge, M., 140
Mayer, J. G., 49
Maynes, M. J., 127
Mayr, E., 19
Mayr, Placidus, 223
Mazumdar, P., 324, 334-36, 342
McVaugh, M. R., 63
Medoro, Dana, 328
Medwegya, 267
Meinhold, P., 206
Melk (Danube), 234
Mendelsohn, J. A., 321
Mengele, Josef, 345
Mensching, G., 206
Mercuriale, G., 10-11, 139
Mercy, Graf Claudius Florimund v., 268

Mering, Josef v., 280-81, 284-85
Mesmer, Franz, 186
Mespelbrunn, Julius Echter v., 221, 234
Meyer-Hicken, B. R., 184
Meyerhof, M., 45-47
Michael Scot, 73
Michaud, J. F., 171
Minadoi, T., 10-11, 139
Minotaur, 93-95, 116
Mitterer, A., 36
Modena, 332
Mohaghegh, M., 45
Mollison, Theodor, 337, 340
Mommsen, H., 319
Mondino de Luzzi, 142
Montpellier, 151
Moraux, P., 144
Morawitz, Paul Oskar, 284-85, 290, 296, 302-10
Morgenstern, A., 50, 55
Moses, 72, 75, 312, 349
Mottelay, P. F., 178
Mount of Olives, 235-36, 248
Much, H., 320
Müller, A., 44, 317
Müller, Heinrich, 195, 197, 199, 200-2, 208
Müller, Karl Wilhelm, 341
Müller, Reiner, 344
Müller, U., 279
Müller-Hill, B., 345
Munich, 317, 319, 340
Münster, 301
Munter, Hans, 343
Myers, W. D., 206

Nathan, H., 332
Nathan, T., 190
Neron, 242
Netanyahu, B., 119, 125
Neumann, Balthasar, 227
Neumeister, Erdmann, 194-98, 200, 203
Niccoli, Alessandro, 91
Nickel, D., 39
Nicolaus (St.), 230

INDEX OF NAMES (PERSONS, PLACES)

Nimis, Leonhard, 236
Norrbom, S., 69, 73, 78, 82-83, 88
North America, 296
Noureddine, A., 43

O'Malley, C. D., 144
O'Malley, J., 125
Oburscha, 256
Öchelhäuser, A. v., 221, 225
Odenwald, 215
Oehlecker, F., 308
Oesterle, H.-J., 42-43
Oestrich, Gerhard, 125
Oexle, O. G., 115
Orcibal, J., 244
Oritz, A. D., 119, 124
Ortolf of Baierland, 13, 49-50, 53, 57, 64-65, 70-71, 80, 82, 86
Osaka, Y., 87
Ostein, Johann Franz Sebastian v., 222, 224
Ostmark, 359
Ottenberg, R., 295
Otto, Heinrich, 230, 233
Ovid, 70, 99

Padoan, G., 94
Padua, 148, 151, 158
Pagel, J. L., 65, 74
Pagel, Walter, 170, 177, 183, 191
Palestine, 356
Paracelsus (Theophrastus of Hohenheim), 14, 170, 172-175, 178, 180-81, 185, 183-91, 323, 325
Paravicini Bagliani, Agostino, 18
Paravicini, W., 115
Paré, A., 139, 184
Paris, 83, 151, 267, 305
Partington, J. R., 171
Pascal, 15, 248
Pasiphae, 93
Patzschke, Walter, 314, 317
Paul (St.), 123, 127-28, 233, 245, 314
Pauw, Petrus, 259
Payr, Erwin, 289, 298-301, 303, 307
Peck, A. L., 140

Pelikan, J., 205, 211
Pelis, K., 293-94, 303
Pelops, 41
Pergamon, 43, 140
Périer, Mr. and Mrs., 248
Peter (St.), 112-13, 117, 207, 233
Petrarca, F., 118
Petrocchi, G., 92
Petruccioli, S., 43
Petrus Hispanus, 69, 71-72, 75-76, 78, 81, 83-85
Peukert, D., 320
Picander, 209
Piccolomini, Arcangelo, 159-60
Pier della Vigna, 97-98
Pietro d'Abano, 142
Pilatus, 235
Pingree, D., 186
Pius I., pope, 112
Plato, 20, 28, 146, 328
Platter, Felix, 158
Plehn, Albert, 303
Plinius, 82, 85
Ploss, Hermann Heinrich, 315
Po-Chia Hsia, R., 125
Poggemann, 302, 307-08
Polano, O., 315, 319, 324
Polidori, 271
Polydorus, 97
Poma, Roberto, 14, 181, 183
Pomata, G., 127
Pomian, K., 101
Port-Royal (Abbey), 15, 241, 244-53
Possega, 267
Pötsch, Leopold, 359
Pouchelle, M. C., 127
Pozzo, Andrea, 226
Prague, 314-15, 341
Procaccioli, P., 116
Proclus, 183
Pseudo-Maǧrīṭī, 44

Rabelais, F., 9
Radl, A., 178
Raffael, 40
Raineri, Pietro Maria, 237

INDEX

Rambach, Johan Jacob, 203-4, 213
Ramsay, Charles, 258
Ranft, M., 262
Rathofer, J., 44
Rauchenschwandtner, H., 360
Reche, Otto, 17, 334-36, 338-40, 342-43, 345
Redondo, A., 119
Regino of Prüm, 71
Reichel, Hans, 335
Reiter, H. 331
Reulecke, J., 282
Revesz, T., 325
Rhazes (Rasis), 45, 142
Rheinberger, H. J., 317, 347
Riandiere La Roche, J., 119
Ricardus Angelicus, 50
Richter, Max, 331
Ricklin, Thomas, 13, 101, 110, 151
Riha, Ortrun, 13, 82, 139
Ringhandt, U., 214
Ritter, H., 44
Rittmeyer, Johannes, 194, 196
Rodenwaldt, Ernst, 337, 343
Roeder, W., 332
Roger, French, 66, 158
Rome, 39-40, 42, 159
Romswinkel, H. J., 70, 73
Root, Deborah, 125
Ross, W. D., 21, 26
Rostock, 195
Rottenhammer, Hans, 227
Rubin, M., 122
Rüdin, Eugen, 336
Ruland, M., 184

Sacchetti, Brodario, 102
Sachsenhausen, 17
Sack, Arnold, 16, 326-27
Saenger, Hans, 314, 317, 327
Saint-Cyran (Abbay), 244, 247, 249
Saller, Karl, 340
Santanelli, F., 191
Sarasin, P., 324
Saretzki, Th., 338
Sauerbruch, Ferdinand v., 298, 320

Sauerteig, L., 282-83
Saxe, C., 313
Saxonia, 340
Schacht, J., 47
Schadewaldt, H., 332
Schäffner, W., 265-66
Schauerte, Thomas, 14
Scheidt, Walter, 340-41
Schelenz, H., 69, 85
Scheubel, Joseph, 236
Schick, Béla, 16, 311-18, 325
Schiff, Franz, 332, 333
Schilling, Johannes, 341
Schilling, Viktor, 344
Schipperges, H., 9, 69, 75, 294, 323
Schlaepfer, K., 308
Schlanger, Judith, 127-28
Schlecht, R. W., 279
Schleiermacher, S., 286
Schlich, Th., 290, 295, 298, 302, 306-7, 314
Schlossberger, Hans, 337
Schmidt, C., 304-5
Schmidt, I., 337, 342
Schmidt-Ott, Friedrich, 339
Schmitz, H. J., 72
Schmuhl, H.-W., 336, 345
Schneider, M., 91
Schneider, W. H., 332-33
Schneider, W., 69
Schober, Johann, 337
Schöck-Quinteros, E., 286
Schock-Werner, B., 221
Schönborn, Graf Lothar Franz v., 222, 231, 234, 239
Schöntal, 224
Schreiner, K., 115
Schrenk, M., 69
Schubert, G., 327
Schultz, Werner, 295, 303, 307-8
Schulz, Stefan, 16, 291, 293, 308
Schumu(n)ck, M., 190
Schury, G., 9
Schütt, Eduard, 337
Schütz, B., 223
Schwarzburg, 203

INDEX OF NAMES (PERSONS, PLACES)

Scipio Africanus, 117-18
Seidler, E., 9, 294, 323
Senninger, W., 319
Serbia, 267-69
Serres, M., 268, 353
Servet, Michael, 47
Severino, Pietro, 152
Sezgin, F., 42
Sherrington, Charles, 160
Sicroff, A. A., 123-24, 126
Sieburg, Ernst, 314, 317
Siegel, Rudolph E., 41, 46-47
Siegert, B., 353
Silíceo, Juan Martínez, 125-26
Silvotti, M. T., 102
Simon of Cyrene, 235
Sixtus I., pope, 112
Skinner, Quentin, 127, 131-33
Slawonia, 267-69
Slotta, R., 291
Smekal, F. G., 331
Sodom, 194
Solère, J. L., 110
Solmsen, F., 22, 36
Sommerlath, E., 206
Spain, 119, 121, 124-26
Speiser, P., 331
Spörri, Myriam, 16, 324
Stahl, G. E., 257, 260
Starck, J. E., 170
Statius, Publius Papinius, 104, 106, 110
Steffan, Paul, 334-36
Steger, F., 144
Steiger, R., 198
Stich, R., 298-99
Stoler, Laura Ann, 124
Stoll, Maximilian, 270
Stoll, U., 77
Strack, Hermann Leberecht, 17, 73-74, 351-53
Stralsund, 75
Strassbourgh, 257, 280, 290, 296, 304
Strauss, H. A., 332
Strauß, H. A., 44
Streuding, O., 327
Strohmaier, Gotthard, 13, 39-40, 42-43

Stukenbrock, Karin, 16
Sudhoff, K., 45
Sulamith, 197
Swieten, Gerhard v., 255, 258-60, 262-65, 269-70
Sydenham, T., 270
Sylvius, Jacobus (Du Bois, Jacques), 143

Tagliacozzi, G., 139
Tallar, Georg, , 15, 255, 258, 260-70
Tandler, Julius, 321
Telle, J., 69, 71, 73, 75-77, 81, 83-85
Temesvar, 267-68
Tentzel, A., 190
Tepp, P., 76
Tertullianus, 241
Theodoricus de Cervia, 74
Theophrastus, 25
Thilenius, Georg, 340
Thomas of Aquin, 36
Thomas of Canterbury, 252
Thomasset, Cl., 122
Thorndike, L., 70, 73, 78, 171, 191
Thuringia, 359
Timmermann, C., 320, 325
Toledo, 125
Toma, H., 87
Transylvania, 256, 267, 269-70
Trunk, A., 345
Tschaikowski, W., 316
Tschermak-Syseneck, Erich v., 332
Tschirch, O., 79, 85, 87
Turkey, 267

Uhlenhuth, Paul, 331, 337
Ullmann, Manfred, 44-45
Urban I., pope, 112
Utrecht, 244

van Elferen, Isabella, 14, 198
Vasari, Giorgio, 40
Vasoli, C., 109-10
Vásques de Benito, M. C., 152
Vegetti, M., 122, 140
Venus, 93-94
Verbeke, G., 144

INDEX

Veronica (St.), 235-37
Verschuher, Otmar v., 345
Vesalius, Andreas 141-42, 144-51, 153, 155, 157, 159
Vienna, 256, 259, 267, 270, 311, 335, 353
Vilímková, M., 224
Vincennes, 244
Virchow, Rudolf, 321, 323
Virgil, 92, 96-98, 104
Vogl, J., 257, 348, 353, 363
Voit, Fritz, 303, 306
Voltaire, F.-M. A., 256
Voswinckel, P., 293, 344

Walachia, 256, 268-69
Waldsassen, 223-26
Walker, D. P., 183
Walldürn, 14-15, 215-25, 227, 229, 234-39
Wallerstein, Immanuel, 124
Wallis Budge, E. A., 43
Walther, P.Th., 331
Wardale, W. L., 86-87
Warthegau, 342
Weber, Arthur Ernst, 303, 306
Weber, E., 314
Weindling, P., 337-38, 340
Weingart, P., 324, 336, 338, 340, 342
Weingarten, 234
Weisz, G., 320
Wellmann, M., 45
Wenzel, C., 227
Westendorf, W., 78

Western Europe, 120-23, 134-35, 335
Wiener, Alexander, 344
Wiener, W., 205
Wiesbaden, 285
Wiesner, Julius, 353
Wilkie, J. S., 140
Willeke, F., 73, 75, 78, 80-81, 86-88
Wilsnack, 219
Winau, R., 331
Windfuhr, M., 195
Winternitz, H., 281
Wittern, R., 144
Wittgenstein, Ludwig, 169
Wittstein, G. C., 85
Wolf, B., 322
Wolfskehl, M.-L., 201
Württemberg, 338
Württemberg, Prinz Carl Alexander v., 267
Würzburg, 215, 226-28, 234, 239, 284, 301

Yagisawa, T., 87
Yerushalmi, Y. H., 119

Zacharias, 242
Zanier, G., 152
Zatschek, Heinz, 341
Zedler, J. H., 275-76
Zell, C. A., 196
Zerbi, Gabriele, 142
Zimara, M. A., 152
Zuntz, N., 281
Zwinger, Theodor, 158

RESUMEES

GIL ANIDJAR, *Lines of Blood: Limpieza de Sangre as Political Theology*

The appearance, in fifteenth century Spain, of the statutes on the purity of blood (estatutos de limpieza de sangre) have yet to be satisfactory explained. Rather than consider them as a practice of social exclusion (which they were, of course) or as one more instance, however novel, in the history of hatred, this paper argues that the statutes constitute a revealing moment in a history of blood, a theologico-political history that is shared by western Europe as a whole, and not restricted to Spain in particular, not even primarily so. In and through this history, the Christian community is transformed into a community of blood. Parallel to this redefinition of the social bond along theological lines, is the new figuration of the community as a 'body politic'. From John of Salisbury to Thomas Hobbes, however, the body politic remains bloodless. Beyond this apparent contradiction, a wider explanatory frame is here offered to consider the lines and blood lines that link the bloodless body politic of political writings to the theological community of blood. Both testify to the transformation of the community, to its becoming-immanent.

GERHARD BAADER, *Abstract: Blood Group Research in Nationalsocialism*

The development of blood group research that started with the discovery of blood types by Landsteiner in 1901 up to his studies on the rhesus factor in 1941 had been up from the beginning an international field of research, carried out not only , but mostly by scientists of Jewish origin. It opened up new possibilities for blood transfusion as well as for the identification of paternity. On the other side the discussion of the heredity of this blood groups became the basis of an attempt to find by these blood groups anthropological differences in the world population on behalf of its serological condition. But after all blood groups as parameter of the differentiation of races had been had been still in the 20ies and 30ies of the 20th century of little importance, even in Germany where in 1926 by the race-anthropologist Otto Reche the German Society for Blood Group Research had been founded. His importance began even in the time of nationalsocialism to decline, as his attempts of racial differentiation of the Germanic and Slav or the Aryan and the Jewish population, especially in Poland, on the basis of blood groups failed. In the serological research program of the two important Berlin research institutions, the Reichs Health Office and the Robert Koch Institute for infectious diseases, the ideas of Reche and the German Society for Blood Group Research did not find acceptance, at least not before 1933. As in 1933 the Jewish members of both institutions had been dismissed, by the new members of the Robert Koch Institute, racehygienic orientated hygienists, the results of the clinic-serological researches of their predecessors had reinterpretated in the direction of Reche's hereditary pathology. One of them, Werner Fischer, had been involved in blood group-experiments in the concentration-camp Sachsenhausen. In the Reichs Health Office a department for blood group research had not been established earlier than 1942 by Peter Dahr, in rivalry to the researches of Werner Fischer in the Robert Koch Institute. Dahr had been less influenced than Fischer by ideologic factors as Reche's had been. One of the reasons for the establishment of this department had been besides the competition with the Robert Koch Institute the interest of the army on still existing problems in relation with blood transfusion and especially with the new situation that arose after the discovery of the rhesus-factor. Dahr himself had still in 1941/42 correspondence with Landsteiner himself on this topic.

ALESSANDRO BARBERI, *Blood and Soil. Discourse-Analytical Remarks on a motive concerning the Jewish Question*

Starting with reference to Michel Foucault's *History of Sexuality* the article analyses different discourse-analytical aspects of blood in three epistemological or 'disciplinary' fields around 1900: Theology, History and Economics. At first blood is explained in relation to the sacrifice, which appears for instance in the work of German theologist H. L. Strack, who was an expert for blood in Jewish *and* Christian religion. The historical function of blood then is sketched in texts written by H. S. Chamberlain and Theodor Herzl to show its relation to the construction of ethnic or racial origins and decents. Then the economical dimensions are discussed in regard to national-socialist literature as A. Hitlers *Mein Kampf*. The main argument of the article is, that one has to describe the history of the Jewish Question and the connection of Blood and Soil without correlating it directly to the Holocaust. Although this is some sort of 'risky thinking' (Derrida) we do find a legitimation for this approach in Victor Klemperers diaries, where we can read about the slow discursive fabrication of the Jews as the blood enemy of Germans before and during World War II.

HARTMUT BETTIN, *Der therapeutische Gebrauch von Blut im mittelalterlichen Abendland*

The *materia medica* of the Middle Ages is rich of remedies with human or animal blood and blood destillates. However, late medieval prescriptions contain blood often as singular or sometimes even as an unimportant ingredience.

The main field of application is relatively clear. Blood was thought of as effective against illness with an excess of 'cholera'. Blood was not only a plain drug – as remedy it implies a very complex importance with religious, mystical, magical and demonic components that sometimes superimpose the significance of blood within the system of humoral pathology. The late medieval pharmacopoeias contain elements of blood mysticism like magical 'blood rituals'. The clear presence of blood in the *materia medica* of the Middle Ages can be explained not only with empirical experience, but within the context of cult and myth, magic, the belief in demons and a way of thinking based on humoral pathology.

DOMINIQUE DE COURCELLES, *Sang des femmes, sang de Dieu dans le christianisme. La mystique du sang à Port-Royal au XVIIe siècle*

Fondateur du christianisme, le Christ, Dieu et homme, a versé son sang et est mort pour racheter et sauver les hommes pécheurs. Ainsi se développe peu à peu toute une mystique chrétienne, fondée sur la dévotion aux plaies et au sang du Christ. Au XVIIe siècle, la Mère Angélique de sainte Madeleine Arnauld, abbesse réformatrice du monastère de Port-Royal, se voue elle-même et voue ses Sœurs au culte de la passion et du sang du Christ, s'attachant à faire de Port-Royal le lieu même du sacrifice christique et de l'effusion de sang. L'abbé de Saint-Cyran, le médecin Jean Hamon, le savant Pascal contribuent à encourager ou à théoriser cet attachement à la mémoire du sang, cette vertu sacrificielle de Port-Royal. Pratiquant la saignée des corps des Sœurs, la mère abbesse contrôle aussi leurs âmes.

MARIACARLA GADEBUSCH BONDIO, *Officinae sanguinis. Theorien zur Hämopoiese in der Renaissance*

Between the 16th and 17th centuries a remarkable number of physicians, in particular anatomists, contributed to a debate concerning the origins, formation, and substance of blood. Galen's widely-accepted theory of the liver as the site of production of blood left some questions unanswered, such as the function of veins in relation to this process. A comparative reading of significant passages from the anatomical and physiological texts of Andernach, Sylvius, Vesalius, Colombo, Falloppio, Fernel, Laurent, Joubert, de Vega, Piccolomini and Bauhin allows us to reconstruct medical discourses on blood in the time before Harvey. Investigating the branching out of the discussions about the primacy of the veins or the liver in producing blood can show how elements of natural philosophy, anatomy and physiology animate the different theories of blood in the Renaissance.

ALBERTO JORI, *Blut und Leben bei Aristoteles*

This contribution explains some aspects of the Aristotelian concept of blood. According to Aristotle, blood is an homogeneous part of the body. It is produced in the heart of the warmest animals by way of the 'cooking' of their nourishment, and then it is distributed all over the body, where it has not only the function of nourishing the different organs and of inducing their growth, but it also passes on the sense-data. Furthermore, in the male creatures blood is the starting-point of the production – by way of further 'cooking' – of semen. However, in the creatures of the female sex, whose body is colder, such a tranformation of blood into semen does not happen. In the act of copulation the semen of the male works as the bearer of the form and efficient cause, while the female blood acts as matter. The outcome of the 'agón' that takes place between the two factors is what determines for its part the sex of the offspring.

Anja Lauper, *Das Blut der Vampire*

Faced with five cases of a violent vampire epidemic at the outmost eastern border of 18th century civilization, Austrian regimental surgeon Georg Tallar turns the vampires' blood into the central object of his scientific examination. The focus of his vampire-physiology lies on the notion of life as hinging circulation. By integrating his reading of signs from the body's surface into the narrative of disease, Tallars vampire-physiology is indicative of the new epistemic space of physiognomy, medical semiotics, and criminal politics emerging during the 18th century, which was to gain also a constitutive character for the arts. Not the barbarian practice of driving a stake into the bloodsuckers' heart before burning them, but the political endeavour of creating a population turns out to be the cure of the uncanny epidemic.

Roberto Poma, *Les vertus magnétiques du sang dans la tradition médicale paracelsienne*

Amalgame hétéroclite d'idées scientifiques et religieuses écloses de l'antiquité au Moyen Age, les formes de pensée médicale paracelsiennes rayonnent en Europe à travers le XVIIe siècle, rendant pensable l'usage thérapeutique du sang en plein âge classique. Siège de la vie lorsqu'il baigne le corps humain, source de vie quand il coule à l'extérieur, le sang s'intègre dans une pharmacopée 'cadavérique' mais aussi dans un discours sur la nature des fluides corporels tendant à expliquer rationnellement l'origine de ses vertus médicamenteuses. Héritier de cette tradition, Nicolas de Locques réalise au milieu du XVIIe une synthèse singulière des conceptions physiologiques et thérapeutiques de Paracelse dans un ouvrage où la matière sanguine est parée d'un tissu de métaphores anciennes qui nourriront, au siècle suivant, d'autres domaines du savoir scientifique.

Thomas Ricklin, *Die blutige Commedia des Dante Alighieri*

Le sang fait partie des ingrédients élémentaires de la *Divine Comédie* de Dante Alighieri. Le sang des pécheurs irrigue l'enfer bien sûr, mais l'église elle-même est souillée de ce liquide rouge aussi, signe criant des crimes. Toutefois, Dante prononce les paroles liturgiques pour sortir de ce marécage: 'Ceci est mon sang', sauf que ce n'est pas le Christ qui les prononce mais Cacciaguida, ancêtre mythique des Alighieri. Et c'est par conséquent son propre sang, son propre *sangue perfetto*, qui permet à Dante de transformer le cauchemar pénitentiel de l'au-delà chrétien en récit initiatique permettant la découverte de la noblesse d'âme.

Ortrun Riha, *Die mittelalterliche Blutschau*

For modern eyes, it is difficult to judge use and usefulness of medieval hematoscopy. Seen from the evidence of medical texts, blood was one of various well established semiotic sources (like e.g. the pulse), although never gaining the importance of urine. Most common criteria were colour and 'thickness', more sophisticated criteria are smell, foam, surface and the time needed for coagulation. Since many colours mentioned are quite equivocal (*ruber, rufus, rubeus*) and others are scarcely found in human blood (green, blue, gray, white, black), the question of evidence is to be discussed. The answer is twofold: First, there is a strong 'physical logic' within the texts, which e. g. connects melancolia with black colour. Second, hematoscopy is a striking example of a common phenomenon: (not only) in the middle ages it is not 'reality' which makes human 'experience', but learned patterns of seeing and interpreting.

Thomas Schauerte, *Walldürn. Anmerkungen zur barocken Wallfahrtskirche zum hl. Blut und ihrer Ausstattung*

Le corporale (drap de toile) de saint sang veneré dans l'église de pèlerinage de Walldürn – après tout le plus illustre *Pèlerinage de saint sang* depuis le quatorzième siècle – a des points communs avec tous les miracles eucharistiques. Les motifs habituels de la Passion renvoient à la dévotion de sang, à la miséricorde divine et à la rémission des péchés, des éléments qui soutendent la nouvelle construction baroque de Walldürn et son décor de qualité supérieure: visible au chœur post. L'étude des décors d'église baroque permet une meilleure appréhension du contexte historique et iconographique.

Stefan Schulz, *Between Parabiosis, Stimuli and Organ Transplants: The Rediscovery of Blood Transfusion in German-Speaking Countries at the Beginning of the 20th Century*

After a phase of increased attention, blood transfusions lost their clinical relevance towards the end of the 19th century in favour of saline infusions. In German-speaking countries they were 're-discovered' prior to the First World War. Based on statistical evaluation and exemplary text interpretation the paper raises the question how the 're-discovery' of blood transfusion happened.

The main sources are articles written by physicians between 1905 and 1914. In addition to an analysis of the sociological structure of the group of authors, the theoretical and the practical context of their blood transfusions are reconstructed. The results indicate that the rediscovery of blood transfusion in German-speaking countries was strongly influenced by the concept of organ transplantation, by the experimental method of parabiosis and by a specific stimulation theory for the regulation of blood formation. In detail, the results achieved by specialists in internal medicine differed from those of surgeons. However, there was no evidence for a particular influence of earlier US American studies on blood transfusion or the concept of blood groups.

MYRIAM SPÖRRI, *Poisonous Blood: Menstruation and menotoxin in the 1920s*

Ideas of the poisonous character of blood had already been present in medical theories since Antiquity, but in 1920, Béla Schick seemed to able to put this popular notion on a scientific basis. In the following, a discussion in medicine about the existence of a 'menotoxin' — as the poison in menstrual blood was labelled by Schick — ensued, which must be seen in the light of a 'crisis of medicine' in the 1920s. Modern medical knowledge and practice were critiziced, while a 'renaissance of humoralpathology' was called for by some exponents of the discussion of a 'crisis in medicine' as for instance gynecologist Bernhard Aschner, who also considered menstrual blood to be poisonous. While the poisonous character of menstrual blood is mostly in the foreground in these medical texts, its benevolent properties were sometimes also highlighted — drawing on Jacques Derrida's notion of the *pharmakon*, the article closes with some general remarks on (menstrual) blood and its inherent ambivalence.

GOTTHARD STROHMAIER, *Blood and movement of blood in Arabic Galenism*

Because of his reception in the Alexandrian School, Galen became the main medical authority for Islamic physicians in the Middle Ages. He compared the movement of the blood in the body with the water supply through pipes and taps in a Roman city. It was not conceived as a circulation. He thought the blood to be produced in the liver, from which it would proceed slowly via the veins to the organs in order to nourish them. The arteries, on the other hand, contained in addition to blood the pulsating pneuma, the origin of which he thought to be in the left ventricle of the heart. The passage of blood from the right to the left ventricle was thought to happen in two ways: via the lungs and through invisible pores in the septum. The 13th-century physician Ibn an-Nafis is celebrated for having postulated that in fact only passage through the lungs was possible.

RESUMEES

KARIN STUKENBROCK, *Chlorotische Mädchen und blutarme Knaben: Geschlechtszuschreibungen in Anämiekonzepten des frühen 20. Jahrhunderts*

Recent research suggests that diagnoses such as 'Anämie', 'Blutarmut', 'Bleichsucht', or 'Chlorose' which were attributed particularly to young women disappeared from the German medical discourse at the beginning of the twentieth century. From that time, however, these diseases were very frequently diagnosed in the annual reports of school physicians. Based on school reports and on contemporary scientific and popular medical literature the present paper shows that during the first decades of the twentieth century 'Anämie', 'Blutarmut', 'Bleichsucht', or 'Chlorose' were still common concepts used to describe young people's – female and male – lack of blood. Though the gender-related aspect was by that time less prominent it was still present by relating certain forms of these diseases exclusively to young women.

ISABELLA VAN ELFEREN, *'Let Tears of Blood run down your Cheeks'. Floods of Blood, Tears and Love in German baroque devotional Literature and Music*

The blood of Christ plays a decisive role in Christian theology and is one of the most prominent themes in devotional literature and music of the German baroque. The abundant descriptions of Jesus' bleeding are often combined with equally abundant representations of the believer's crying. In Johann Sebastian Bach's St. Matthew as well as his St. John Passion, for instance, the very explicit flagellation and crucifixion scenes are followed by arias describing the believer's tears («Können Tränen meiner Wangen» and «Zerfließe, mein Herze» respectively). In both text and music of these arias, the seemingly exaggerated language of baroque mystical love discourse is used to convey the theological doctrine of the Covenant and the love which underlay this bond between God and mankind.

Finito di stampare nel settembre 2005
dalla Tipografia della Pace
Via degli Acquasparta 25 – 00186 Roma

SISMEL · EDIZIONI DEL GALLUZZO
www.sismel.it · www.sismel.info

galluzzo@sismel.it · order@sismel.it · phone +39.055.237.45.37 · fax +39.055.237.34.54

TEXTS AND STUDIES

Hugutio Pisanus
Derivationes

THE FIRST CRITICAL EDITION

by Enzo Cecchini

The most famous and important glossary of the Middle Ages

2 HB vols. · € 179,00

Officina Franciscana

ON CD-ROM

TEXTS, SYNOPSIS, AND INDICES OF FRANCISCAN SOURCES

by Daniele Solvi

The complete texts of St. Francis and the Franciscan movement from the beginning of the 13th century to the mid 14th century

2 HB vols. + CD-ROM · € 340,00

TE.TRA
Mediaeval Latin Texts and Their Transmission
vol. I

Edited by P. Chiesa and L. Castaldi

The volume contains essays on the works of some thirty authors including Benedict, Braulion of Saragossa, Notker Balbulus, Flodoard of Reims, Gregory of Tours, and Liutprand of Cremona

HB · € 75,00

JOURNALS

DOCUMENTI E STUDI SULLA TRADIZIONE FILOSOFICA MEDIEVALE
An International Journal on the Philosophical Tradition from Late Antiquity to the Late Middle Ages
Editor Francesco Del Punta
16 (2005)   ISSN 1122-5750 · PB · € 54,00

FILOLOGIA MEDIOLATINA
Studies in Medieval Latin Texts and their Transmission
Editor Paolo Chiesa
12 (2005)   ISSN 1124-0008 · PB · € 48,00

HAGIOGRAPHICA
Journal of Hagiography and Biography
Editor Claudio Leonardi
12 (2005)   ISSN 1124-1225 · PB · € 52,00

ICONOGRAPHICA
Journal of Iconography
Editors M. Bacci, F. Bisogni and R. Rusconi
4 (2005)   ISSN 1720-1764 · PB · € 69,00

ITINERARIA
Travel Accounts and Knowledge of the World from Antquity to the Renaissance
Editor Stefano Pittaluga
3-4 (2004-2005)   ISSN 1549-1019 · PB · € 43,00

MICROLOGUS
Nature, Sciences and Medieval Societies
Editor Agostino Paravicini Bagliani
13 (2005)   *The Human Skin*
ISSN 1123-2560 · PB · € 60,00

BIBLIOGRAPHICAL REFERENCE WORKS

MEDIOEVO LATINO
Bibliographical Bulletin of European Culture
Editors Claudio Leonardi and Lucia Pinelli
26 (2005) · HB · € 185,00

Forthcoming **CD-MEL 2** (vols. 1980-2001)

MEDIOEVO MUSICALE
Mediaeval Music Bibliographical Bulletin
Editor Maria Sofia Lannutti
6-7 (2003-2004) · HB · € 114,00

Micrologus

Natura, scienze e società medievali / *Nature, Sciences and Medieval Societies*
Direttore / *Editor* Agostino Paravicini Bagliani

13 (2005)
La pelle umana / *The Human Skin*
pp. 772 con 86 tavv. f. t. · ISSN 1123-2560 · Bros. · € 60,00

Benjamin Braude, Black Skin/White Skin in Ancient Greece and the Near East – **Jackie Pigeaud**, La peau comme frontière – **Vincent Barras**, *Le* Galen's Touch. Peau, objet et sujet dans le système médical galénien – **Philippe Mudry**, La peau dans tous ses états. Fards et peinture à Rome – **Francesca Mencacci**, Scortum. La pelle, il sacco e la «prostituta» – **Anne Grondeux**, *Cutis* ou *pellis*: les dénominations médiolatines de la peau humaine – **Jean Wirth**, La représentation de la peau dans l'art médiéval – **Danielle Régnier-Bohler**, Secrets et discours de la peau dans la littérature médiévale en langue vernaculaire – **Jacqueline Cerquiglini-Toulet**, Poétique de la ride. L'inscription du passage du temps chez les poètes au Moyen Age – **Yasmina Foehr-Janssens**, La littérature à fleur de peau, des mots qui grattent et des démangeaisons littéraires dans la poésie personnelle des XIIe-XIIIe siècles – **Guillemette Bolens**, La momification dans la littérature médiévale L'embaumement d'Hector chez Benoît de Sainte-Maure, Guido Delle Colonne et John Lydgate – **Niklaus Largier**, *Tactus spiritualis*. Remarques sur le toucher, la volupté, et les sens spirituels au Moyen Age – **Jean-Yves Tilliette**, *Nigra sum, sed formosa*. Le verset 1, 4 du *Cantique des cantiques* et l'hagiographie des saintes pénitentes – **Nicole Bériou**, *Pellem pro pelle* (Job 2 4). Les sermons pour la fête de saint Barthélemy au XIIIe siècle – **Sébastien Douchet**, La peau du centaure à la frontière de l'humanité et de l'animalité – **Elisheva Baumgarten**, Marking the Flesh: Circumcision, Blood, and Inscribing Identity on the Body in Medieval Jewish Culture – **Michel Pastoureau**, Le doigt dans la cire. Cent mille empreintes digitales médiévales – **Valentin Groebner**, Maculae. Hautzeichen als Identifikationsmale zwischen dem 14. und dem 16. Jahrhundert – **Martine Ostorero**, Les marques du diable sur le corps des sorcières (XIVe-XVIIe siècles) – **Denis Bruna**, Le «labour dans la chair». Témoignages et représentations du tatouage au Moyen Age – **Guido Guerzoni**, *Notae divinae ex arte compunctae* Prime impressioni sul tatuaggio devozionale in Italia (secoli XV-XIX) – **Maaike van der Lugt**, La peau noire dans la science médiévale – **Peter Biller**, Black Women in Medieval Scientific Thought – **Danielle Jacquart**, A la recherche de la peau dans le discours médical de la fin du Moyen Age – **Joseph Ziegler**, Skin and Character in Medieval and Early Renaissance Physiognomy – **Mariacarla Gadebusch Bondio**, La *Carne di fuori*. Discorsi medici sulla natura e l'estetica della pelle nel '500 – **Renato G. Mazzolini**, *A greater division of mankind is made by the skinne*: Thomas Browne e il colore della pelle dei neri – **Massimo Rizzardini**, La 'lettura della pelle'. Introduzione alla *metoposcopia* di Girolamo Cardano – **Luigi Lazzerini** Il problema dei kahirisiri, la pelle e il grasso – **Danielle Chaperon**, Le travail du Cheveu (1850-1900). Fragment d'une histoire de la sensibilité sémiotique – **Philippe Kaenel**, Physiognomonie du Poil. Freud, Michel-Ange et Lavater – **Éric Marié** La dermatologie dans la médecine chinoise au XIVe siècle à partir du *Waike Jingyi* de Qi Dezhi.

1. (1993) «I discorsi dei corpi / *Discourses of the Body*»
2. (1994) «Le scienze alla corte di Federico II
   Sciences at the Court of Frederick II»
3. (1995) «Le crisi dell'alchimia / *The Crisis of Alchemy*»
4. (1996) «Il teatro della natura / *The Theatre of Nature*»
5. (1997) «La visione e lo sguardo nel Medioevo. I
   View and Vision in the Middle Ages. I»
6. (1998) «La visione e lo sguardo nel Medioevo. II
   View and Vision in the Middle Ages. II»
7. (1999) «Il cadavere / *The Corpse*»

9. (2001) «Gli Ebrei e le scienze / *The Jews and the Sciences*»
10. (2002) «I cinque sensi / *The Five Senses*»
11. (2003) «Il cuore / *The Heart*»
12. (2004) «Il sole e la luna / *The Sun and the Moon*»
13. (2005) «La pelle umana / *The Human Skin*»

€ 60,00 (ciascun volume / *each volume*)

8,1-2 (2000) «Il mondo animale / *The World of Animals*», € 85,00

in preparazione / *forthcoming*: 14. (2006) «Il segreto / *The Secret*»

Dal 2005, la rivista **«Micrologus»**,
precedentemente distribuita da Brepols Publisher,
è distribuita direttamente dall'editore
SISMEL · EDIZIONI DEL GALLUZZO

*As of 2005, the journal **«Micrologus»**,
previously distributed by Brepols Publisher,
is published and distributed
by SISMEL · EDIZIONI DEL GALLUZZO*

SISMEL · EDIZIONI DEL GALLUZZO
tel. +39.055.237.45.37   fax +39.055.237.34.54
c. p. 90 · I-50029 · Tavarnuzze - Firenze

galluzzo@sismel.it
catalogo on line www.sismel.it
novità www.sismel.info